W0255307

SERTÜRNER WORKSHOPS EINBECK

Herausgegeben von A. Doenicke

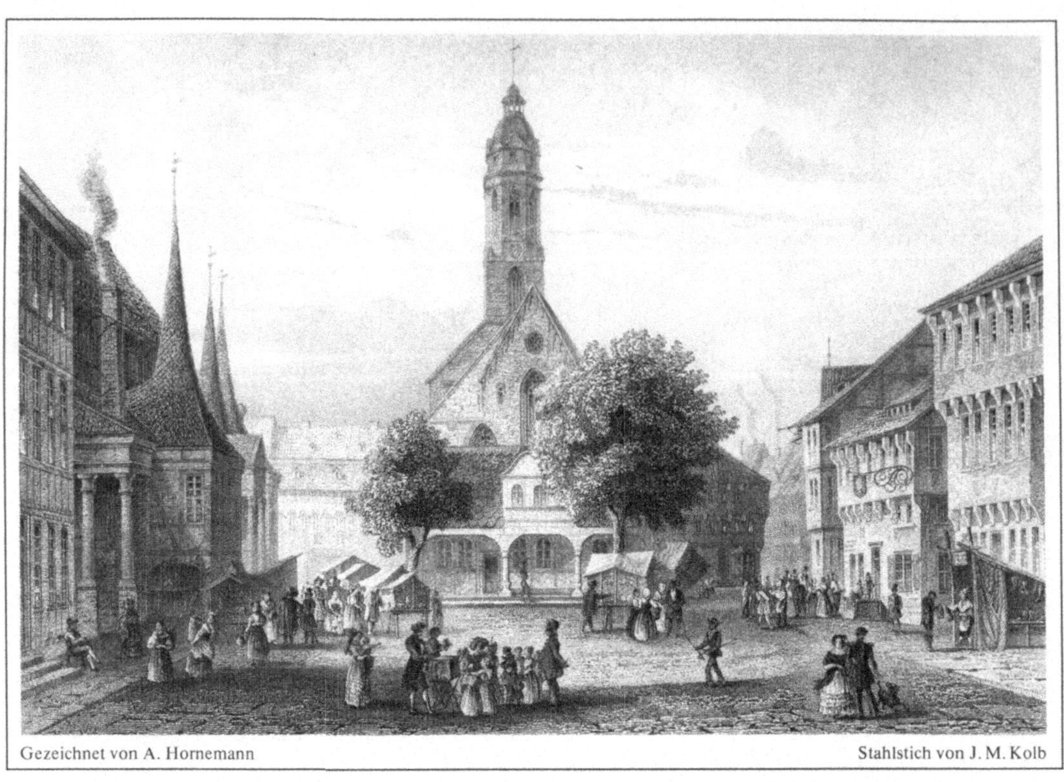

Marktplatz zu Einbeck mit Ratsapotheke zur Zeit Friedrich Wilhelm Sertürners

Alfentanil

Herausgegeben von A. Doenicke

Unter Mitarbeit von
J. Busse, W. Dick, H. Dworzak, N. Franke, E. Freye, E. Hartung,
I. Hensel, J. Heykants, P. Hoffmann, K. Huse, U. Jost, M. Kramer,
R. Larsen, K. A. Lehmann, H. Murday, C. Niemegeers, Th. Peters,
R. Purschke, J. Schüttler, H. Suttmann, A. Wauquier,
G. Vanden Bussche, J. Zander

Mit 148 Abbildungen und 62 Tabellen

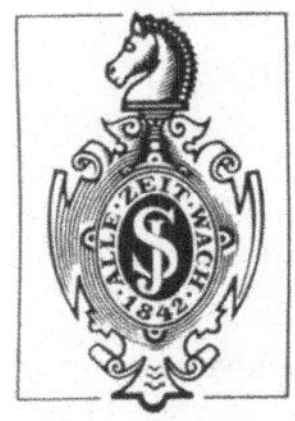

Springer-Verlag Berlin Heidelberg GmbH

Prof. Dr. med. A. Doenicke
Institut für Anaesthesiologie der Ludwig-Maximilians-Universität
Bereich Poliklinik
Pettenkoferstr. 8 a
8000 München 2

ISBN 978-3-540-15898-1   ISBN 978-3-662-05644-8 (eBook)
DOI 10.1007/978-3-662-05644-8

CIP-Kurztitelaufnahme der Deutschen Bibliothek:
Alfentanil / hrsg. von A. Doenicke. Unter Mitarb. von J. Busse . . .
Berlin ; Heidelberg ; New York ; Tokyo : Springer, 1986.
(Sertürner-Workshops Einbeck ; 4)
ISBN 978-3-540-15898-1 (Berlin . . .)

NE: Doenicke, Alfred [Hrsg.]; Busse, J. [Mitverf.]; Sertürner-Workshop:
Sertürner-Workshops Einbeck

Inhaltsverzeichnis

VI

Verzeichnis der Autoren und Diskussionsteilnehmer

Prof.Dr.K. van Ackern
Institut für Anaesthesiologie
Ludwig-Maximilians-Universität
Bereich Innenstadt-Kliniken
Nußbaumstr. 20
D-8000 München 2

Prof.Dr.H. Burchardi
Zentrum Anaesthesiologie
der Universität
Robert-Koch-Str. 40
D-3400 Göttingen

Prof.Dr.J. Busse
Institut für Anaesthesiologie
Städtisches Krankenhaus
Gotenstr. 1
D-5650 Solingen 1

Prof.Dr.W. Dick
Institut für Anaesthesiologie
der Universität
Langenbeckstr.
D-6500 Mainz

Prof.Dr.A. Doenicke
Institut für Anaesthesiologie
Ludwig-Maximilians-Universität
Bereich Poliklinik
Pettenkoferstr. 8a
D-8000 München 2

Dr.H. Dworzak
Chefarzt d. Anaesthesieabt.
Kreiskrankenhaus
Krankenhausstr. 1
D-8260 Mühldorf

Dr.N. Franke
Institut für Anaesthesiologie
Ludwig-Maximilians-Universität
Klinikum Großhadern
Marchioninistr. 15
D-8000 München 70

Prof.Dr.H.-H. Frey
Institut für Pharmakologie
und Toxikologie der FUB
Fachbereich Tiermedizin
Koserstr. 20
D-1000 Berlin 33

Priv.Doz.Dr.E. Freye
Institut für Anaesthesiologie
der Universität
Moorenstr. 5
D-4000 Düsseldorf 1

Prof.Dr.G. Hack
Institut für Anaesthesiologie
Städtisches Krankenhaus
Virchowstr. 10
D-7700 Singen (Hohentwiel)

Dr.E. Hartung
Institut für Anaesthesiologie
Schmerzambulanz d. Universität
Moorenstr. 5
D-4000 Düsseldorf 1

Prof.Dr.G. Hempelmann
Abt.f. Anaesthesiologie
und oper. Intensivmedizin
der Universität
Klinikstr. 29
D-6300 Giessen

Prof.Dr.I. Hensel
Zentrum Anaesthesiologie
der Universität
Robert-Koch-Str. 40
D-3400 Göttingen

Dr.J. Heykants
Abt. f. Pharmakokinetik
JANSSEN Pharmaceutica n.v.
Turnhoutsebaan 30
B-2340 Beerse

Dr.P. Hoffmann
Abt. f. Anaesthesiologie I
Städtische Kliniken
Beurhausstr. 40
D-4600 Dortmund 1

Prof.Dr.K. Huse
Medizinische Einrichtungen
der Universität
Institut für Anaesthesiologie
Moorenstr. 5
D-4000 Düsseldorf 1

Dr.J. Jost
Abt. f. Anaesthesiologie
Caritaskrankenhaus
Uhlandstr. 7
D-6990 Bad Mergentheim

Prof.Dr.D. Kettler
Zentrum Anaesthesiologie
der Universität
Robert-Koch-Str. 40
D-3400 Göttingen

Dr. Mechtild Kramer
Abt.f. Anaesthesiologie
und oper. Intensivmedizin
der Universität
Klinikstr. 29
D-6300 Giessen

Prof.Dr.J. Kugler
Abt. Klinische Neuro-Physiologie
Psychiatrische Klinik der Univ.
Nußbaumstr. 7
D-8000 München 2

Priv.Doz.Dr.R. Larsen
Zentrum Anaesthesiologie
der Universität
Robert-Koch-Str. 40
D-3400 Göttingen

Priv.Doz.Dr.P.M. Lauven
Institut f. Anaesthesiologie
der Universität
Sigmund-Freud-Str. 25
D-5300 Bonn 1

Prof.Dr.Dr.K.A. Lehmann
Institut für Anaesthesiologie
der Universität
Joseph-Stelzmann-Str. 9
D-5000 Köln 41

Dr.H. Murday
Institut für Anaesthesiologie
der Universität
Sigmund-Freud-Str. 25
D-5300 Bonn 1

Dr.C. Niemegeers
Abt. f. Pharmakologie
JANSSEN Pharmaceutica n.v.
Turnhoutsebaan 30
B-2340 Beerse

Prof.Dr.Th. Peters
Fa. Janssen GmbH
Postfach 210440
D-4040 Neuss 21 (Rosellen)

Prof.Dr.R. Purschke
Abt. f. Anaesthesiologie
und Intensivmedizin
St.Johannes-Hospital
Johannesstr. 9
D-4600 Dortmund

Dr.J. Schüttler
Institut für Anaesthesiologie
der Universität
Sigmund-Freud-Str. 25
D-5300 Bonn 1

Prof.Dr.J. Stoeckel
Institut für Anaesthesiologie
der Universität
Sigmund-Freud-Str. 25
D-5300 Bonn 1

H. Suttmann
Institut für Anaesthesiologie
Ludwig-Maximilians-Universität
Bereich Poliklinik
Pettenkoferstr. 8a
D-8000 München 2

Prof.Dr.H. van Aken
Klinik für Anaesthesiologie
und oper. Intensivmedzin
Westf. Wilhelms-Universität
Albert-Schweitzer-Str. 33
D-4400 Münster

Dr.G. Vanden Bussche
Abt. Klinische Forschung
JANSSEN Pharmaceutica
Turnhoutsebaan 30
B-2340 Beerse

Dr.A. Wauquier
Abt. Klinische Forschung
JANSSEN Pharmaceutica
Turnhoutsebaan 30
B-2340 Beerse

Dr.J. Zander
Klinik für Anaesthesiologie
und oper. Intensivmedzin
Westf. Wilhelms-Universität
Albert-Schweitzer-Str. 33
D-4400 Münster

Zur Pharmakokinetik von Opiaten

Th. Peters

ZUSAMMENFASSUNG

Arzneimittel, deren Halbdissoziationsgrad im physiologischen pH-Bereich liegt, stellen physikalisch-chemisch zwei unterschiedliche Formen dar. Handelt es sich, wie bei den Opiaten, um tertiäre Amine, so ist die eine Form positiv geladen und damit vergleichsweise hydrophil, die andere Form ist ungeladen und somit eher lipophil. Eine derartige Substanz gelangt in der lipophilen Form (Transportform) zu ihrem Wirkort, während die hydrophile Form (Wirkform) sich an die Rezeptoren bindet und den Effekt auslöst. Pharmakokinetische Messungen können zwischen beiden Formen nicht unterscheiden, dementsprechend mißt man mit dem Blutspiegel das Verhalten eines Substanzgemisches. Da das Verhältnis zwischen hydrophiler und lipophiler Form sich bei einigen Substanzen unter den Bedingungen der Alkalose oder der Azidose erheblich verschieben kann, ist eine klare Korrelation zwischen Blutspiegel und Wirkung nicht unter jeder Bedingung möglich.

Die Messung des Blutspiegels von Arzneimitteln und ihrer Metabolite nach akuter oder chronischer Gabe ist von essentieller Bedeutung für eine quantitative Therapie. An unzähligen Beispielen wird jedoch deutlich, daß zwischen Blutspiegelkinetik und Wirkkinetik erhebliche Diskrepanzen auftreten können.

Eine ideale Übereinstimmung zwischen der Pharmakokinetik im Blutplasma und der Kinetik der Wirkung erfordert u.a., daß die Wirksubstanz eine konstante Eiweißbindung aufweist, daß im Metabolismus keine wirksamen Stoffwechselprodukte auftreten, daß sich die Substanz nicht in intrazellulären Kompartimenten anreichert und von dort an Rezeptoren, die sich an den äusseren Zellmembranen befinden, zurückgelangt, ohne den Blutraum zu durchwandern, daß schließlich die Rezeptoren oder Bindungsstellen, an welche die Substanz gebunden wird, vom Blutraum leicht zu erreichen sind, so daß die Plasmakonzentration und die Konzentration in der Biophase korrelieren.

Eine weitere Komplikation für die Korrelation zwischen Blutspiegel und

Abb.1. Gleichgewichtseinstellung zwischen einem tertiären Amin (freie Base) und der entsprechenden Onium-Verbindung (protonierte, geladene Form) in Abhängigkeit vom pH-Wert

Tabelle 1. Prozentualer Anteil der Kationen bei definierten pH-Werten (nach
Albert und Serjeant [1])

pK_a - pH	Kationen in %	pK_a - pH	Kationen in %
-2,0	0,990	0,1	55,73
-1,9	1,243	0,2	61,32
-1,8	1,560	0,3	66,61
-1,7	1,956	0,4	71,53
-1,6	2,450	0,5	75,97
-1,5	3,070	0,6	79,93
-1,4	3,830	0,7	83,37
-1,3	4,770	0,8	86,30
-1,2	5,930	0,9	88,81
-1,1	7,360	1,0	90,91
-1,0	9,090	1,1	92,64
-0,9	11,19	1,2	94,07
-0,8	13,70	1,3	95,23
-0,7	16,63	1,4	96,17
-0,6	20,07	1,5	96,93
-0,5	24,03	1,6	97,55
-0,4	28,47	1,7	98,04
-0,3	33,39	1,8	98,44
-0,2	38,68	1,9	98,76
-0,1	44,27	2,0	99,01
-0,00 pK_a	50,00	2,1	99,21

Wirkung ergibt sich aus den Problemen, die dann entstehen,wenn Pharmaka in
Abhängigkeit vom pH-Wert in protonierter oder nicht protonierter Form auftreten (Abb.1). Physikochemisch hat man es in diesen Fällen mit zwei völlig unterschiedlichen Substanzen zu tun. Am besten ist dieses von Lokalanaesthetika bekannt, die in der protonierten Form an den Wirkort diffundieren und Membranen überwinden können.

Der jeweilige Anteil, welcher von einer derartigen Substanz protoniert
oder deprotoniert vorliegt, richtet sich nach ihrem pK-Wert. Der pK-Wert
gibt denjenigen pH-Wert an, bei dem die Hälfte der Substanz in protonierter und die Hälfte in nicht protonierter Form vorliegt. Handelt es sich
bei der betrachteten Substanz um ein tertiäres Amin in Basenform, wie im
Falle der Lokalanaesthetika oder der Opiate vom Typ des Fentanyl, so gilt
für das Verhalten der Aminogruppe am Molekül die in Abb. 1 dargestellte
Abhängigkeit vom pH-Wert.

Es versteht sich, daß relevante Änderungen beider Anteile nur dann eintreten werden, wenn sich der pK-Wert einer Substanz im Bereich physiolo-

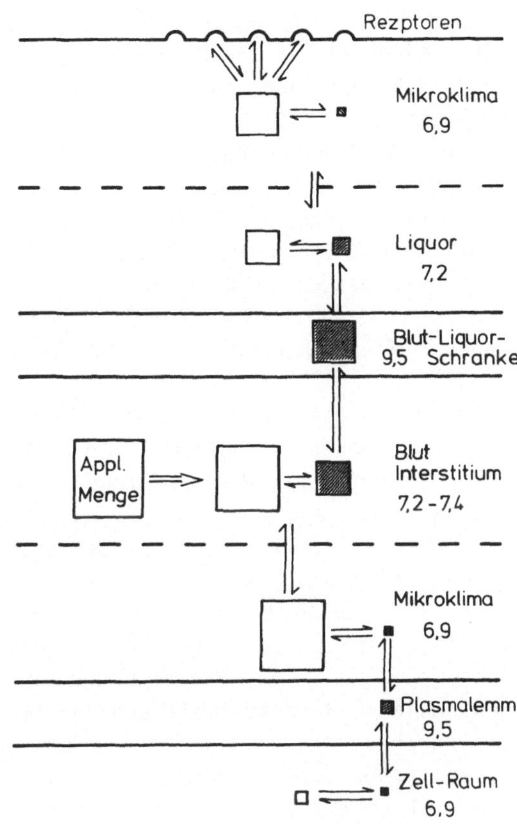

Abb.2. Schematische und stark vereinfachte Darstellung der pH-abhängigen Gleichgewichtseinstellung zwischen geladener (offene Quadrate) und ungeladener (geschwärzte Quadrate) Form in verschiedenen Kompartimenten des Organismus

gisch möglicher Werte befindet. Bei bekanntem pK-Wert lassen sich der protonierte und damit geladene und mehr hydrophile Anteil sowie der Anteil, welcher nicht protoniert und damit ungeladen und mehr lipophil ist, nach den Tabellen von Albert und Serjeant [1] unschwer ermitteln. Zur Orientierung ist eine solche Tabelle diesem Text beigefügt (Tab.1).

Unter physiologischen Bedingungen herrscht im Blutplasma sowie in der interstitiellen Flüssigkeit ein relativ konstanter pH-Wert zwischen 7,38 und 7,42. Derart geringe Schwankungen werden mit Sicherheit nicht zu pharmakokinetischen relevanten Änderungen des Verhältnisses der geladenen zur ungeladenen Form eines tertiären Amins führen können. Im Mikroklima der Zelloberflächen sowie im Zellinneren bewegt sich der pH-Wert um etwa 6,9 [8]. Hier werden entsprechend für eine Substanz, deren pK-Wert im physiologischen Bereich - z.B. bei pH 7,4 - liegt, erhebliche Veränderungen zugunsten des protonierten, also positiv geladenen Anteils, auftreten. In Biomembranen, die einem transmembranalen elektrischen Feld unterliegen, treten zusätzliche Abweichungen der Protonenaktivität von derjenigen im

Interstitium und in der Zelle auf. So läßt sich ermitteln, daß an den Grenzflächen von Zellmembranen über denen eine Potentialdifferenz von etwa 100 mV liegt, die Protonenaktivität und damit der pH-Wert um 3 Einheiten höher liegt,als in der Umgebung. An der Grenzfläche der Skelettmuskelzelle würde z.B. bei einem pH-Wert im Mikroklima von etwa 7 ein pH-Wert von fast 10 existieren [2,5].

Der Einfluß der Kompartimentierung des Organismus in Räume mit unterschiedlichem pH-Wert auf die Verteilung einer protonierbaren Substanz soll schematisch (denn hier liegt keine Messung zugrunde) am Beispiel des Fentanyl betrachtet werden (Abb.2). Für die in das Blut applizierte Menge an Fentanyl, dessen pK-Wert zwischen 7,9 und 8,4 angegeben wird (z.B.[6]), stellt sich unmittelbar ein Gleichgewicht ein zwischen protonierter geladener (offene Quadrate) und deprotonierter ungeladener Form (geschwärzte Quadrate).

Da der Blut- und interstitielle pH-Wert zwischen 7,4 und 7,2, der pK-Wert des Fentanyl jedoch in der Gegend von 8 liegt, stellt sich ein Gleichgewicht zugunsten der geladenen Form ein. Im Mikroklima wird die geladene Form - entsprechend dem weiter abnehmenden pH-Wert - einen noch erheblicheren Anteil ausmachen. Der ungeladene Anteil dringt dagegen leicht in die Zelle ein, da im Plasmalemm - bei einer Protonenaktivität entsprechend einem pH-Wert von etwa 9,5 - praktisch nichts mehr in geladener Form vorliegt. In der Zelle selbst wird der größte Anteil an penetrierter Substanz wiederum - entsprechend dem pH von 6,9 - in geladener Form vorliegen. Solange interstitiell und intravaskulär Fentanyl vorhanden ist, wird die durch zelluläre Aufnahme verschwundene Menge an ungeladenem Fentanyl rasch nachgeliefert. Damit kann es zu einer zellulären Anreicherung von Fentanyl kommen (Trapping-Mechanismus, ähnlich wie er von Stoeckel et al. [7] für die Anreicherung von Fentanyl im Magen beschrieben wird). Entsprechend der Durchblutungsgröße wird natürlich ein Teil des applizierten Fentanyl die Blut-Liquor- bzw. die Blut-Hirn-Schranke durchdringen. Auch hier wird der hohe pH-Wert in den Grenzflächen die Diffusion des ungeladenen Anteils erleichtern. Im interstitiellen Raum des Zentralnervensystems stellt sich unmittelbar wieder ein Gleichgewicht zwischen geladener und ungeladener Form ein, wobei das Mikroklima mit einem pH-Wert von 6,9 die Entstehung der geladenen, und damit der Wirkform, begünstigt.

Aus diesen Betrachtungen mag deutlich geworden sein,daß die nach Applikation eines tertiären Amins erfolgende Gleichgewichtseinstellung zwischen geladener und ungeladener Form vollständig bestimmt wird durch den pK-Wert der jeweiligen Substanz. Je höher dieser Wert ist, desto mehr wird aktuell in geladener und damit schlecht in das ZNS eindringender Form vorliegen. Dies mag mit von entscheidender Bedeutung für die Geschwindigkeit des Wirkungseintritts sein.

Die Verhältnisse werden am deutlichsten, wenn man unterschiedliche Opiate, deren pK-Werte weiter auseinanderliegen, vergleicht. In der Abb. 3 sind deswegen die Dissoziationskurven von Alfentanil, Fentanyl und einer hypothetischen Substanz X aufgetragen, ihre pK-Werte betragen 6,5, 7,9 und

4

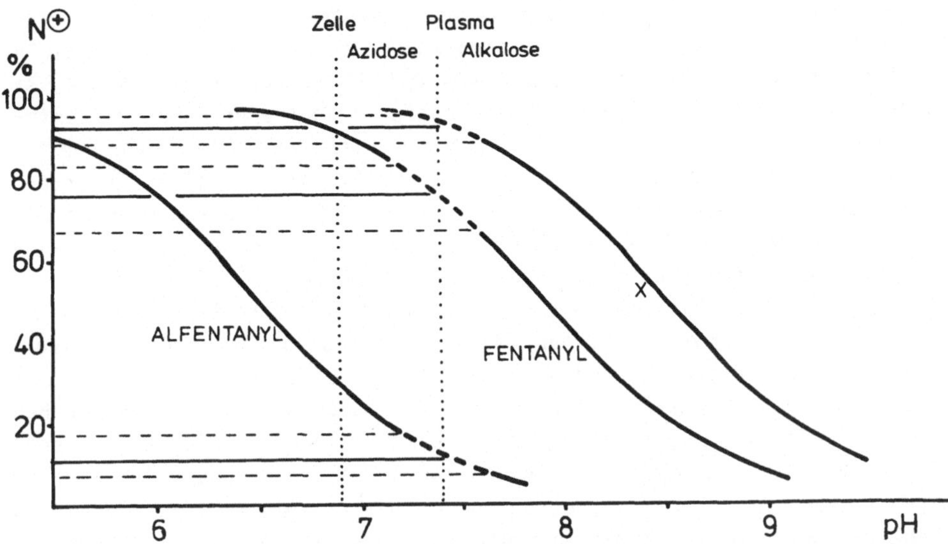

Abb.3. Dissoziationskurven dreier Substanzen mit unterschiedlichem pK-Wert.
Abszisse: pH-Wert. Ordinate: Anteil an geladener Substanz in %. Senkrecht
gestrichelt, rechts: Plasma-pH-Wert; links: Zell-pH-Wert. Gestrichelter
Bereich der Kurven: Schwankungsbreiten zwischen extremer Azidose und ex-
tremer Alkalose. Horizontale Verbindungen zur Ordinate erleichtern das
Ablesen des jeweils geladenen Anteils

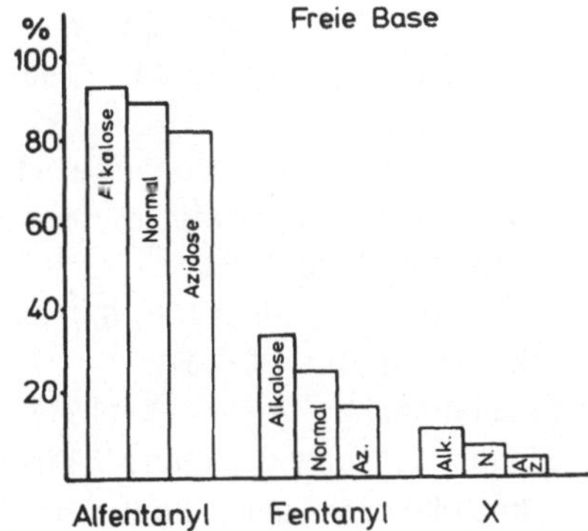

Abb.4. Darstellung des jeweiligen Anteils
an freier Base (Diffusionsform der Substanzen) unter Normalbedingungen, Alkalose
und Azidose

8,2. Bei einem Plasma-pH-Wert von 7,4 befinden sich sehr unterschiedliche
Anteile der drei Substanzen in der ungeladenen Form, die auch als "freie
Base" bezeichnet wird und die Diffusionsform darstellt (vergl.auch Abb.4).
Beim Alfentanil sind es 90%, beim Fentanyl etwa 30% und für die Substanz X
ergibt sich ein Wert von unter 10%.Damit stünde beim Alfentanil die größte
Menge an freier Base für die aktuelle Diffusion zu den zerebralen Opiatre-
zeptoren zur Verfügung. Möglicherweise läßt sich mit diesem Verhalten der
rasche Wirkungseintritt des Alfentanil erklären.
  Ein wesentliches Problem bei der Pharmakokinetik und -dynamik der Opiate
resultiert aus dem Einfluß pathophysiologischer Schwankungen des pH-Wertes

im Plasma auf das aktuelle Verhältnis protonierter zu nicht protonierter Substanz.Vergleicht man die Dissoziationskurven für die drei als Beispiele gewählten Substanzen in der Abb. 3 sowie das Säulendiagramm in Abb.4, so wird deutlich, daß die aktuellen Konzentrationen an freier Base (diffusibler zentralgängiger Substanz) sehr unterschiedlichen Schwankungsbreiten unterliegen können. Der geringste Einfluß ist für Alfentanil zu erwarten, dessen Anteil an freier Base nur um wenige Prozente schwankt, während die Substanz X in extremer Azidose eine Halbierung, in extremer Alkalose eine Verdopplung der Konzentration an freier Base erfährt.

Wenn auch exakte Analysen über die Auswirkungen derartiger Änderungen der aktuellen Zusammensetzung der Plasmakonzentration derzeit nicht vorhanden sind, so ist doch zu bedenken, daß möglicherweise eine Übereinstimmung zwischen der Pharmakokinetik und der Pharmakodynamik nur dann gegeben sein kann, wenn eine Substanz in ihrer Zusammensetzung im Plasma (aus protoniertem und nicht protoniertem Anteil) auch bei Schwankungen des Blut-pH möglichst konstant bleibt. Änderungen in dieser Zusammensetzung werden entscheidenden Einfluß nehmen auf die Gewebeverteilung, die Aufnahme in die Leber und damit den Metabolismus [4], die Eiweißbindung (z. B.[3]) und die renale Elimination sowie auf das Verteilungsvolumen.

LITERATUR

1. Albert A, Serjeant EP (1962) Ionization constants of acids and bases. Methuen & Co Ltd, London
2. Davies JT, Rideal EK (1963) Interfacial phenomena. Academic Press New York, 2nd ed
3. Höllt V, Teschemacher H (1975) Hydrophobic interaction responsible for unspecific binding of morphine-like drugs. Naunyn-Schmiedeberg's Arch Pharmacol 288:163
4. Lehmann KA, Möseler G, Daub D (1981) Biotransformation von Fentanyl. Anaesthesist 30:461
5. Lüllmann H, Peters T (1977) Plasmalemmal calcium in cardiac excitation-contraction coupling. Clin Exp Pharmacol Physiol 4:49
6. Meuldermans WEG, Hurkmans RMA,Heykants JJP (1982) Plasma protein binding and distribution of Fentanyl, Sufentanil, Alfentanil and Lofentanil in blood. Arch Int Pharmacodyn Ther 257:4
7. Stoeckel H, Hengstmann JH,Schüttler J (1979) Pharmacokinetics of fentanyl as a possible explanation for recurrence of respiratory depression. Br J Anaesth 51:741
8. Waddel WJ, Bates RG (1969) Intracellular pH. Physiol Rev 49:285

Alfentanil im Tierexperiment

C. Niemegeers, Ch. Hörig

ZUSAMMENFASSUNG

Fentanyl hat sich in der Vergangenheit als ein sicheres Arzneimittel, besonders wegen der großen kardiovaskulären und autonomen Stabilität unter der Narkose, erwiesen und daher verbreiteten Eingang in die Anaesthesie gefunden. Dennoch blieben mit Fentanyl Wünsche hinsichtlich der Steuerbarkeit der Narkose offen. Alfentanil ist chemisch mit Fentanyl verwandt und besitzt dieselben Basiseigenschaften. Hinzu kommen aber einige einzigartige Vorteile. - Die Analgesie setzt außerordentlich schnell ein, ist kurzdauernd und von einer schnellen Erholung gefolgt. Aufgrund der kurzen Wirkungsdauer ist Alfentanil besonders für kurze Eingriffe geeignet. Durch den großen Sicherheitsindex kann Alfentanil in relativ hohen Dosen, entweder als Bolus oder fraktioniert jedoch auch als kontinuierliche Infusion gegeben werden, so daß Anpassung an Dauer und Schwere des chirurgischen Eingriffes leichter als mit jedem anderen Narkotikum erfolgen kann. In jedem Fall ist die postnarkotische Erholungsphase sehr kurz, wodurch sich das Risiko der postoperativen Atemdepression oder Remorphinisierung vermindert und die postoperative Betreuung erleichtert wird.

Alfentanil, N-{1-[2-(4-Ethyl-4,5-dihydro-5-oxo-1H-tetrazol-1-yl)-ethyl]-4-(methoxymethyl)-4- piperidinyl}-N-phenylpropanamid (Abb.1) ist ein besonders kurzwirksames Narkotikum und das jüngste Glied der Familie potenter Narkotika vom Typ des Fentanyls [11].

Alfentanilmonohydrochlorid ($C_{21}H_{32}N_6O_3$ x HCl, M.W. = 452,98 ist ein weißes, kristallines, in Wasser leicht lösliches (14%) Pulver, das sowohl pharmakologisch [2,9,15] als auch klinisch [3,4,6-8,13,14] unter dem speziellen Aspekt der chirurgischen Anaesthesie eingehend untersucht wurde.

Der vorliegende Beitrag beschäftigt sich mit der analgetischen Aktivität bei der Ratte und der antiemetischen Aktivität beim Hund nach i.v. Verabreichung. Zur Berechnung des Sicherheitsindex wurden die akuten Toxizitätsdaten herangezogen. Außerdem wird die Reversibilität der Alfentanil-Wirkung durch Naloxon behandelt.

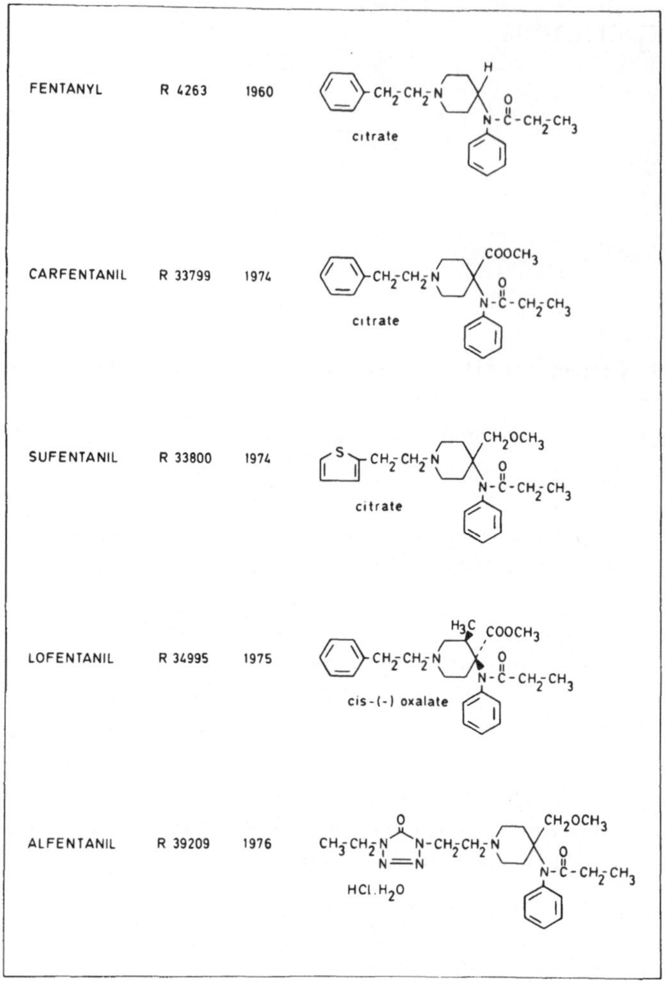
FENTANYL
R 4263
1960
citrate
CARFENTANIL
R 33799
1974
citrate
SUFENTANIL
R 33800
1974
citrate
LOFENTANIL
R 34995
1975
cis-(-) oxalate
ALFENTANIL
R 39209
1976
HCl.H2O

Abb.1. Strukturen narkotischer Analgetika vom Fentanyl-Typ

▶

Abb.2. Dosis-Wirkungskurve von Alfentanil, die deutlich den zeitlichen Verlauf der analgetischen Wirkung erkennen läßt

MATERIAL UND METHODEN

Die analgetische Aktivität des Alfentanils wurde im Schwanzretraktionstest (SRT) der Ratte nachgewiesen [12]. In diesem Test besteht der Schmerzstimulus in 55°C warmem Wasser. Normale Ratten ziehen ihren Schwanz sofort (<5 s) zurück, wenn er in den Warmwasserbehälter eingetaucht wird. Nach Injektion eines Morphinomimetikums kommt es durch niedrige Dosen zu einer verlängerten Reaktionszeit, während hohe Dosen zu Reaktionszeiten von mehr als 10 s führen. Bleibt die Reaktion mehr als 10 s aus, so ist dies gleichbedeutend mit chirurgischer Anaesthesie. Verwendet man pro Dosis eine Gruppe Ratten, so ist es möglich, die ED_{50}-Werte der chirurgischen Anaesthesie für die einzelnen Zeitpunkte nach Injektion zu berechnen. Anhand dieser Werte kann man dann eine Dosis-Wirkungskurve, die Auskunft über den Wirkungsverlauf in Abhängigkeit von der Zeit gibt, konstruieren.

Die antiemetische Aktivität von Alfentanil wurde mit dem Apomorphin-
Erbrechen bei Hunden (0,31 mg/kg s.c.) zu verschiedenen Zeitpunkten nach
Injektion gemessen [10].
Sowohl in diesen beiden Studien als auch in der Prüfung der akuten To-
xizität und der Naloxon-Antagonismusstudie wurde Alfentanil ausschließlich
i.v. verabreicht.

ERGEBNISSE

Die ED_{50}-Werte von Alfentanil zu verschiedenen Zeitpunkten nach Injektion
sind in Abb. 2 dargestellt. Die vertikalen Linien deuten die 95%-Ver-

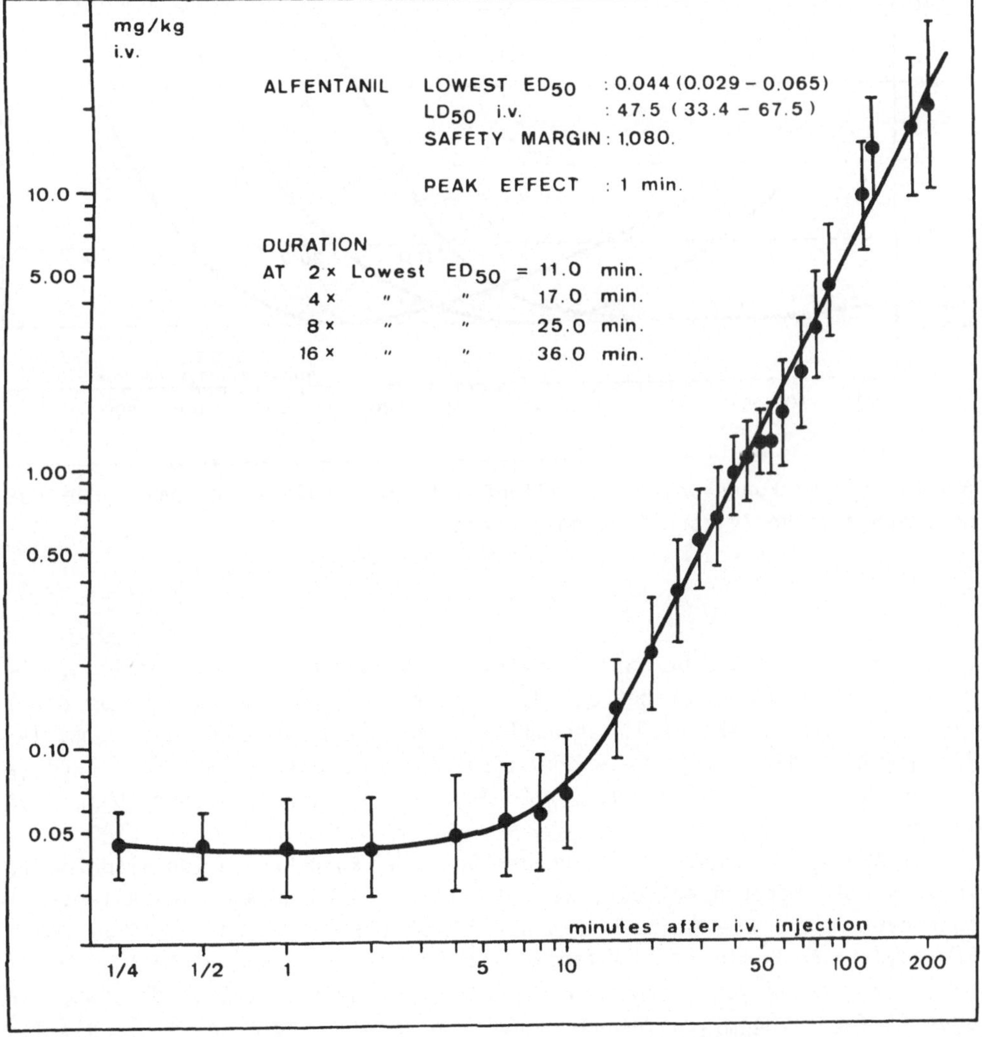

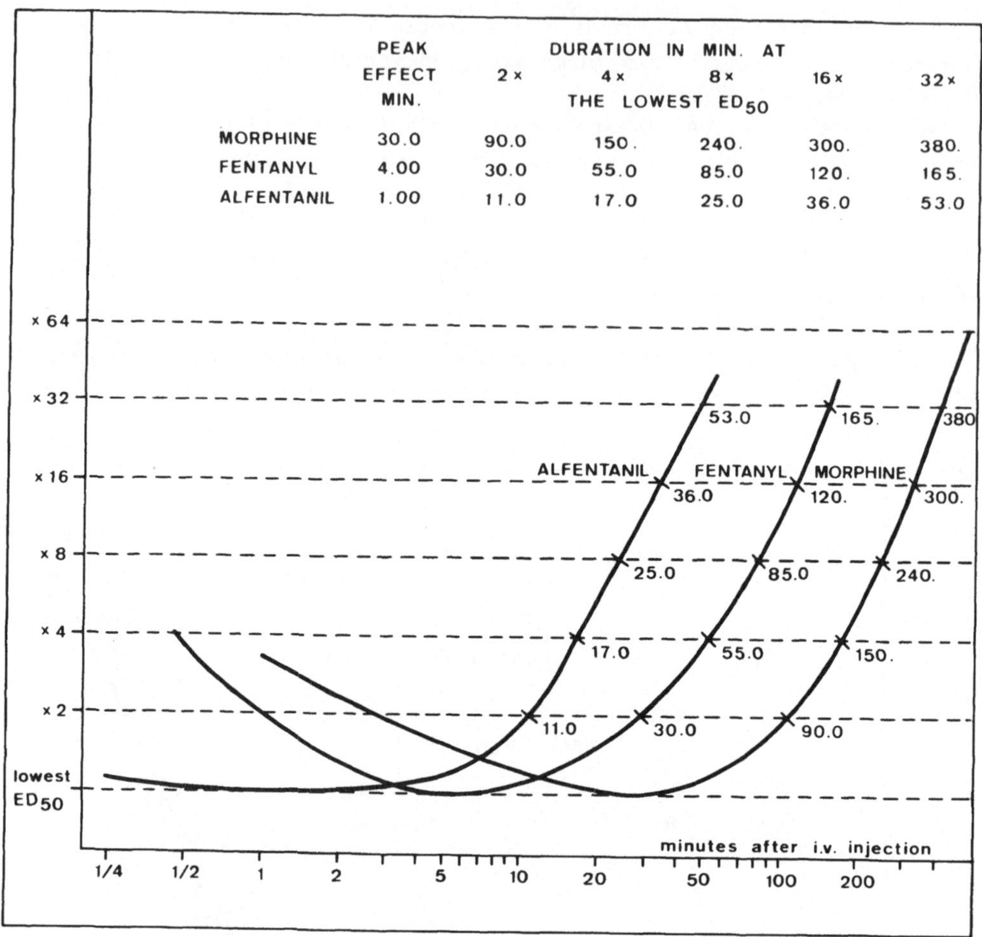

Abb.3. Dosis-Wirkungskurven von Alfentanil, Fentanyl und Morphin, die das unterschiedliche Zeitprofil kennzeichnen

trauensintervalle an. Der Spitzeneffekt wird innerhalb 1 min erreicht, die minimale ED_{50} (ED_{50min}) beträgt 0,044 mg/kg. 10 min nach Injektion nimmt die analgetische Aktivität schnell ab. Bei Verabreichung der doppelten ED_{50min} hält die analgetische Aktivität 11 min, bei der 4-fachen ED_{50min} 17 min, bei der 8-fachen ED_{50min} 25 min und bei der 16-fachen ED_{50min} 36 min an.

Aus Abb.3, die einen Vergleich der Dosis-Wirkungskurven von Alfentanil, Fentanyl und Morphin erlaubt, wird die kurze Wirkungsdauer von Alfentanil noch deutlicher. Die Maximalwirkung tritt 30 min nach Morphin-, 4 min nach Fentanyl- und 1 min nach Alfentanil-Injektion ein. Wie bereits erwähnt, hält die Wirkung von Alfentanil 11-36 min an, je nachdem, ob die doppelte oder 16-fache ED_{50min} angewandt wird. Für vergleichbare Dosen (2- bis 16-

10

Tabelle 1.Aktivität und Toxizität verschiedener intravenöser Narkotika bei der Ratte

Substanz	S.R.T Minimale ED_{50}-Werte mg/kg i.v. (A)	DL_{50} mg/kg i.v. (B)	Sicherheits- index (B/A)	Potenz
Pethidin	6,15	29,0	4,72	1,00
Morphin	3,15	223	71,0	1,95
Phenoperidin	0,12	4,69	39,1	51,3
Alfentanil	0,044	47,5	1080	140
Fentanyl	0,011	3,05	277	559
Sufentanil	0,00067	17,9	26716	9179
Carfentanil	0,00037	3,13	8460	16622

Tabelle 2.Alfentanil-Infusion bei der Ratte

Sättigungsdosis mg/kg i.v.	Infusion (1) mg/kg/min	Totale Dosis mg/kg	Mittlere Erholungs- dauer min	Mortali- tät (2)
0,050	0,0375	13,55	38,0	0
0,100	0,0750	27,10	57,0	0
0,200	0,150	54,20	109	0
0,400	0,300	108,4	>180	9
0,800	0,600	216,8	>180	17
1,600	1,200	433,6	>180	53

(1) Infusion über 6 h, (2) DL_{50} etwa 400 mg/kg

fache ED_{50min}) hält die analgetische Wirkung von Fentanyl 30-120 min, und die von Morphin 90-300 min an.

Die ED_{50min}-Werte im Schwanzretraktionstest,die DL_{50}-Werte,der Sicher- heitsindex (DL_{50}:ED_{50min}) und die analgetische Potenz (bezogen auf Pethi- din = 1) verschiedener bekannter Narkotika sind in Tab.1 für Vergleichs- zwecke angegeben.

Weiterhin wurde das Verhalten von Alfentanil an Ratten bei Infusion untersucht. Die Ergebnisse sind in Tab.2 zusammengestellt. Die niedrigste Alfentanil-Gesamtdosis, die über 6 h infundiert wurde, beträgt 13,55 mg/kg und umfaßt eine Sättigungsdosis von 0,05 mg/kg, gefolgt von einer Infusion

Tabelle 3. Antiemetische Aktivität von Alfentanil beim Hund

Zeit (h) vor Apomorphin	ED_{50}-Werte und 95%-Vertrauensintervalle, mg/kg
1/16	0,020 (0,0094-0,043)
1/8	0,032 (0,016-0,065)
1/4	0,056 (0,043-0,074)
1/2	0,102 (0,056-0,185)
1	0,202 (0,095-0,429)
2	0,443 (0,272-0,723)

Tabelle 4. Akute intravenöse Toxizität von Alfentanil

Spezies	Geschlecht	DL_{50}-Werte und 95%-Vertrauensintervalle, mg/kg
Maus	männl.	73,6 (44,8-121)
	weibl.	72,2 (47,2-110)
Ratte	männl.	50,9 (30,7-84,2)
	weibl.	43,0 (23,7-78,0)
Meerschweinchen	männl.	71,8 (54,9-93,9)
	weibl.	81,8 (54,7-123)
Hund	männl.	71,6 (24,5-209)
	weibl.	87,5 (67,0-114)

von 0,0375 mg/kg/min. Diese Menge entspricht einer Dosis von mehr als 1,00 g bei einem Erwachsenen mit einem Körpergewicht von 75 kg.Bei dieser enorm hohen Dosis kommt es nach 38 min zu einer völligen Erholung.Die Gesamtdosis ließ sich noch weiter,bis auf 54,2 mg/kg erhöhen,ohne Mortalität hervorzurufen. Bei Gebrauch dieses Infusionsschemas liegt die DL_{50} bei Ratten bei ungefähr 400 mg/kg und damit etwa 10-mal höher als die akute DL_{50}.

Es ist bemerkenswert,daß Alfentanil beim Hund ein potentes Antiemetikum ist. Tab.3 zeigt die ED_{50}-Werte des Alfentanils beim Hund im Apomorphin-Antagonismustest zu verschiedenen Zeitpunkten nach Injektion. Auch in diesem Experiment ist Alfentanil ein sehr potentes und kurzwirksames Produkt.

Bei Labortieren ist Alfentanil eine außerordentlich anwendungssichere Substanz. Tab.4 zeigt die DL_{50}-Werte bei i.v. Gabe an verschiedenen Tierspezies.Die großen Unterschiede im Sicherheitsindex (Tab.1) haben sich bei pharmakologischen Untersuchungen als nicht-artspezifisch erwiesen,denn es werden an Ratten und Hunden ähnliche Resultate erhalten. Akute Toxizität und Nebenwirkungen von narkotischen Analgetika werden im allgemeinen auf Atemdepression und Vagushyperaktivität zurückgeführt. Diese Erscheinungen

12

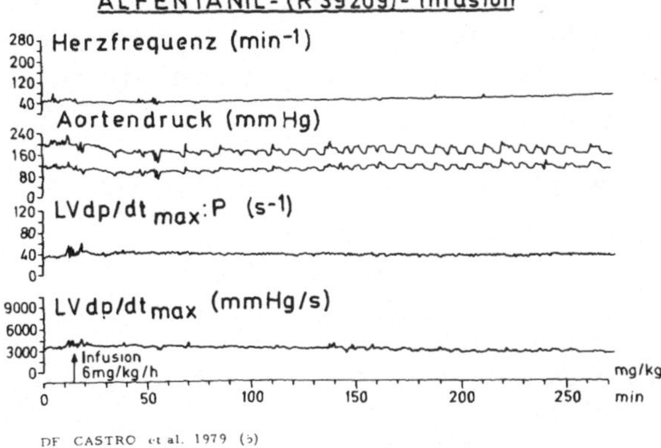

spielen bei einem curarisierten und beatmeten Patienten in tiefer Analgesie kaum noch eine Rolle. Von viel größerem Interesse für den Anaesthesisten ist der Einfluß der Morphinomimetika während der Operation auf das
kardiovaskuläre System, das zentrale und autonome Nervensystem und den Metabolismus. Wenig potente Narkotika, z.B. Pethidin, verursachen eine kardiovaskuläre Depression, die sich in verminderter Myokardkontraktilität
(negativ inotroper Effekt), arterieller Hypertonie, vermindertem venösen
Rückstrom bzw. erhöhtem pulmonalen Widerstand, gesteigertem myokardialen
Sauerstoffbedarf und atrioventrikulären Überleitungsstörungen bzw. anderen
Arrhythmien äußert. Mit Zunahme der analgetischen Potenz der Wirkstoffe
nimmt diese Depression ab, so daß es höchstens zu einer begrenzten Verminderung der Myokardkontraktiliät und in jedem Fall zu vermehrtem venösen
Rückstrom und Abnahme des myokardialen Sauerstoffbedarfes kommt. Wird
Alfentanil in steigenden Dosen und regelmäßigen Zeitabständen relaxierten
und beatmeten Hunden verabreicht, so beobachtet man wie bei Ratten einen
enorm großen Sicherheitsindex.Im Gegensatz zu Pethidin und Morphin ist das
anwendungssichere Intervall von Alfentanil durch kardiovaskuläre Stabilität (Abb.4), neurovegetatives Gleichgewicht,unveränderten Metabolismus und
eine normale Nerventätigkeit gekennzeichnet. Demnach besitzt Alfentanil
dieselben Basiseigenschaften wie Fentanyl, die in der großen kardiovaskulären und autonomnervalen Stabilität während der Verabreichung ihren Ausdruck finden [5].

Alle Alfentanil-Wirkungen werden sofort durch Naloxon oder andere Narkotika-Antagonisten aufgehoben. Eine Dosis von 0,16 mg Alfentanil je kg KG
erzeugt bei Ratten sofort nach i.v. Injektion Atemdepression,Muskelstarre,
Verlust des Aufrichtungsreflexes,Blockade des Pinna- und des Cornea-Reflexes sowie chirurgische Anaesthesie.Naloxon in einer Dosis von 0,0025 mg/kg
i.v. ist wirkungslos, 0,0050 mg/kg vermindern geringfügig Atemdepression,
Muskelstarre und Blockade des Cornea-Reflexes,während 0,010 mg/kg sofort
alle genannten Wirkungen beseitigen. Um dieselbe Naloxon-Wirkung bei Ratten, die eine äquiaktive Fentanyl-Dosis (0,04 mg/kg i.v.) erhielten, zu

13

erzielen, sind 0,02 mg Naloxon je kg KG erforderlich. Dies stimmt mit der Beobachtung von Brown und Pleuvry [1] an Kaninchen überein, daß Naloxon die Alfentanil-Wirkungen leichter als die Fentanyl-Wirkungen aufhebt.

LITERATUR

1. Brown JH, Pleuvry BJ (1981) Antagonism of the respiratory effects of alfentanil and fentanyl by naloxone in the conscious rabbit. Br J Anaesth 53:1033
2. Brown JH, Pleuvry BJ, Kay B (1980) Respiratory effects of a new opiate analgesic, R 39 209, in the rabbit: comparison with fentanyl. Br J Anaesth 52:1101
3. De Castro J, Andrieu S, Clerckx A (1979) The use of almitrine following potentialized analgesic anesthesia based upon alfentanil and flunitrazepam or etomidate. Acta Anaesthesiol Belg 30 (Suppl 1):135
4. De Castro J, Andrieu S, Dubois A, Van Heuneghem L (1981) Etude du midazolam comme inducteur, correcteur et potentialisateur d'une anesthésie analgésique à base d'alfentanil. Arzneim Forsch 31:2251
5. De Castro J,Van de Water A,Wouters L,Xhonneux R,Reneman R,Kay B (1979) Comparative study of cardiovascular, neurological and metabolic side-effects of eight narcotics in dogs: Pethidine - piritramide - morphine - phenoperidine - fentanyl - R 39 209 - sufentanil - R 34 995. Acta Anaesthesiol Belg 30:5
6. De Lange S, De Bruyn N, Stanley TH, Boscoe MJ (1981) Alfentanil-oxygen anesthesia: comparison of continuous infusion and frequent bolus techniques for coronary artery surgery. Anesthesiology 55:A42
7. De Lange S, Stanley TH, Boscoe MJ (1981) Alfentanil - oxygen anaesthesia for coronary artery surgery. Br J Anaesth 53:1291
8. Kay B (1981) Postoperative pain relief. Use of an on-demand analgesia computer (ODAC) and a comparison of the rate of use of fentanyl and alfentanil. Anaesthesia 36:949
9. Kay B,Pleuvry B(1980)Human volunteer studies of alfentanil (R 39 209), a new short-acting narcotic analgesic. Anaesthesia 35:952
10. Niemegeers CJE (1971) The apomorphine antagonism test in dogs. Expermental evidence and critical considerations on specific methological criteria. Pharmacology 6:353
11. Niemegeers CJE,Janssen PAJ (1981)Alfentanil (R 39 209) - A particulary short-acting intravenous narcotic analgesic in rats. Drug Dev Res 1:83
12. Niemegeers CJE,Schellekens KHL,Van Bever WJM,Janssen PAJ (1976) Sufentanil, a very potent and extremely safe intravenous morphine-like compound in mice, rats and dogs. Arzneim Forsch 26:1551
13. Schüttler J,Stoeckel H (1982) Alfentanil (R 39 209) ein neues kurzwirkendes Opioid. Pharmakokinetik und erste klinische Erfahrungen. Anaesthesist 31:10

14. Van Leeuwen L, Deen L, Helmers JHJH (1981) A comparison of alfentanil
    and fentanyl in short operations with special reference to their dura-
    tion of action and postoperative respiratory depression. Anaesthesist
    30:397
15. Wauquier A, Van den Broek WAE, Niemegeers CJE, Janssen PAJ (1981) Ef-
    fects of morphine, fentanyl, sufentanil, and the short-acting morphi-
    ne-like analgesic alfentanil on the EEG in dogs. Drug Dev Res 1:167

Die vergleichende Pharmakokinetik von Alfentanil bei Tier und Mensch

J. Heykants, W. Meuldermans, M. Michiels, P. Hekman, Ch. Hörig

ZUSAMMENFASSUNG

Die pharmakokinetischen Untersuchungen bei Ratte, Hund und beim Menschen
haben deutlich gezeigt, daß der schnelle Wirkungseintritt von Alfentanil
von der sehr schnellen Verteilung des Stoffes nach dem Gehirn und anderen
gut durchbluteten Organen herrührt. Die kurze Wirkungsdauer hängt von zwei
Faktoren ab: 1. von der schnellen Eliminierung durch Biotransformation und
2. von der schwachen Bindung an die Hirnrezeptoren, die auch eine schnelle
Verteilung aus dem Zielorgan heraus bedingt. - Im Gegensatz zu anderen
narkotischen Analgetika akkumuliert Alfentanil sich nicht in den Geweben.
Dies läßt sich aus dem relativ kleinen Verteilungsvolumen ableiten. Aus
diesen Gründen ist Alfentanil ein ausgezeichnetes Analgetikum für kurze
operative Eingriffe, wenn es in einmaliger Injektion verabreicht wird, und
für längere Operationen, wenn man es als Infusion gebraucht.

Pharmakokinetik und Biotransformation neuer Arzneimittel werden zuerst an
Versuchstieren untersucht. Dabei finden besonders die Spezies Berücksichtigung, die auch in der Pharmakologie und Toxikologie verwendet wurden,
also im vorliegenden Falle Ratte und Hund. Die Resultate werden mit den
beim Menschen erhaltenen Daten verglichen, um dadurch festzustellen, ob
die gewählten Spezies ein analoges pharmakokinetisches Verhalten und ein
vergleichbares Metabolismusmuster zeigen.

Für Alfentanil, ein neues Analgetikum mit sehr kurzer Wirkungsdauer,
wurde an Ratten und Hunden sowohl der Verlauf der Plasmaspiegel und die
Gewebeverteilung als auch Metabolismus und Exkretion untersucht. Hierzu
wurde tritiiertes Alfentanil mit hoher spezifischer Aktivität [2] verwendet. Die Bestimmung von unverändertem Alfentanil in Plasma und Geweben
erfolgte mit zwei sehr empfindlichen Methoden, einem radioimmunologischen
und einem gaschromatographischen Verfahren.

Mit Hilfe der Radioimmunoassay-Methode (RIA), die von Michiels et al.
[4] entwickelt wurde, können Alfentanil-Plasmaspiegel bis ungefähr 0,1
ng/ml gemessen werden. Die Spezifität der Bestimmungsmethode gegenüber den
wichtigsten Metaboliten und einer Anzahl Fentanylanaloga ist sehr gut. Zur
Bestimmung von Alfentanil in Geweben und Organen, sowie als zusätzliche
Kontrolle der Spezifität der RIA-Methode wurde von Woestenborghs et al.
[6] eine gaschromatographische Methode mit spezifischem Thermoionisations-

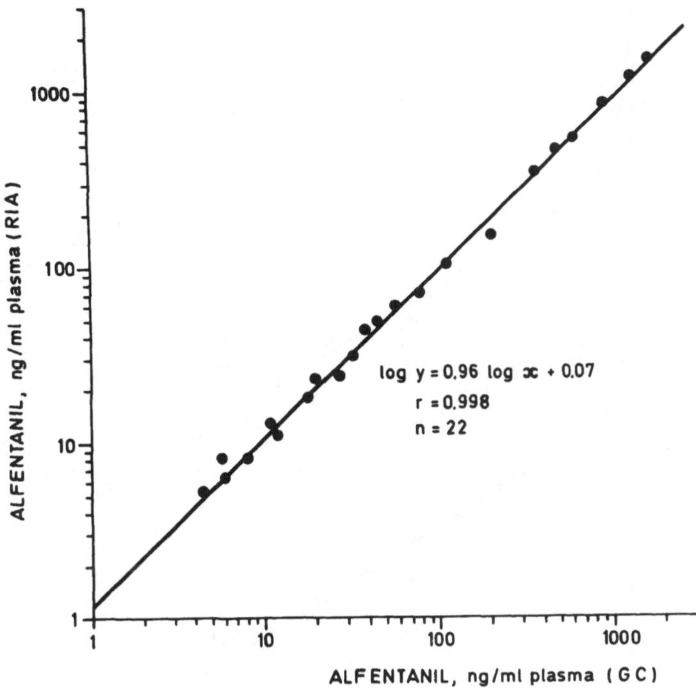

Abb.1. Beziehung zwischen den radioimmunologisch (RIA) und gaschromatographisch (GC) bestimmten Plasmaspiegeln von Alfentanil bei Patienten

detektor entwickelt. Die Empfindlichkeit dieser Methode ist etwas geringer, doch ist sie sehr spezifisch.

Abb. 1 zeigt die Spezifität der RIA-Methode mittels gaschromatographischer Kontrolle der Alfentanil-Plasmaspiegel beim Menschen. Dabei ergibt sich eine ausgezeichnete Korrelation beider Methoden.

PHARMAKOKINETIK BEIM HUND

Abb.2 zeigt die Plasmakonzentrationskurven von Alfentanil nach zwei verschiedenen i.v. Dosen beim Hund. Die Kurven haben einen zweiphasigen Verlauf,so daß ein Zweikompartiment-Modell gebraucht werden kann,um die Pharmakokinetik in dieser Spezies zu beschreiben. Der schnellen Verteilungsphase folgt eine Eliminationsphase mit einer Halbwertszeit von etwa 90 min.

Abb.3 zeigt ein solches Zweikompartiment-Modell und die daraus abzuleitenden Gleichungen. Im Kompartiment I,dem zentralen Kompartiment, verteilt sich der Stoff unmittelbar nach Verabreichung. Es besteht aus dem Blut, den gut durchbluteten Organen und Geweben, während das periphere Kompartiment II durch die weniger gut durchbluteten Gewebe gebildet wird. Während der Verteilungsphase verteilt sich der Stoff über beide Kompartimente. Ist das Verteilungsgleichgewicht erreicht, so verhält sich der Stoff, als sei er über ein Gesamtvolumen bestimmter Größe, das scheinbare Verteilungsvo-

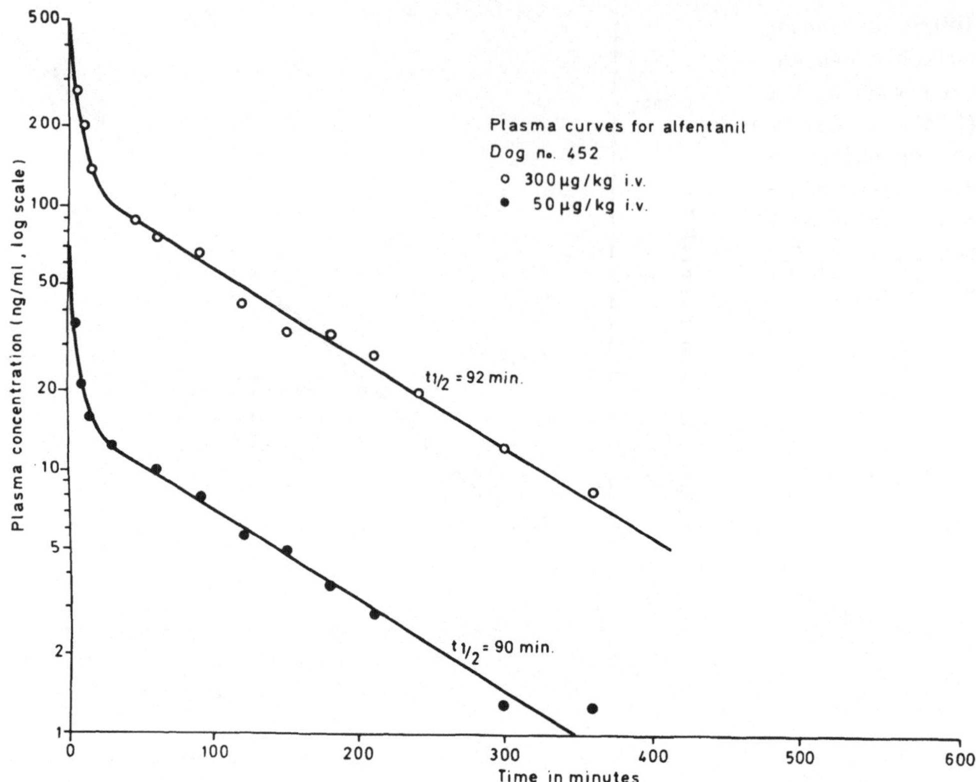

Abb.2. Alfentanil-Plasmaspiegel beim Hund nach i.v. Gabe von 50 und 300 µg/kg

Abb.3. Offenes Zweikompartiment-Modell und Formeln zur Berechnung einiger bedeutender pharmakokinetischer Parameter des Alfentanils beim Hund

lumen V_{DSS}, verteilt. Sowohl das Verteilungsvolumen des zentralen Kompartimentes (V_I) als auch V_{DSS} können aus dem kinetischen Kurvenverlauf berechnet werden.

PHARMAKOKINETIK UND VERTEILUNG BEI DER RATTE

Unter Berücksichtigung der Einteilung von Abb.3 stellt die Abb.4 einen
Versuch dar, die Gewebe der Ratte, in denen Alfentanil gemessen wurde, dem
zentralen oder peripheren Kompartiment zuzuordnen.Als Kriterium dieser Zuordnung wurde der Zeitpunkt der Spitzenkonzentration verwendet.Je schneller das Maximum erreicht wird, desto schneller erfolgt die Aufnahme des
Stoffes in die verschiedenen Gewebe.Das Maximum wird in den gut durchbluteten Geweben (Gehirn, Muskeln, Lunge und Nieren) in weniger als 2 min
erreicht.

ORGANS AND/OR TISSUES BELONGING TO	
CENTRAL COMPARTMENT [1]	**PERIPHERAL COMPARTMENT**
BLOOD (9.5 %) [2]	MAXIMUM AT 4 MINUTES
BRAIN (0.4 %)	LIVER (6.3 %, METABOLISM) PANCREAS (1.5 %)
HEART (0.5 %)	SMALL INTESTINE (2.3 %, META- BOLISM)
LUNG (1.3 %)	LARGE INTESTINE (0.8 %) TESTES (0.4 %)
KIDNEY (1.9 %)	MAXIMUM AT 8 MINUTES:
ADRENAL —	FAT (4.0 %)
	MAXIMUM AT 15 MINUTES:
MUSCLE (>35 %)	STOMACH TISSUE (1.5 %)

1) MAXIMUM BEFORE 2 MINUTES

2) AS A % OF DOSE AT 2 MINUTES

Abb.4. Einteilung von Geweben und Organen männlicher Wistar-Ratten nach ^{3}H-
Alfentanil-Injektion (0,16 mg/kg i.v.) gemäß einem Zweikompartiment-Modell

In den weniger durchbluteten Geweben treten die Maxima später,d.h. nach
4-15 min, auf. Schnelle Verteilung und Elimination sorgen dafür, daß sich
nach 2 min nur noch 10% der Ausgangsdosis im Blut befinden, während die
gesamte Muskelmasse mehr als 35% enthält. Der Metabolismus erfolgt hauptsächlich in Leber und Dünndarm. Abb.5 zeigt die Plasma- und Gewebekonzentrationen von Alfentanil bei der Ratte zu verschiedenen Zeitpunkten nach
Verabreichung von 0,16 mg/kg i.v. Die höchsten Konzentrationen werden im

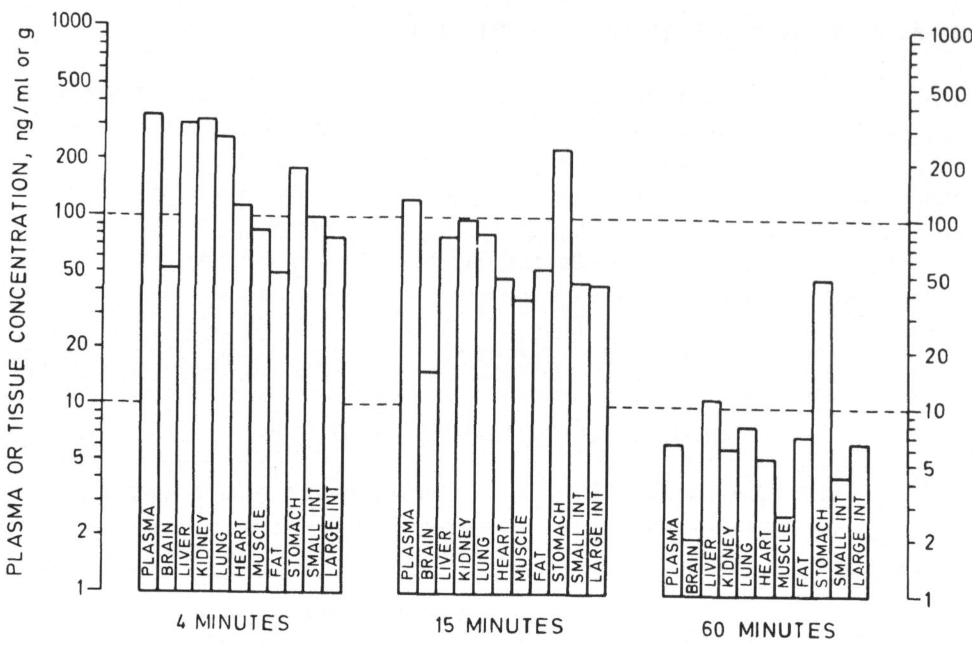

Abb.5. Alfentanil-Plasma- und Gewebespiegel bei männlichen Wistar-Ratten, 4, 15 und 60 min nach i.v. Gabe von 0,16 mg/kg

Plasma erreicht und nirgends tritt starke Akkumulation auf. Nur im Magen kommt es als Folge von Ioneneinfang zu leichter Akkumulation. Daher sind die Plasmaspiegel ein gutes Maß für die Anwesenheit von Alfentanil im Organismus.

In der Pharmakokinetik ist die Herstellung einer Relation zwischen den Plasma- und Gewebekonzentrationen einerseits und der pharmakologischen Aktivität andererseits oft ein Problem. Bei Alfentanil besteht jedoch eine einfache Beziehung zwischen Plasmaspiegel, Hirnkonzentration und pharmakologischer Aktivität. Abb.6 zeigt den Verlauf der Plasma- und Hirnkonzentration sowie den pharmakologischen Effekt bei der Ratte. Als Maß der pharmakologischen Wirkung dienten die ED_{50}-Werte im Schwanzretraktionstest [5]. Die Parallelität der Kurven beweist den linearen Zusammenhang zwischen Plasma- und Hirnkonzentrationen und dem Effekt. Bei der Hälfte der Ratten werden Plasmakonzentrationen von 80 ng/ml benötigt, um im Schwanzretraktionstest das Äquivalent chirurgischer Analgesie zu erzielen. Im Gehirn sind dann 9 ng/ml anwesend, also 1/9 der Plasmakonzentration.

20

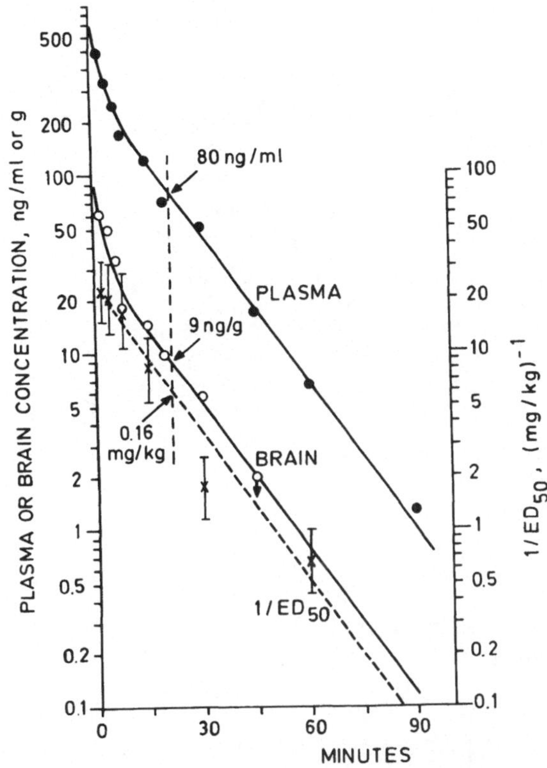

Abb.6. Beziehung von Alfentanil-Plasma- und Hirnspiegeln nach Gabe von 0,16 mg/kg i.v. mit der pharmakologischen Wirkung im Schwanzretraktionstest der Ratte [5]

METABOLISMUS UND EXKRETION BEI RATTE UND HUND

Alfentanil wird praktisch vollständig im Organismus biotransformiert und dann ausgeschieden. Nur etwa 1% unveränderter Stoff werden in Urin und Fäzes wiedergefunden, den Hauptteil bilden Metabolite. In Abb.7 sind die wichtigsten Metabolismuswege bei Ratte und Hund, d.h. oxidative O- und N-Desalkylierung, Amidhydrolyse und, in schwächerem Maße, aromatische Hydroxylierung am Phenylring, aufgeführt. Die Metaboliten werden hauptsächlich als Glukuronide mit dem Urin ausgeschieden. Soweit bisher bekannt, entstehen keine pharmakologisch aktiven Metabolite.

Hunde scheiden innerhalb von 24 h 55% der Gesamtdosis aus, während es bei Ratten 90% sind (Abb.8). Dieser Unterschied ist wahrscheinlich auf die höhere metabolische Kapazität der Ratte zurückzuführen.

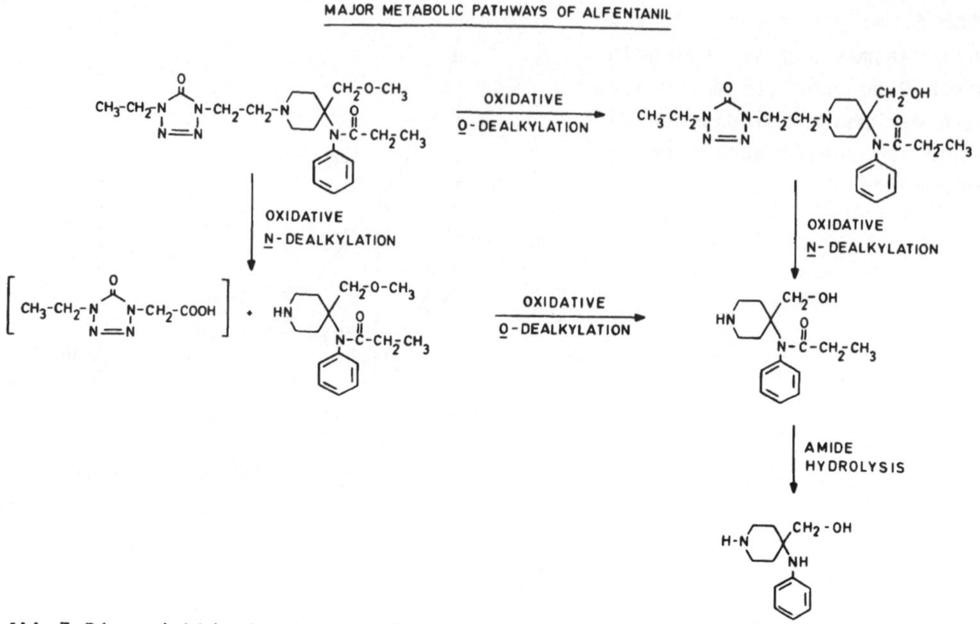

Abb.7. Die wichtigsten metabolischen Wege von Alfentanil bei Ratte und Hund

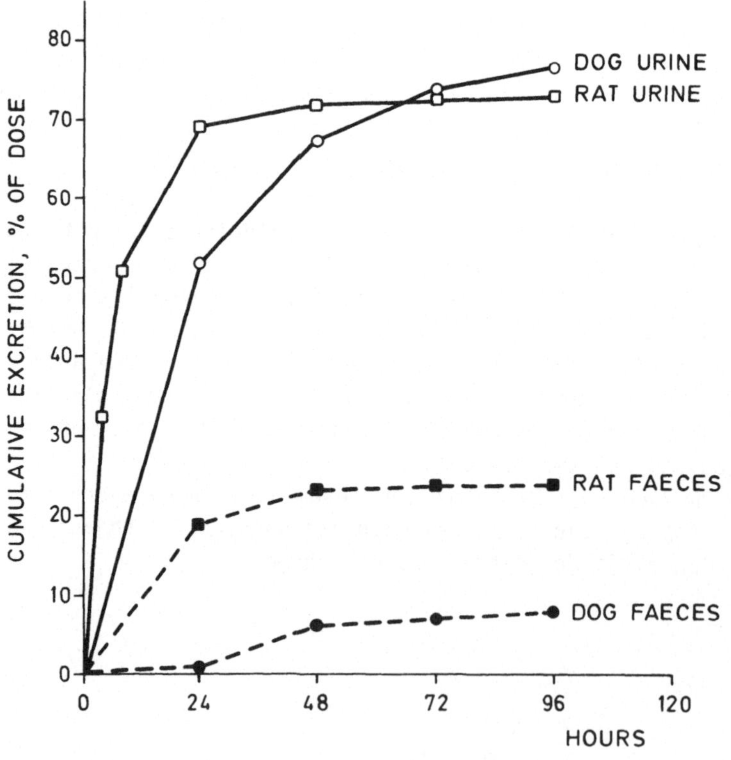

Abb.8. Kumulative Exkretion von Alfentanil und markierten Metaboliten bei Ratte (0,16 mg/kg i.v.) und Hund (0,05 mg/kg i.v.)

22

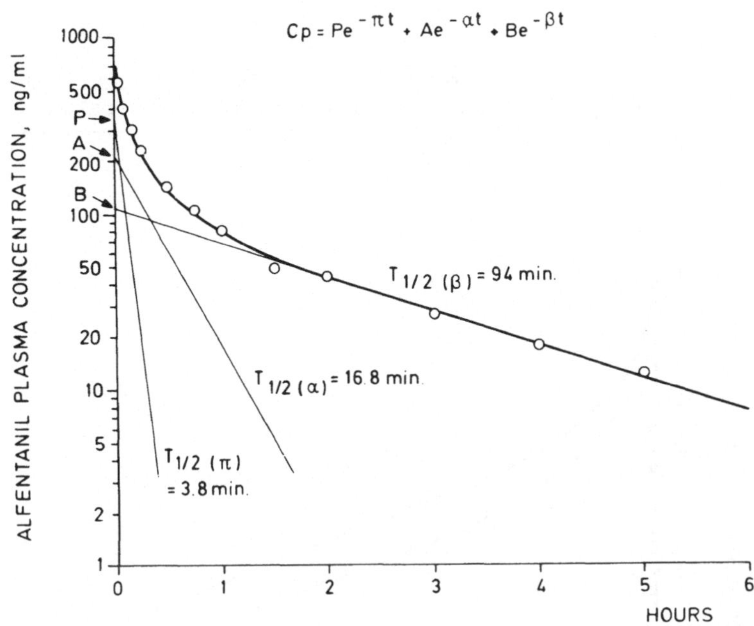

Abb.9. Mittlere Alfentanil-Plasmaspiegel von Patienten nach einmaliger i.v. Injektion von 120 µg/kg (Werte entsprechend Ref. [1])

PHARMAKOKINETIK VON ALFENTANIL BEIM MENSCHEN IM VERGLEICH ZU RATTE UND HUND

Die Erfahrung hat gezeigt, daß sich die Plasmakonzentration beim Menschen besser durch eine triexponentielle Kurve beschreiben läßt.Abb.9 zeigt eine solche Kurve nach i.v. Verabreichung von 120 µg/kg [1].Die terminale Halbwertszeit beträgt 94 min. Die schematische Beschreibung der Verhältnisse kann anhand eines Dreikompartiment-Modells, das in Abb.10 dargestellt ist, erfolgen. Mittels der aus der Kurve erhaltenen Werte läßt sich errechnen, welchen zeitlichen Verlauf die Alfentanilkonzentrationen in den einzelnen Kompartimenten, ausgedrückt als Prozentsatz der Gesamtdosis, nehmen. So wird im "schnellen" peripheren Kompartiment die Maximalkonzentration von etwa 20% der Gesamtdosis bereits 10 min nach Injektion erreicht, während dies im "tiefen" Kompartiment erst nach 30 min der Fall ist. Das deutet auf eine Redistribution vom schnellen nach dem tiefen Kompartiment.

Abb.11 gibt eine Übersicht der bei Ratte, Hund und Mensch bestimmten pharmakokinetischen Parameter.Einer der größten Unterschiede ist die Plasmaproteinbindung beim Menschen, die höher als bei Hund und Ratte ist [3]. Sie ist auf die starke Bindung an saures alpha$_1$-Glykoprotein,das im Humanplasma vorliegt,zurückzuführen. Die Verteilung von Alfentanil in die Blutzellfraktionen ist bei allen drei Spezies gering. Die pharmakokinetischen Parameter sind zwar überall ähnlich, doch beträgt die terminale Halbwertszeit bei Hund und Mensch etwa 90 min, während sie bei der Ratte merklich kürzer ist. Das Verteilungsvolumen ist beim Hund deutlich größer als bei Ratte und Mensch, wahrscheinlich aufgrund geringer Plasmabindung.

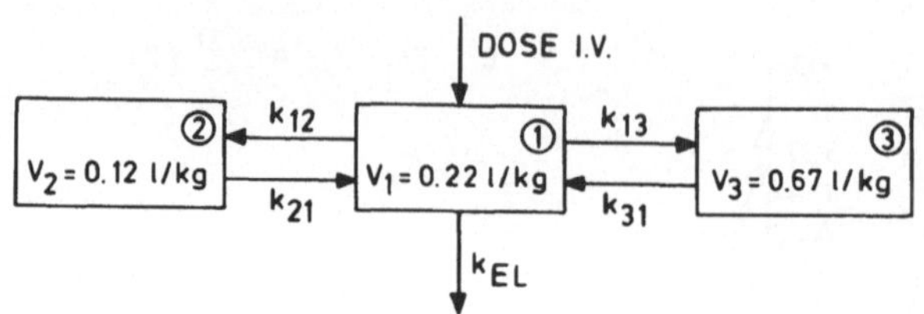

Abb.10. Zeitlicher Verlauf der Alfentanil-Teilkonzentrationen in verschiedenen Kompartimenten (1 = zentral, 2 = schnell peripher, 3=tief), berechnet für eine Dosis von 120 µg/kg nach einem Dreikompartiment-Modell bei Patienten

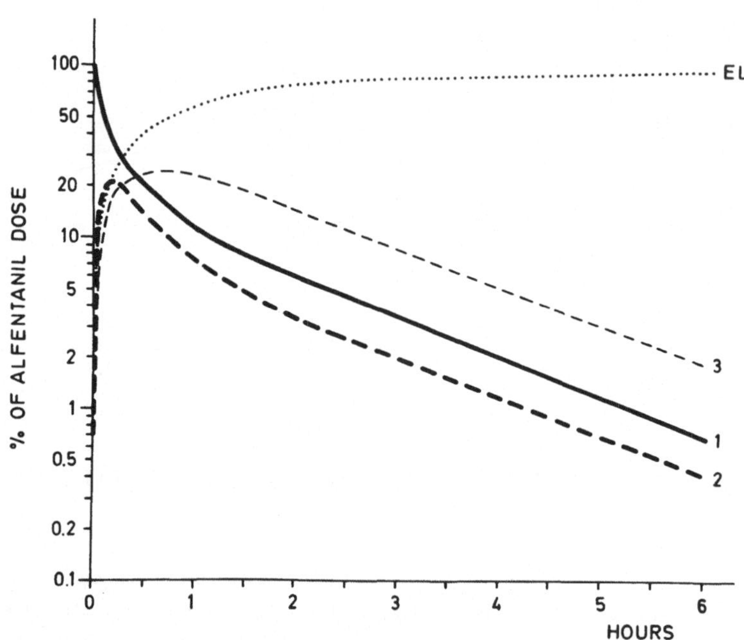

Abb.11. Vergleichende Pharmakokinetik von Alfentanil bei Ratte, Hund und Mensch

PARAMETER (UNITS)	RAT ($\male$)	DOG ($\male$)		MAN ($\female,\male$)	
PLASMA PROTEIN BINDING (%)	83.6	72.9		92.1	
C_B/C_P	0.69	0.62		0.63	
PHARMACOKINETIC MODEL	2	2	2	3	3
DOSE (µg/kg I.V.)	160	50	300	50 [1]	125 [1]
$T_{1/2}$ (α) (min)	1.7	3.5	4.0	1.4 ± 1.1	0.97 ± 0.30
$T_{1/2}$ (β) (min)	11.5	90	92	9.5 ± 6.4	13 ± 5.9
$T_{1/2}$ (γ) (min)	—	—	—	92 ± 20	83 ± 17
V_c (l/kg)	0.18	0.32	0.40	0.12 ± 0.09	0.08 ± 0.02
$V_{dβ}$ (l/kg)	0.40	2.33	2.35	1.00 ± 0.79	0.59 ± 0.30
Clearance (ml/min.kg)	26.9	20.2	16.5	7.7 ± 5.8	5.1 ± 2.4

1) Data from J. BOVILL, P. SEBEL

24

LITERATUR

1. Camu F, Heykants J,Gepts E, Rucquoi M (1982) Disposition of alfentanil, a new analgesic agent, in man. Br J Anaesth 54:237
2. Knaeps F, Lenoir H, Thijssen HJ, Heykants J (1980) The synthesis of ^{3}H-labelled alfentanil (R 39 209). Janssen Pharmaceutica, Preclin Res Rep R 39 209/6, Mai
3. Meuldermans W, Hurkmans R, Heykants J (1982) Plasma protein binding and distribution of fentanyl,sufentanil,alfentanil und lofentanil in blood. Arch Int Pharmacodyn Ther 257:4
4. Michiels M, Hendriks R, Heykants J (1983) Radioimmunoassay of the new opiate analgesics alfentanil und sufentanil. Preliminary pharmacokinetic profile in man. J Pharm Pharmacol 35:86
5. Niemegeers CJE,Janssen PAJ (1981) Alfentanil (R 39209) - a particularly short-acting intravenous narcotic analgesic in rats. Drug Dev Res 1:83
6. Woestenborghs R,Michielsen L,Heykants J (1981) Rapid and sensitive gas chromatographic method for the determination of alfentanil and sufentanil in biological samples. J Chromatogr 224:122

Klinische Pharmakokinetik von Alfentanil

J. Schüttler, H. Stoeckel, P. M. Lauven, H. Schwilden

ZUSAMMENFASSUNG

Das pharmakokinetische Profil von Alfentanil wurden bei 7 Patientinnen nach einer Bolusinjektion von 5 mg Alfentanil erarbeitet. Dabei konnten die mittels Radioimmunoassay gemessenen Plasmaspiegel in allen Fällen durch die bi-exponentielle Funktion eines offenen Zwei-Komparmentmodells beschrieben werden. Die Halbwertszeit der Verteilungs- oder Alpha-Phase lag bei ca. 4 min, die der Eliminations- oder Beta-Phase bei 70 ± 11 min. Das Gesamtverteilungsvolumen von Alfentanil betrug etwa 33 l, das Volumen des zentralen Kompartments ca. 10 l. Die totale Plasmaclearance wies einen Wert von ca. 330 ml/min auf. Die Plasmaeiweißbindung von Alfentanil lag bei etwa 92%. Die Erythrozytenbindung war mit 0,1% ebenso wie die renale Elimination von 0,45%/24 h äußerst gering.

Die kardiovaskuläre Wirkung von Alfentanil konnte als gering bezeichnet werden. Dagegen trat eine Apnoe in allen Fällen schon während der Injektion auf, wobei bei 5 von 7 Patienten zusätzlich eine Thoraxrigidität beobachtet werden konnte. Die postnarkotische Aufwachphase war äußerst kurz, wobei der erste Atemzug, die Ansprechbarkeit und eine suffiziente Spontanatmung bei allen Patientinnen zu reproduzierbaren Zeitpunkten und bei etwa gleichen Plasmaspiegelwerten beobachtet wurde. Dabei konnte der Plasmaspiegelbereich von 100 - 200 ng/ml Alfentanil bei allen Patientinnen mit dem Wirkungsverlust (erster Atemzug, Ansprechbarkeit, suffiziente Spontanatmung) des Pharmakons assoziiert werden.

Bei der klinischen Prüfung eines neu entwickelten Pharmakons besitzt die Aufklärung der pharmakodynamischen Effekte große Bedeutung im Hinblick auf die Erfassung sämtlicher erwünschter und unerwünschter Wirkungen. Die umfassende pharmakologische Charakterisierung einer Substanz wird jedoch erst durch simultan durchgeführte pharmakokinetische Untersuchungen ermöglicht. So kann einerseits die Korrelation von pharmakokinetischen Daten mit pharmakodynamischen Parametern den zeitlichen Verlauf der Wirkung in Abhängigkeit vom verwendeten Dosierungsschema erklären. Andererseits ist die Entwicklung von optimierten Dosierungskonzepten NUR aufgrund einer Korrelation von Pharmakokinetik und Pharmakodynamik realisierbar (Abb.1). Das pharmakokinetische Verhalten und die pharmakodynamischen Effekte von Alfentanil wurden bei 7 Patientinnen untersucht, die sich kurzen gynä-

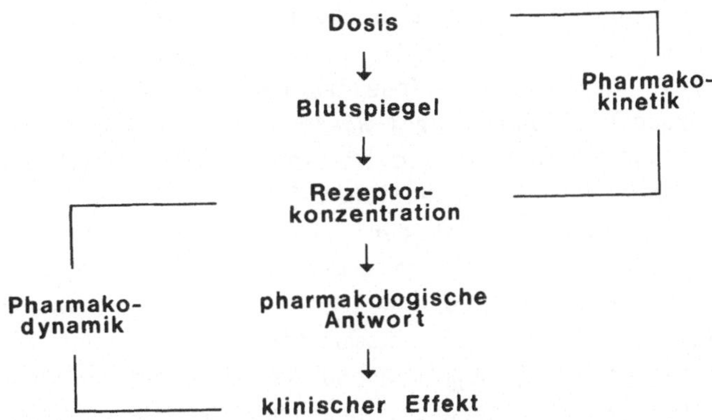

Abb.1. Verknüpfung von
Pharmakokinetik und
Pharmakodynamik

kologischen Eingriffen unterziehen mußten. Die Prämedikation bei den Patientinnen, die alle der ASA-Risikogruppe I und II zuzuordnen waren, bestand aus 0,5 mg Atropin und 50 mg Promethazin, die 1 h vor OP-Beginn i.m. appliziert wurden. Zur Narkoseeinleitung wurde Thiopental in einer Dosierung von 5 mg/kg KG verwendet. Anschließend wurde ein Bolus von 5 mg Alfentanil in 30 s injiziert. Die Plasmakonzentrationen von Alfentanil wurden in den über ein Zeitintervall von 420 min entnommenen Plasmaproben durch Radioimmunoassay bestimmt.

Abb. 2 zeigt die semilogarithmische Darstellung der Mittelwerte der gemessenen Plasmaspiegel bei den 7 Patienten. Ein schneller initialer Abfall von 0,6 mg/l auf 0,16 mg/l Alfentanil über einen Zeitraum von 15 min wird

Abb.2. Plasmaspiegel von Alfentanil nach einer Bolusinjektion von 5 mg bei 7 Patientinnen. (Mittelwerte ± Standardabweichung)

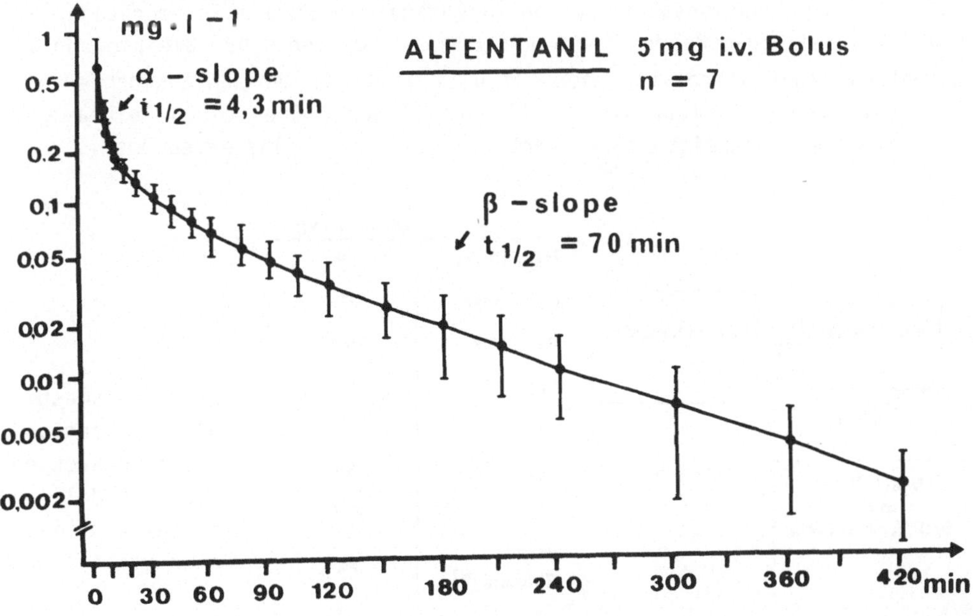

27

von einem langsameren Konzentrationsabfall gefolgt, der bis zum letzten
Meßwert von 0,0026 mg/l in der 420. min andauert. Weder die Mittelwerts-
kurve noch die individuellen Patienten-Plasmakonzentrationskurven zeigten
sekundäre Plasmaspiegel-Wiederanstiege. Die individuellen Konzentrations-
verläufe wurden an die bi-exponentielle Funktion eines offenen Zwei-Kompartment-Modells angeglichen (Abb.3).

Die Halbwertszeit der schnellen Verteilungsphase betrug ca.4 min, die
Eliminationshalbwertszeit erreichte 70 ± 11 min.

Die Ergebnisse der weiteren pharmakokinetischen Analyse zeigen für das
Volumen des zentralen Kompartments einen Wert von 10,2 l. Das Gesamtverteilungsvolumen $V_{d\beta}$ während der Eliminationsphase beträgt 33 l. Für die
totale Plasmaclearance errechnete sich ein Wert von ca. 330 ml/min. Die
Transferkonstante k_{12} für die Verteilung der Substanz vom zentralen ins
periphere Kompartment weist einen Wert von 0,1/min auf und die Rückvertei-
lungskonstante k_{21} vom peripheren in das zentrale Kompartment beträgt
0,05/min. Die Eliminationskonstante k_{el} zeigt einen Wert von 0,04/min.

Abb.4 zeigt den gemittelten mengenmäßigen Anteil von Alfentanil im zentralen und peripheren Kompartment sowie den Anteil an eliminierter Substanz. Dabei wird im peripheren Kompartment nach 17 min ein Maximum von
45% der applizierten Dosis erreicht. Danach ist das pharmakokinetische
Verhalten von Alfentanil durch die Rückverteilung und Elimination gekennzeichnet, wobei nach 50 min schon 50% und nach 4 h 90% der Dosis eliminiert ist.

Die Proteinbindung von Alfentanil wurde in 39 Plasmaproben mittels
Gleichgewichtsdialyse bestimmt und zeigte einen mittleren Wert von ca.92%.
In Abb.5 sieht man die Auftragung des gebundenen gegen den ungebundenen
Anteil von Alfentanil über einen Konzentrationsbereich von 1 µg/l bis 1
mg/l. Die Bindungskonstante k von Alfentanil an humane Serumproteine betrug 10,6 bei einem Regressionskoeffizienten m von 0,98. Die Bindung von
Alfentanil an Erythrozyten wies mit 0,1% einen zu vernachlässigenden Wert
auf. Die renale Elimination von Alfentanil wurde über einen Zeitraum von
24 h gemessen und zeigte einen Wert von 0,4% der applizierten Dosis.

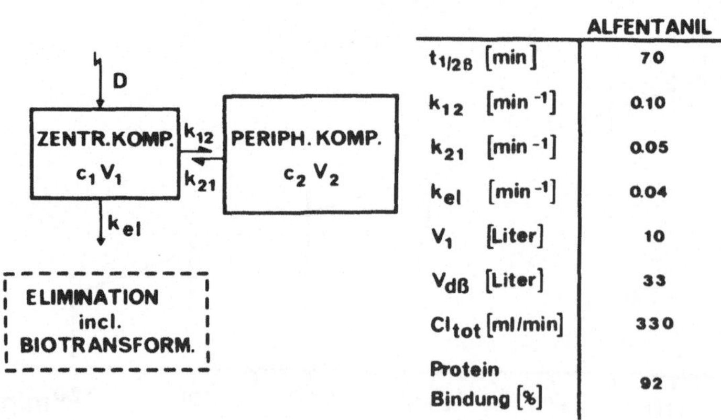

		ALFENTANIL
$t_{1/2\beta}$	[min]	70
k_{12}	[min $^{-1}$]	0.10
k_{21}	[min $^{-1}$]	0.05
k_{el}	[min $^{-1}$]	0.04
V_1	[Liter]	10
$V_{d\beta}$	[Liter]	33
Cl_{tot}	[ml/min]	330
Protein Bindung	[%]	92

Abb.3. Plasmaspie-
gel von Alfenta-
nil, pharmakokine-
tisches Modell und
pharmakokinetische
Daten von Alfenta-
nil

28

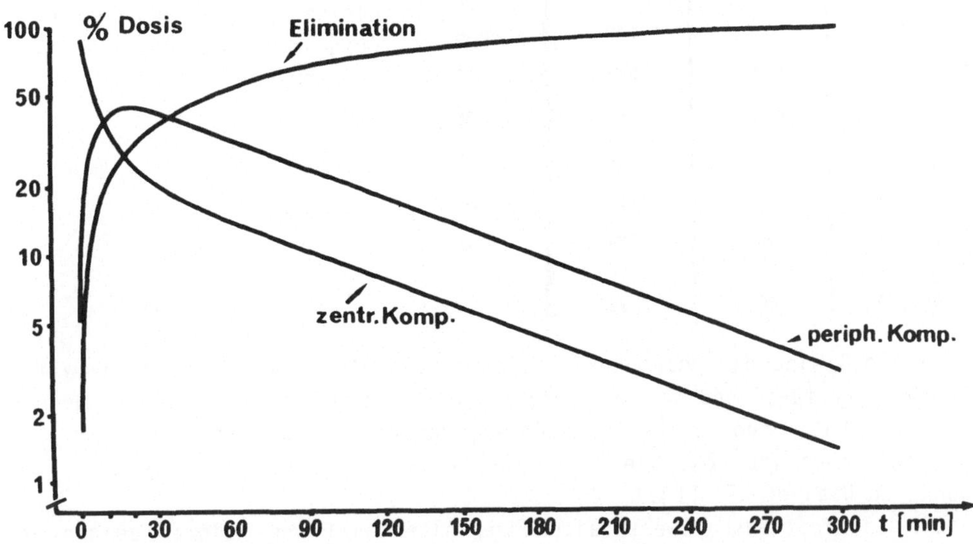

Abb.4. Verteilung der Alfentanildosis bei 7 Patientinnen im zentralen (untere Kurve; Mittelwerte) und peripheren Kompartment (mittlere Kurve; Mittelwerte). Kumulative Menge an eliminierter Substanz (obere Kurve; Mittelwerte)

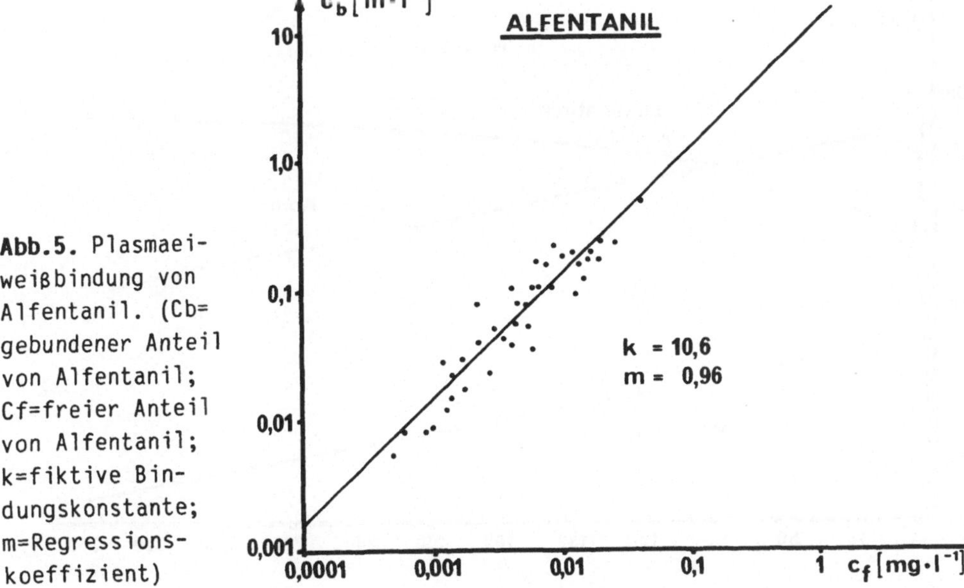

Abb.5. Plasmaeiweißbindung von Alfentanil. (Cb= gebundener Anteil von Alfentanil; Cf=freier Anteil von Alfentanil; k=fiktive Bindungskonstante; m=Regressionskoeffizient)

29

	FENTANYL	ALFENTANIL	NALOXON
$t_{1/2\beta}$ [min]	160	70	65
k_{12} [min^{-1}]	0.23	0.10	0.16
k_{21} [min^{-1}]	0.03	0.05	0.05
k_{el} [min^{-1}]	0.06	0.04	0.05
V_1 [Liter]	9	10	32
$V_{d\beta}$ [Liter]	90	33	156
Cl_{tot} [ml/min]	460	330	1600
Protein Bindung [%]	80	92	

Abb.6. Pharmakokinetische Daten von Alfentanil im Vergleich zu denen von Fentanyl (eigene Untersuchungen) und Naloxon [1]

In Abb.6 sind die pharmakokinetischen Parameter von Alfentanil im Vergleich zu Fentanyl und Naloxon aufgelistet. (Die Daten für Fentanyl wurden von einem Patienten-Kollektiv gewonnen, das mit dem der Alfentanil-Gruppe zu vergleichen ist [2]. Die Daten für Naloxon stammen aus einer Untersuchung von Ngai et al. [1].)

Die Eliminationshalbwertszeiten von Alfentanil und Naloxon zeigen in etwa den gleichen Wert, die Eliminationshalbwertszeit von Fentanyl ist dem gegenüber etwa 2-3 mal größer. Im Vergleich zu Fentanyl und Naloxon zeigt Alfentanil ein erheblich kleineres totales Verteilungsvolumen. Die Verteilung des Pharmakons zwischen zentralem und peripherem Kompartment nach Erreichen eines steady state zeigt für Fentanyl einen sehr hohen Wert. 90%

Abb.7. Verteilung der Pharmakonmengen bei Fentanyl, Alfentanil und Naloxon im zentralen und peripheren Kompartment sowie kumulative Menge an eliminierter Substanz

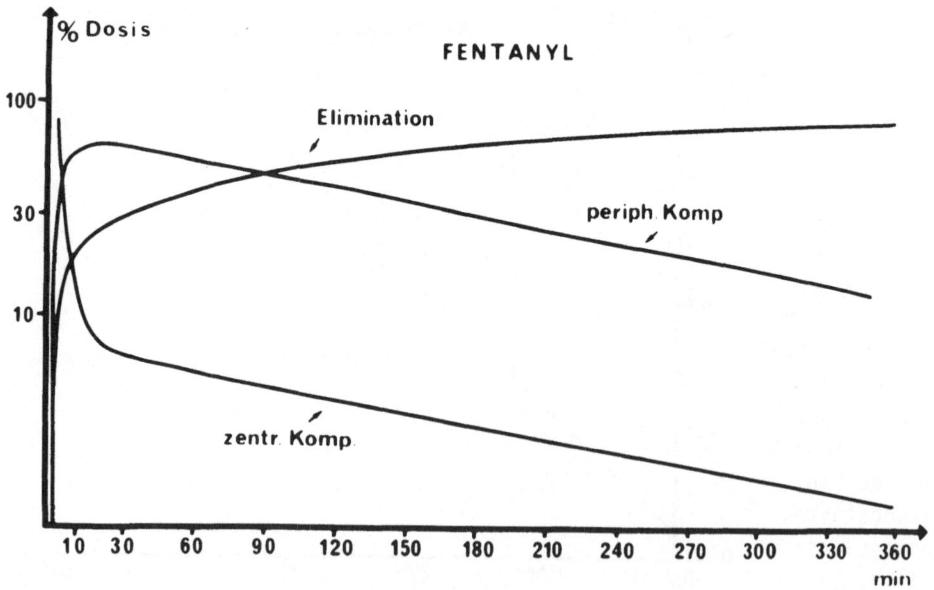

des Pharmakons sind dabei im peripheren Kompartment lokalisiert. Dagegen zeigen Alfentanil und Naloxon mit 70% einen geringeren Wert (Abb.7). Die totale Plasmaclearance in Bezug auf das zentrale Kompartment zeigt den höchsten Wert für Naloxon und den geringsten Wert für Alfentanil.

Betrachtet man nun als einen der pharmakodynamischen Effekte die Beeinflussung der Atmung nach einer Bolusinjektion von 5 mg Alfentanil,so zeigt sich ein sehr schnelles Einsetzen der Wirkung. Die Patienten wurden noch

zu Abb.7

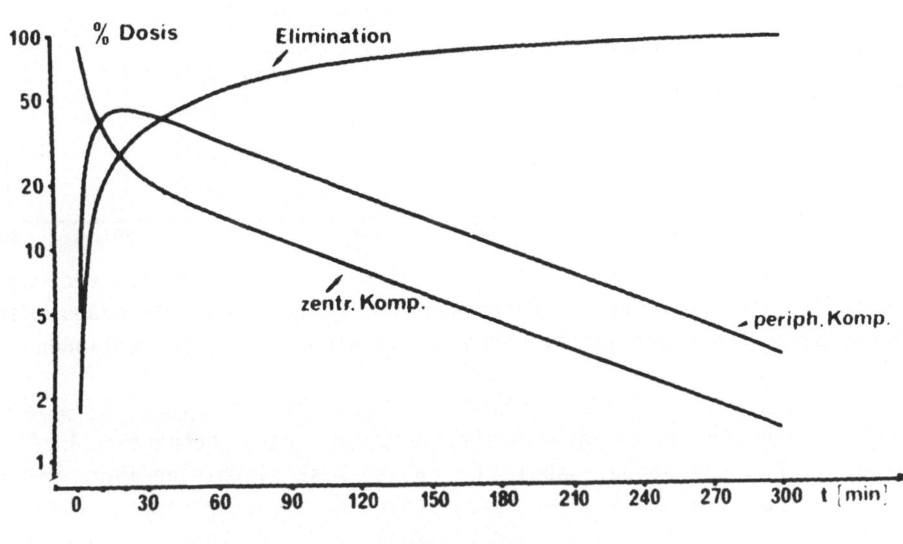

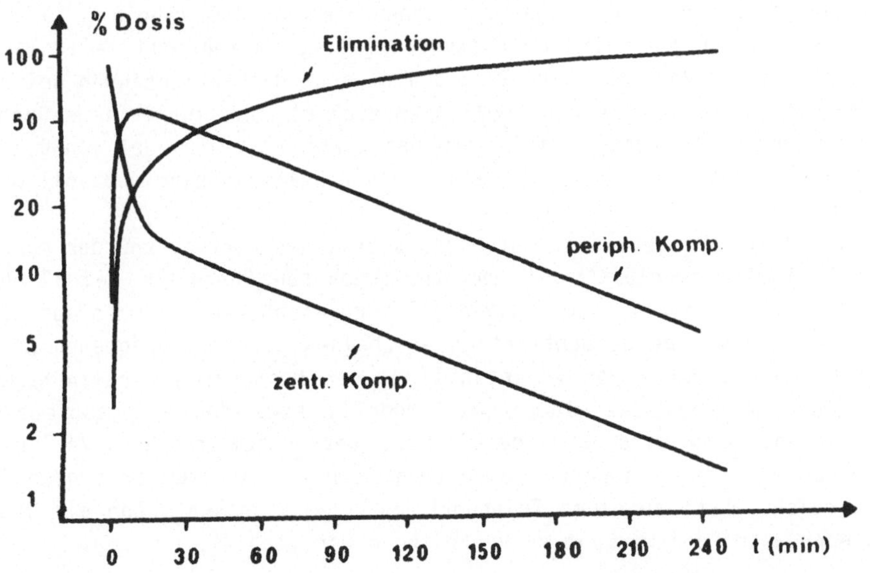

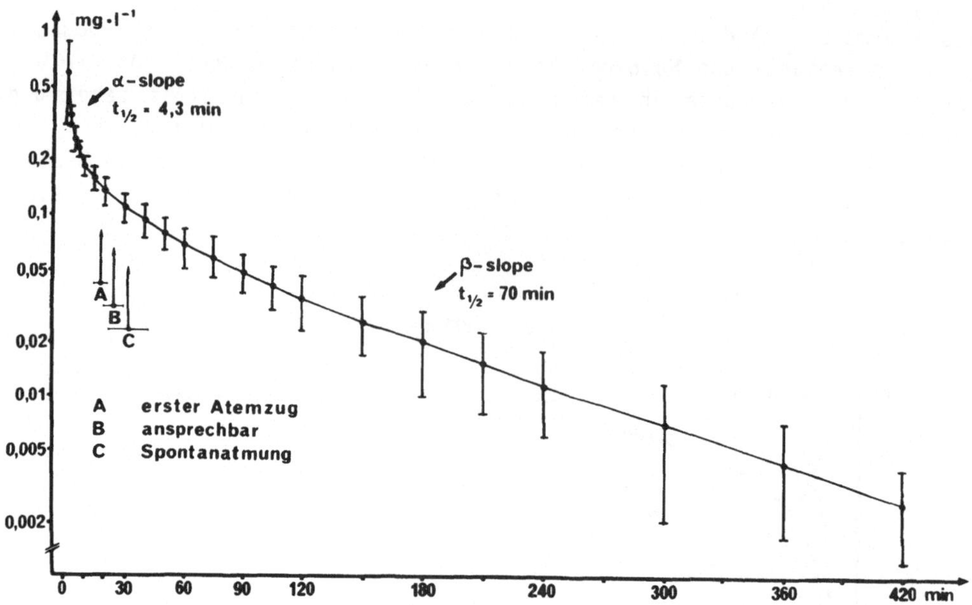

Abb.8. Plasmaspiegel von Alfentanil (Mittelwerte ± Standardabweichung) und Zeitpunkte (Mittelwerte ± Standardabweichung) des ersten Atemzugs, der Ansprechbarkeit und der suffizienten Spontanatmung bei 7 Patientinnen

während der Injektion ateminsuffizient und nach beendeter Applikation zeigten alle eine Apnoe, wobei in 5 Fällen zusätzlich eine Thoraxrigidität auftrat. Signifikante Änderungen der hämodynamischen Parameter waren weder während der Einleitungsphase noch im Verlauf der Narkose zu beobachten.

Nach Ende des operativen Eingriffs konnte der erste Atemzug 18 ± 3 min nach der Alfentanil-Bolusinjektion beobachtet werden (Abb.8). Zu diesem Zeitpunkt betrug der mittlere Plasmaspiegel von Alfentanil ca. 0,15 mg/l bei nur geringer Varianz. Nach 24 ± 5 min waren die Patientinnen bei einem Plasmaspiegel von 0,12 ± 0,02 mg/l ansprechbar. Eine suffiziente Spontanatmung konnten wir nach 32 ± 11 min bei einem Plasmaspiegel von 0,1 mg/l Alfentanil beobachten, wobei die Patienten bewußtseinsklar und voll orientiert waren.

Das schnelle Einsetzen der atemdepressorischen Wirkung und der reproduzierbare Wirkungsverlust, bei dem die genannten Phänomene bei allen Patienten sukzessive bei interindividuell vergleichbaren Plasmaspiegelwerten auftraten, lassen es gerechtfertigt erscheinen, die beschriebenen pharmakodynamischen Effekte von Alfentanil mit der Menge im zentralen Kompartment eines offenen Zwei-Kompartment-Modells bzw. den Plasmaspiegeln zu korrelieren. Dies wird umso deutlicher, betrachtet man den Verlauf der Pharmakonmenge im peripheren Kompartment, wo ein Maximum erst nach 15-20 min erreicht wird, zu einem Zeitpunkt, bei dem klinisch schon ein deutliches Nachlassen der Wirkung zu verzeichnen war (Abb.4).

32

Zusammenfassend kann gesagt werden, daß die pharmakokinetischen Eigenschaften von Alfentanil einige Vorteile im Vergleich zu Fentanyl aufweisen:

1. Die Eliminations-Halbwertszeit ist um den Faktor 2 bis 3 reduziert.
2. Die Menge des im Körper befindlichen Pharmakons ist zu einem geringeren Anteil im peripheren Kompartment lokalisiert (Abb.7).
3. Das Auftreten von sekundären Plasmaspiegel-Wiederanstiegen konnte bei den untersuchten Patienten nicht beobachtet werden. Dies könnte im Gegensatz zu Fentanyl erklärlich sein aus der hohen Proteinbindung, dem kleinen peripheren Kompartment, den polareren Eigenschaften des Alfentanils und dessen geringem pKa-Wert von 6,5.
4. Das pharmakokinetische Verhalten von Naloxon ist eher dem von Alfentanil zu vergleichen, als dem von Fentanyl. Folglich sollte die Sicherheit der Antagonisierung von Alfentanil mit Naloxon höher sein verglichen mit Fentanyl.
5. Im Vergleich zu Fentanyl ist bei Alfentanil eher eine Korrelation der beobachteten pharmakodynamischen Effekte mit den Plasmaspiegeln festzustellen, gleichbedeutend mit der Pharmakonmenge im zentralen Kompartment (wie auch in anderen Beiträgen unserer Arbeitsgruppe gezeigt werden konnte [3,4]). Unter zusätzlicher Berücksichtigung der Disposition von Fentanyl scheint Alfentanil ein einfaches und sicher zu handhabendes Medikament zu sein.

LITERATUR

1. Ngai SH, Berkowitz BA, Yang JC, Hempstead J, Spector S (1976) Pharmacokinetics of Naloxone in rats and man. Anesthesiology 44:398
2. Schüttler J(1981) Klinische Pharmakokinetik von Fentanyl unter besonderer Berücksichtigung eines respiratorischen Rebound-Phänomens. Inaugural-Dissertation, Universität Bonn
3. Schüttler J, Stoeckel H,Mück R, Schwilden H, Lauven PM (1985) Anwendung von Alfentanil bei Kurzeingriffen. In: Doenicke A (Hrsg): Alfentanil - ein neues kurzwirkendes Opioid. Springer, Berlin Heidelberg New York Tokyo (Sertürner Workshop Bd 4)
4. Schüttler J, Stoeckel H, Schwilden H,Lauven PM (1985) Pharmakokinetisch begründete Infusionsmodelle für die Narkoseführung mit Alfentanil. In: Doenicke A (Hrsg) Alfentanil - ein neues kurzwirkendes Opioid. Springer, Berlin Heidelberg New York Tokyo (Sertürner Workshop Bd 4)

Pharmakokinetische Arzneimittelinteraktionen bei Alfentanil

K. A. Lehmann

ZUSAMMENFASSUNG

Mit der vorliegenden Studie wurde untersucht, ob Plasmakonzentrationsver-
läufe von Alfentanil durch die gleichzeitige Verabreichung anderer anaes-
thesiologischer Pharmaka beeinflußt werden.

An 23 nichtnarkotisierten Probanden zeigte sich, daß die Alfentanil-
Pharmakokinetik nach intravenösen Bolusinjektionen von 15-40 µg/kg während
eines Meßzeitraums von 130 min offensichtlich dosisunabhängig verläuft.

Bei 12 operativen Patienten (ASA I-II), die sich elektiven ophthalmologischen und orthopädischen Eingriffen unterzogen, hatten weder Halothan
(1,0 Vol.%) noch Enfluran (2,0 Vol.%) einen Einfluß auf Verteilungsvolumen
oder Eliminationshalbwertszeit. Die Blutkonzentrationen, gemessen bis 75
min nach der i.v. Injektion von 15 µg Alfentanil/kg unterschieden sich im
Gegensatz zu Fentanyl nicht signifikant von denen einer Kontrollgruppe aus
10 nichtnarkotisierten Probanden.

Demgegenüber veränderte bei Probanden eine i.v. Prämedikation mit Droperidol oder Etomidat die Alfentanil-Plasmaspiegelverläufe zum Teil erheblich, während Diazepam ohne Wirkung blieb. Es ist nicht auszuschließen,
daß diese Ergebnisse durch eine Interaktion des Alfentanil-Radioimmunas-
says mit Stoffwechselprodukten der sedierenden Begleitmedikation zu erklären sind und keine echte Beeinflussung der Alfentanil-Kinetik darstellen.

Humanpharmakokinetische Daten für Alfentanil wurden bereits von verschiedenen Arbeitsgruppen vorgestellt [2,3,8] und auch bei diesem Workshop
erörtert (s. Referat Schüttler et al.: "Klinische Pharmakokinetik von Alfentanil").

Daß nun noch einige weitere Befunde hinzugefügt werden können, hat seine
Ursache in der Hauptarbeitsrichtung unserer Aachener Opiatgruppe: wir sind
im wesentlichen an der Korrelation kinetischer Parameter zu pharmakodynamischen Effekten und der hierbei bestehenden (oft enormen) biologischen
Variabilität interessiert.

So konnten wir zeigen, daß die Inhalationsanaesthetika Halothan und
Enfluran bei FENTANYL dessen Stoffwechsel in-vitro und in-vivo zu dämpfen
vermögen, wobei offensichtlich sowohl direkte Hemmungen der abbauenden
Enzyme als auch die Beeinträchtigung der Leberperfusion ursächlich verantwortlich gemacht werden müssen [4] (Abb.1).

Unterschiedliche Blutkonzentrationsverläufe (und vielleicht auch klini-

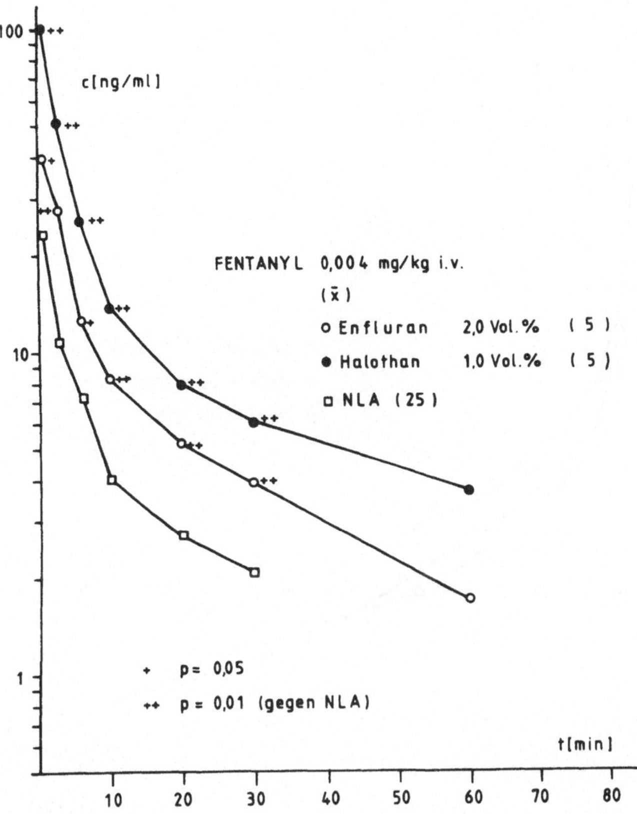

Abb.1. Mittlerer Verlauf von Fentanyl-Plasmakonzentrationen nach intravenöser Bolusinjektion von 4 µg/kg unter Halothan, Enfluran und Neuroleptanalgesie bei orthopädischen Patienten [4]

sche Effekte) lassen sich folglich z.T. durch solche pharmakokinetischen Arzneimittelinteraktionen erklären und verlangen eine Präzisierung der Randbedingungen bei derartigen Analysen bzw. beim Vergleich der Ergebnisse verschiedener Autoren.

Es lag nahe, die beim Fentanyl erhobenen Befunde für Alfentanil zu überprüfen. Stoffwechseluntersuchungen für dieses neue Opiat beim Menschen stecken noch in den Anfängen, und die bisherigen tierexperimentellen Daten [1,5,6] machen über metabolische Wechselwirkungen keine Aussagen.

Abb.2 zeigt die Blutspiegelverläufe von Patienten, die bei orthopädischen und ophthalmologischen Routineeingriffen unter Halothan- bzw. Enflurannarkose einen einmaligen Alfentanilbolus von 0,015 mg/kg i.v. erhielten, sowie die einer Kontrollgruppe von ansonsten medikamentenfreien Probanden (Tab. 1).

Im Gegensatz zu Fentanyl lassen sich keine signifikanten Unterschiede zwischen den drei Kollektiven feststellen. Somit kann vermutet werden, daß relevante Enzymhemmungen beim Alfentanil-Abbau unter den beiden Inhalationsnarkotika nicht eintreten, und daß auch die gut dokumentierte Halothan-induzierte Verminderung der Leberdurchblutung keine Auswirkungen auf die Intensität der Alfentanil-Biotransformation besitzt - sei es, weil die spezifische Aktivität der menschlichen Leber hierfür sehr groß ist, sei es, weil extrahepatische Abbauorgane dominieren.

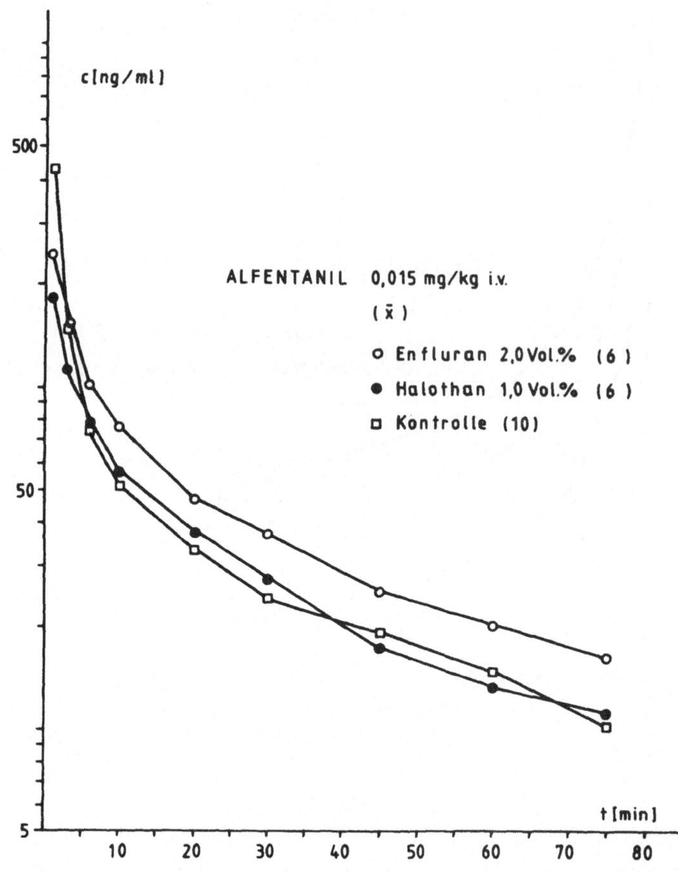

Abb.2. Mittlerer Verlauf von Alfentanil-Plasmakonzentrationen nach intravenöser Bolusinjektion von 15 µg/kg bei Probanden ohne Begleitmedikation (Kontrolle) bzw. bei operativen (ophthalmologischen und orthopädischen) Patienten unter Halothan oder Enfluran-Narkose (Narkosetechnik s. [4])

Tabelle 1. Plasmakonzentrationen nach 0,015 mg Alfentanil/kg i.v. unter Halothan und Enfluran (Angaben für die Kontrollgruppe s. Tab.2)*

	Halothan		Enfluran	
t (min)	x̄	s	x̄	s
1	183,88	70,48	249,46	79,47
3	111,59	25,75	156,70	36,65
6	76,33	21,95	101,58	27,16
10	53,21	15,15	73,42	18,54
20	37,58	11,03	47,52	19,45
30	27,70	9,21	38,83	20,87
45	17,63	6,12	25,42	11,43
60	13,42	5,88	20,76	10,74
75	11,23	5,21	16,68	10,30

* n = 6 pro Einzelkollektiv

36

Abb.3. Mittlerer Verlauf von Alfentanil-Plasmakonzentrationen bei gesunden freiwilligen Versuchspersonen nach intravenöser Bolusinjektion von 10, 20 bzw. 40 µg/kg

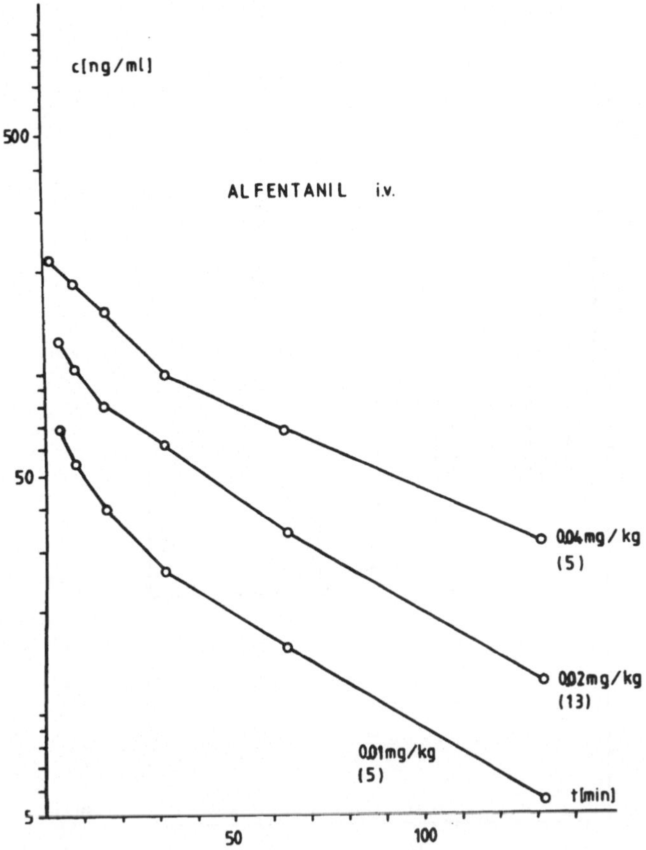

Die nachfolgenden Abbildungen stammen aus zwei atemphysiologischen Studien, auf die im Rahmen dieses Workshops noch näher eingegangen wird (s. Referat Lehmann: "CO_2-Antwortkurven nach Alfentanil und zentral dämpfenden Pharmaka" und Suttmann et al."Einfluß von Alfentanil auf die Atmung").

Aufgrund der dabei durchgeführten Messungen läßt sich erkennen, daß im üblichen Dosierungsbereich Alfentanil seine eigene Verteilung und Elimination offensichtlich nicht beeinflußt: die Kinetik erscheint dosisunabhängig (Abb.3).

Dies entspricht den Befunden von Bovill et al. [2,3], die nach 0,05 und 0,125 mg/kg i.v. zu den gleichen Schlußfolgerungen kamen.

Arzneimittelinteraktionen ließen sich dagegen bei einem Kollektiv von 10 Probanden nachweisen, die im Abstand von 14 Tagen insgesamt 4 Alfentanilinjektionen von 0,015 mg/kg i.v. erhielten und entweder mit Placebo (NaCl), 5 mg Diazepam, 5 mg Droperidol oder 10 mg Etomidat prämediziert worden waren (Infusion der Begleitmedikation innerhalb von 10 min, Infusionsbeginn 20 min vor Alfentanil).

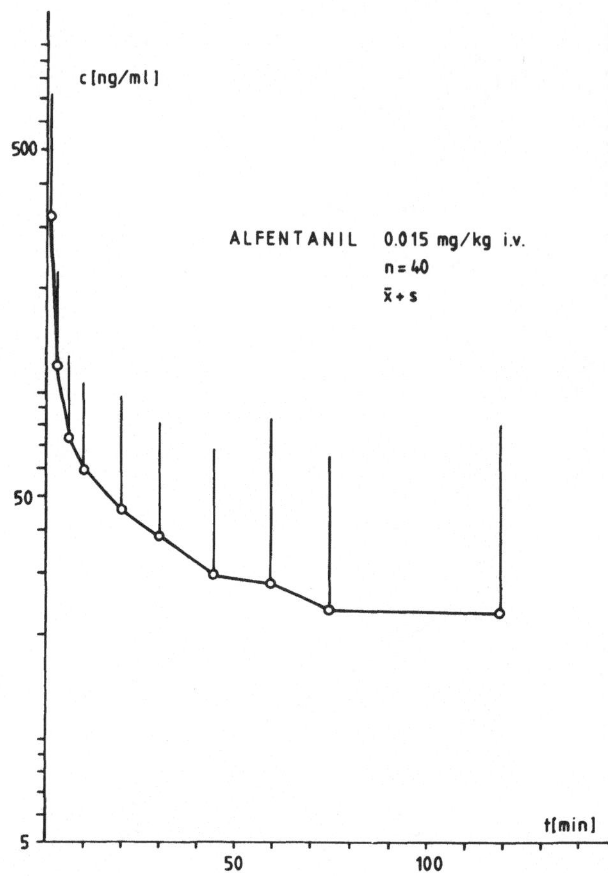

Abb.4. Mittlerer Verlauf von Alfentanil-Plasmakonzentrationen bei gesunden freiwilligen Versuchspersonen nach intravenöser Bolusinjektion von 15 µg/ kg. Insgesamt wurden 10 Probanden untersucht, die innerhalb von 4 Wochen insgesamt viermal nach jeweils unterschiedlicher Prämedikation (Placebo, Diazepam 5 mg, Droperidol 5 mg, Etomidat 10 mg) Alfentanil erhalten hatten

Die individuellen Variationen der Blutkonzentrationen fallen im Gesamtkollektiv ausgesprochen groß aus (Abb.4),bei Aufschlüsselung nach den einzelnen Prämedikationsgruppen differieren die Kurven deutlich (Abb.5,Tab.2).

Die starken Streuungen nach Etomidat und Droperidol lassen signifikante Unterschiede gegenüber Placebo allerdings praktisch nicht erkennen.

Eine schlüssige Begründung für diesen Sachverhalt vermag man z.Zt. nicht zu geben. Drei Erklärungsmöglichkeiten bieten sich an:

1. Unter Etomidat und Droperidol kommt es bei bestimmten Patienten zu Stoffwechselhemmungen, die ein Absinken der terminalen Plasmakonzentrationen verzögern (dagegen spricht allerdings, daß die Einzelkollektive sich hinsichtlich der ventilatorischen Meßparameter nicht wesentlich unterschieden),

2. Etomidat und Droperidol lenken den Alfentanilmetabolismus bei bestimmten Patienten in eine Richtung, bei der Stoffwechselprodukte entstehen, die mit der radioimmunologischen Bestimmungsmethode interferieren (Kreuzreaktivitäten im Alfentanil-RIA mit fraglichen Alfentanilmetaboliten sind allerdings gut untersucht und offensichtlich unbedeutend [7]), oder

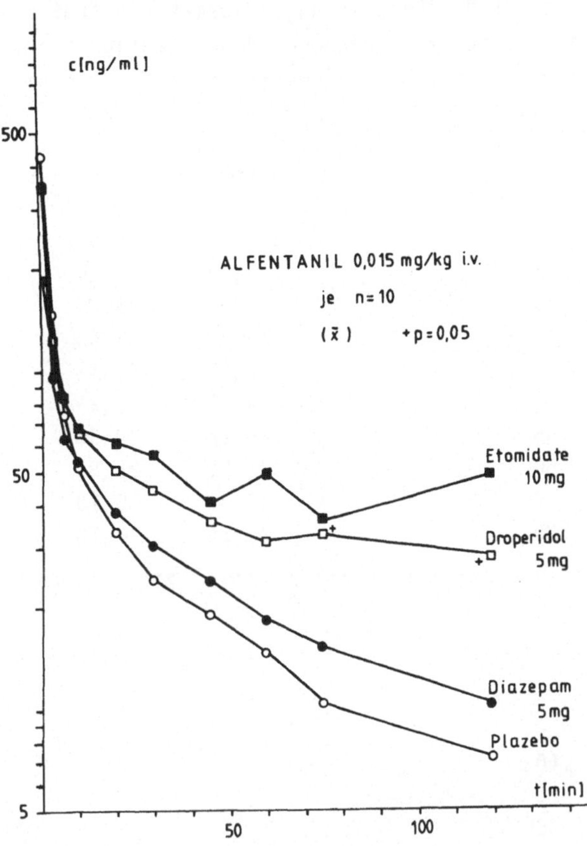

Tabelle 2. Plasmakonzentrationen nach 0,015 mg Alfentanil/kg i.v. unter verschiedenen Prämedikationen (s. Text)[*]

t (min)	x̄	s	x̄	s
	Placebo		Diazepam	
1	433,87	445,12	353,83	429,99
3	147,91	156,73	109,95	61,17
6	73,34	34,82	63,39	15,35
10	51,77	26,26	53,94	19,56
20	33,49	15,93	38,22	13,98
30	24,16	5,66	30,10	9,71
45	19,27	5,50	23,90	9,20
60	14,93	5,47	18,01	10,36
75	10,40	4,30	15,29	9,42
120	7,13	2,91	10,12	9,66

* n = 10 pro Einzelkollektiv, n = 40 im Gesamtkollektiv

Tabelle 2. (Fortsetzung) Plasmakonzentrationen nach 0,015 mg Alfentanil/kg i.v. unter verschiedenen Prämedikationen (s. Text)*

t (min)	$\bar{x}$	s	$\bar{x}$	s
	Droperidol		Etomidat	
1	349,02	377,59	189,98	288,97
3	123,34	53,24	95,69	111,16
6	82,84	46,27	79,91	85,01
10	65,68	44,53	67,74	78,64
20	50,51	37,47	61,47	91,98
30	44,59	35,29	56,36	75,11
45	35,28	29,55	40,53	69,50
60	31,03	26,88	48,52	105,34
75	32,97	30,18	35,95	75,34
120	27,54	30,18	48,06	104,56
			Gesamtkollektiv	
1			331,68	385,47
3			119,22	102,07
6			73,87	50,45
10			59,78	46,72
20			45,92	50,02
30			38,80	42,20
45			29,75	37,64
60			28,05	54,74
75			23,41	41,50
120			23,10	55,54

* n = 10 pro Einzelkollektiv, n = 40 im Gesamtkollektiv

3. Etomidat und Droperidol selbst werden von bestimmten Patienten zu solchen Metaboliten umgesetzt, die den Radioimmunassay beeinflussen.

Die letzte Möglichkeit wäre die klinisch wünschenswerteste, weil sie die Eliminationsunterschiede mit einem analytisch-methodischen Fehler erklären könnte.

Die beiden anderen verlangen detaillierte Untersuchungen zur Alfentanil-Biotransformation beim Menschen. An diesen wird z. Zt. gearbeitet.

LITERATUR

1. Borel JD, Bentley JB, Gillespie TJ, Gandolfi AJ, Brown BR (1981) Pharmacokinetics of high and low dose alfentanil. Anesthesiology 55:206
2. Bovill JG, Sebel PS, Blackburn CL, Heykants J (1981) Kinetics of alfentanil and sufentanil: a comparison. Anesthesiology 55:174
3. Bovill JG,Sebel PS,Blackburn CL,Heykants J (1982) The pharmakokinetics of alfentanil (R 39209) a new opiat analgetic. Anesthesiology 57:439
4. Lehmann KA, Weski C, Hunger L, Heinrich C, Daub D (1982) Biotransformation von Fentanyl. II. Akute Arzneimittelinteraktionen - Untersuchungen bei Ratte und Mensch. Anaesthesist 31:221
5. Meuldermans W, Hurkmans R, Hendrickx J, Heykants J (1980) The excretion and metabolism of tritium-labelled alfentanil after intravenous administration in rats. Janssen Research Products Information Service
6. Meuldermans W, Hurkmans R, Hendrickx J, Woestenborghs R, Thijssen J, Lennaerts F, Heykants J (1980) Plasma levels, excretion and metabolism of tritium-labelled alfentanil after intravenous administration in dogs. Janssen Research Products Information Service
7. Michiels M, Hendriks R, Geuens I, Heykants J (1980) A radioimmunoassay for alfentanil (R39209). Janssen Research Products Information Service
8. Schüttler J, Stoeckel H (1982) Alfentanil (R39209), ein neues kurzwirksames Opioid. Pharmakokinetik und erste klinische Erfahrungen. Anaesthesist 32:10

Pharmakokinetisch begründete Infusionsmodelle für die Narkoseführung mit Alfentanil

J. Schüttler, H. Stoeckel, H. Schwilden, P. M. Lauven

ZUSAMMENFASSUNG

Pharmakokinetisch begründete Infusionsmodelle mit Alfentanil wurden bei Patienten mit großen halschirurgischen, gynäkologischen oder kardiochirurgischen Eingriffen erprobt. Ein klinisch einfach durchzuführendes Dosierungsschema besteht aus einer initialen Schnellinfusion von 10-15 min Dauer, wobei eine sog. "loading dose" von insgesamt 15 mg Alfentanil verabreicht wird. Um einen für die intraoperative Analgesie adäquaten Plasmaspiegel von 0,45 mg/l (450 ng/ml) aufrechtzuerhalten, ist eine auf die Schnellinfusion folgende Erhaltungsinfusion von 0,15 mg/min Alfentanil notwendig. Durch dieses Vorgehen wurde eine befriedigende Narkoseeinleitung erzielt, wobei in vielen Fällen auf die zusätzliche Applikation eines Hypnotikums verzichtet werden konnte. Zur Vermeidung von Bradykardien und Thoraxrigidität wurde vor Infusionsbeginn 0,25 mg Atropin und 2 mg Pancuronium appliziert. Das Herz-Kreislaufverhalten während der Einleitung und der gesamten Operationsdauer war mit nahezu unverändertem Blutdruck- und Herzfrequenzwerten bei fast allen Patienten stabil. Nach Abstellen der Infusion verging ein Zeitintervall von 90-120 min bis zum Auftreten einer suffizienten Spontanatmung, wobei die Patienten dann auch bewußtseinsklar und voll orientiert waren. Dadurch wird bei Infusionsnarkosen mit alleiniger Verwendung von Alfentanil eine postoperative Nachbeatmung notwendig, oder es muß eine Antagonisierung erfolgen. Durch Verwendung von speziellen Infusionsschemata für den kombinierten Einsatz von Etomidat und Alfentanil zur totalen intravenösen Anaesthesie konnte jedoch eine erhebliche Verkürzung der postoperativen Aufwachzeit erzielt werden.

Die Korrelation des pharmakokinetischen Verhaltens von Alfentanil mit den beobachteten pharmakodynamischen Effekten erlaubt einerseits die Festlegung des therapeutisch erwünschten Blutspiegels. Andererseits wird mit Hilfe der pharmakokinetischen Daten die mathematische Simulation der Plasmaspiegel in Abhängigkeit von dem verwendeten Dosierungsschema ermöglicht.

Will man Alfentanil bei länger dauernden Eingriffen anwenden, so sind bei einer repetitiven Dosierung, unter Zugrundelegung nicht zu großer Schwankungen der Plasmaspiegel, Repetitionsintervalle von höchstens 20 min erforderlich (Abb.1). Der theoretische Verlauf der Alfentanil-Plasmaspiegel ist im oberen Verlauf der Abb. 1 gezeigt, unten ist die Pharmakonmenge im peripheren Kompartment dargestellt. Zur Aufrechterhaltung eines mittle-

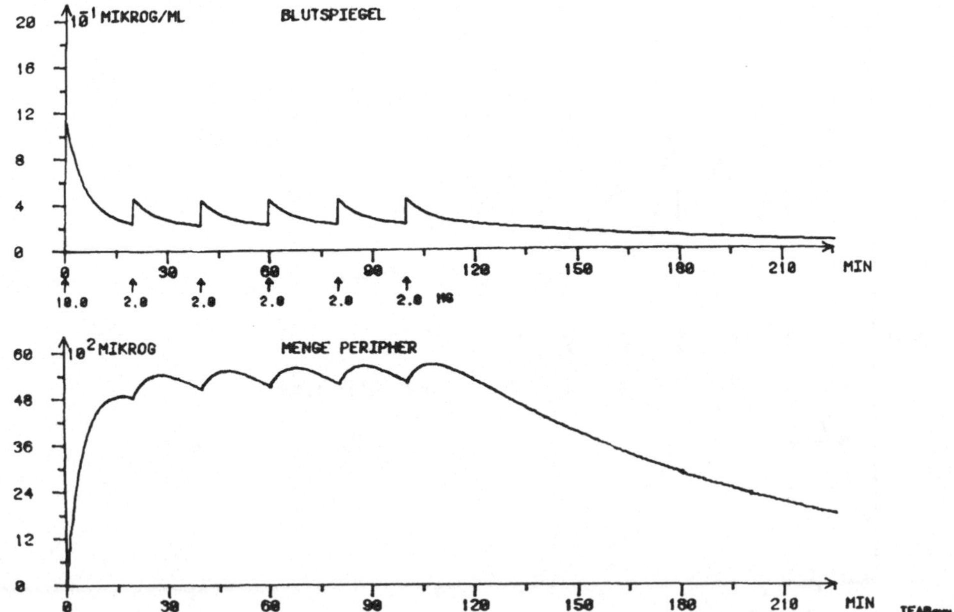

Abb.1. Repetitive Bolusdosierung von Alfentanil; "loading dose" = 10 mg, Repetitionsdosen 2 mg alle 20 min.Blutspiegel von Alfentanil (obere Kurve) und Menge von Alfentanil im peripheren Kompartment eines offenen 2-Kompartment-Modells (untere Kurve)

ren Plasmaspiegels von 0,4 mg/l Alfentanil wurde ein Dosierungsschema errechnet, das aus einer initialen Bolusinjektion von 10 mg Alfentantil besteht, die durch repetitive Injektionen von je 2 mg alle 20 min gefolgt wird. Der theoretisch berechnete Plasmaspiegelverlauf dieser Dosierung zeigt Schwankungen von 0,5-0,3 mg/l Alfentanil, wobei im Mittel ein Wert von 0,4 mg/l aufrechterhalten wird.

Die Erprobung dieser repetitiven Bolusdosierung für eine Narkose bei einer Patientin mit Hysterektomie zeigte eine befriedigende Übereinstimmung der tatsächlich gemessenen Alfentanil-Plasmaspiegel mit den vorher berechneten Werten (Abb.2). Vom klinischen Aspekt zeigte die Narkose, die neben der Alfentanil-Medikation eine Lachgas-Sauerstoff-Beatmung (60:40%) bei Relaxation mit Pancuronium beinhaltete, einen eher unbefriedigenden Verlauf. Zu den Zeitpunkten in denen ein Plasmaspiegel von etwa 0,4 mg/l Alfentanil unterschritten wurde, zeigten die kardiovaskulären sowie die vegetativen Parameter eine ungenügende Narkosetiefe an.Diese Tatsache in Verbindung mit der geringen Praktikabilität des verwendeten Dosierungsschemas läßt für den Einsatz von Alfentanil bei länger dauernden operativen Eingriffen die Anwendung von Infusionsmodellen am günstigsten erscheinen.

Bei der Konzeption einer solchen Infusionsdosierung, die für Alfentanil darauf ausgelegt sein muß, möglichst schnell den erwünschten therapeuti-

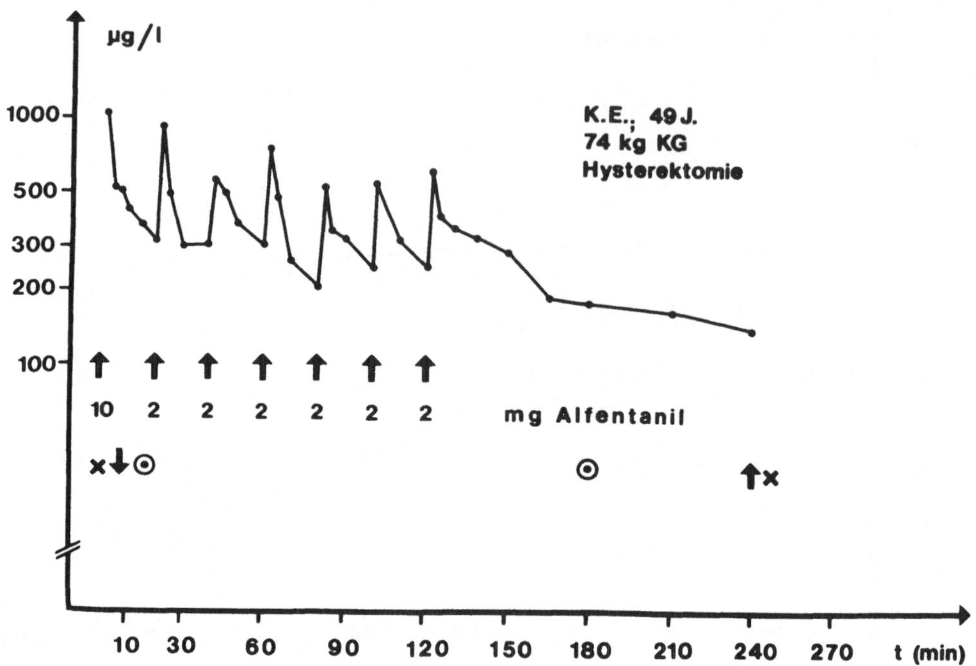

Abb.2. Repetitive Bolusdosierung von Alfentanil bei einer Patientin mit Hysterektomie

schen Plasmaspiegel zu erreichen, gilt es aufgrund der vorgegebenen pharmakokinetischen Daten [4], eine zeitlich und mengenmäßig optimierte Zuführ-
rung der erforderlichen Dosis herauszufinden.

Würde man für diesen Zweck nur eine einzige konstante Infusionsrate
wählen, so wäre der erforderliche Plasmaspiegel erst nach 3-4 Halbwertszeiten erreicht.

In Abb.3 ist das Zeitintervall angegeben, das sich aus diesem Vorgehen
bei 3 unterschiedlichen Pharmaka (Alfentanil, Fentanyl, Tramadol) ergibt,
wobei bei Alfentanil etwa 280 min, bei Fentanyl ca. 520 min und bei Tramadol [2] 1300 min vergehen würden, bis der therapeutische Spiegel erreicht
wäre.

Sinnvoller erscheint dagegen die Applikation einer initialen Bolusinjektion mit simultan einsetzender konstanter Infusionsrate zu sein (Abb.4).
Jedoch besteht bei diesem Vorgehen die Gefahr, daß bei Verwendung einer zu
geringen Initial-Dosis die Plasmaspiegel in der frühen Phase unterschritten würden und ein ungenügender therapeutischer Effekt resultierte. Auf
der anderen Seite könnten durch die adäquate Initial-Dosis unnötig hohe
Plasmaspiegel erreicht werden, die die Gefahr von unerwünschten Nebenwirkungen mit sich brächten.

Eine Möglichkeit diese Nachteile zu vermeiden,besteht in der Verwendung
von 2 konsekutiv zu applizierenden Infusionsraten. In Abb. 5 ist ein solches Vorgehen für Alfentanil mathematisch simuliert. Zur Erreichung des

44

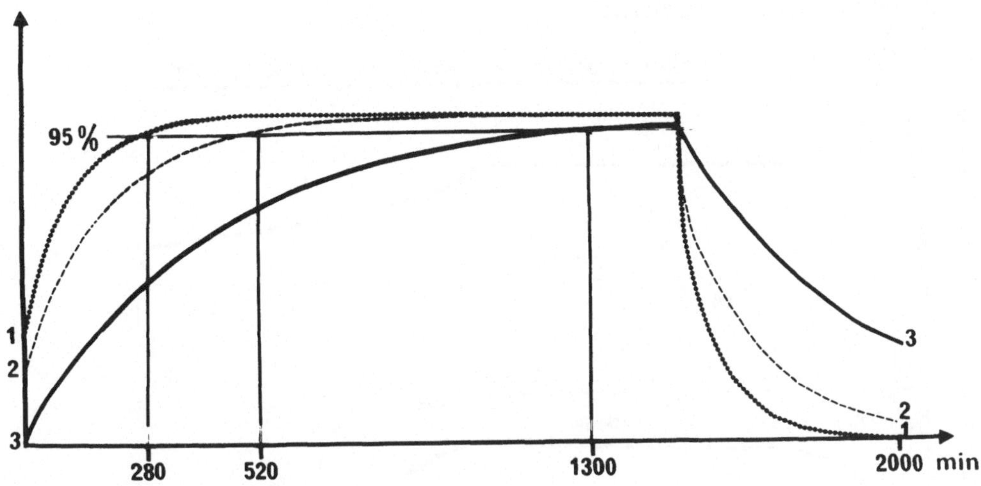

Abb.3. Zeitintervall bis zur Erreichung eines steady-state (95%) der Blut-spiegel bei 3 verschiedenen Opioiden (1=Alfentanil;2=Fentanyl;3=Tramadol)

Abb.4. Blutspiegel (obere Kurve) und Menge von Alfentanil im peripheren Kompartment (untere Kurve) bei Bolusdosierung + Infusion von Alfentanil

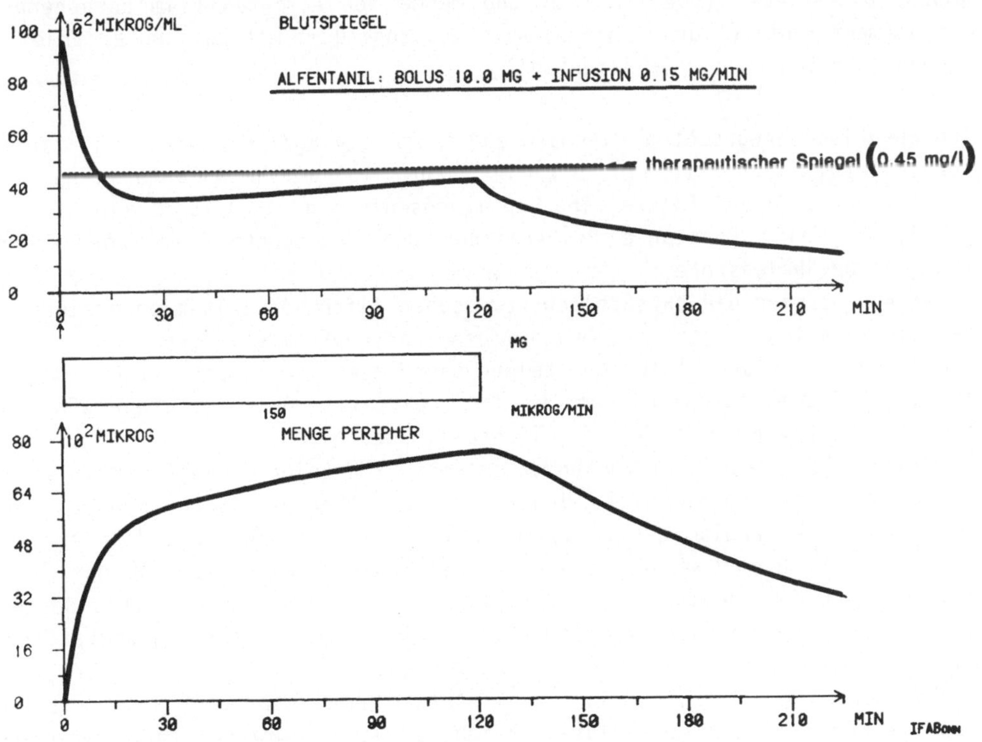

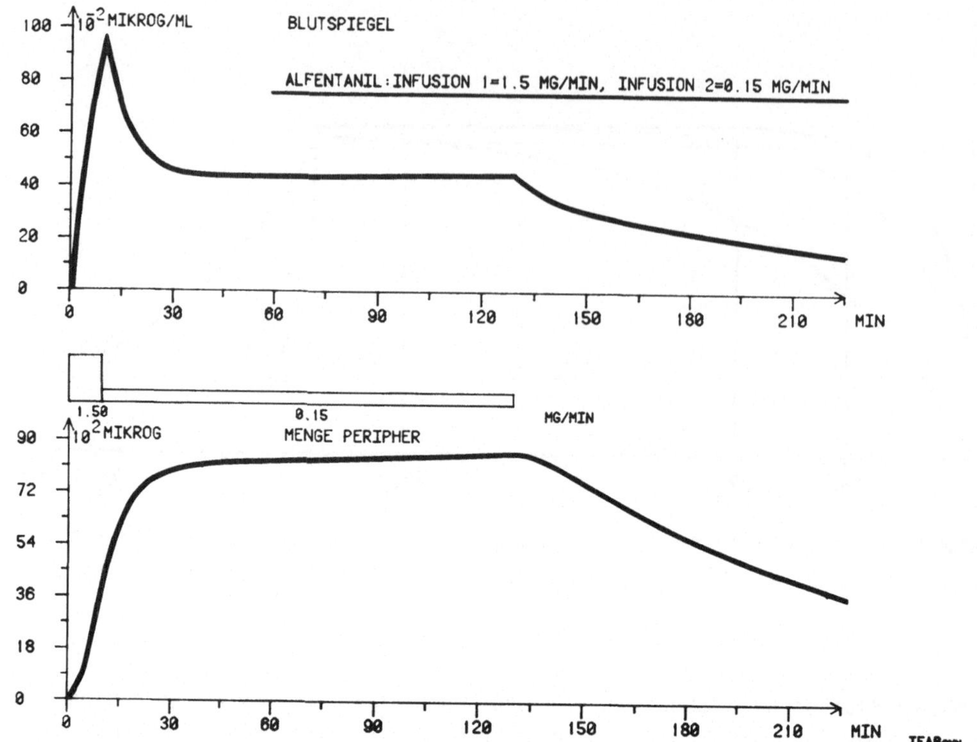

Abb.5. Blutspiegel (obere Kurve) und Menge von Alfentanil im peripheren Kompartment (untere Kurve) bei einem Infusionsmodell mit zwei unterschiedlichen Infusionsraten für Alfentanil

therapeutisch erwünschten Plasmaspiegels von 0,45mg/l wurde eine initiale Schnellinfusion über 10 min verwendet, wobei 1,5 mg/min Alfentanil appliziert wurden. Darauf folgte eine Erhaltungsinfusion von 0,15 mg/min Alfentanil, die eine konstante Beibehaltung des erwünschten therapeutischen Spiegels gewährleistete.

In Abb. 6 sind die tatsächlich gemessenen Alfentanil-Plasmaspiegelwerte bei einem Patienten gezeigt, bei dem eine Laryngektomie vorgenommen wurde. Während der initialen Infusion steigen die Plasmaspiegel bis auf ein Maximum von 0,8 mg/l Alfentanil an, um dann relativ schnell auf den erwünschten Plasmaspiegel von 0,45 mg/l Alfentanil abzufallen.

Während der gesamten Infusionsdauer von 3,5 h zeigten die Plasmaspiegel ein konstantes Verbleiben bei dem erwünschten therapeutischen Plasmaspiegel. 5 min nach Beginn der Infusion schlief der Patient ein und in der 7. min konnte intubiert werden. Das Herz-Kreislauf-Verhalten während der Einleitung und der gesamten Operationsdauer war mit nahezu unveränderten Blutdruck- und Herzfrequenzwerten stabil. Die Analgesie für den operativen Eingriff konnte als adäquat bezeichnet werden.

Betrachten wir die Situation in der Aufwachphase, so zeigt sich, daß im Gegensatz zur einmaligen Bolusinjektion bei Kurzeingriffen eine Verzöge-

46

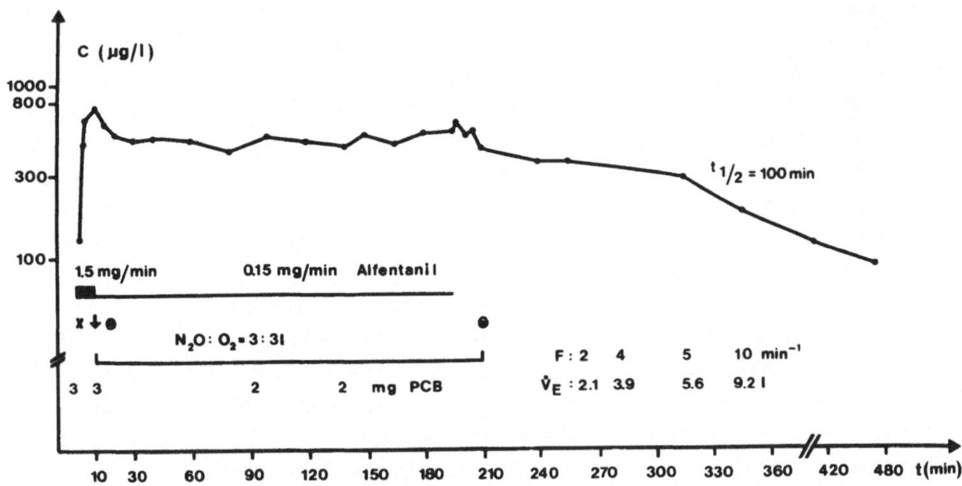

Abb.6. Plasmaspiegel und Narkoseverlauf bei einem pharmakokinetisch begründeten Infusionsmodell für Alfentanil bei einem Patienten mit Laryngektomie

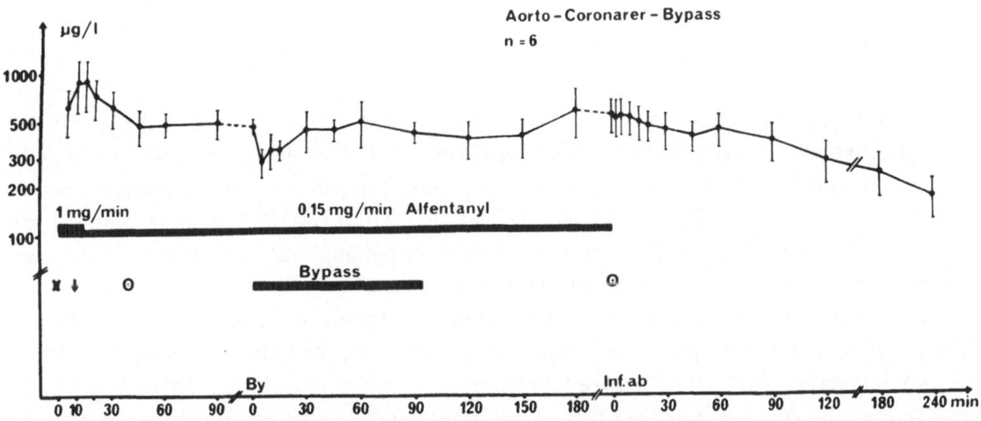

Abb.7. Plasmaspiegel von Alfentanil bei einem pharmakokinetisch begründeten Infusionsmodell bei koronarchirurgischen Eingriffen. (n=6, Mittelwerte ± Standardabweichung)

rung des Auftretens einer suffizienten Spontanatmung und des Bewußtseins zu beobachten ist - wobei dies auch bei der vorhin gezeigten repetitiven Dosierung zutrifft. Die Dauer der postoperativen Ateminsuffizienz beträgt bei der vorgeschlagenen Infusionsdosierung etwa 2 h, so daß entweder eine adäquate Antagonisierung oder, wenn ohnehin gewünscht eine Nachbeatmung erforderlich wird, wie z.B. in der Kardiochirurgie.

Dort wurde, wie Abb. 7 zeigt, nahezu das gleiche Infusionsschema bei aorto-coronaren-Bypass-Operationen erprobt, wobei die gute hypnotische Wirkung von Alfentanil zum Teil eine Monoanaesthesie in Kombination mit Pancuronium und Sauerstoff-Luft-Beatmung ermöglichte.

Herausgehoben werden sollte die angenehme Einleitungsphase, die bei 15-
minütiger Schnellinfusion von 1 mg/min Alfentanil nach etwa 10 min eine
Intubation ohne nennenswerten Blutdruckanstieg ermöglichte. Die vorher
errechneten Plasmaspiegel wurden schnell erreicht und zeigten fast während
der gesamten Narkose-Dauer ein konstantes Verhalten, wobei ein nur kurz
dauernder Verdünnungseffekt nach Beginn der extrakorporalen Zirkulation
auftritt. Die hämodynamischen Parameter [3] zeigten sowohl bei der Einleitung als auch bei der gesamten OP-Dauer einen günstigen Verlauf. Nach Abstellen der Infusion waren die Patienten verglichen mit einer sonst üblichen hohen Fentanyl-Dosierung in kurzer Zeit ansprechbar und orientiert.

Die geschilderten Beispiele zeigen in der klinischen Erprobung, daß
schon mit relativ einfachen Applikationsschemata sowohl der Pharmakokinetik als auch der Pharmakodynamik Rechnung getragen werden kann, wobei ein
optimierter Verlauf der i.v. Narkose resultiert. Darüberhinaus wurde die
schon bei den Bolusinjektionen gefundene Korrelierbarkeit der Plasmaspiegel von Alfentanil mit den pharmakodynamischen Effekten bestätigt.

Unter diesem Aspekt liegt es nahe ein Dosierungsschema zu verwenden,
welches von Anfang an konstante Plasmaspiegel anstrebt. Die Realisierung
dieses Zieles wird durch das sogenannte B.E.T.-Schema erreicht [1,6]. Dieses Regime geht von der einfachen Überlegung aus, daß zur Erzielung von
den vom Beginn an konstanten Plasmaspiegel 3 Prozesse berücksichtigt werden müssen.

Als erstes hat man im initialen Verteilungsvolumen durch einen Bolus
die gewünschte Konzentration herzustellen. Im folgenden müssen dann die
Pharmakonmengen substituiert werden, die aus diesem zentralen Kompartiment
eliminiert werden. Dabei sind an dieser Elimination 2 Prozesse beteiligt
und zwar die endgültige Elimination des Pharmakons aus dem Körper und der
Transfer in eins oder mehrere periphere Kompartimente.

Der gemessene Plasmaspiegel bei einer solchen B.E.T.-Infusion ist in
Abb.8 (untere Kurve) bei einer Patientin gezeigt, bei der eine Hysterektomie vorgenommen wurde.Der Konzentrationsverlauf während der Infusion weist
vom frühen Beginn an nur geringe Abweichungen zu dem gewünschten Wert von
450 ng/ml Alfentanil auf.Neben der Alfentanil-Medikation wurde die Patientin relaxiert und mit einer Lachgas-Sauerstoff-Mischung von 60:40% normoventiliert. Die Patientin schlief nach 1-2 min ein und konnte nach 7 min
intubiert werden. Der weitere Verlauf zeigte sowohl von den hämodynamischen, als auch von den vegetativen Parametern eine befriedigende Narkosetiefe an. Die bei dieser Patientin zusätzlich durchgeführte EEG-Analyse
ist in Form des Power-Spektrums in Abb.9 demonstriert. Nach Anstellen der
B.E.T.-Infusion ist eine sofortige Verlagerung der EEG-Intensität aus dem
höherfrequenten Alphabereich in den niederfrequenten Deltabereich zu beobachten.

Dieser Status bleibt auch nach OP-Beginn über die gesamte Infusionsdauer bestehen.

Nach Abstellen der Infusion ist eine langsame Rechtsverlagerung der
EEG-Intensität zurück in den höherfrequenten Bereich festzustellen. Die

Abb.8. Plasmaspiegel von Alfentanil (untere Kurve) und Median der EEG-Frequenzverteilung (obere Kurve) bei einer B.E.T.-Infusion mit Alfentanil

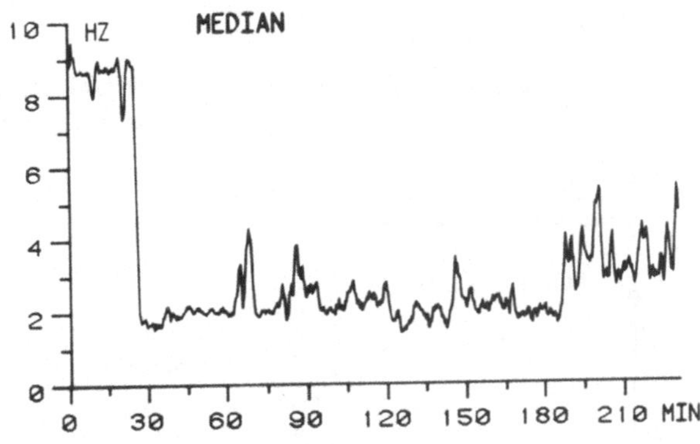
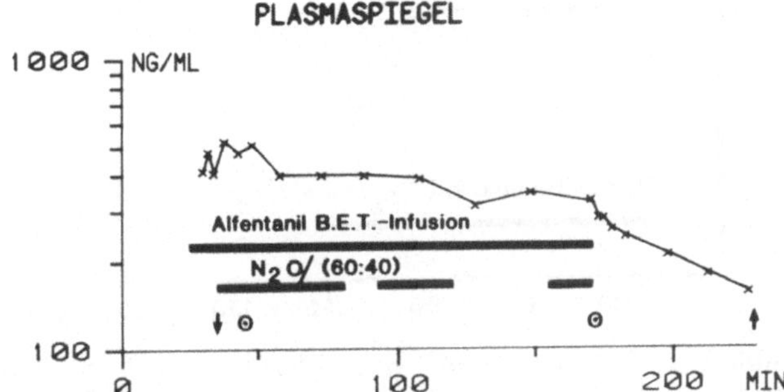

Abb.9. EEG-Powerspektrum bei einer Patientin mit Hysterektomie unter einer B.E.T.-Infusion mit Alfentanil

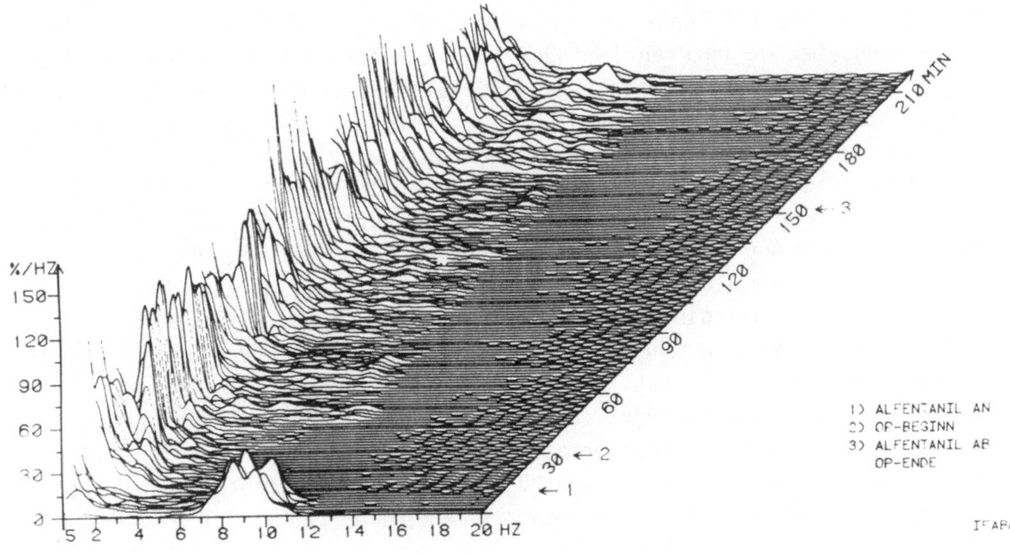

49

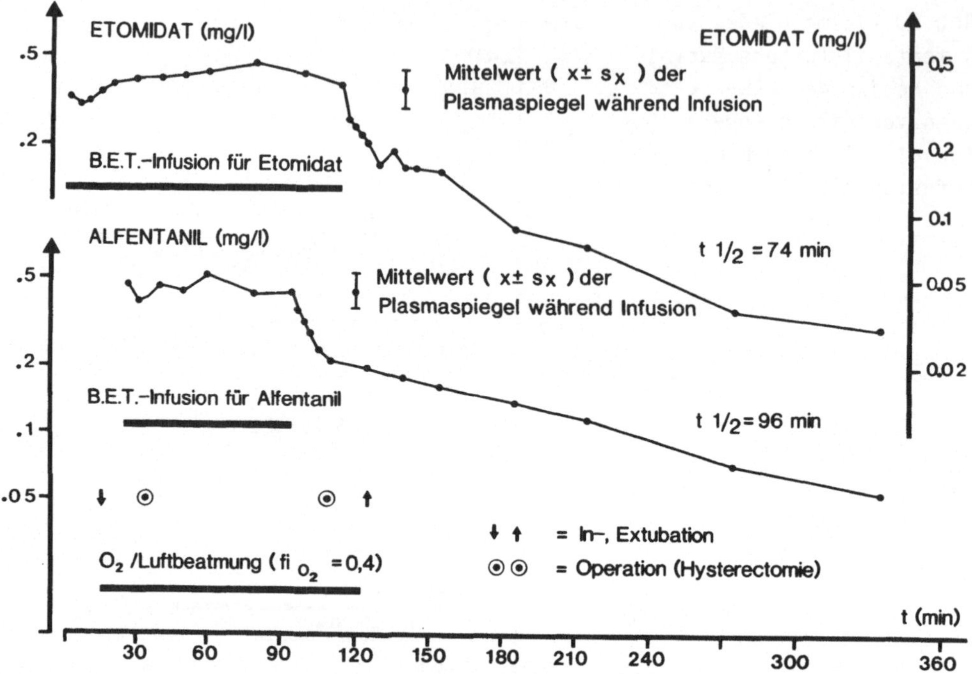

Abb.10. Plasmaspiegel von Etomidat (obere Kurve) und Alfentanil (untere Kurve) während einer mikroprozessor gesteuerten kombinierten Infusion zur totalen intravenösen Narkose bei einer Patientin mit Hysterektomie

hypnotische Wirkung von Alfentanil bei der verwendeten Anaesthesietechnik ist in Abb. 8, obere Kurve, in Form des Medians der EEG-Frequenzverteilung dokumentiert [5]. Dabei ändert sich der Median des Ausgangs-EEG's, mit einer Frequenz von etwa 9 Hz, abrupt nach Einsetzen der Alfentanil-Infusion und verbleibt dann konstant bei einem Wert von ca. 2 Hz. Nach Abstellen der Infusion ist ein langsames Ansteigen auf Frequenzwerte von ca. 5 Hz zu beobachten. Der im unteren Teil der Abb. 8 aufgetragene Plasmaspiegel von Alfentanil zeigt einen nahezu spiegelbildlichen Verlauf, welches als weiteres Indiz für die Korrelierbarkeit der Alfentanil-Plasmaspiegel mit den pharmakodynamischen Effekten dieser Substanz aufzufassen ist.

Will man nun Alfentanil mit dem Ziel einer totalen i.v. Anaesthesie mit einem Hypnotikum kombinieren, so bietet sich aufgrund des geeigneten pharmakokinetischen Verhaltens die Verwendung von Etomidat an,wobei dann beide Substanzen mit dem B.E.T.-Dosierungsschema appliziert werden können. Einen repräsentativen Fall dieser kombinierten Anwendung von Alfentanil und Etomidat, die zur Narkoseführung bei 6 Patientinnen mit abdomineller Hysterektomie erprobt wurde, ist in Abb.10 gezeigt. Sowohl die im oberen Teil abgebildeten Etomidat-Spiegel, als auch die im mittleren Abschnitt gezeigten Alfentanil-Plasmaspiegel erreichten vom frühen Beginn an die erwünschten Konzentrationen - für Etomidat 0,3 mg/l und für Alfentanil 0,45 mg/l - die bis zum Abstellen der Infusionen konstant beibehalten wurden. Die

50

B.E.T.-Infusion für Etomidat wurde über ein Zeitintervall von 120 min appliziert, die von Alfentanil begann 20 min nach Beginn der Etomidat-Infusion und endete 20 min vor OP-Ende. Die Narkosetiefe war sowohl von der klinischen Beobachtung als auch vom EEG-Verhalten für den durchgeführten Eingriff ausreichend. Die Patientin wachte kurze Zeit nach Abstellen der Etomidat-Infusion auf und konnte ca. 20 min nach OP-Ende bei suffizienter Spontanatmung extubiert werden.

Diese Form der Narkoseführung mit Pharmaka, die im Sinne der Steuerbarkeit günstige pharmakokinetische und pharmakodynamische Eigenschaften besitzen, bedeutet in Verbindung mit einer kinetisch-mathematisch optimierten Applikationstechnik einen erheblichen Fortschritt für die Durchführung der totalen i.v. Narkose.

Ein weiterer Fortschritt wäre durch die Entwicklung von noch kürzer wirkenden Substanzen mit einem ähnlichen pharmakokinetischen Verhalten, wie z.B. bei Natrium-Nitroprussid denkbar.

LITERATUR

1. Lauven PM,Stoeckel H,Schwilden H (1982) Ein pharmakokinetisch begründetes Infusionsmodell für Midazolam.Eine mikroprozessor gesteuerte Applikationsform zur Erreichung konstanter Plasmaspiegel. Anaesthesist 31:15
2. Lintz W (1980) Pharmacokinetics of tramadol in man and animals. Naunyn-Schmiedebergs Arch Pharmacol 313 Suppl R53
3. Murday H, Hack G, Schüttler J, Stoeckel H, Wenning A (1985) Kontinuierliche Applikation von Alfentanil bei koronar-chirurgischen Eingriffen - Anaesthesiologische und hämodynamische Aspekte. In: Doenicke A (Hrsg) Alfentanil - ein neues kurzwirkendes Opioid, Springer, Berlin Heidelberg New York Tokyo (Sertürner Workshop, Bd 4)
4. Schüttler J, Stoeckel H (1982) Alfentanil (R 39209) ein neues kurzwirkendes Opioid. Pharmakokinetik und erste klinische Erfahrungen. Anaesthesist 31:10
5. Schwilden H, Stoeckel H (1980) Untersuchung über verschiedene EEG-Parameter als Indikatoren des Narkosezustandes. Der Median als quantitatives Maß der Narkosetiefe. Anaesth Intensivther Notfallmed 15:279
6. Schwilden H (1981) A general method for calculating the dosage scheme in linear pharmacokinetics. Eur J Clin Pharmacol 20:379

Diskussion

Vorsitz: H.-H. Frey, G. Hempelmann

- Kugler -

Sie sprachen von der Blut-Liquorschranke. Ich bin gewöhnt, die Blut-Hirnschranke als anatomisches Substrat vorauszusetzen. Bei dem Mikroklima, das
Sie meinen, läßt sich wahrscheinlich zwanglos eine Verbindung herstellen.
Ihre Blut-Liquorschranke dürfte mit der Blut-Hirnschranke funktionell
gleichbedeutend sein.Trifft das zu oder gibt es zu klärende Widersprüche?

- Peters -

Ich hätte genauso gut von der Blut-Hirnschranke sprechen können. Es geht
hier eigentlich nur darum, daß es sich um Gefäße handelt, deren Endothel
mit tight junction verbunden ist, so daß eine ungehinderte Diffusion durch
Lücken nicht stattfinden kann. Das gilt für die Blut-Liquorschranke so gut
wie für die Blut-Hirnschranke. In beiden anatomischen Abschnitten ist dieses gegeben.

- Lehmann -

Herr Peters, Sie bezogen sich im wesentlichen auf die diffusible (nicht
protonisierte) Form von Alfentanil. Nun wissen wir aber z.B. von Fentanyl,
daß auch die kationische (protonisierte) Form durch Membranen diffundieren
kann und zwar in einem beträchtlichen Ausmaß.
Hinzu kommt ein 2. Einwand: Bei einem pH-Abfall (d.h. bei Alkalose) sollte
Ihrer Meinung nach der Anteil der freien Base und damit die Permeationsfä-
higkeit von Zellmembranen zunehmen. Wiederum vom Fentanyl weiß man aber,
daß mit zunehmendem pH auch die Plasmaproteinbindung ansteigt - es gäbe
dann also zwei gegenläufige Effekte. Antagonisieren sie sich vielleicht in
ihren pharmakodynamischen Auswirkungen?

- Peters -

Herr Lehmann, man muß zwei Dinge auseinander halten. Die Plasmaeiweißbindung ist eine so rasch reversible Angelegenheit, daß die Nachlieferung aus
der eiweißgebundenen Form, d.h. die Gleichgewichtseinstellung zwischen ge-
bundenem und freiem Pharmakon eine unmittelbare ist.Hier kommt es nur darauf an, wie hoch die Affinität des Gewebes für die freie Base ist, denn
davon hängt das Verteilungsvolumen ab, wie es ja auch beim Alfentanil z.B.
zu zeigen ist. Aber ich möchte nochmals sagen, ich will hier keine Patent-
lösung aus der relativ engen pharmakologischen Sicht ableiten. Trotzdem
meine ich,daß die Beobachtung der Befunde es sehr nahe legt, daß zumindest
ein großer Teil der ganzen Wirkung,abhängig ist vom pKa-Wert.Die Geschwindigkeit des Wirkeintrittes ist zwanglos zu erklären über den großen Anteil
an freier Base bei Alfentanil. Vergessen habe ich vorhin zu erwähnen, daß

52

die Korrelation zwischen dem Plasmaspiegel und der pharmakodynamischen
Wirkung sofort erklärbar ist, wenn Sie darauf achten, daß nur beim Alfentanil von den gezeigten Substanzen immer auch bei intrazellulären pH-Werten die Hälfte protoniert und die Hälfte in der Form der freien Base vorliegt. Ein "Trapping-Mechanismus" kann nicht funktionieren unter dieser
Bedingung,jedenfalls nicht so ausgeprägt wie beim Fentanyl. Ich meine, daß
doch auch Ihre eigenen Befunde über den Metabolismus des Fentanyl in Abhängigkeit vom pH ganz stark dafür sprechen, daß dieser pKa-Wert entscheidend dafür ist. Denn mit Ausnahme der Rattenleber, die atypisch verstoff-
wechselt, nimmt die Leber ja in der Hauptsache nach dem Gesichtspunkt der
Hydrophobie Stoffe auf. Ich gebe auch gerne zu, daß ich im Augenblick sehr
von der pK-Wert-Betrachtung ausgehe und trotzdem sehe ich noch keinen
Widerspruch dazu, daß hier grundsätzliche pharmakokinetische Verhaltens-
weisen bestimmt werden und daß man vielleicht durch eine weitere Modifika-
tion der Substanz mit einem noch höheren Anteil an freier Base dahin kommen könnte, eine Substanz zu erhalten, die wie z.B. Nitroprussidnatrium
durch die Infusionsgeschwindigkeit gesteuert wird.
- Heykants -
Herr Peters, wie erklären Sie, daß Alfentanil eine geringere Verteilung in
die Gewebe aufweist als Fentanyl, das gegenüber dem Alfentanil eine viel
stärkere Base ist? Das ist das Umgekehrte von dem,was man erwarten sollte,
da im Falle des Alfentanils der Anteil der nicht-ionisierten Form, von der
angenommen wird, daß sie frei durch die Zellmembranen diffundiert, viel
größer als beim Fentanyl ist. Spielt hier vielleicht die Plasmaproteinbindung eine wesentliche Rolle?
- Peters -
Es gibt Analogien für andere Pharmaka, daß das Verteilungsvolumen sehr
stark beeinflußt wird durch den Anteil an nicht eiweißgebundener Substanz.
Ich erinnere an Digoxin und Digitoxin und letzteres ist zu 97% Plasmaeiweiß-gebunden und hat einen Verteilungsraum von 6 l/kg. Digoxin ist zu 30-
40% Plasmaeiweiß-gebunden und hat einen Verteilungsraum von 600 l/kg, obwohl Digitoxin viel hydrophober ist als Digoxin. Es gibt andere Beispiele
aus der Reihe der Beta-Blocker.
- Heykants -
Ich möchte über die pH-Abhängigkeit von Alfentanil nur sagen, daß es keine
pH-Abhängigkeit für Alfentanil gibt.Wir haben viele Analgetika untersucht,
eine pH-Abhängigkeit im Zusammenhang mit der Plasmaproteinbindung gibt es
nicht für Alfentanil, während für Fentanyl und auch für andere Analgetika
eine große Abhängigkeit besteht. Speziell für Fentanyl.
- Kettler -
Zur Frage der Plasmaspiegel habe ich von der Praxis her eine Frage an die
Kinetiker. Wieweit sind eigentlich Plasmaspiegel-Modelle statistisch in
größeren Kollektiven untersucht worden, sodaß wir davon ausgehen können,
daß man bei Vorliegen bestimmter Werte sagen kann, es besteht eine gesi-
cherte Beziehung zwischen Dosen und Plasmaspiegeln einerseits und dem was
wir pharmakodynamisch sehen wollen andererseits. Das ist meine 1.Frage.

Die 2.Frage ist, gibt es über diese Kompartiment- und Halbwertszeitberech-
nungen sowie Eliminationszeiten hinaus,auch Berechnungen über den Transfer
am Rezeptor? Dabei gehe ich davon aus, daß wir ja rezeptorspezifische Substanzen haben und daß man die Rezeptorkinetik untersuchen sollte, die das
zentrale Problem bei der Dosierung von Morphinomimetika darstellen müßte.
Die 3.Frage betrifft Ihre Untersuchungen, Herr Peters. Wenn es solche Diskrepanzen hier gibt, dann schlage ich doch vor, die Diffusion der Substanz
zu messen. Es ist in der Biologie ein ganz bekanntes Phänomen, daß nicht
dissoziierte Substanzen am besten diffundieren und durch pH-Änderung der
zellgängige Substanzanteil verändert wird. Kann man nicht einfach intra-
und extrazellulär die Konzentration in Abhängigkeit vom pH- und damit Dis-
soziationsgrad messen?
- Hempelmann -
Man muß so etwas nicht in Leserbriefen beantworten, sondern man kann das
hier in Workshops besprechen, das ist eine gute Gelegenheit.
- Peters -
Das ist selbstverständlich und deswegen habe ich ja einleitend gesagt, daß
dieses eine Hypothese ist.Ich kann aber sagen,daß die Messung mit analogen
Substanzen bei uns in Kiel vielfach betrieben worden ist,also mit Substanzen die in Abhängigkeit vom pH eben unterschiedliche physikalisch-chemi-
sche Eigenschaften aufzeigen. Bis jetzt gibt es bezüglich dieser Abhängigkeit keine Ausnahme. Wir sehen die Abhängigkeit bezüglich der Gewebeanrei-
cherung der Rücklieferung aus dem Gewebe, die auch aus den Messungen von
Stoeckel/Schüttler hervorgehen. Im Hinblick auf Alfentanil ist dies natürlich ein Analogschluß und selbstverständlich müßte man das beweisen.
- Frey -
Zu dem 1.Teil Ihrer Frage möchte ich mich gerne äußern. Es wird nicht möglich sein, für einen Patienten auf Grund eines statistischen Mittelwertes
der irgendwo mal ermittelt ist,sichere Voraussagen über die Beziehung zwischen Dosis und Wirkung zu machen. Gott sei Dank sind die Menschen nicht
alle gleich und die Anteile der verschiedenen Körpergewebe, Fett speziell,
spielen eine Rolle, so daß man immer nur mit statistischen Mittelwerten
arbeiten können wird. Auch Infusionsmodelle wie sie uns Herr Schüttler und
Herr Stoeckel dargestellt haben, basieren auf diesen statistischen Mittelwerten, die an einem Kollektiv erarbeitet sind. Sie sind zwangsläufig mit
einer gewissen Streuung behaftet und dies wird unvermeidlich sein. Nur der
Tierexperimentator hat die Möglichkeit am selben Tier die Daten festzustellen und dann mit diesen Daten die Infusion zu machen. Für die Klinik
ist da wohl nicht mehr zu erreichen, als eben den Orientierungswert zu ermitteln, der größenordnungsmäßig zumindest stimmen dürfte und soll.
- Stoeckel -
Zu Herrn Kettlers Fragen. Sie haben 2 Fragen gestellt an die Kinetiker,die
ich versuchen möchte, zu beantworten. 1. sind die Kollektive groß genug,um
solche Dosierungsempfehlungen geben zu können, und 2. interessiert uns an
sich der Rezeptor als Wirkort und welche Relevanz haben dann überhaupt
solche Untersuchungen zur Verteilungskinetik? Was wir beim Patienten mes-

sen können, sind nur Plasmaspiegel als zentrale Meßgröße, das hat Herr
Schüttler auch in seinem ersten Dia gezeigt. Alles andere müssen wir be-
rechnen. Berechnen können wir allerdings nur innerhalb eines gewählten
Modells. Das sind Modellvorstellungen in die solche Fragestellungen der
Variabilität wie sie Herr Lehmann z.B. untersucht, nicht eingehen und die
hier auch gar nicht eingehen sollen, weil wir uns zunächst einmal mit
Modellen beschäftigen müssen.
Die Frage der Variabilität ist dann eine andere Frage und so gesehen eine
sekundäre Frage, die natürlich relevant ist. In Anbetracht der Aufwendig-
keit dieser Untersuchungen im Plasmaspiegel, Messungen also der chemischen
Analytik und mathematischen Möglichkeiten für die Berechnungen, wird es
immer nur möglich sein, kleine Kollektive zu verwenden und daraus die Modelle zu berechnen. Es gibt Möglichkeiten, z.B. Populationskinetik ist das
Stichwort, um die Kollektive zu vergrößern und damit den Bereich der Variabilität genauer zu erfassen. Aber da stehen wir wie gesagt, noch ziemlich am Anfang, das dauert auch lange Zeit und es erfordert viel Arbeit,
um dann solche größeren Kollektive durch Einbeziehung von Plasmaspiegeln
anderer Autoren in die eigenen Kollektive und in die eigenen Daten mit
einbeziehen zu können. Aber trotzdem kann man für die Klinik Dosierungsempfehlungen geben, wenn aufgrund von Modellberechnungen durch mathematische Simulationen diese durch Plasmaspiegelmessung überprüft werden können; wenn insbesondere eine Übereinstimmung vorhanden ist,d.h. nur geringe
Varianz zwischen den berechtigten und den gemessenen Werten vorliegen. Das
ist ein allgemein klinisch pharmakologisches Prinzip und die Anaesthesie
ist eben ein pharmakologisches Modell das sich für solche Berechnungen und
auf dieser Basis sehr gut machen läßt. Zur Frage der Rezeptorkinetik: Natürlich wäre es sehr sinnvoll und wichtig Rezeptor-kinetische Untersuchungen zu machen, aber das können Sie am Patienten nicht messen. Bindungsstu-
dien am Rezeptor kann man eben nur in vitro machen, dieser Weg ist uns in
der Klinik verschlossen.
- Hempelmann -
Herr Heykants, wollen Sie noch zu dem 1. Teil unserer Diskussion Stellung
nehmen? Sie haben im Gegensatz zu Herrn Stoeckel und Herrn Schüttler ein
3-Kompartment-Modell gehabt;jene ein offenes 2-Kompartment-Modell. Ergeben
sich daraus oder erklären sich dadurch die Unterschiede in den Halbwertszeiten?
- Frey -
Das kann sich daraus nicht erklären, die Endphase, die Eliminationsphase,
die muß zumindestens identisch sein. Und die ist ja auch identisch, die 70
und 90 min die sie hatten bedeutet keinen Unterschied. Was auffällig war,
war meiner Ansicht nach der Unterschied im Verteilungsvolumen. Wenn ich
mich recht entsinne, hat Herr Heykants etwa 1 l/kg, während Sie mit Ihren
33 l so in der Größenordnung von 1/2 l/kg lagen. Da hätte ich die Frage,
ob hier nicht unter Umständen das Thiopental mit eine Rolle gespielt hat,
was ja doch eine gewisse Kreislaufumstellung und unter Umständen auch
Änderung in der Verteilung, mit sich gebracht haben könnte.

- Schüttler -

Bezogen auf die Vergleichbarkeit der pharmakokinetischen Untersuchungen
von Herrn Heykants und unseren Untersuchungen kommt heraus, daß die Verteilungsvolumina gar nicht so unterschiedlich sind. Er findet einen endgültigen oder fiktiven Verteilungsraum von 0,5 l/kg KG und wir finden einen von 33, ich sehe da keinen Unterschied.

- Heykants -

Ich habe hier verschiedene Daten von verschiedenen Untersuchern. Das Verteilungsvolumen variiert zwischen 0,3 und etwa 1,0 l/kg, während die Halbwertszeit relativ konstant ist: Die Mittelwerte schwanken zwischen 70 und
98 min.

- Schüttler -

Ich wollte noch eine kurze Bemerkung zur pharmakokinetischen Analyse von
Plasmaspiegelverläufen und den daraus resultierenden Halbwertszeiten machen. Wir haben die Kinetik von Alfentanil bis zu einem 5-Kompartment-Mo-
dell untersucht und es ist in der Tat so,wenn man mit einer nicht linearen
Regressions-Berechnung eine Kurvenanpassung durchführt, wird die terminale
Halbwertszeit mit zunehmender Anzahl von Kompartimenten immer länger. Das
ist auch verständlich. Wenn ich für Alfentanil ein 2-Kompartment-Modell
anwende, dann nehme ich im Vergleich zur Untersuchung von Herrn Heykants,
die das mittelschnelle Kompartment bestimmenden Plasmaspiegel zum Teil mit
in meine terminale Halbwertszeit hinein. Ich erreiche so eine verkürzte
Halbwertszeit, sodaß dieser Unterschied von 90 zu 70 min gering erscheinen
mag. Bei anderen Pharmaka,z.B. Thiopental,wenn ich nach einem 2-, 3- oder
4-Kompartment-Modell analysiere, entstehen schon Unterschiede von Stunden.
Nehme ich beim Flunitrazepam z.B., ein 2-Kompartment-Modell, erhalte ich
eine terminale Halbwertszeit von 5-6 h,mit einem 3-Kompartment-Modell eine
Halbwertszeit von 17 h.

- Peters -

Ist das nicht bedingt durch einen methodischen Fehler, daß man die terminale Halbwertszeit nicht lange genug verfolgt hat oder vielleicht auch ex-
perimentell nicht verfolgen kann, denn sonst muß sie ja im halblogarithmi-
schen System eben einfach eine Gerade ergeben. Ich weiß,daß man diese Narkosen nicht so lange ausdehnen kann. Und selbst wenn man sie lange genug
ausdehnt,wird natürlich durch eine Auffüllung des peripheren Kompartiments
die terminale Halbwertszeit wieder verlängert.

- Frey -

Ich wollte gerade zu Thiopental noch sagen, das ist an sich ein ganz un-
glückliches Beispiel, das nie linear wird, und die Halbwertszeit wird von
Punkt zu Punkt scheinbar immer länger. Gerade in dieser Gruppe hat seiner-
zeit Breimer einiges Aufsehen erregt. Wenn Sie tief genug messen und es
ist nur eine Frage der Empfindlichkeit der Nachweismethode, dann erhalten
Sie für relativ kurzwirkende Stoffe wie Pentobarbital als Schlafmittel
nachher Halbwertszeiten von 3 Tagen. Die sind völlig unrealistisch, denn
es ist ein ganz tiefes Kompartment, aus dem noch ein paar Moleküle heraus-
diffundieren und pharmakodynamisch ist es vollständig uninteressant.

56

- Doenicke -
Herr Schüttler ist es nicht gewagt, bei Ihren Untersuchungen auch die Aufwachphase mit dem ersten Atemzug so exakt festzulegen,spielt nicht gerade,
was wir vorher gehört haben, die Proteinbindung z.B. des Thiopentals und
des Promethazin eine große Rolle, auch im Hinblick auf die Aufwachphase.
Das Modell als Ganzes halte ich für etwas unglücklich, um damit auch pharmakodynamische Punkte festzuhalten.

- Schüttler -
Über die Interaktionen zwischen verschiedenen Pharmaka haben wir keine Untersuchungen gemacht und darüber ist auch noch sehr wenig bekannt. Was die
pharmakodynamischen Interaktionen angeht, muß man sagen, daß hinsichtlich
der Aufwachzeitpunkte - das wird auch morgen noch in einem anderen Vortrag
herauskommen, - die pharmakodynamischen Interaktionen sicherlich eine entscheidende Rolle spielen. Gibt man Thiopental zur Narkoseeinleitung und
dann Alfentanil,dann sieht das anders aus,als mit Etomidat und Alfentanil.
Im Gegensatz zu Fentanyl, denn wenn Sie sich die enormen Plasmaspiegel-
schwankungen bei Fentanyl anschauen,die um den Faktor 10 schwanken können,
haben wir bei Alfentanil eine wesentlich bessere Korrelierbarkeit von
Pharmakodynmik und Plasmaspiegeln. Eine andere Substanz ist dann Etomidat,
das ist auch eine Frage, welchen pharmakodynamischen Effekt ich beobachten
will. Wenn wir Etomidat nehmen, gleichzeitig EEG-Untersuchungen machen und
so den hypnotischen Effekt mit dem Plasmaspiegel korrelieren, dann ist die
Korrelierbarkeit noch um einen weiteren Faktor erhöht.Beim Alfentanil verglichen mit Fentanyl,das war die Prämisse,ist unseres Erachtens,die Korrelierbarkeit von Plasmaspiegeln zur Pharmakodynamik durchaus möglich. Das
zeigen auch mittlerweile die 50 Fälle, die wir bis heute untersucht haben
wo die Aufwachzeitpunkte, im gleichen Konzentrationsbereich liegen. Das
ist ein bißchen anders als bei Fentanyl.

- Van Aken -
Ich habe eine Frage an Herrn Niemeegers. Handelt es sich bei der von Ihnen
angeführten Mortalität bei Ratten um spontan atmende Ratten und war die
Mortalität auf eine entsprechende Atemdepression zurückzuführen oder gab
es unter diesen Dosierungen auch kardiovaskuläre Zusammenbrüche?

- Niemeegers -
Die Mortalitätsstudien bei Ratten und Hunden wurden bei nicht beatmeten
Tieren durchgeführt. Wir haben sehr große Unterschiede beobachtet, die in
den Sicherheitsindizes verschiedener Narkotika zum Ausdruck kommen, obwohl
die Atemdepression bei den verschiedenen Substanzen dieselbe war, d.h.,
daß mit sehr potenten Substanzen dieselbe ausgesprochene Atemdepression zu
observieren war,wie bei den wenig potenten Substanzen. Der einzig wichtige
Unterschied war, daß mit sehr starken Analgetika die Tiere nicht gestorben
sind.Anschließend haben wir dieselben potenten Substanzen an beatmeten und
curarisierten Hunden untersucht und fanden dieselben großen Unterschiede
in den Sicherheitsindizes, die auf große Unterschiede in den hämodynamischen Effekten zurückzuführen sind.

- Lehmann -

Ich möchte noch einmal auf die Frage von Herrn Kettler nach der Korrelation pharmakodynamischer Parameter zu den Blutkonzentrationen eines Medikamentes eingehen.

Die kontroverse Diskussion der letzten 1 1/2 Jahre über dieses (meiner Meinung nach) außerordentlich wichtige Problem hat doch wohl gezeigt, daß bei manchen Pharmaka die Plasmaspiegel nicht so eindeutig mit klinischen Wirkungen gleichzusetzen sind, wie das manche pharmakokinetische Publikationen glauben machen wollen. Unsere eigenen Arbeiten über Fentanyl zeigen ziemlich sicher, daß Fentanyl-Blutkonzentrationen nach intravenöser Bolusapplikation weder mit der (intraoperativen) Analgesie noch mit der Atemdepression korrelieren.Die Versuche,die Fentanylmenge im zentralen Kompartiment für Wirkungsplanungen verwenden zu können,sind also zumindest für diese Substanz gescheitert.Manche Kollegen halten andere kinetische Kompartimente für relevanter - das letzte Wort ist darüber noch nicht gesprochen.

Nun wissen wir (auch von diesem Workshop), daß bei Alfentanil die Blutkonzentrationen offensichtlich ein viel besseres Maß für pharmakodynamische Wirkungen darstellen als bei Fentanyl. Ich halte es für sehr interessant, den Gründen für diese Diskrepanz bei zwei so relativ nah verwandten Medikamenten nachzugehen. Vielleicht ergibt sich hieraus eine Möglichkeit, vertiefte Einsichten in den Zusammenhang zwischen Pharmakokinetik und -dynamik zu gewinnen: warum gibt es Beziehungen zwischen Blutspiegeln und Effekt bei dem einen Präperat, beim anderen dagegen nicht?

- Stoeckel -

Ich wollte ergänzend noch etwas zu den Anmerkungen von Herrn Lehmann sagen. Fentanyl macht in der ganzen Gruppe der Pharmaka, die wir in unserem Fach anwenden und die wir bis heute untersucht haben, - das sind Etomidat, Thiopental, Droperidol, neuerdings die Benzodiazepine, dann Alfentanil und Fentanyl - macht Fentanyl eine Ausnahme. In der Tat korreliert die Wirkung von Fentanyl, wenn wir nicht im steady state sind, nicht mit den Plasmaspiegeln, sondern mit der Menge im, wie wir sagen, peripheren Kompartment. Bei allen anderen Substanzen einschließlich Alfentanil ist eine Korrelation von Plasmaspiegeln mit der pharmakodynamischen Wirkung festzustellen und hinreichend genau,natürlich unter Einbeziehung einer gewissen Variabilität,das ist ganz klar.

- Peters -

Herr Lehmann, so unbekannt, wie Sie das eben darstellten, sind uns diese Zusammenhänge aber nicht. Eine Substanz, die sich nur im Extrazellulärraum und im Blut verteilt und ihre Rezeptoren auch in diesem Raum vorfindet, weist eine strenge Korrelation zwischen Spiegel und Wirkung auf.Das Gegenteil gilt für eine Substanz, die ein großes Verteilungsvolumen hat, welches unkontrollierbar wird hinsichtlich der Rücklieferung oder der Umverteilung. Unter dieser Bedingung läßt sich die Wirkkonzentration nicht mehr aus dem peripheren Kompartiment alleine berechnen, sondern nur approximieren. Mit Alfentanil wird eher die erste Bedingung erfüllt: Kleines Verteilungsvolumen, rasche Rücklieferung.

- Dick -

Ich möchte auch nur eine kurze Bemerkung dazu machen. Wir haben postoperative Infusionsstudien mit anderen Analgetika gemacht und versucht,die dort gemessenen Blutspiegel zu korrelieren, mit den Analgesieraten, die nach diesen Analogskalen erhoben worden sind. Wir tun uns sehr schwer, irgend einen Zusammenhang herzustellen, wir können nur sagen, von irgend einer Stufe ab, von irgendeiner Konzentration ab, ist Analgesie da, wir können aber keinerlei Korrelation herstellen zum weiteren Verlauf.

Hämodynamische Aspekte zu Alfentanil

M. Kramer, D. Kling, P. Walter, B. v. Bormann, G. Hempelmann

ZUSAMMENFASSUNG

An 54 Patienten mit koronarer Herzerkrankung, die sich einer aorto-koronaren Bypass-Operation unterziehen mußten, wurde die hämodynamische und
atemdepressive Wirkung von 20 µg/kg KG bzw.40 µg/kg KG Alfentanil mit der
einer Kontrollgruppe verglichen. - Die Untersuchungen zeigten neben der
Reduktion der Pulsfrequenz einen Abfall des arteriellen Druckes,des linksventrikulären Druckes und des arteriellen Perfusionsdruckes während der
extrakorporalen Zirkulation. Bei gleichbleibendem Herzzeitvolumen ist die
Ursache hierfür in einer peripheren Vasodilatation zu suchen.Entsprechende
Veränderungen sind auch unter Fentanyl beschrieben. Auch die Atemdepression (p_aO_2:-34%, p_aCO_2:+29%) ähnelt der des Fentanyl, nur setzt sie früher
ein und ist von kürzerer Dauer.

Alfentanil, ein potentes Morphinomimetikum, besitzt gegenüber anderen Substanzen dieser Gruppe einige Vorteile:
1. Zeichnet es sich durch eine außerordentlich kurze Wirkdauer aus (1/3
   der Fentanyldauer) [2-4,7,9,10,15] und
2. besitzt es einen sehr schnellen Wirkungseintritt (3 mal so schnell wie
   bei Fentanyl) [1,10,11,13,14].
3. An seinem Wirkungshöhepunkt (= 1-2 min nach Injektion) [10,13] ist die
   analgetische Potenz 72 mal höher als bei Morphin [13,15], 140 mal höher
   als bei Pethidin [10,13] und 4 mal niedriger als bei Fentanyl [2,7,9,
   11,13,14,15].
Da es ein Fentanyl-Derivat ist, stellt sich nun die Frage, inwieweit die
hämodynamischen und atemdepressiven Effekte denen des Fentanyl gleichen.

METHODIK UND PATIENTENGUT

Dazu wurden an 54 Patienten mit koronarer Herzerkrankung, die sich einer
aorto-koronaren Bypass-Operation unterziehen mußten, die Wirkung von 20
µg/kg KG bzw. 40 µg/kg KG Alfentanil untersucht.Die Injektionsgeschwindigkeit betrug 60 s.
   Die Messungen erfolgten zu 3 verschiedenen Zeitpunkten und jeweils über
10 min (Tab.1):

60

1. Vor Narkoseeinleitung, aber nach Prämedikation mit 0,03 mg/kg KG Flunitrazepam,
2. während einer Basis-Neuroleptanalgesie nach Sternotomie und Perikarderöffnung, aber vor Kanülierung der großen Gefäße,
3. während der extrakorporalen Zirkulation bei konstanter Perfusionsrate
   der Herz-Lungen-Maschine (2,4 l/min x m^2) und ansonsten standardisierten Bedingungen.
Hierbei wird der Gefäßeffekt des Medikamentes untersucht durch Registrierung von arteriellem Perfusionsdruck und Oxygenatorvolumen (Tab.2).
   Innerhalb der drei Meßzeitpunkte wurden folgende Alfentanil-Dosierungen
verwandt (Tab.3).

	Zeitpunkt 1:	Vor Narkoseeinleitung
	Zeitpunkt 2:	nach Sternotomie und Perikarder- öffnung in Basis - NLA
Tabelle 1. Meßzeitpunkte	Zeitpunkt 3:	Während extrakorporaler Zirkulation

---

Parameter gemessen während EKZ

Tabelle 2. Parameter, welche
während der extrakorporalen
Zirkulation gemessen wurden

1. $\bar{P}_{art}$ (mmHG)

2. Oxygenatorvolumen (ml)

Dosis: Alfentanil

		Dosis: Alfentanil	
	1. Vor Narkose:	20 µg/kg Kg	n = 12
		NaCl 0,9%	n = 12
	2. Basis - NLA:	20 µg/kg KG	n = 12
Tabelle 3.		40 µg/kg KG	n = 6
Alfentanil-		NaCl 0,9%	n = 12
Dosierungen wäh-			
rend der 3 Meß-	3. EKZ:	20 µg/kg KG	n = 12
zeitpunkte und		40 µg/kg KG	n = 12
Gesamtzahl der		NaCl 0,9%	n = 12
untersuchten Pa-			------
tienten mit Kon-			n = 90
trollkollektiv			

Vor der Narkoseeinleitung bekamen 12 Patienten 20 µg/kg KG Alfentanil über 60 s injiziert.

In Basis-Narkose wurde neben dieser Dosierung (n=12) bei weiteren insgesamt 6 Patienten 40 µg/kg KG Alfentanil verabreicht.

Auch während der extrakorporalen Zirkulation wurden beide Dosierungen, d.h. 20 µg/kg KG (n=12) und 40 µg/kg KG (n= 12) gegeben.

Nach der Aufzeichnung eines Kontrollwertes und der anschließenden Gabe der Testsubstanz erfolgte die kontinuierliche Registrierung folgender Parameter über insgesamt 10 min vor Narkoseeinleitung, d.h. am wachen, prämedizierten Patienten (Abb.1):

1. **HR** $[\text{min}^{-1}]$
2. $\mathbf{P_{syst}}$, $\mathbf{P_{diast}}$ [mmHg]
3. $\mathbf{\bar{P}_{RA}}$ [mmHg]
4. $\mathbf{\bar{P}_{AP}}$ [mmHg]
5. **PCP** [mmHg]
6. **HZV** [l/min]
7. **Blutgasanalysen**

Abb.1. Registrierte Parameter bei der Meßserie vor Narkoseeinleitung

1. Herzfrequenz (min^{-1}) über einen EKG-Monitor,
2. systolischer und diastolischer Druck (mmHg) nach Punktion der A. radialis,
3. rechtsatrialer Druck(mmHg)gemessen über einen zentralen Venenkatheter
4. mittlerer Pulmonalarteriendruck (mmHg) sowie,
5. der sog. "wedge pressure" (mmHg), der dem linksventrikulären enddiastolischen Druck m.E. entspricht.
6. Zusätzlich wurde das Herzzeitvolumen (1/min) mit der Thermodilutionsmethode erfaßt (HZV-Meßgerät BN 7206; Fa. A. Fischer KG, Göttingen).
7. Außerdem erfolgten minütlich arterielle und gemischtvenöse Blutentnahmen für Blutgasanalysen (pH/blood gas Analyser, Fa. Corning Glas Works, Modell 175 automatic, Medfield, Massachusetts).

Nach Sternotomie und Perikarderöffnung kamen zu den eben schon erwähnten Parametern (Abb.2):

8. Der linksventrikuläre Druck (mmHg) (mittels transmyokardialer Punktion mit einer Nadel und direkt aufgesetztem Mikrostatham) sowie
9. der linksventrikuläre enddiastolische Druck (mmHg) und
10. die maximale Druckanstiegsgeschwindigkeit im linken Ventrikel dp/dt_{max} (mmHg/s) hinzu.

DOSIS: **ALFENTANIL**

HR $[\text{min}^{-1}]$	1. Vor Narkose :	20 µg/kg KG	n = 12
$\mathbf{P_{syst}}$, $\mathbf{P_{diast}}$ [mmHg]		NaCl 0,9 %	n = 12
$\mathbf{\bar{P}_{RA}}$ [mmHg]	2. Basis - NLA :	20 µg/kg KG	n = 12
$\mathbf{\bar{P}_{AP}}$ [mmHg]		40 µg/kg KG	n = 6
HZV [l/min]		NaCl 0,9 %	n = 12
$\mathbf{P_{LV}}$ [mmHg]			
$\mathbf{P_{LVED}}$ [mmHg]	3. EKZ :	20 µg/kg KG	n = 12
$\mathbf{dp/dt_{max}}$ [mmHg/sec]		40 µg/kg KG	n = 12
		NaCl 0,9 %	n = 12
			n = 90

Abb.2. Registrierte Parameter in Basis-Neuroleptanalgesie

Aus diesen gemessenen Parametern ließen sich u.a. folgende Parameter berechnen (Abb.3):

Abb.3. Errechnete Parameter

1. $\bar{P}_{art}$	[mmHg]		5. **TSR**	[dyn·sec·cm^{-5}]
2. **CI**	[l/min·m^2]		6. **TPR**	[dyn·sec·cm^{-5}]
3. **SV**	[ml]		7. **RPP**	
4. **SI**	[ml/m^2]		8. **TI**	

1. Der arterielle Mitteldruck (mmHg),
2. der Cardiac Index (l/min x m^2),
3. das Schlagvolumen (ml),
4. der Schlagindex (ml/m^2),
5. der totale periphere Widerstand (dyn x s x cm^{-5}),
6. der Lungenstrombahnwiderstand (dyn x s x cm^{-5}),
7. das rate pressure product und
8. der Triple-Index.

ERGEBNISSE UND DISKUSSION

Betrachtet man die einzelnen Ergebnisse, so zeigt sich 1 min nach Gabe von 20 µg/kg KG Alfentanil beim wachen prämedizierten Patienten ein Abfall des arteriellen Mitteldruckes von 97 mmHg auf 82 mmHg (Abb.4). Dies entspricht

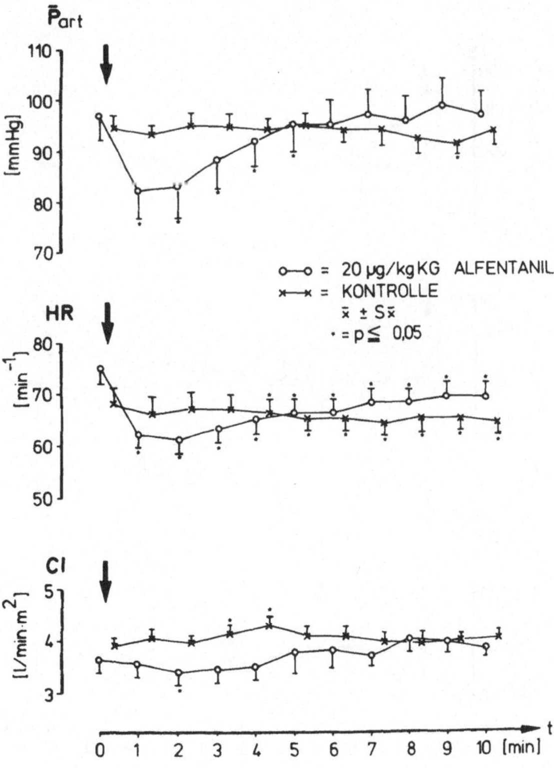

Abb.4. Veränderungen von arteriellem Mitteldruck ($\bar{P}_{art}$), Herzfrequenz (HR) und Cardiac-Index (CI) am wachen, prämedizierten Patienten mit koronarer Herzerkrankung nach 20 µg/kg KG Alfentanil; vergleichende Darstellung zu einer Kontrollgruppe; Meßdauer: 10 min

einer Reduktion von 15%. Ab der 7. min hat sich der Druck soweit erholt,
daß er den Ausgangswert wieder erreicht.

Parallel dazu fällt die Herzfrequenz signifikant von 75 Schlägen/min
auf 61 Schläge/min ab, dies sind insgesamt 19%. Auch hier kommt es
anschließend zu einem kontinuierlichen Anstieg, der Ausgangswert wird aber
bis zur 10. min nicht erreicht (69/min).

Andere Autoren fanden eine 10-15%ige Erniedrigung des Blutdruckes und
der Herzfrequenz [12,13,15].

Die Schwankungen des Cardiac Index sind sowohl unter Alfentanil als auch
im Kontrollkollektiv minimal und klinisch nicht relevant. Der Schlagindex
nimmt auf Grund der verminderten Herzfrequenz bei gleichbleibendem Herzzeitvolumen leicht zu.

Durch das konstante Verhalten des Herzzeitvolumens ist die Reduktion
des arteriellen Mitteldruckes in der Abnahme des totalen peripheren Widerstandes zu sehen (1055 dyn x s x cm^{-5} auf 844 dyn x s x cm^{-5}; entspricht
-15%) (Abb.5). Diese Vasodilatation wird auch an anderer Stelle beschrieben [3,13].

Gesenkt werden außerdem die Determinanten des myokardialen Sauerstoffverbrauchs,erkennbar an den Veränderungen von rate pressure product (10581
auf 7489; entspricht -19%) und Triple-Index (97490 auf 64882; entspricht
-33%).

Letzterer,als das Produkt aus systolischem Druck,Herzfrequenz und wedge
pressure,steigt gegen Ende der Meßreihe über den Ausgangswert an (114120),

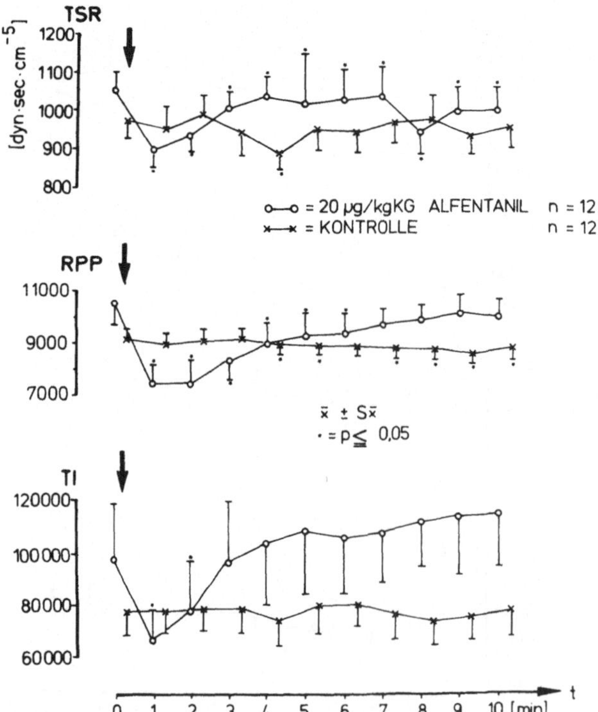

Abb.5. Veränderungen des totalen peripheren Widerstandes (TSR), des rate pressure product (RPP) und
des Triple-Index (TI) am wachen, prämedizierten
Patienten mit koronarer Herzerkrankung nach 20
µg/kg KG Alfentanil; vergleichende Darstellung zu
einer Kontrollgruppe; Meßdauer: 10 min

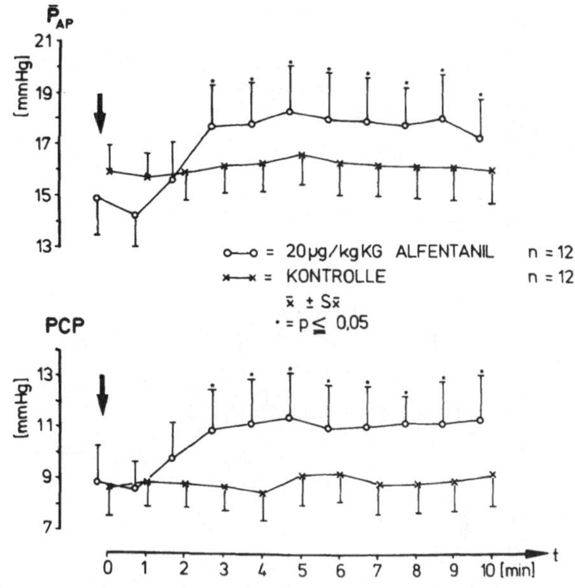

Abb.6. Veränderungen des mittleren Pulmonalarteriendruckes ($\bar{P}_{AP}$) und des "wedge pressure" (PCP) am wachen, prämedizierten Patienten mit koronarer Herzerkrankung nach 20 µg/kg KG Alfentanil; vergleichende Darstellung zu einer Kontrollgruppe; Meßdauer: 10 min

da es unter Alfentanil zu einer deutlichen Zunahme des "wedge pressure" (8,9 mmHg auf 11,3 mmH; entspricht +27%), des mittleren Pulmonalarteriendruckes (14,8 mmHg auf 17,1 mmHg; entspricht +16%) und des rechtsatrialen Druckes (4,3 mmHg auf 5,6 mmHg; entspricht +30%) ab der 3. min nach Injektion kommt (Abb.6).

Zu diesem Zeitpunkt wird auch ein Anstieg des pulmonalen Gefäßwiderstandes registriert (68 dyn x s x cm^{-5} auf 83 dyn x s x cm^{-5}; entspricht +22%).

Verantwortlich für die Druckanstiege im kleinen Kreislauf könnte die nach Alfentanil für 2 3 min auftretende Apnoe sein, die über eine Azidose zu einer Vasokonstriktion führen kann (Abb.7).

Bedingt durch diese Apnoe sinkt trotz kontinuierlicher Sauerstoffgabe per Insufflation der arterielle Sauerstoffpartialdruck deutlich ab (213 Torr auf 140 Torr; entspricht -34%) und die arterielle Kohlensäurespannung steigt an (38 Torr auf 49 Torr; entspricht +29%), wobei bis zum Ende der Untersuchung der Sauerstoffpartialdruck sich dem Ausgangswert angleicht (222 Torr) jedoch die Kohlensäurespannung über die 10.min hinaus signifikant erhöht bleibt (46 Torr). Signifikante und klinisch relevante atemdepressive Effekte, ähnlich denen des Fentanyl nur früher einsetzend (nach 1-2 min) und kürzer dauernd (1/2 so lange), sind auch von anderen Autoren beschrieben worden [1,7-9].

Auch in Basis-Neuroleptanalgesie kommt es zu hämodynamischen Veränderungen, die den eben beschriebenen sehr ähnlich sind.

So sinkt sowohl nach Gabe von 20 µg/kg KG als auch 40 µg/kg KG Alfentanil der arterielle Mitteldruck (20 µg/kg KG: 97 mmHg auf 82 mmHg; entspricht -15%; 40 µg/kg KG: 87 mmHg auf 73 mmHg; entspricht -16%) in demselben Ausmaß ab, wie bei wachen Patienten (Abb.8).

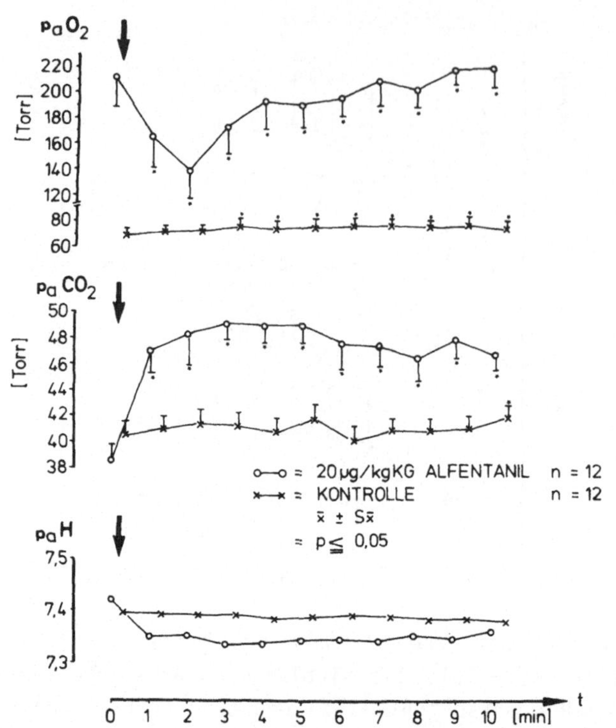

Abb.7. Veränderungen des arteriellen Sauerstoffpartialdruckes (p_aO_2), der arteriellen Kohlensäurespannung (p_aCO_2) und des arteriellen pH-Wertes am wachen, prämedizierten Patienten mit koronarer Herzerkrankung nach 20 µg/kg Kg Alfentanil; vergleichende Darstellung zu einer Kontrollgruppe; Meßdauer: 10 min

Abb.8. Veränderungen des arteriellen Mitteldruckes ($\bar{p}_{art}$) und der Herzfrequenz (HR) während Basis-Neuroleptanalgesie bei Patienten mit koronarer Herzerkrankung nach 20 µg/kg KG und 40 µg/kg KG Alfentanil; vergleichende Darstellung zu einer Kontrollgruppe; Meßdauer: 10 min

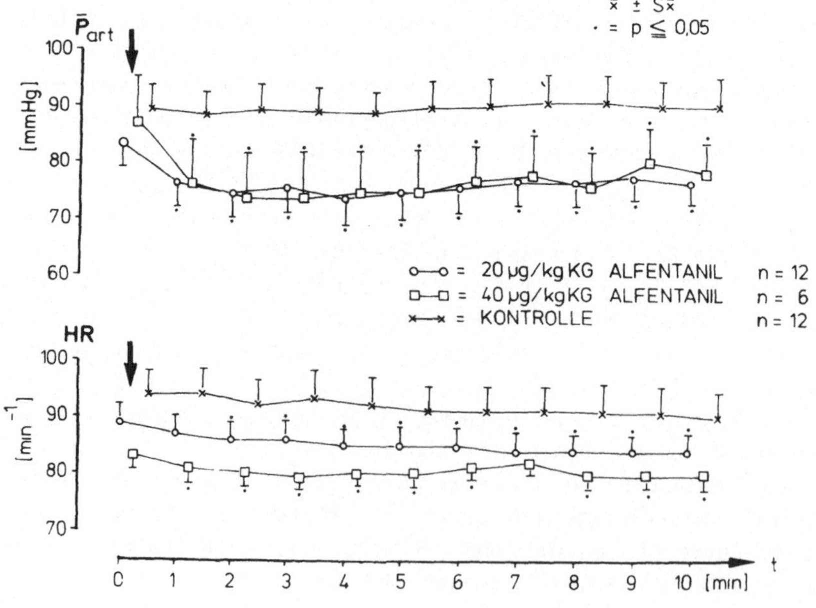

Die Reduktion der Herzfrequenz ist unter der Neuroleptanalgesie abge-
schwächter als ohne Basis-Narkose, aber dennoch deutlich sichtbar (20 µg/
kg KG: 75 min^{-1} auf 63^{-1}min; entspricht -16%; 40 µg/kg KG: 89 min^{-1} auf 84
min^{-1} entspricht -6%) (Abb.8).

Noch deutlicher zeigt sich die Wirkung des Medikamentes auf das Blutdruckverhalten während der extrakorporalen Zirkulation (Abb.9). Unter Kon-
trollbedingungen kommt es zu einem kontinuierlichen Anstieg des arteriellen Perfusionsdruckes über den gesamten Zeitraum. Dagegen bleibt er nach
Gabe von 20 µg/kg KG Alfentanil zunächst konstant (76 mmHG auf 75 mmHg),
um erst ab der 6.min (79 mmHg) über den Ausgangswert anzusteigen. Nach 40
µg/kg KG fällt der Perfusionsdruck (75 mmHg auf 61 mmHg) -19% und bleibt
bis zum Ende der Meßperiode deutlich unter dem Ausgangswert (71 mmHg).

Entsprechend der Reduktion des arteriellen Druckes nimmt auch der Druck
im linken Ventrikel sowohl nach niedriger (105 mmHg auf 90 mmHg;entspricht
-14%) als auch höherer Dosierung ab (109 mmHg auf 90 mmHg;entspricht -17%)
und bleibt über den gesamten Meßbereich konstant niedrig (Abb.10).

Sowohl der Füllungsdruck des linken (20 µg/kg KG:6,3 mmHg auf 6,2 mmHg;
40 µg/kg KG: 7,4 mmHg auf 7,3 mmHg) als auch des rechten Ventrikels (20
µg/kg KG: 4,8 mmHg auf 4,5 mmHg; 40 µg/kg KG: 7,3 mmHg auf 6,0 mmHg)
bleibt unter beiden Dosierungen annähernd konstant. Das gleiche Verhalten
weist der Pulmonalarteriendruck auf (20 µg/kg KG: 11,1 mmHg auf 10,3 mmHg;
40 µg/kg KG: 11,3 mmHg auf 11,3 mmHg) (Abb.10).

Der Abfall des Inotropieparamters dp/dt$_{max}$ ist in allen drei Gruppen im
Sinne einer Frequenzinotropie zu interpretieren (20 µg/kg KG: 1883 mmHg/s
auf 1615 mmHg/s;entspricht -14%; 40 µg/kg KG: 1452 mmHg/s auf 1342 mmHg/s;
entspricht -9%;Kontrolle:1591 mmHg/s auf 1425 mmHg/s;entspricht -10%).

Abb.9. Veränderungen des arteriellen Perfusionsdruckes (P$_{art}$) und des Vo-
lumens im Oxygenator unter standardisierten Bedingungen bei Patienten mit
koronarer Herzerkrankung nach 20 µg/kg KG bzw. 40 µg/kg KG Alfentanil;
vergleichende Darstellung zu einer Kontrollgruppe; Meßdauer: 10 min

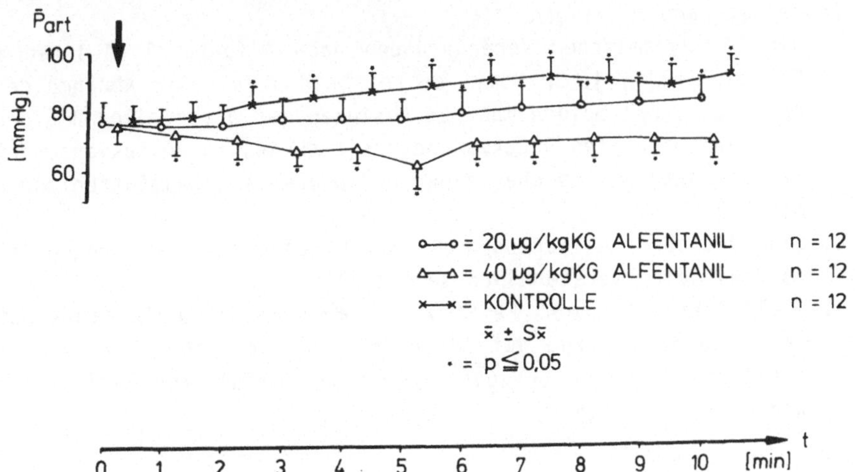

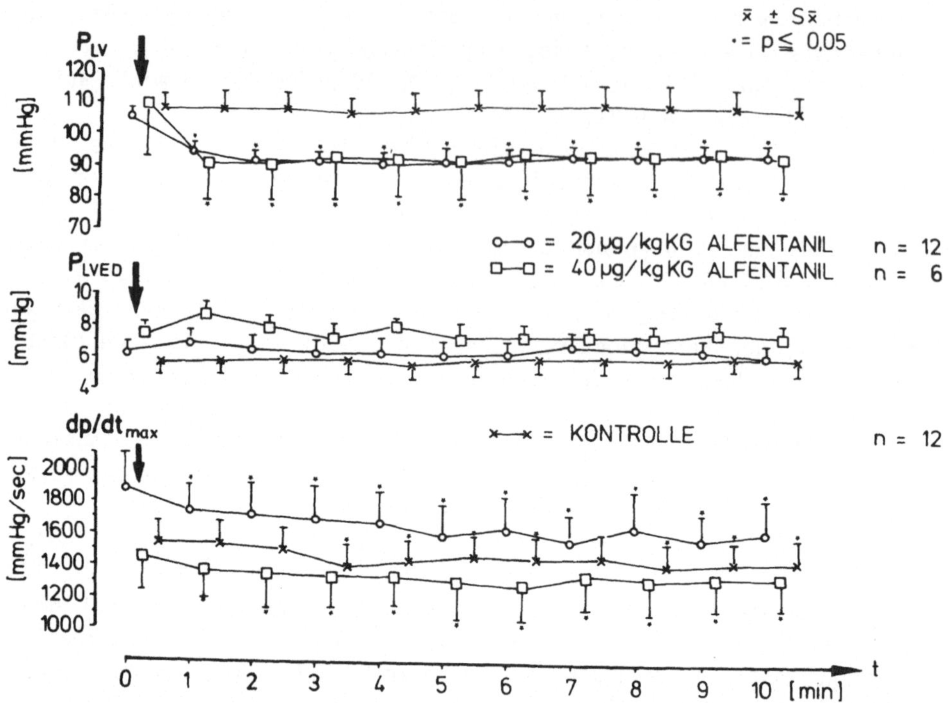

Abb.10. Veränderungen des Druckes im linken Ventrikel (p_{LV}), des linksventrikulären enddiastolischen Druckes (p_{LVED}) und der Druckanstiegsgeschwindigkeit im linken Ventrikel (dp/dt_{max}) während Basis-Neuroleptanalgesie bei Patienten mit koronarer Herzerkrankung nach 20 µg/kg KG bzw. 40 µg/kg KG Alfentanil; vergleichende Darstellung zu einer Kontrollgruppe; Meßdauer: 10 min

Insgesamt kann man sagen:

1. Die hämodynamischen Veränderungen nach Alfentanil gleichen denen nach Fentanyl [2,4,7]. So kommt es bei beiden zu einer Abnahme der Pulsfrequenz und, bei beiden muß das Absinken des arteriellen Blutdruckes, des linksventrikulären Druckes und des arteriellen Perfusionsdruckes in der Bypass-Phase als Zeichen einer peripheren Vasodilatation angesehen werden [6].

2. Eine Beatmung bei Narkosen mit Morphinomimetika zu fordern ist unnötig, da dies selbstverständlich sein sollte.

3. Vielleicht ist sowohl Fentanyl als auch Flunitrazepam eine potenzierende Wirkung in bezug auf Alfentanil zuzuschreiben, so daß auf die zusätzliche Gabe von Benzodiazepinen bei ambulanten Patienten verzichtet werden sollte [4,5].

LITERATUR

1. Brown JH, Pleuvry BJ, Kay B (1980) Respiratory effects of a new opiate analgesic R 39 209 in the rabbit: Comparison with Fentanyl. Br J Anaesth 52:1101
2. Castro de J,van de Water A,Wouters L,Xhonneux R,Reneman R,Kay B (1979) Comparative study of cardiovascular, neurological and metabolic side effects of light narcotics in dogs. Acta Anesthesiol Belg 30:5
3. Castro de J (1979) The clinical utilisation of R 39209 in analgesic anesthesia, a new morphinic with a short duration of action. Report to Janssen Pharamceutica
4. Castro de J (1979) Analgesic anaesthesia with R 39 209, a new short acting morphinomimetic (First clinical Trial). Report to Janssen Pharmaceutica
5. Castro de J, Mattez J (1979) A new short-acting morphinomimetic - R 39 209 combined with etomidate or flunitrazepam and droperidol for total intravenous anaesthesia. A comparative clinical investigation. Report to Janssen Pharmaceutica
6. Hempelmann G, Seitz W, Piepenbrock S, Meixner P, Schaps D, Schleussner E (1982) Dosisabhängige hämodynamische Effekte von Fentanyl bei herzchirurgischen Patienten. Anaesthesist 31:103
7. Hopkins SJ (1981) Alfentanil hydrochloride. Drugs Future 6:335
8. Kay B,Pleuvry B(1980)Human volunteer studies of R 39209 a new short-acting narcotic analgesic. Br J Anaesth 52:4
9. Kay B, Stephenson DK (1980) Alfentanyl (R 39 209): Initial clinical experience with a new narcotic analgesic. Anaesthesia 35:1197
10. Lange De S, De Bruijn N, Stanley TH, Boscoe MJ (1981) Alfentanil-oxygen anesthesia: comparison of continuous infusion and frequent bolus techniques for coronary artery surgery. Anesthesiology 55:42
11. Loneux Y,Dincq P,Driesens F (1980) Alfentanil, a new very short-acting analgesic during anaesthesia.7th World Congress of Anaesthesiologists. Hamburg p 288
12. Loneux Y, Dincq P,Royer Ph,Moerman M,Keersmaekers R, Driesens F (1979) The evaluation of alfentanil given by a continuous infusion (respiratory - and stress - parameters) (unpublished)
13. Niemegeers CJE, Janssen PAJ (1981) Alfentanil (R 39 209) - A particularly short acting intravenous narcotic analgesic in rats. Drug Develop Res 1:83
14. Stockman A, Caron D, Gallant J (1979) Alfentanil as an analgesic for operations of varying duration. (unpublished)
15. Van Leeuwen L, Deen L, Helmers JHJH (1981) A comparison of Alfentanil and Fentanyl in short operations with special reference to their duration of action and postoperative respiratory depression. Anaesthesist 30:397

Alfentanil bei koronarkranken Patienten

N. Franke

Zur Prüfung der Beeinflussung des großen und kleinen Kreislaufs durch Alfentanil im Vergleich zu Fentanyl wurde bei Patienten mit signifikanten Stenosen in 3 Koronargefäßen und in Ruhe normaler linksventrikulärer Funktion (EF>60%, LVEDP<13 mmHg) die zentrale Hämodynamik und die Blutgase untersucht.

Die Narkose wurde bei allen 28 Patienten mit Etomidat (0,3 mg/kg KG) Rohypnol (30 mcg/kg KG) und Pancuronium (0,1 mg/kg KG) eingeleitet, intubiert und mit einem Lachgas-Sauerstoffgemisch im Verhältnis 1:1 beatmet. Zur Messung systemischer Drucke wurde eine A.radialis kanüliert, ein Venenkatheter in den rechten Vorhof eingeführt und ein 4-lumiger Swan-Ganz-Thermodilutionskatheter in die A.pulmonalis eingeschwemmt.

Zur weiteren Untersuchung wurden die Patienten randomisiert und in 4 Gruppen zu je 7 Kranken aufgeteilt, die sich durch die Art der Narkoseunterhaltung unterschieden. Gruppe I: nach Narkoseeinleitung wurde eine Narkose über 60 min mit Alfentanil (2 mcg/kg x min) unterhalten. Gruppe II: Narkoseunterhaltung durch Alfentanil (1 mcg/kg x min) und Enflurane (1 Vol.%). Gruppe III: Narkoseunterhaltung durch einmalige Bolusinjektion von Fentanyl (50 mcg/kg). Gruppe IV: Narkoseunterhaltung durch einmalige Bolusinjektion von Fentanyl (25 mcg/kg) und Enflurane (1 Vol.%).

Messungen erfolgten nach Narkoseeinleitung, nach 15, 30 und 60 min Narkose.

Die Veränderungen der gemessenen Parameter waren während der Narkose mit Alfentanil und Fentanyl identisch und gegenüber den Ausgangswerten nicht unterschiedlich. Lediglich nach 60 min Narkose waren der arterielle Druck und der periphere Gesamtwiderstand in der Fentanylgruppe höher als in der Alfentanilgruppe.

Die Kombination von Alfentanil und Fentanyl mit Enflurane läßt die Herzfrequenz, den arteriellen Druck und das Herzzeitvolumen absinken. Die arterio-venöse Sauerstoffgehaltsdifferenz bleibt jedoch unverändert, so daß während der Narkose der Sauerstoffbedarf der Organe bei vermindertem Herzzeitvolumen weiter gedeckt wird.

Die Ergebnisse geben Hinweise darauf, daß Alfentanil gegenüber Fentanyl keine hämodynamischen Vorteile bietet. Die Kombination von Enflurane mit den beiden Substanzen vermindert die Herzfrequenz und den arteriellen Druck und damit den myokardialen Sauerstoffverbrauch. Dies läßt diese Kombination als vorteilhaft erscheinen.

70

Vergleichende Wirkung von Alfentanil und Fentanyl auf die Mechanik des isolierten Papillarmuskels

E. Hartung

ZUSAMMENFASSUNG

Als unspezifische Nebenwirkung von Opioiden in hoher Konzentration gilt die Minderung der Myokardkontraktilität. Die Wirkung des neuen, kurzwirksamen Alfentanil auf den isolierten Papillarmuskel der Katze wurde an 6 Präparaten untersucht und mit der von Fentanyl (n=8) verglichen. Nach Einbringen in eine oxygenierte (95% O_2; 5% CO_2) Thyrodelösung wurde unter gleichen Versuchsbedingungen (32°C; pH 7,2; Stimulationsfrequenz 0,5 Hz) dem Muskelbad in steigender Konzentration Alfentanil (4-543 µmol) bzw. Fentanyl (5-72 µmol) zugeführt. Für verschiedene Kontraktilitätsparameter wurden Konzentrations-Wirkungs-Kurven erstellt. Während die Grenzkonzentration für beide Opioide annähernd gleich ist (A: 2 µmol; F: 3,5 µmol), ist eine Myokarddepression von 50% bei 450 µmol Alfentanil bzw. 30 µmol Fentanyl zu beobachten. Auch in aequianalgetischer Konzentration ist Alfentanil günstiger: es beeinträchtigt die Funktion des isolierten Myokards nur 1/5 - 1/3 so stark wie Fentanyl.

Opioide wirken in hoher Konzentration auf das Myokard negativ inotrop. Dieser unspezifische Effekt [5] ist auch unter Berücksichtigung aequianalgetischer Konzentrationen für die einzelnen Opioide unterschiedlich stark [1,3,4,8]. Daher ist von Interesse wie stark das neu entwickelte Opioid Alfentanil das Myokard deprimiert und wie es hier im Vergleich zu Fentanyl wirkt. Dies ist am Modell des isolierten Katzenpapillarmuskels untersucht worden.

Vierzehn Präparaten, welche in einer mit Carbogen durchperlten Tyrodelösung gebadet waren, wurde unter gleichen Versuchsbedingungen, nämlich einer konstanten Temperatur von 32°C, einem pH von 7,2 und einer Stimulationsfrequenz von 0,5 Hz, entweder Alfentanil (n=6) oder Fentanyl (n=8) in steigender Konzentration zugesetzt.

Wie die erstellten Kraft-Geschwindigkeitsbeziehungen (Abb.1) zeigen, kommt es bei beiden Opioiden mit Kontraktionszunahme zu einer Linksverschiebung, d.h. zu einer Einschränkung der Verkürzungsgeschwindigkeit und Kraft. Hierbei verhalten sich Alfentanil und Fentanyl über weite Konzentrationsbereiche ähnlich, nämlich negativ inotrop und nach Auswaschen reversibel.Zum quantitativen Vergleich beider Opioide wurden Dosis-Wirkungskurven erstellt und die gemessene Längenänderung, Verkürzungsgeschwindigkeit, Kraft und maximale Kraftanstiegsgeschwindigkeit gegen die molare

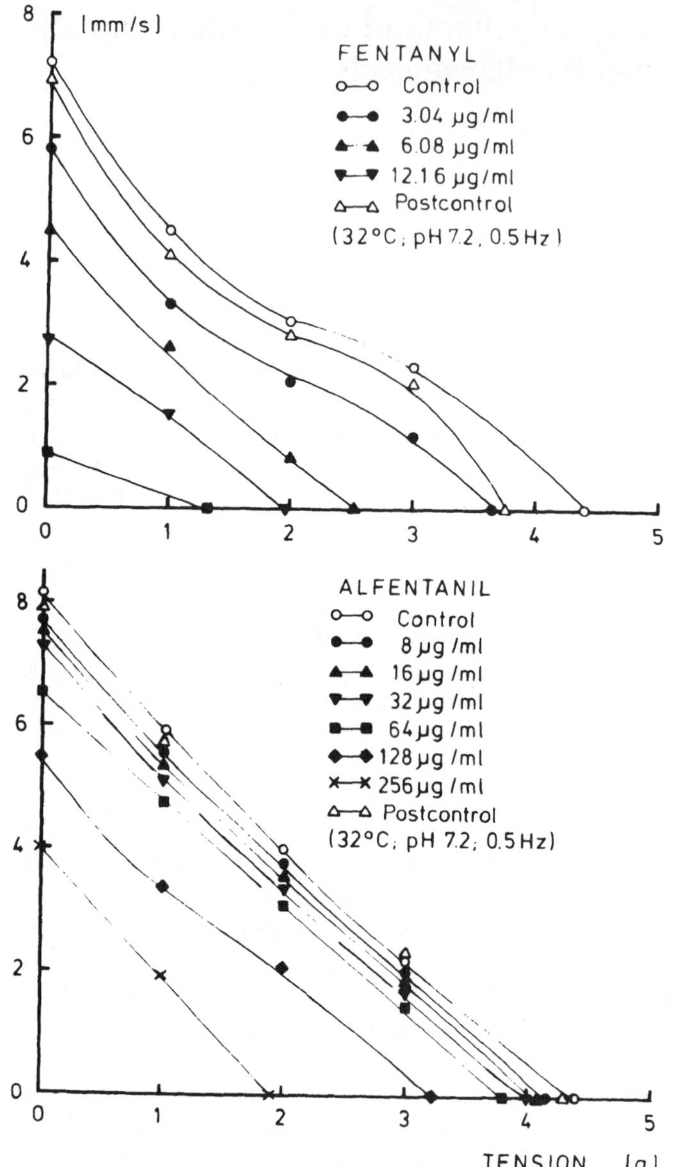

Abb.1. Die Wirkung von Fentanyl (n=8) und Alfentanil (n=6) auf das Myokard, dargestellt an der Kraft-Geschwindigkeits-Kurve. Mit steigender Konzentration kommt es zu einer Abnahme der Kontraktilität. Nach Auswaschen erholt sich der Muskel vollständig

Konzentration aufgetragen (Abb.2). Am Aktionsprofil ist zu erkennen, daß der depressorische Effekt unterschiedlich ist. Die Grenzkonzentration, ab welcher es zu einer Beeinträchtigung der Kontraktion kommt, ist für Alfentanil und Fentanyl annähernd gleich, nämlich 2,0 bzw. 3,5 M^{-6}. Die Konzentration für eine 50% Depression differiert beträchtlich. Sie beträgt für Alfentanil 450 und für Fentanyl 30 M^{-6}. Die Alfentanilkonzentration muß also 15 mal höher sein, um den gleichen Effekt zu bewirken. Mit anderen Worten besitzt Alfentanil nur 1/15 des Myokard depressiven Effektes von Fentanyl.

72

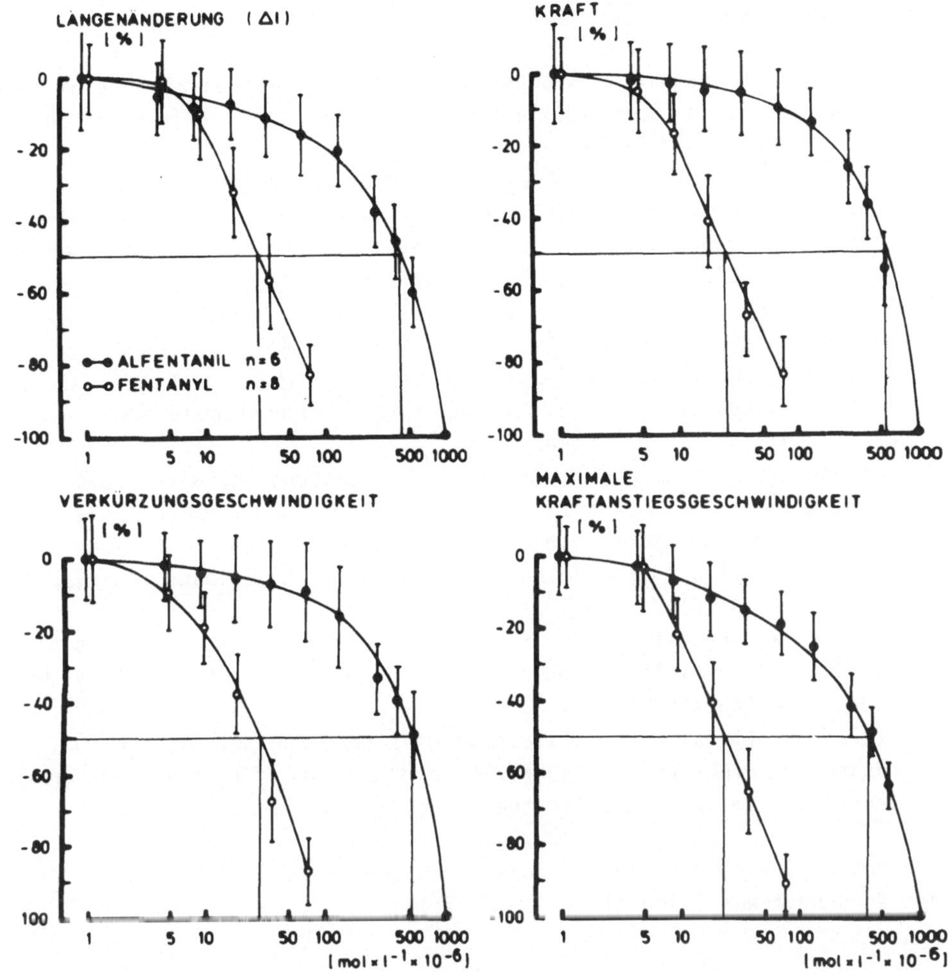

Abb.2. Die Wirkung von Alfentanil und Fentanyl auf das Myokard, dargestellt an der Konzentrations-Wirkungs-Beziehung für verschiedene Funktionsparameter. Sämtliche Meßwerte fallen konzentrationsproportional, jedoch unterschiedlich rasch ab. Der 50%-Effekt (horizontale Linie) wird durch Alfentanil in einer Konzentration von 450 M^{-6} und durch Fentanyl in einer Konzentration von 30 M^{-6} erreicht

Unter Berücksichtigung der unterschiedlich angegebenen analgetischen Potenz (Alfentanil:Fentanyl=4:1) [2],welche sich auch in verschieden hohen Plasmakonzentrationen für eine ausreichende klinische Analgesie zeigt (Alfentanil ca. 400 ng/ml [6], Fentanyl ca. 100 ng/ml [7]), kann geschlossen werden, daß in aequianalgetischer Konzentration Alfentanil die Mechanik des Myokards annähernd nur 1/4 so stark wie Fentanyl beeinträchtigt.

Dieser Unterschied dürfte jedoch ohne praktische Bedeutung sein, da Konzentrationen, welche das Myokard negativ inotrop beeinflussen, in vernünftiger klinischer Dosierung nicht erreicht werden.

73

LITERATUR

1. Amsterdam EA, Rendig S, Henderson GL, Mason DT (1976) Effects of narcotic analgesics on contractile function of isolated cardiac muscle. Proc West Pharmacol Soc 19:295
2. De Castro J,van de Water A,Wouters L,Xhonneux R,Reneman R,Kay R (1979) Comparative study of cardiovascular, neurological and metabolic side effects of eight narcotics in dog. Pethidine,piritramide,phenoperidine, fentanyl, R 39209, sufentanil, R 34995. Acta Anaesthesiol Belg 30:5
3. Goldberg AH, Padget CH (1969) Coparative effects of morphine and fentanyl on isolated heart muscle. Anesth Analg 48:978
4. Hartung E (1981) Die Wirkung verschiedener Opiate auf den isolierten Papillarmuskel der Katze. Vortrag auf Frühjahrstagung der nordrheinwestf. Anaesthesisten, Köln
5. Hartung E, Arndt J (1980) Opiat und Opiatantagonist wirken additiv auf die Mechanik des isolierten Papillarmuskels. Abstract 641: VII. Weltkongress für Anaesthesiologie, Hamburg
6. Schüttler J (1981) Neue intravenöse Anaesthetika:Opioide und Hypnotika. Abstract (E 3.10) ZAK Berlin
7. Stoeckel RK, Hengstmann JH, Schüttler J (1979) Pharmacokinetics of fentanyl as a possible explanation for recurrence of respiratory depression. Br J Anaesth 51:741
8. Strauer BE (1972) Contractile responses to morphine, piritramide, meperidine and fentanyl: a comparative study of effects on the isolated ventricular myocardium. Anesthesiology 37:304

Mit Unterstützung des Ministeriums für Wissenschaft und Forschung des Landes Nordrhein-Westfalen (II B 5 - FA 7211)

Diskussion

Vorsitz: D. Kettler, T. Peters

- Kettler -
Wir sollten insbesondere unser Augenmerk in der Diskussion darauf lenken,
ob relevante Unterschiede in der Fentanyl- und Alfentanilwirkung erkennbar
waren.
- Doenicke -
Darf ich vielleicht vorerst noch mal anknüpfen an die Proteinbindung der
Prämedikationen bzw. der Einleitungsanaesthetika. Ich glaube, daß man doch
nach einer Einleitung bzw. Prämedikation mit Flunitrazepam und ihrer unterschiedlichen Proteinbindung von Fentanyl und Alfentanil in der Form wie
es jetzt gerade von Herrn Kettler vorgeschlagen wurde, nicht vergleichen
kann, da spielen doch dann auch die unterschiedlichen physikalisch-chemischen Eigenschaften eine Rolle. Oder sehe ich das falsch?
- Kettler -
Da sich keiner meldet, möchte ich gleich fragen, ob jemand mal ganz kurz
und knapp erklären kann, welche Rolle die Proteinbindung überhaupt spielt
bei der Bioverfügbarkeit von Pharmaka.
- Peters -
Bei der Proteinbindung von Pharmaka muß man grundsätzlich zwei Arten unterscheiden: Es gibt Eiweißbindungen einer festen und schwer reversiblen
Art. Ich glaube, die finden wir bei den Substanzen, die besprochen worden
sind,nicht. Und es gibt die einfache Adsorption an Eiweiße aufgrund hydrophober Wechselwirkungen, deren Intensität von den physikalisch-chemischen
Eigenschaften der jeweils betrachteten Substanz abhängt und die leicht
reversibel ist. Auch Benzodiazepine sind physikalisch-chemisch an Eiweiße
adsorbiert. Interferenzen bei der Eiweißbindung gibt es eigentlich nur
dann, wenn beide Interferenzpartner in so hoher Konzentration vorliegen,
daß tatsächlich die Kapazität der Eiweiße nicht mehr ausreicht,um den primären oder sekundären Partner zu binden. Wir bezeichnen als "Primär-
Partner" denjenigen, der verdrängt wird und seine pharmakologische Wirkung
zeigt. Sie sprachen aus der Prämedikation, als mögliche Interferenzpartner
ein Barbiturat und Flunitrazepam an. Ich sehe bei dieser Kombination keine
mögliche Interferenz bezüglich der Eiweißbindung, weil einer der Partner -
nämlich das Flunitrazepam - in so niedriger Blutkonzentration vorliegt,
daß nur ein Bruchteil der Albuminmoleküle im Blut von dieser Substanz besetzt wird. Um ein bekanntes Beispiel zu wählen:Im therapeutischen Gleichgewicht wird 1 Molekül Digitoxin auf 10.000 Albuminmoleküle gebunden. Man
könnte also 9.999 Albumine mit anderen Pharmaka besetzen, ohne eine Inter-

ferenz mit der Eiweißbindung zu erzeugen. Deswegen kann man Digitoxin auch
aus der Eiweißbindung praktisch nicht verdrängen.Das gelingt nur in vitro,
indem man extrem hohe Pharmakonkonzentrationen, die therapeutisch nicht
auftreten, verwendet.

- Kettler -

Vielen Dank, das ist eine eindeutige Aussage.

- Jost -

Ich möchte es einfach mal als Frage in den Raum stellen,aus den klinischen
Beobachtungen,ich kann da nicht mit Untersuchungen dienen, sondern nur mit
klinischen Beobachtungen, glaube ich, daß wir über die Wechselwirkungen
zwischen Morphinomimetika und Benzodiazepinen und gegenseitiger Wirkungsverstärkung noch nicht genug wissen: Die Interaktion von Flunitrazepam,
mit einem sehr schnell, sehr stark wirkenden Morphinomimetikum, scheint
mir doch eine große Rolle zu spielen.

- Peters -

Ich habe nicht gemeint, daß es keine pharmakologischen Interferenzen gibt,
sondern nur den einen Gesichtspunkt der Interferenz über Verdrängung aus
der Eiweißbindung betrachtet.Über pharmakodynamische Interferenzen, gerade
was die zentrale Atemdepression und die periphere Atemdepression durch
Benzodiazepine in Kombination mit Barbituraten oder Opiaten angeht, gibt
es keine Zweifel.

- Kettler -

Ja ich glaube darum ging es auch Herrn Doenicke, weniger um den Mechanismus sondern um die Tatsache als solche, der Wirkungsverstärkung durch Benzodiazepine überhaupt. Wünscht jemand zu dieser Frage der Interaktion das
Wort oder können wir das noch auf später verschieben? Ich möchte jetzt
aber doch zu den beiden Vorträgen zurückkommen und zur Frage der vergleichenden Hämodynamik nochmal Ihre Aufmerksamkeit erwecken.Gibt es aus Ihrer
Sicht, bezüglich der äquianalgetischen Dosis - was schon mal ein Unterfan-
gen für sich ist - gibt es dann noch unterschiedliche Effekte bezüglich
der Pharmakodynamik bei vergleichbaren Plasmaspiegeln unter Zugrundelegung
dieser äquianalgetischen Dosen oder sind es etwa vergleichbare Phänomene
der Substanzen?

- Frey -

In diesem Zusammenhang sollte man vielleicht noch mal die Pharmakologen
aus Beerse fragen, denn bei der klinischen Prämedikation ist im allgemeinen so viel gegeben worden was die pharmakologischen Einwirkungen z.B. den
vagalen Effekt abblockt, daß man hier schon auf die relativ reinen Versuchsbedingungen zurückkommen sollte. Falls also Herr Niemegeers sich dazu
äußern wollte, hielte ich das vielleicht für ganz gut.

- Niemegeers -

Es gibt keinen großen Unterschied zwischen Fentanyl und Alfentanil, wenn
man gleiche analgetische Dosen benutzt.

- Kettler -

Ja, das war eine klare Antwort. Wenn Sie einverstanden sind, dann könnten
wir das Thema hinsichtlich der Kreislaufeffekte hier beenden. Das 2. wäre

noch, es klang immer wieder an, daß das Alfentanil mehr sediert. Ist das
allgemein der Eindruck?

- Hempelmann -

Die Substanz selbst, glaube ich nicht; aber es sind einige Äußerungen im
Laufe des Tages schon gekommen, daß die Kombination von verschiedenen Substanzen mit dem Alfentanil doch überraschende Ergebnisse gebracht hat.Herr
Vanden Bussche hatte so ein paar Anmerkungen vorhin gemacht, können Sie
diese nicht vielleicht hier erläutern?

- Vanden Bussche -

Ich muß sagen, das sind nur kleine klinische Eindrücke, daß z.B. die Kombination von den Benzodiazepinen speziell Lorazepam mit Alfentanil einen
extrem potenzierenden Effekt hat, sodaß z.B. die Induktionsdosis, die Ein-
schlafdosis über die ich morgen sprechen werde, halbiert wird nach einer
Lorazepam-Prämedikation. Was sich in der Klinik auch gezeigt hat, ist, daß
nach einer Kombination mit Etomidat mindestens manchmal,das hängt von der
Alfentanildosis ab, die Patienten länger schliefen und die Spontanatmung
später zurückkehrt. Gibt es eine Erklärung dafür?

- Schüttler -

Ich möchte noch einmal auf den hypnotischen Effekt von Alfentanil eingehen, der heute morgen auch in einem unserer Vorträge behandelt wurde. Danach sieht es so aus, - wenn wir Alfentanil mit Fentanyl vergleichen, -
daß Alfentanil per se einen stärkeren hypnotischen Effekt hat als Fentanyl. Man kann mit Alfentanil alleine ohne Zugabe von Lachgas eine Monoanaesthesie machen, das ist bei den entsprechenden Plasmaspiegeln, die
auch für eine ausreichende Narkosetiefe im analgetischen Sinne notwendig
sind, durchaus möglich.Das haben wir mit EEG-Untersuchungen nachvollziehen
können, wenn Sie sich an dieses Power-Spektrum heute morgen erinnern, wo
primär nur der Alfentanileffekt gezeigt worden ist und ein sofortiger Fre-
quenz-Shift nach dem Anstellen der Alfentanilinfusion zu beobachten war.
Wenn Sie zusätzlich den Median der EEG-Frequenzverteilung betrachten, auch
in den Phasen wo wir Lachgas abgestellt haben, dann muß man sagen, Alfentanil hat eindeutig eine stärkere hypnotische Wirkung als Fentanyl.

- Kettler -

Es wird mit Recht darauf hingewiesen, daß das jetzt das Thema der nächsten
Sitzung ist und das veranlaßt mich, die Diskussion zu beenden.

Neurophysiologische Untersuchungen mit dem kurzwirksamen, intravenösen narkotischen Analgetikum Alfentanil

A. Wauquier

ZUSAMMENFASSUNG

Die Wirkungen von Alfentanil auf das EEG und die SSEVP beim Hund und das EEG des Menschen wurden anhand einer Computerauswertung untersucht. Bei Hunden treten Entladungen in Form von Mehrfachwellenkomplexen hoher Amplitude vor einem schnellen Hintergrund im Cortex auf. Subkortikal beobachtet man Delta-Wellen mit hoher Amplitude, die länger als die kortikalen Veränderungen anhalten. Die Dauer des Poweranstieges in den einzelnen Frequenzbereichen und der elektromyographische Abfall gehen mit dem Verlust des Aufrichtungsreflexes einher. Die Dauer der narkotisch-hypnotischen Phase ist dosisabhängig. Die subkortikalen EEG-Veränderungen gehen mit einer anhaltenden Analgesie bei gleichzeitiger Cortexnormalisierung einher. Es treten keine wesentlichen langanhaltenden Nachwirkungen des Arzneimittels auf, wie sich anhand der Schlaf-Wachaufzeichnungen, beginnend 120 min nach Alfentanil-Verabreichung, beweisen ließ. Aus der Untersuchung der SSEVP wird deutlich, daß keine Unterdrückung der primären afferent-sensorischen Bahnen eintritt. Nach peripherer Stimulation erreicht der sensorische Reiz den Cortex, wird jedoch nicht wahrgenommen, da die assoziativen Gebiete oder Regionen, die den sensorischen Reiz modifizieren, gehemmt werden. Es sind weitere Untersuchungen erforderlich um feststellen zu können, welche Strukturen vorwiegend betroffen sind.

Aus der Untersuchung an Patienten geht hervor, daß Bolusdosen von $\leqslant$ 100 µ/kg und Infusionsdosen von 1-10 µg/kg/min das EEG in ähnlicher Weise wie Fentanyl und Sufentanil beeinflussen, obwohl die langsamen Wellen durch schnelle Frequenzen überlagert sind.

Weitere Untersuchungen sind außerdem zur Bestätigung der Beobachtung, daß die Rückkehr der Alpha- und Beta-Frequenzaktivitäten ein Indikator der postnarkotischen Erholung ist, erforderlich.

Analgetische Potenz, Wirkungsdauer und Sicherheit von Alfentanil bei Ratten und Hunden wurden bereits früher beschrieben [4,5]. Wie andere narkotische Analgetika erzeugt Alfentanil EEG-Synchronisation (Amplitudensteigerung und Frequenzabfall) und Verhaltensdepression [9]. Anhand der Computeranalyse des EEG lassen sich jedoch Unterschiede zwischen Alfentanil und anderen Narkotika nachweisen.

Der vorliegende Beitrag faßt frühere Ergebnisse zur Wirkung akuter Einmalinjektionen von Alfentanil auf das EEG von Hunden zusammen und berichtet über die Wirkung von Alfentanil-Infusionen. Weiterhin ist das Ausmaß der Reaktivitätsänderungen des Gehirns auf sensorische Reize interessant.

Dazu wurden somatosensorisch erzeugte Potentiale (SSEVP) in Cortex, Lemniscus und Thalamus des Hundes nach verschiedenen i.v. Dosen von Alfentanil gemessen.

Zusätzlich zu den Tierexperimenten wurden EEG-Analysen bei Patienten mit chirurgischen Eingriffen am offenen Herzen ausgeführt. Anhand einer 1. Studie wurde ein Globaleindruck der EEG-Veränderungen bei 8 Patienten nach verschiedenen Dosen erhalten. In einer 2. Vorstudie wurde ein standardisiertes Dosierungsschema verwandt und nicht nur die EEG-Veränderungen vor der Bypass-Operation beobachtet,sondern auch spätere Veränderungen,die auf der Basis des EEG Auskunft über die Erholung aus der Narkose geben können.

ELEKTROENZEPHALOGRAPHISCHER EFFEKT BEI HUNDEN

Alfentanil als Bolusinjektion

Die Wirkungen von 0,04, 0,16 und 0,63 mg Alfentanil/kg KG wurden an Hunden mit implantierten Kortikal- und Subkortikalelektroden untersucht [9]. Die Analyse erfolgte durch visuelle und Computermethoden. Abb.1 zeigt die Wirkung der mittleren Alfentanildosis (0,16 mg/kg) auf das EEG. Das Aktivitätsspektrum ähnelte denen, die bei anderen Dosen beobachtet wurden, doch war die Wirkungsdauer unterschiedlich.

Nach 10 s kam es zu einem subkortikal einsetzenden Amplitudenanstieg mit Frequenzabfall. Danach kam es im Cortex zu Entladungen von Mehrfachwellenkomplexen vor einem Hintergrund gemischter Frequenzaktivitäten. Die kortikalen Entladungen traten mit einer Frequenz von 15/min vor schnellen Hintergrundaktivitäten auf. Subkortikal wurden vorwiegend Theta- und Delta-Wellen hoher Amplitude, überlagert durch schnelle Frequenzen, beobachtet.

Die EEG-Daten wurden weiterhin einer quantitativen Powerspektrumanalyse unterzogen. Abb.2 zeigt die totalen Poweränderungen anhand der frontalokzipitalen Ableitung des Cortex nach Morphin, Fentanyl, Sufentanil und Alfentanil. Nach Alfentanil 0,16 mg/kg tritt ein 16 min dauernder Anstieg auf. Wegen der Entladungen hoher Amplitude war der Poweranstieg nach Alfentanil höher als nach den anderen narkotischen Analgetika.

Nach dem für Schlafuntersuchungen entwickelten Verfahren [11] wurde eine Breitbandspektralanalyse ausgeführt. Nach Alfentanil kommt es in verschiedenen Frequenzbereichen zu einem unmittelbaren Poweranstieg.Die Dauer des Poweranstieges und die zugehörige Verminderung der elektromyographischen Aktivität ist dosisabhängig und entspricht der Dauer des Verlustes des Aufrichtreflexes. Diese Periode nennt man die "narkotisch-hypnotische Phase". Der relative Anteil der Power verschiedener Frequenzbereiche an der gleich 100 gesetzten totalen Power wurde berechnet und ergab, daß im Delta-Bereich alle Verbindungen in allen Strukturen zu einem Poweranstieg führen, während der Powerbeitrag der hohen Frequenzbereiche absinkt. Bei Alfentanil konnte eine Dosis-Wirkungsbeziehung nachgewiesen werden.

Die EEG-Änderungen im Subcortex hielten länger als im Cortex an. Dies kann mit der anhaltenden Analgesie bei gleichzeitiger kortikaler Wachheit zusammenhängen.

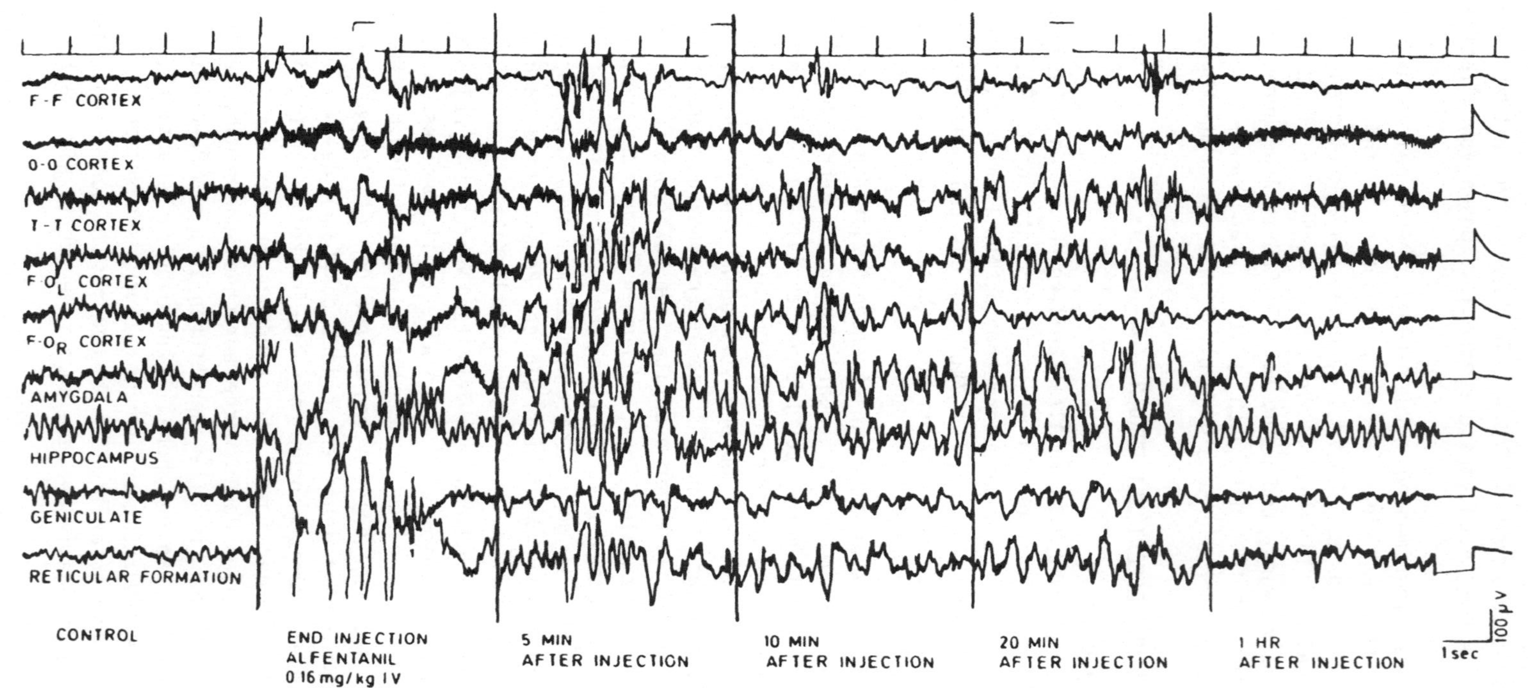

Abb.1. Ausgewählte Perioden aus der EEG-Aufzeichnung von fentanil pro kg KG.Die Ableitungen sind am linken Abbil- einem Hund vor und nach i.v. Injektion von 0,16 mg Al- dungsrand bezeichnet.

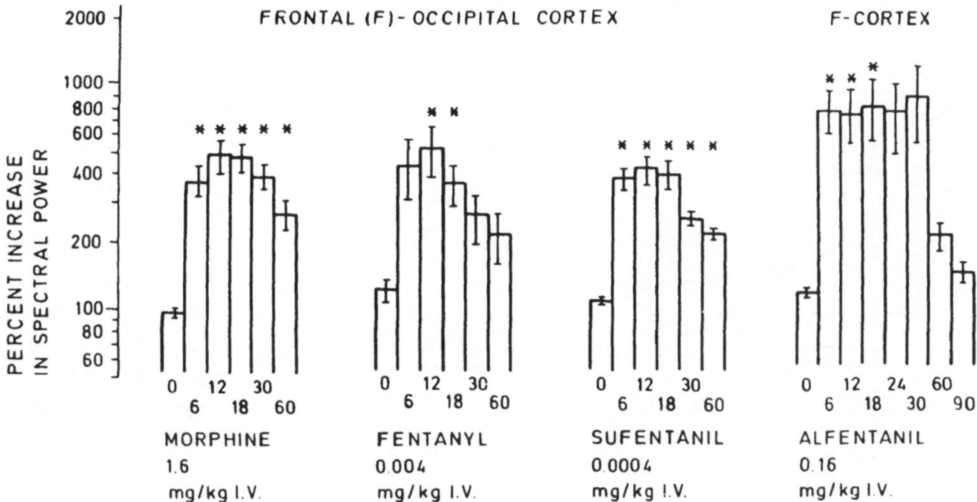

Abb.2. Gesamtpower (Bandbreite: 0-40 Hz) des Frontal-okzipital- und Frontalcortex während der Kontrollperiode (1. Säule, 60 min vor Injektion) und nach i.v. Injektion narkotischer Analgetika im Vergleich zur 2. Kontrolle (30 min vor Injektion). Die Ergebnisse wurden an 5 Hunden erhalten (Mittelwert ± Standardfehler).
*: signifikanter Unterschied (p < 0,05)

Um die postnarkotischen Wirkungen zu untersuchen,wurde das Schlaf-Wachverhalten von Hunden über 16 h, beginnend 120 min nach der Alfentanil-Injektion, untersucht. Zwar wurde keine Änderung am prozentualen Anteil des REM-Schlafes, wohl aber eine nicht-signifikante Verlängerung des Wachzustandes und eine Verkürzung des Langsamwellenschlafes festgestellt. Dies deutet an, daß Alfentanil keine signifikanten langdauernden Nachwirkungen besitzt.

Infusion von Alfentanil

Die Wirkung von i.v. infundiertem Alfentanil auf das EEG curarisierter und künstlich beatmeter Hunde wurde mittels einer Computermethode analysiert [8].Zuerst wurde ein Alfentanilbolus von 0,16 mg/kg gegeben.7,5 min später begann eine 60 min dauernde Infusion von 0,01 mg/kg/min. Nach der Bolusinjektion kam es sehr schnell zu EEG-Veränderungen (mediane Dauer bis zum Auftreten der Veränderungen 30 s nach dem Beginn der Injektion). Diese bestanden in langsamen Wellen hoher Amplitude, gefolgt von Entladungen zweiphasiger Wellen hoher Amplitude gemischter Frequenzen vor einem Hintergrund hauptsächlich von Theta- und langsamen Alpha-Wellen. Diese Entladungen waren spezifisch auf den Cortex lokalisiert. Eine quantitative Analyse (Abb.3) ergab, daß die Gesamtpower der Frontal-frontal-Ableitung (F-F) am Ende der Infusion abfiel, während sie in der Okzipital-okzipital-Ableitung (0-0) erhalten blieb. In beiden Strukturen kam es zu einem deutlichen Anstieg der Delta-Power. In der Amygdala und dem Hippocampus kam es zu einem

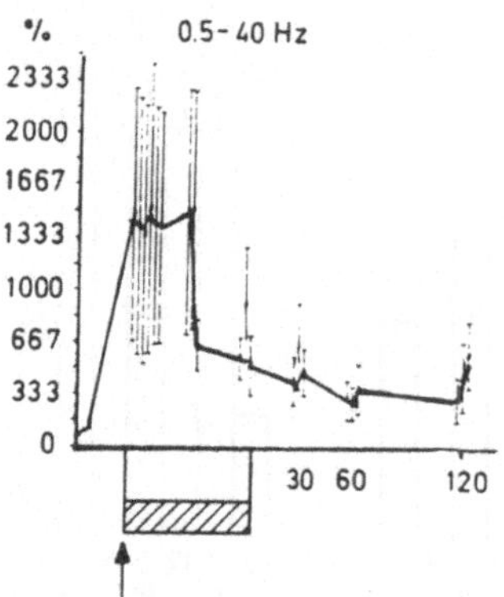

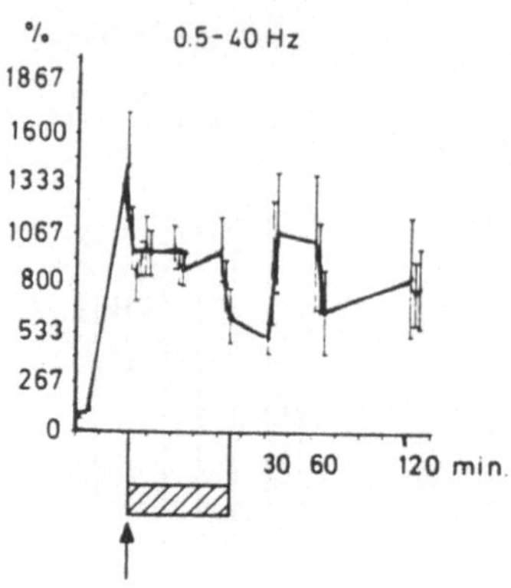

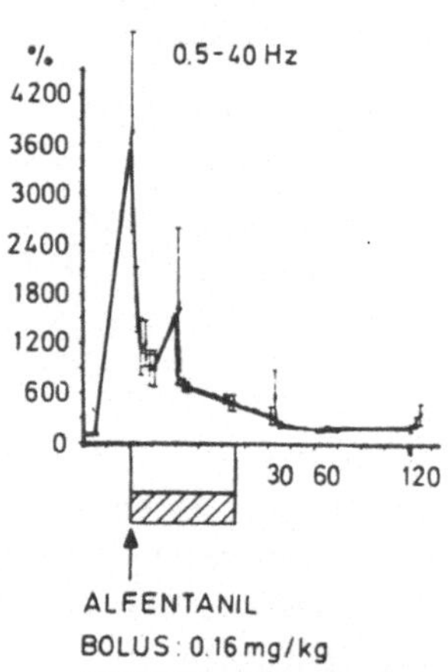

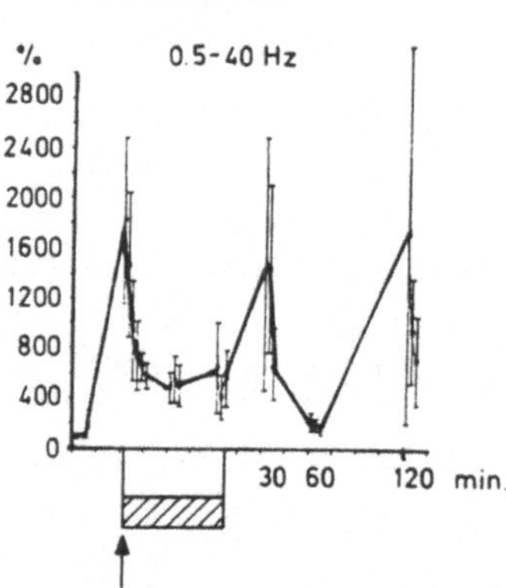

Abb.3. Gesamtpower (0,5-40,0 Hz) vor (erste 3 Messungen), während (12 Messungen) und nach (9 Messungen) einem Alfentanil-Bolus von 0,16 mg/kg, gefolgt von einer Infusion von 0,01 mg/kg/min während 60 min, angedeutet als horizontaler Strich unterhalb der Abszisse. Die Ableitungen sind am oberen Abbildungsrand bezeichnet

schnellen Abfall der Gesamtpower nach Beginn der Infusion, doch blieben die Werte noch 1-2 h nach der Infusion erheblich über den Kontrollwerten.

Die relative Power (Gesamtpower: 0,5-40 Hz = 100%) der Frequenzbereiche unterhalb 9,5 Hz stieg in beiden Kortikalableitungen (F-F und O-O) an, während sie oberhalb 13,5 Hz abfiel. In der Amygdala blieb die relative Power im Delta-Bereich bis zu 2 h nach der Infusion hoch, stieg im Theta-Bereich an und sank im Frequenzbereich > 9,5 Hz während der Infusion ab. Im Hippocampus verringerte sich die relative Power im Frequenzbereich oberhalb 9,5 Hz. Nach Beendigung der Infusion kehrte die Spontanatmung nach einer medianen Dauer von 220 s zurück. Die Hunde machten nach einer medianen Dauer von 15 min 30 s die ersten Aufrichtungsversuche.

Diese Untersuchung erlaubt den Vergleich zwischen den in Frontal-frontal- und Okzipital-okzipital-Ableitungen wahrnehmbaren Wirkungen. Hauptsächlich ist eine Dissoziation zwischen der Gesamtpower im Frontalcortex, die innerhalb 30 min nach Beginn der Infusion stark abfällt, und im Okzipitalcortex, die während und nach der Infusion hoch bleibt, zu beobachten.

Abb.4.Dreidimensionale Darstellung der Powerveränderung im Frequenzbereich 0,5-30 Hz unter Alfentanil und der Antagonisierung durch Naloxon.Die Frequenz ist auf der Abszisse aufgetragen, die Zeit auf der Ordinate, von unten nach oben zunehmend; jede Linie stellt 30 s im EEG dar

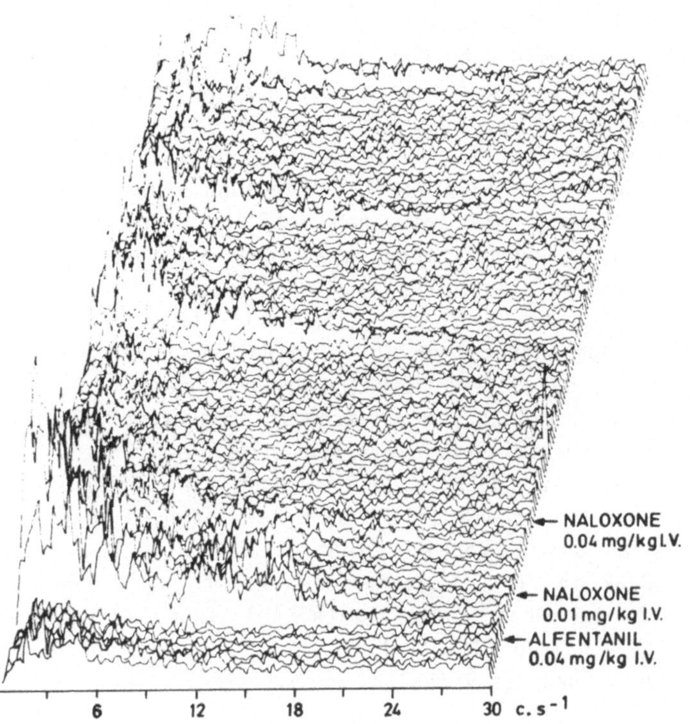

NALOXONE
0.04 mg/kg I.V.
NALOXONE
0.01 mg/kg I.V.
ALFENTANIL
0.04 mg/kg I.V.
6   12   18   24   30 c.s⁻¹

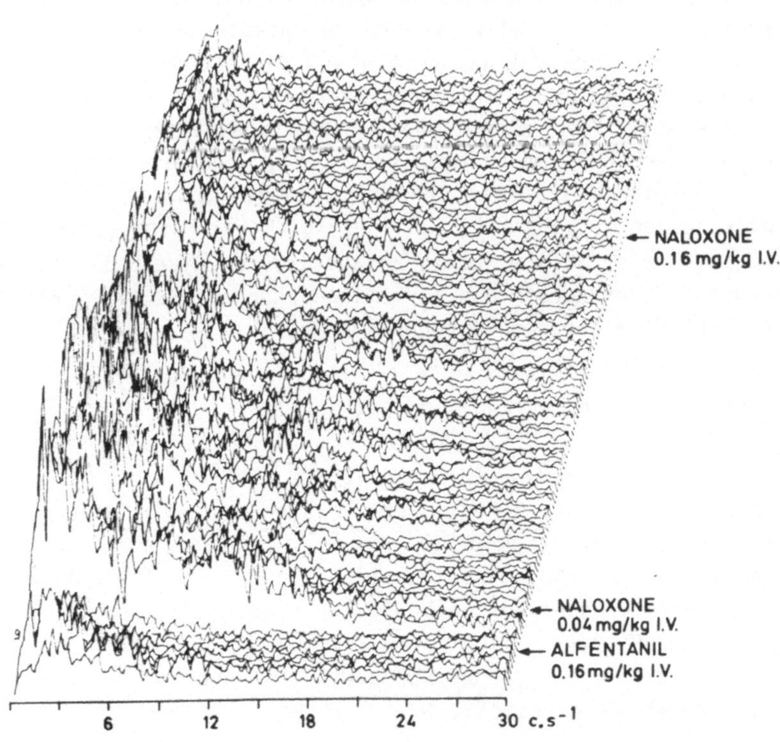

NALOXONE
0.16 mg/kg I.V.
NALOXONE
0.04 mg/kg I.V.
ALFENTANIL
0.16 mg/kg I.V.
6   12   18   24   30 c.s⁻¹

Im Okzipitalcortex steigt außerdem die Beta-Aktivität (> 13,5 Hz) unmittelbar nach Beendigung der Infusion an, obwohl die Power im Delta-Bereich hoch bleibt. Die Bedeutung dieser kortikalen Dissoziation ist gegenwärtig noch unklar. Jedoch lassen sowohl die schnelle Rückkehr zu den Kontrollwerten in der Frontal-frontal-Ableitung als auch die erhöhte Beta-Aktivität in der Okzipital-okzipital-Ableitung eine schnelle Erholung erwarten. Dies wird durch die Tatsache bestätigt, daß die mediane Dauer zwischen Infusionsende und Aufrichtungsversuchen nur 15 min 30 s beträgt.

Der Powerabfall in der Frontal-frontal-Ableitung während der Infusion könnte auf einen sinkenden Alfentanil-Plasmaspiegel zurückzuführen sein. Ob die Hunde während der Infusion das Bewußtsein erlangten, ist nicht zu beurteilen, da sie ein Muskelrelaxans erhielten. Es sind weitere Untersuchungen erforderlich, um mögliche Zusammenhänge zwischen EEG-Veränderungen und der Pharmakokinetik des Alfentanils aufzufinden.

Aus der beschriebenen Untersuchung sind folgende Schlüsse zu ziehen: Die Alfentanilwirkung drückt sich sehr schnell in den EEG-Ableitungen der kortikalen und subkortikalen Strukturen aus. Nach einem anfänglich sehr hohen Peak in den EEG-Aktivitäten kommt es zu einem allmählichen Abfall außer in der Okzipital-okzipital-Ableitung, deren Aktivität während der Infusion erhalten bleibt. Nach Infusionsende kehrt die Spontanatmung sehr bald zurück und das Verhalten normalisiert sich schnell.

Antagonisierung durch Naloxon

Ähnlich anderen Narkotika-Antagonisten ist Naloxon in der Lage, die verschiedenen Alfentanil-Wirkungen zu antagonisieren. Dazu gehören Analgesie und Muskelstarre bei Ratten [5] und die Atemdepression bei Kaninchen [2]. Naloxon beseitigt auch die EEG-Wirkungen des Alfentanils beim Hund.

Aus Abb.4 ist zu erkennen, daß die Alfentanil-Wirkung von 0,04 mg/kg nicht durch 0,01 mg Naloxon pro kg KG, wohl aber durch 0,04 mg/kg i.v. zu antagonisieren ist. Der Injektion folgen Spontanschwankungen im EEG. Die Wirkung von 0,16 mg Alfentanil je kg KG war nicht durch 0,04 mg Naloxon/kg KG, wohl aber 0,16 mg/kg zu antagonisieren.Dies bedeutet,daß gewichtsäquivalente Naloxondosen die Narkotikawirkungen des Alfentanils einschließlich der EEG-Veränderungen antagonisieren.

SOMATOSENSORISCH ERZEUGTE POTENTIALE

Somatosensorisch erzeugte Potentiale (SSEVP) wurden im primär-rezeptorischen Areal S_1 des Cortex, dem medialen Lemniscus und dem ventralen postero-lateralen Thalamus durch Pfotenstimulation und im Cortexgebiet S_1 nach Lemniscus- und Thalamusstimulation bei 7 Bastardhunden gemessen [7]. Abb.5 zeigt eine Originalaufzeichnung von einem Hund. Die aus dem Cortex ableitbaren SSEVP nach Pfotenstimulation bestehen aus einer zweiphasigen Anfangsspitze (P_1, N_1), der späte Wellen (oder Nachentladungen) (P_2, N_2, P_3, N_3) folgen (P = positiv, N = negativ). Die zweiphasige Anfangsspitze der

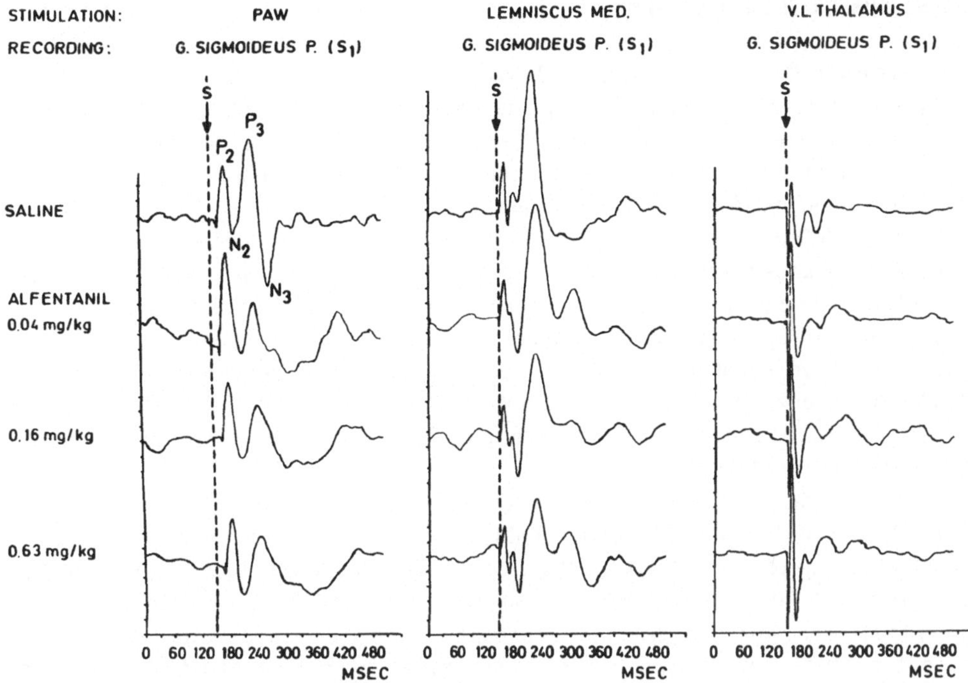

Abb.5. Einfluß von Alfentanil auf SSEVP, die in der beschriebenen Weise aufgezeichnet wurden. Jeder SSEVP-Wert ist der Mittelwert aus 250 Stimulationen. Die Analyse begann 150 ms vor der Stimulation

aus dem Cortexgebiet S_1 abgeleiteten SSEVP nach Lemniscus- oder Thalamusstimulation weist eine kürzere Latenzzeit und größere Amplituden auf (Abb.5). Die SSEVP wurden nach i.v. Injektion von 0,04, 0,16 und 0,63 mg Alfentanil/kg KG registriert. Die anfängliche zweiphasige Spitze nach Pfotenstimulation blieb hierdurch unverändert und nach Lemniscus- oder Thalamusstimulation kam es entweder zu keiner Veränderung oder zu Verstärkung (Abb.5). Weiter resultierten dosisabhängige Verminderung der Amplitude und Verlängerung der Latenzzeiten der Nachentladungen (P_2, N_2, P_3, N_3) der kortikalen SSEVP nach Pfotenstimulation. Die späten Wellen P_3, N_3 reagierten empfindlicher auf die Alfentanil-Wirkung als der Komplex P_2, N_2. Nachentladungen der SSEVP nach Lemniscus- oder Thalamusstimulation wurden durch Alfentanil nicht verändert.

Dies läßt vermuten, daß Alfentanil die primären afferent-sensorischen Bahnen nicht beeinflußt. Somit erreichen die sensorischen Reize den Cortex, werden jedoch aufgrund einer Unterdrückung anderer Hirnstrukturen nicht wahrgenommen. Dabei handelt es sich möglicherweise nicht um den Cortex selbst, da die SSEVP nach Lemniscus- und Thalamusstimulation unverändert sind. Es ist zu vermuten,daß Hirnstrukturen,die die sensorischen Reize modifizieren, z.B. die Formatio reticularis oder andere Thalamuskerne, eine Rolle spielen.

EEG-WIRKUNGEN BEIM MENSCHEN

Gemeinsam mit den Anaesthesisten Bovill und Sebel (Dr.Sebel arbeitet jetzt
am London University Hospital) wurde am Wilhelmina-Gasthuis in Amsterdam
eine Pilotstudie mit Alfentanil unter Narkosebedingungen ausgeführt [10].
8 Patienten (1 Frau, 7 Männer) im Alter von 48-66 Jahre wurden 1 1/2 h vor
Anaesthesiebeginn mit Elektroden und einer Lorazepam-Prämedikation (4 mg
bei einem KG von $\leq$65 kg, 5 mg bei 65 >kg) versehen. Papier- und Magnet-
bandaufzeichnungen wurden vor Narkosebeginn gestartet. Die Aufzeichnungen
erfolgten mit einem 8-Kanal Beckman-Accutrace und 4 Ableitungen (T_3-C_O,
T_4-C_O, F_{p1}-O_1,F_{p2}-O_2) wurden durch einen Analogbandrecorder (Tandberg
Instrumentation Recorder,Serie 100) aufgenommen. Die Verstärker wurden auf
50 µV/cm (obere Kanäle) und 200 µV/cm (untere Kanäle) eingestellt, die
Filter auf 50 Hz, die Zeitkonstante auf 0,3 s und die Papiergeschwindig-
keit auf 3 cm/s (Abb.6).

Nach $\geq$ 6 min folgte ein i.v. Alfentanil-Bolus und danach 8 mg Pancuronium. Die Infusion wurde 3-4 min später begonnen. Die Bolusdosis lag zwischen 54,6 µg/kg und 188,7 µg/kg, die Infusionsdosen lagen zwischen 1,6
µg/kg/min und 10,7 µg/kg/min. Sie wurden nicht konstant gehalten, sondern
den klinischen Notwendigkeiten angepaßt. Nach der Intubation wurden die
Patienten mit einem Sauerstoff-Luftgemisch (1:1) beatmet, 1 Patient
erhielt Lachgas-Sauerstoff.

Die Aufzeichnungen dauerten 90 min, d.h. bis etwa zu dem Moment, in dem
die Patienten an die Herz-Lungenmaschine angeschlossen und gekühlt wurden.
Die Analysenmethode ist bereits beschrieben worden [1,6,11].

Abb.6 zeigt die EEG-Veränderungen bei 2 Patienten. Die vorherrschende
Beta-Aktivität vor Alfentanil-Verabreichung ist eine nach Benzodiazepinen,
hier Lorazepam, wohlbekannte Erscheinung. Nach dem Alfentanil-Bolus treten
Delta-Wellen mit hohen Amplituden auf.Die Amplituden nehmen jedoch schnell
(ungefähr innerhalb 5 min) ab und erreichen ein Plateau. Dies ist mehr auf
eine Amplitudenverminderung als auf Frequenzabfall zurückzuführen. Die
schnellen Aktivitäten im Alpha- und Beta-Bereich sind durch langsame Wellen niedriger Amplitude überlagert. Es trat keine deutliche Synchronisation zwischen den Kanälen auf. Diese Erscheinungen lassen vermuten, daß
sich das EEG-Muster nach Alfentanil von dem nach Fentanyl unterscheidet.
Aus EEG-Untersuchungen an Hunden geht ebenfalls hervor, daß Alfentanil und
Fentanyl das EEG unterschiedlich beeinflussen. Unter Alfentanil beobachtet
man einen schnellen Hintergrund bei gleichzeitig viel geringerer Delta-
Aktivität [9]. Die vorliegenden Ergebnisse bestätigen diesen Unterschied.
Zusätzlich zu den substanzbedingten EEG-Unterschieden nach Alfentanil oder
Fentanyl treten erhebliche interindividuelle Unterschiede auf, die wahr-
scheinlich das Ergebnis verschiedener Dosierungsschemata sind. Der deut-
lichste Alfentanil-Effekt ist jedoch die gesteigerte Delta-Aktivität.

In einer weiteren Studie (unveröffentlicht) wurde ein standardisiertes
Dosierungsschema verwendet: Der Alfentanil-Bolus betrug 125 µg/kg und es
folgte bis zum Bypass eine Infusion von 0,5 mg/kg/h, danach von 0,25 mg/

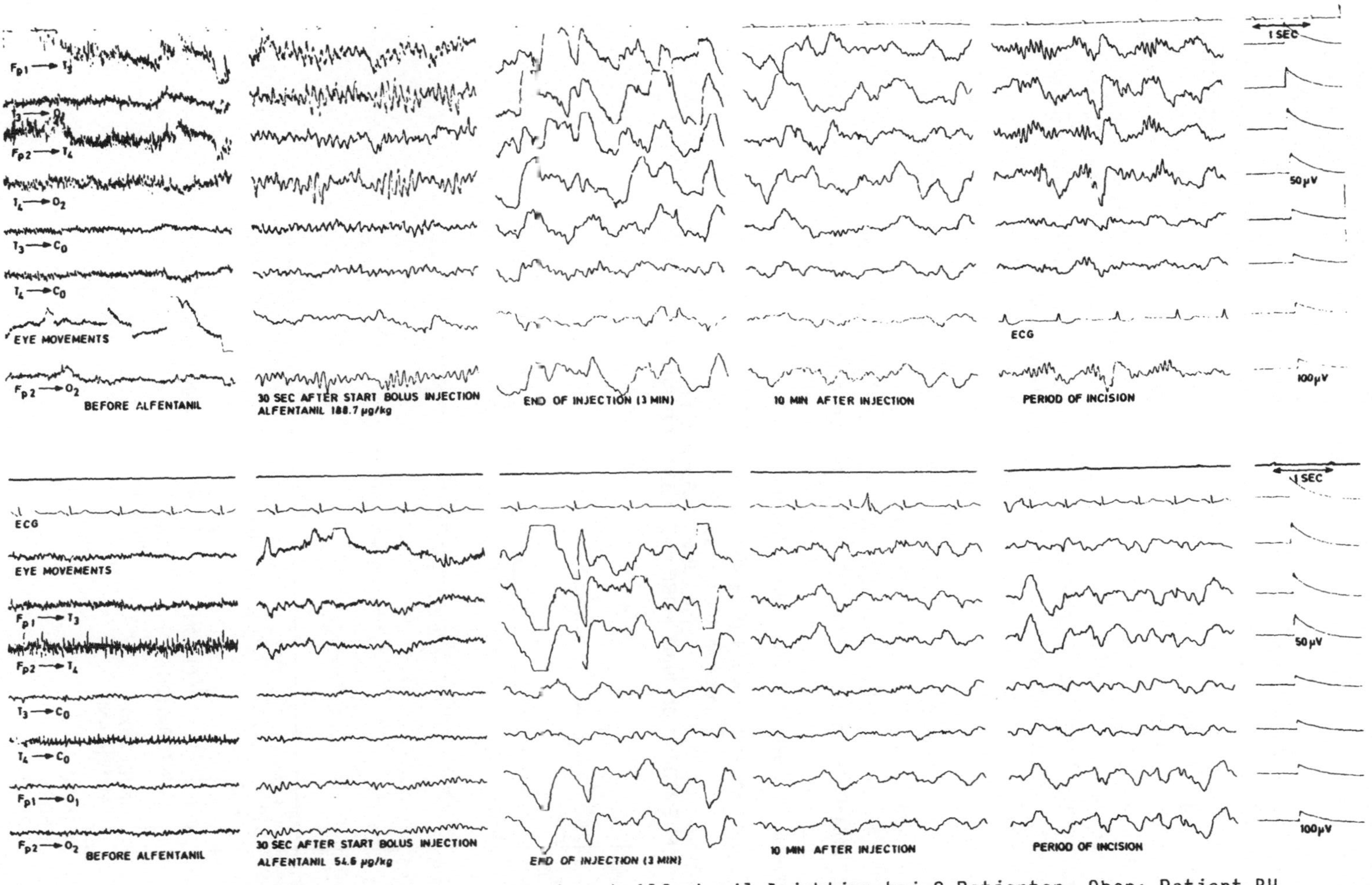

Abb.6. Beispiel einer EEG-Aufzeichnung vor und nach Alfentanil-Injektion bei 2 Patienten. Oben: Patient BH 18380 mit einer Infusion von 3 µg/kg/min, unten: Patient KB 50680 mit einer Infusion von 6,3 µg/kg/min

kg/h. Die Prämedikation bestand entweder wieder aus Lorazepam oder aus 10 mg Morphin, und die Ventilation erfolgte mit Sauerstoff-Luft. Außerdem wurde das EEG nicht nur vor dem Bypass, sondern auch danach analysiert. Nach dem chirurgischen Eingriff wurden jede Stunde bis zum Erwachen der Patienten Aufnahmen gemacht. Abb.7 gibt die Breitbandfrequenzanalyse eines dieser Patienten wieder. Die Abb.7 zeigt deutlich den vorherrschenden Anstieg der Delta-Power nach Alfentanil und die Plateaubildung während der Operation. Danach fällt die Delta-Aktivität weiter ab und bleibt während des Nachmittages konstant. Es ist eine wichtige Beobachtung,daß der Poweranstieg im Alpha- und Beta-Bereich mit adäquaten Reaktionen des Patienten einhergeht. Dies läßt vermuten, daß die Powerwerte im Alpha- und Beta-Bereich für die Erholung aus der Narkose kennzeichnend sind.

Abb.7. EEG-Powerspektrumanalyse, ausgeführt in 30-s-Intervallen vor und nach einer i.v. Alfentanil-Injektion bei einem Patienten. Ordinate: Power (μV^2) im Delta- (0,5-3,5 Hz), Theta- (3,5-7,5 Hz), Alpha- (7,5-13,5 Hz) und Beta-Bereich (13,5-25 Hz) sowie der Spindelaktivitäten. Es ist zu beachten, daß die Analyse nach Operationsende nicht mehr kontinuierlich, sondern in 7-min-Intervallen erfolgte

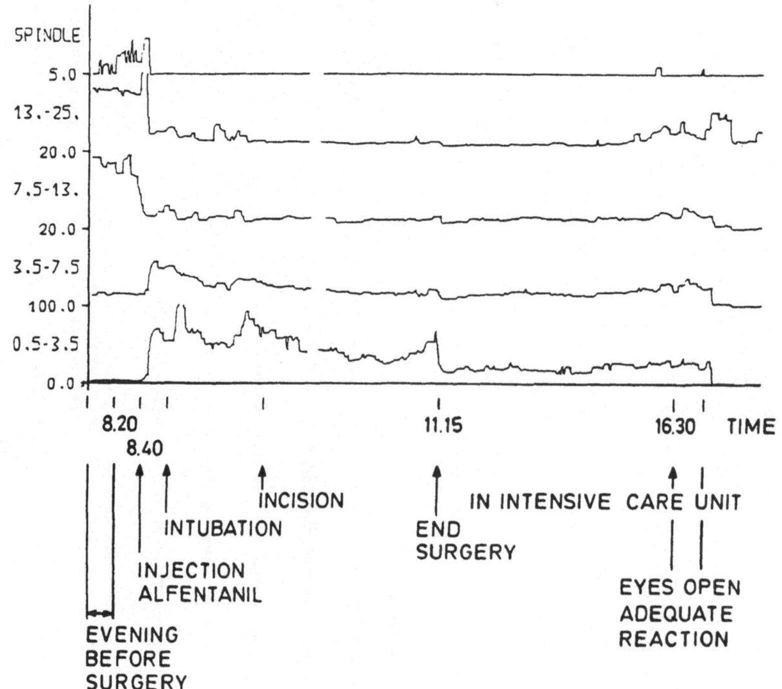

Danksagung

An dieser Stelle möchte der Autor Herrn Dr. Chr. Hörig für die Übersetzung
und sprachliche Bearbeitung des Manuskriptes danken.

LITERATUR

1. Bovill JG, Sebel PS, Wauquier A, Rog P (1982) Electroencephalographic
   effects of sufentanil anaesthesia in man. Br J Anaesth 54:45
2. Brown JH, Pleuvry BJ (1981) Antagonism of the respiratory effects of
   alfentanil and fentanyl by naloxone in the conscious rabbit. Br J
   Anaesth 53:1033
3. Colasanti B, Khazan N (1973) Agonistic properties of narcotic analgesics and antagonists on the electroencephalograms and behavior in the
   rat and their reversal by naloxone. Neuropharmacology 12:619
4. De Castro J, Van de Water A, Wouters L, Xhonneux R, Reneman R, Kay B
   (1979) Comparative study of cardiovascular neurological and metabolic
   side-effects of 8 narcotics in dogs. Acta Anaesthesiol Belg 30:5
5. Niemegeers CJE, Janssen PAJ (1981) Alfentanil (R 39 209)-A particularly
   short-acting intravenous narcotic analgesic in rats. Drug Dev Res 1:83
6. Sebel PS, Bovill JG, Wauquier A, Rog P (1981) Effects of high dose fentanyl anesthesia on the electroencephalogram. Anesthesiology 55:203
7. Wauquier A, Ogawa T, Melis W, Verheyen J, Van den Broeck WAE (1982)
   Dose effect of alfentanil on somatosensory-evoked potentials in dogs.
   Janssen Preclinical Research Report R 39 209/31, May 1982
8. Wauquier A, Van den Broeck WAE, Melis W (1982) EEG changes following
   alfentanil infusion in dogs. Janssen Preclinical Research Report R
   39 209/30, March 1982
9. Wauquier A, Van den Broeck WAE, Niemegeers CJE, Janssen PAJ (1981) Effects of morphine, fentanyl, sufentanil and the short-acting morphine-
   like analgesic alfentanil on the EEG in dogs. Drug Dev Res 1:167
10. Wauquier A, Van den Broeck WAE, Sebel PS, Bovill JG, Rog P (1980) Com-
    puter analysis of the EEG effects of alfentanil anaesthesia during
    open heart surgery. Janssen Clinical Research Report R 39 209/1, Octo-
    ber 1980
11. Wauquier A, Verheyen JL, Van den Broeck WAE, Janssen PAJ (1979) Visual
    and computer-based analysis of 24 h sleep-waking patterns in the dog.
    Electroenceph Clin Neurophysiol 46:33

Der Einfluß von Alfentanil und Fentanyl auf die EEG-Aktivität und auf psychometrische Parameter

H. Suttmann, J. Kugler, A. Doenicke, M. Laub, J. Hennig, D. Eppich, J. Kriesmair, Ch. Bretz

ZUSAMMENFASSUNG

In einer Dosiswirkungsstudie wurde anhand visueller EEG-Analyse die Dosis Alfentanil ermittelt, bei der nach einmaliger Gabe mit einem hypnotischen Effekt gerechnet werden kann. Eine schlafanstoßende Wirkung wurde ab 0,04 mg/kg KG Alfentanil beobachtet. Bei 2 von 6 Probanden die mit dieser Dosis behandelt wurden, trat eine hypnotische Wirkung mit einer Latenz von 90 s ein. Das Wirkmaximum reichte von der 110. bis zur 180. s. Das Wirkungsende wurde nach 6 bzw. 9 min erreicht. Bei niedrigeren Dosierungen (0,02 und 0,01 mg/kg KG Alfentanil bzw. 0,15 mg/70 kg Fentanyl) war lediglich eine geringe Sedierung zu verzeichnen. Bei allen Probanden verschwanden die raschen Augenbewegungen innerhalb der ersten 2-4 min nach der Injektion. Dafür stellten sich bei erhaltener Vigilanz hohe langsame Augenbewegungen ein.

Im Gegensatz zu der nur sedierenden Wirkung bei alleiniger Gabe, führte die Applikation von 1,89 mg/70 kg KG Alfentanil bzw. 0,2 mg/70 kg KG Fentanyl in Kombination mit 0,2 mg/kg KG Etomidat zu einer deutlichen Verlängerung der Schlafdauer. Trotz Intubation betrug die mittlere Narkosezeit 14,5 min.

Die subjektive Befindlichkeit und Konzentrationsleistungsfähigkeit der Probanden war nach Gabe der Morphinomimetika gegenüber Plazebo kaum beeinträchtigt. Unter der eher euphorisierenden Wirkung wurde auch die Narkoseprozedur nur als geringe Belästigung empfunden. Lediglich ein subjektives Gefühl der Mattigkeit und Antriebsschwäche war nach dem Versuch zu verzeichnen.

Nach alleiniger Gabe des Morphinomimetikums klagten 4 von 30 Probanden über leichte Übelkeit. 3 von 12 Probanden empfanden nach der Kurznarkose Übelkeit, bei zweien kam es zu Erbrechen.

Ein Vergleich des Vigilanzniveaus mit der Atemaktivität zeigte, daß beide Substanzen bei Dosen, die bereits eine erhebliche Atemdepression hervorrufen, nur sehr geringe hypnotische Wirkung besitzen. Erst bei größeren Dosen, bei denen keine ausreichende Spontanatmung mehr vorhanden war, konnte für Alfentanil eine hypnotische Wirkung nachgewiesen werden.

Die Untersuchung bestätigt die klinische Erfahrung, daß nach Gabe eines
potenten Morphinomimetikums der Grad der Wachheit und die Kooperationsfä-
higkeit des Patienten über das Ausmaß der aktuellen Atemdepression hinweg-
täuscht.

Die potenten Morphinomimetika wie Fentanyl und Sulfentanil gehören zur
Gruppe der Hypnoanalgetika. Diese Substanzen können neben der Analgesie
auch Schlaf herbeiführen [1,8,21]. Die Induktion von Schlaf scheint dabei
von der analgetischen Potenz der Substanz und der gewählten Dosis abzuhän-
gen. Das schwache Analgetikum Tramal z.B. führt nur zu geringen Veränderungen im EEG [6], Schlaf tritt auch nach 300 mg Tramadol nur bedingt auf
[17]. Nach 0,15-0,25 Fentanyl zeigen sich zwar typische EEG-Veränderungen,
tiefer Schlaf wird jedoch nicht hervorgerufen [7,10]. Erst bei Dosierungen
von 0,4 mg Fentanyl und darüber stellt sich tiefer Schlaf ein, der auch
durch starke Weckreize nicht mehr aufgehoben werden kann [8,15].
Wie in EEG Untersuchungen am Tier und beim Menschen gezeigt werden
konnte, ist auch Alfentanil in die Gruppe der Hypnoanalgetika einzureihen
[5,14]. Um einen Vergleich mit bekannten Morphinomimetika vornehmen zu
können, erschien es daher sinnvoll, den Einfluß der neuen Substanz auf die
Hirnstromaktivität beim Menschen unter standardisierten Bedingungen zu
bestimmen.
Zu diesem Zweck wurde Alfentanil in unterschiedlichen Dosierungen freiwilligen Versuchspersonen intravenös verabreicht. Mittels visueller Analyse der Hirnstromaktivität sollte das Ausmaß und die Dauer der ZNS-Beein-
flussung untersucht werden.
In einer Dosiswirkungsstudie wurde u.a. die Dosis Alfentanil ermittelt,
bei der nach einmaliger Gabe ein deutlicher hypnotischer Effekt auftritt
[19].
Außerdem wurde Alfentanil im Rahmen von experimentellen Intubationsnarkosen eingesetzt, um die hypnotische Wirkung bei der Interaktion mit anderen in der Anaesthesie verwendeten Pharmaka zu überprüfen [20]. Als Referenzsubstanz kam in beiden Studien Fentanyl zum Einsatz.
Vor und nach der Medikamentengabe fanden psychometrische Tests statt,
um die Auswirkungen der Analgetika auf die emotionale und vegetative Befindlichkeit, sowie die Konzentrationsleistungsfähigkeit zu erfassen.

MATERIAL UND METHODEN

50 junge gesunde Männer im Alter von 18-36 Jahren wurden in zwei prospektiven Studien untersucht. Um das methodische Vorgehen festzusetzen, ging
den Untersuchungen jeweils eine Pilotstudie voraus. Die Zuordnung zu den
Gruppen erfolgte nach Randomisierung. Zur Ausschaltung psychischer Beein-
flußung wurden Doppelblind-Bedingungen eingehalten.

Dosisfindungsstudie; 5 Gruppen mit 6 Probanden je Gruppe

I   Alfentanil 0,01 mg/kg KG   (entspricht   0,7 mg/70 kg KG)
II   Alfentanil 0,02 mg/kg KG   (entspricht   1,4 mg/70 kg KG)
III Alfentanil 0,04 mg/kg KG   (entspricht   2,8 mg/70 kg KG)
IV   Fentanyl   0,002 mg/kg KG   (entspricht   0,15 mg/70 kg KG)
V   Plazebo 10 ml NaCl
-    Pilotstudie mit 6 Probanden und unterschiedlichen Dosierungen

Intubationsnarkose; 2 Gruppen mit 6 Probanden je Gruppe

I   Alfentanil 0,027 mg/kg KG   (entspricht   1,9 mg/70 kg KG)
II   Fentanyl   0,003 mg/kg KG   (entspricht   0,2 mg/70 kg KG)
-    Pilotstudie mit 2 Probanden (1 Alfentanil, 1 Fentanyl)

EEG-Analyse

Die Ableitung erfolgte von drei aktiven Elektroden der dominanten Hämisphäre (okzipital,zentral und frontal). Als neutrale Bezugselektrode wurde das Ohrläppchen der gleichen Seite gewählt. Neben den drei EEG-Kanälen kamen die Bulbusbewegungen zur Aufzeichnung. Bei den Elektroden handelte es sich um chlorierte Napfelektroden aus Silber, die mit Kollodium auf der Kopfhaut aufgeklebt und mit einer leitfähigen Paste aufgefüllt wurden. Die Registrierung erfolgte mit einem 8-Kanal Registriergerät (Acutrace Beckmann). Für eine Computergestützte Analyse wurden alle Biosignale zusätzlich auf Band gespeichert.

Die visuelle Bewertung und Erstellung der Vigilosomnogramme erfolgte nach einem Klassifizierungsschema von Kugler [9].

Psychometrie

Neben der EEG-Analyse besteht die Möglichkeit, durch unterschiedliche psychometrische Tests Veränderungen der Vigilanz zu erfassen [12]. Zu diesem Zweck und um spezifische Nebenwirkungen festzuhalten, kamen die folgenden Tests zum Einsatz.

Diskriminationsfähigkeit "d2-Test"

Der d2-Test von Brickenkamp ist ein Detail-Diskriminationstest zur Objektivierung der visuellen Aufmerksamkeitsspannung. Nach Brickenkamp [3] kann er zur Kontrolle der Kraftfahreignung eingesetzt werden.Der Testbogen enthält 14 Zeilen mit je 47 Zeichen (der Buchstabe "d" mit 1-3 kleinen Strichen darüber oder darunter), die sich in wechselnder Folge wiederholen. Aus einer großen Zahl an falschen Zeichen muß der Proband innerhalb von 20 s pro Zeile die richtigen Zeichen herausfinden und anstreichen.

Die Leistung wird aus der Zahl der richtigen und falschen Anstreichungen errechnet. Da der Test einen gewissen Lerneffekt aufweist, muß er gut eingeübt werden [2].

92

Konzentrationsleistung "KLT"
Der Konzentrationsleistungstest nach Dücker ermöglicht u.a. die Bestimmung
pharmakologischer Einflüsse auf die Koordinationsfähigkeit, die Auffas-
sungs- und Merkfähigkeit. Der Test besteht aus einer Reihe leichter Re-
chenaufgaben, an denen der Prüfling 20-30 min zu arbeiten hat. Zur Bewertung wird die Gesamtzahl der richtigen und falschen Rechenergebnisse herangezogen [4].

Aufmerksamkeit "APT"
Der Aufmerksamkeits-Prüf-Test nach A. Müller besteht aus einer dreiteili-
gen Tafel mit weißen Lampen, die in zufälliger Reihenfolge aufleuchten.
Immer wenn die Anordnung der leuchtenden Lampen ein Quadrat ergibt muß der
Prüfling diese Erscheinung durch Tastendruck bestätigen. Neben den Mustern
der Lampen muß auch die typische Farbfolge auf einer kleinen Mattscheibe
beobachtet und beantwortet werden. Die Leistung ergibt sich aus der Zahl
der richtigen und falschen Reaktionen [11].

Subjektive Befindlichkeit "Bf-S" und Beschwerden "B-L"
Die Befindlichkeits-Skala und die Beschwerden-Liste von v. Zerssen sind
Bestandteil der Testreihe "Klinische Selbstbeurteilungs-Skalen aus dem
Münchner Psychiatrischen Informations-System". Es handelt sich um standar-
disierte Fragebogen zur Erfassung der momentanen Beeinträchtigung des sub-
jektiven Befindens und der quantitativen Abschätzung der körperlichen
Beeinträchtigung [22].

State-Trait Anxiety Inventory "STAI G X1" und "X2"
Der Angstfragebogen (STAI G X1) von Spielberger ist ein Fragebogen zur
Quantifizierung der Zustandsangst. Mit diesem Test ist die Messung von
Angstverläufen möglich. Der Subtest STAI G X2 erlaubt die Messung der
intrapersonell sehr konstanten Grundängstlichkeit [16].

Beobachtungen und freies Interview
Zusätzlich zu den standardisierten Tests wurde eine systematische Befra-
gung bezüglich der typischen Opiat-Nebenwirkungen durchgeführt. Die sicht-
baren Symptome,wie Rötung und Flush wurden tabellarisch festgehalten.Der
zeitliche Ablauf der Untersuchungen an den drei aufeinanderfolgenden Tagen
ist dem Zeitplan in Tab.1 zu entnehmen. Weitere methodische Einzelheiten
bezüglich des Ablaufs, der Gabe der Medikamente und der Erfassung von zusätzlichen Parametern sind an anderer Stelle ausführlich beschrieben [19,
20].

Tabelle 1. Zeitliche Abfolge der psychometrischen Tests und der EEG-Ableitung und Medikamentengabe

Voruntersuchung		Haupt-Untersuchung		Nachuntersuchung
1. Tag		2. Tag		3. Tag
9 Uhr-11 Uhr		8 Uhr-18 Uhr		15 Uhr-16 Uhr
	vorher		nachher	
		EEG-		
Eignungstestung:	Emotion:	Monitoring:	Emotion:	Nachwirkungen:
Labordiagnostik,	X1,X2		X1,X2	Venenreizung
Anamnese		Dosisfindung		Erlebnisver-
		75 min		arbeitung
	Befind-	Experimental-	Befind-	
	lichkeit:	narkose	lichkeit:	
	BL,BL',	135 min	BL,BL',	
	BL°		BL°	
	BfS,BfS'	Injektion	BfS,BfS'	
		gegen 9³⁰		
Test-Trainung:	Leistung:		Leistung:	Leistung:
d2,KLT,APT,	d2,KLT,		d2,KLT,APT,	Vigilanz
Feinmotorik,	APT,Fein-		Feinmotorik	
Vigilanz	motorik		Vigilanz	

ERGEBNISSE

EEG-Originalregistrierungen

Die Abb.1 zeigt Auszüge aus der dreikanaligen Registrierung der Hirnstromaktivität von Proband Nr. 22 vor und nach i.v. Applikation von Alfentanil. In der Zeit vor Gabe des Analgetikums stellte sich bei dem Probanden eine etwas unregelmäßige, spindelige 9-10/s Tätigkeit von 30-60 Mikrovolt ein. Dieser Alphaaktivität waren spärliche 4-5/s Wellen vornehmlich frontal unterlagert. Im Okulogramm zeigten sich reichlich rasche Augenbewegungen.

In der 15 minütigen Vorlaufphase wurde bei allen Probanden ein vergleichbares Wach-EEG abgeleitet, das nur von geringem Wechsel in der Aufmerksamkeitsspannung gekennzeichnet war.

Bereits wenige Minuten nach i.v. Applikation von 0,02 mg/kg KG Alfentanil war eine deutliche Reduktion der Alphaaktivität zu verzeichnen. Die unterlagerte Deltaaktivität nahm im gleichen Zeitraum geringfügig zu. Neben den relativ diskreten Veränderungen im EEG-Bild fiel vor allem die Umstellung der Bulbusbewegungen auf. Während im Vorlauf häufig auftretende,

94

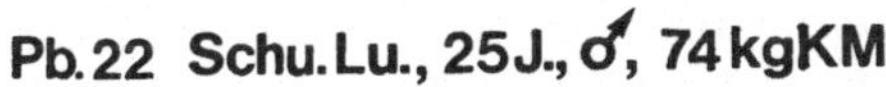

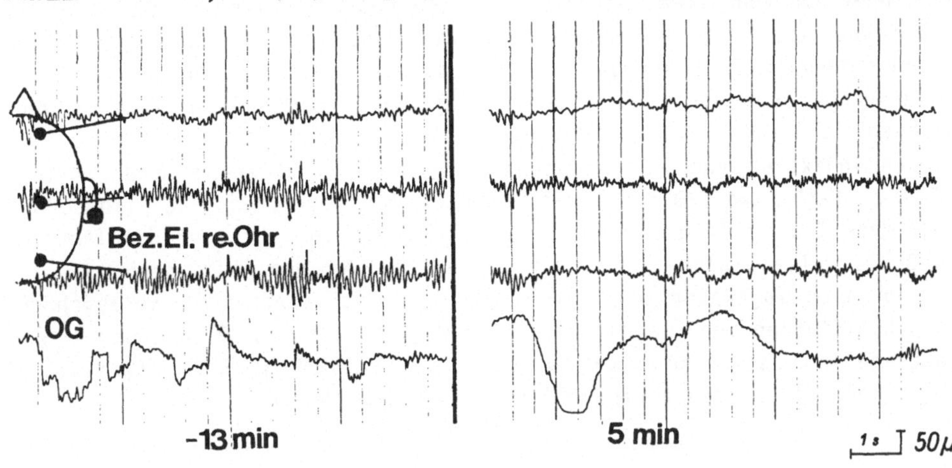

Abb.1 EEG-Originalregistrierung von Proband Nr 22. Spur 1 bis 3 unipolare Ableitungen von frontal, zentral und oczipital gegen eine neutrale Bezugselektrode am rechten Ohr. Spur 4 Okulogramm (OG). Im Vorlauf (-13 min) ist ein typisches Wach-EEG mit ausgeprägter Alpha-Aktivität und raschen Augenbewegungen zu erkennen. Kurz nach der Injektion von 0,02 mg/kg KG Alfentanil tritt nur noch vereinzelt Alpha-Aktivität auf, die Bulbusbewegungen sind stark verlangsamt (5 min)

Abb.2 EEG-Registrierung von Proband Nr. 12. Gleiche Ableittechnik wie in Abb. 1. Während des Vorlaufs (-12 min) zeigt sich ein Wach-EEG mit reichlicher Alpha-Aktivität und raschen Augenbewegungen. Nach Gabe von 0,04 mg/kg KG Alfentanil tritt nach 90 s tiefer Schlaf (Stadium D0 bis D2) auf. Das EEG ist gekennzeichnet durch hohe steile Delta- und Thetawellen. Die Alpha-Aktivität ist vollständig erloschen (2 min 20 s)

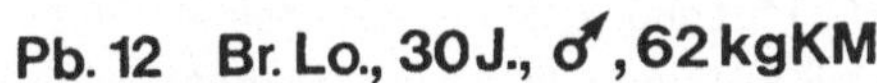

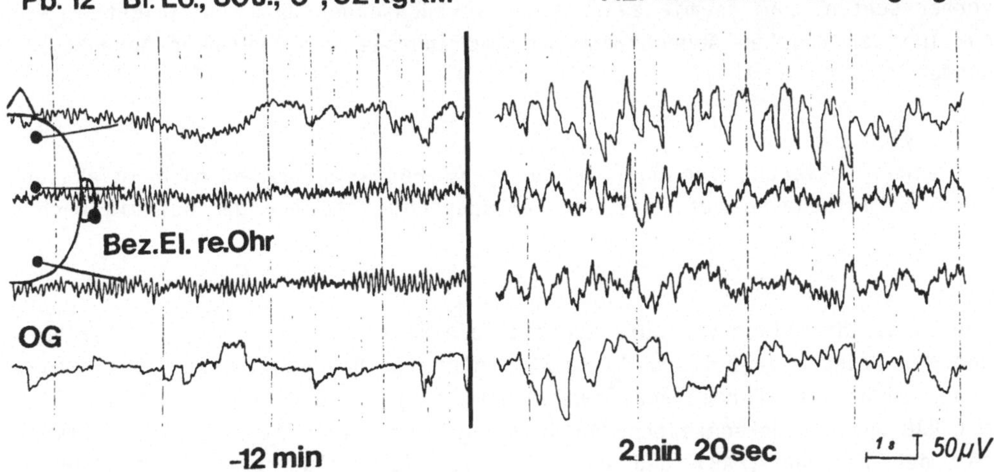

rasche Augenbewegungen zu verzeichnen waren, wurde das Bild wenige Minuten
nach Injektion von hohen langsamen Bulbusbewegungen gekennzeichnet.

Die Latenzzeit (Zeit vom Ende der Injektion bis zum Auftreten erster
Veränderungen im EEG) betrug 2-3 min. Das Wirkmaximum wurde in der 5.-7.
min erreicht. Von der 15. min an war ein Nachlassen der Wirkung zu verzeichnen.

Nach Injektion von 0,04 mg/kg KG Alfentanil verkürzte sich die Latenz
auf 90 s. Nach etwa 110 s war das Wirkmaximum erreicht.Das EEG-Bild zeigte
anhaltende 3-5/s Tätigkeit mit hoher Amplitude und geringer Überlagerung
von 8-9/s Wellen. Nach der 6. min ließen die Veränderungen nach. Bis zur
60. min nach Injektion waren wechselnde Vigilanzstadien zu verzeichnen,
mit Schlafstadien von 1-2 min Dauer und Wachstadien von 30-60 s Dauer. Als
funktionelle Besonderheit fielen häufige, regelmäßige 5-6/s Aktivitäten
auf. Vereinzelt wurden Vertexwellen registriert (Abb.2).

Einzel- und Mittelwertverläufe der Vigilosomnogramme

Plazebogruppe
In der Zeit 15 min vor und 10-15 min nach der Injektion war das EEG-Muster
gekennzeichnet durch einen Wachzustand mit gespannter Aufmerksamkeit. Mit
nachlassender Erwartungsspannung setzten spontane Vigilanzschwankungen mit
subvigilen Stadien ein. Im Verlauf der weiteren Untersuchung kam es bei 2
von 6 Probanden zu kurzen physiologischen Schlafperioden. Die Dauer dieses
Schlafes betrug 15 bzw. 30 min.Durch Manipulationen an den Meßfühlern oder
durch Blutabnahmen konnte der Schlaf jederzeit unterbrochen werden.

Um die individuelle Reaktionsbreite grafisch zu veranschaulichen, wurde
zu den Mittelwertsverläufen die Standardabweichung pro Analyse-Epoche eingetragen (Abb.3a). An den hohen Ausschlägen ist die sehr unterschiedliche
individuelle Reaktion zu erkennen.

Während in den ersten 30 min der EEG-Ableitung rasche Augenbewegungen
vorherrschten, kam es mit zunehmender Versuchsdauer zu einer leichten Reduktion der raschen Augenbewegungen und Zunahme von langsamen Augenbewegungen.

Fentanylgruppe
Bei einer Dosierung von 0,15 mg/70 kg KG Fentanyl traten nach Injektion
keine Schlafstadien auf. Die Vigilanzspannung ließ nur geringfügig nach.

▶

Abb.3a u.b Mittelwertverläufe der Vigilosomnogramme der Gruppe V (Plazebo)
und der Gruppe IV (0,15 mg/70 kg KG Fentanyl). Die Vigilanzstadieneinteilung reicht von A0=hellwach über B0=schläfrig bis C0=leichter Schlaf. Die
mit RAB und LAB gekennzeichneten Stabdiagramme zeigen die mittlere Aktivität der raschen (RAB) und der langsamen (LAB) Augenbewegungen während

96

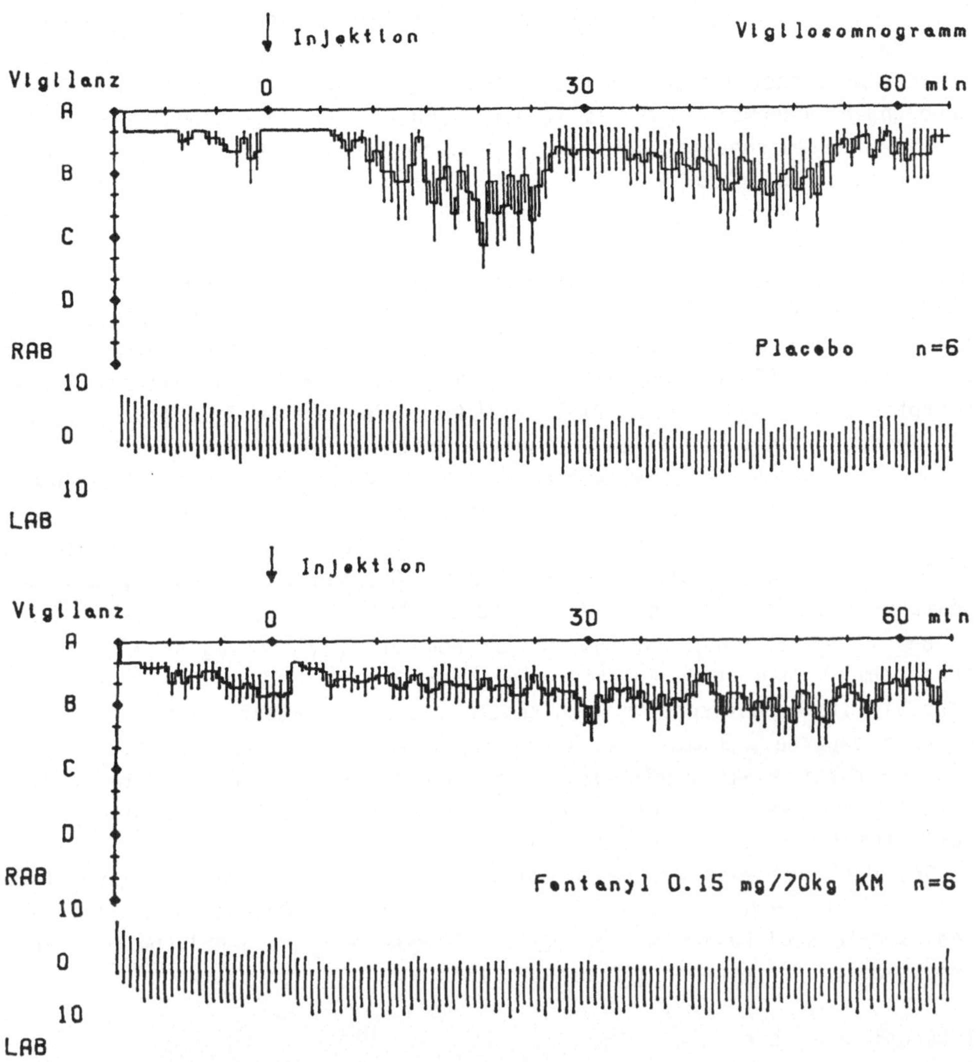

einer 40 s dauernden Analyseepoche. Vor der Injektion zeigt sich in beiden
Gruppen ein Zustand entspannter Wachheit (A1 bis A2).
10 bis 25 min nach der Injektion läßt die Vigilanz in der Plazebogruppe
deutlich nach. Vermutlich haben die Probanden zu diesem Zeitpunkt erkannt,
daß die Injektion ohne nennenswerte Wirkung ist. Bei einigen Probanden
stellt sich kurzfristig physiologischer Schlaf ein.An den großen Standardabweichungen ist die uneinheitliche Reaktion in dieser Gruppe zu erkennen.
In der Gruppe IV bewirkt Fentanyl nur eine geringe Sedierung, Schlaf wird
bei keiner Versuchsperson hervorgerufen. Das subjektive Erlebnis des Medikamentes führt zu einer einheitlichen Reaktion bei allen Probanden (geringe Standardabweichung).Die raschen Augenbewegungen verschwinden fast vollständig, dafür stellt sich 90 s nach Injektion ein hoher Anteil an langsamer Augenbewegung ein

Eine leichte Sedierung war über den ganzen Ableitzeitraum hinweg zu registrieren.

Besonders deutlich machte sich der Einfluß von Fentanyl auf die Bulbusbewegungen bemerkbar. Bereits wenige Minuten nach Injektion verschwanden die raschen Augenbewegungen fast vollständig zu Gunsten hoher, langsamer Bulbusbewegungen (Abb.3b).

Alfentanilgruppe

Nach 0,01 bzw. 0,02 mg/kg KG Alfentanil stellte sich ein dem Fentanyl sehr ähnliches EEG-Bild dar. Trotz geringer Zunahme der langsamen Aktivität bei gleichzeitiger Alpha-Reduktion wurden keine Schlafstadien erreicht. Im Vergleich zur Plazebogruppe zeigte sich sogar im Mittel ein geringerer hypnotischer Effekt. Dabei fiel besonders die geringe Standardabweichung als Ausdruck einer bei allen Probanden gleichsinnigen Reaktion auf.

Genauso wie bei Fentanyl wurden durch Alfentanil die raschen Augenbewegungen innerhalb weniger Minuten nach Injektion fast vollständig unterdrückt. Dafür traten Serien langsamer Bulbusbewegungen in Erscheinung. Schlafstadien waren auch in diesen beiden Gruppen während der ganzen Ableitungszeit nicht nachweisbar (Abb.4a und 4b).

Bei 2 von 6 Probanden aus der Gruppe III (0,04 mg/kg KG Alfentanil) trat unmittelbar nach Injektion pharmakologisch induzierter Schlaf auf (Abb.5). Die hypnotische Wirkung setzte mit einer Latenz von 90 s ein. Die Wirkung dauerte 2-3 min. Das Wirkungsende konnte in der vorliegenden Anordnung nicht exakt ermittelt werden, da die Probanden aktiv zur Atmung aufgefordert werden mußten. Dieser Weckreiz reichte aus, die tiefen Schlafstadien rasch zu unterbrechen.

Bei den anderen 4 Probanden der Gruppe wurde durch die i.v.-Injektion kein Schlaf hervorgerufen. Bis zum Ende der EEG-Ableitung 65 min nach Medikamentenapplikation war bei allen 6 Probanden eine deutliche Vigilanzreduktion zu verzeichnen (A2 bis B1) (Abb.5).

Intubationsnarkose

Im Gegensatz zu der schwachen hypnotischen Potenz bei alleiniger Gabe, führte die Applikation von 1,89 mg/70 kg KG Alfentanil bzw. 0,2 mg/70 kg KG Fentanyl in Kombination mit 0,2 mg/kg KG Etomidat zu einer deutlichen Verlängerung der Schlafdauer. Trotz Intubation betrug die mittlere Schlafdauer bei der Kombination der Analgetika mit Etomidat 14,5 min. Nach einer alleinigen Bolusinjektion von Etomidat werden vergleichsweise Schlafzeiten von 6-8 min erreicht (Abb.6) [18].

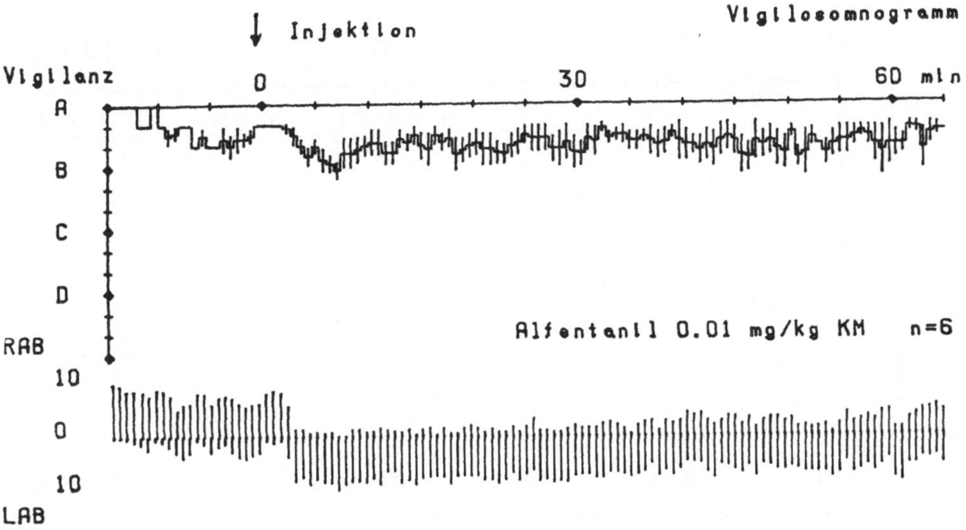

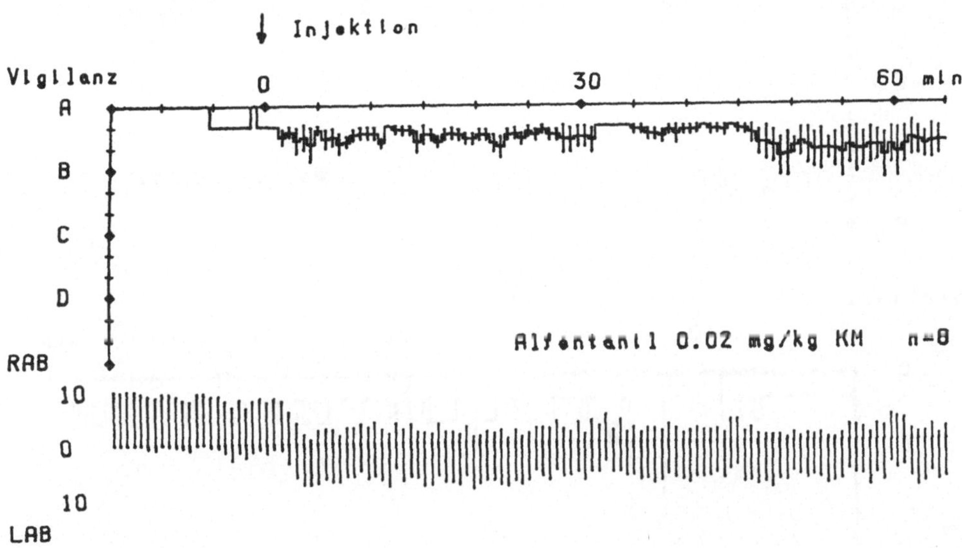

Abb.4a u.b Mittelwertverläufe der Vigilosommnogramme der Gruppe I (0,01 mg/kg KG Alfentanil) und der Gruppe II (0,02 mg/kg KG Alfentanil). Die Vigilanzstadieneinteilung und die Darstellung der RAB und LAB entspricht der Abb.3. Sowohl durch 0,01 als auch durch 0,02 mg/kg KG Alfentanil wird nur eine geringe Sedierung bewirkt.Im Gegensatz zur Plazebogruppe (Abb.3a) bei der spontan auftretende Schlafepisoden zu verzeichnen waren, kommt es nach den niedrigen Alfentanildosen bei keinem der Probanden zu Schlafstadien. Auch in diesen beiden Gruppen werden wie in der Fentanylgruppe 90 s nach Injektion die raschen Augenbewegungen (RAB) fast vollständig unterdrückt und eine starke Aktivität der langsamen Augenbewegungen (LAB) hervorgerufen

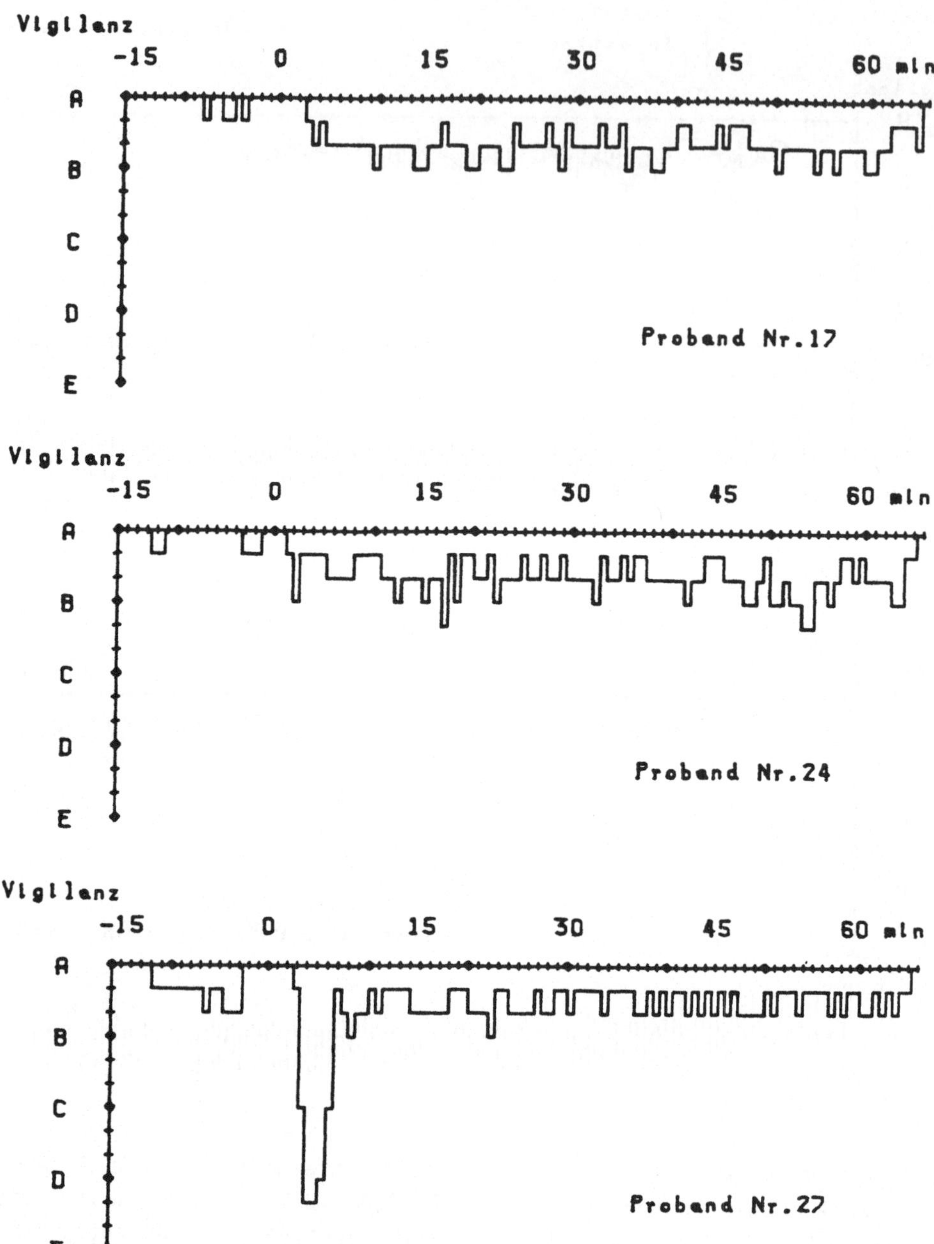

Abb.5 6 einzelne Vigilosomnogramme der Gruppe III (0,04 mg/kg KG Alfentanil). Nur bei 2 Probanden tritt 80-120 s nach Injektion pharmakologisch
induzierter Schlaf auf (Nr.12 und 27). Bei den 4 übrigen Probanden der
Gruppe werden unterschiedliche Grade von Sedierung erreicht, die von A1
bis B2 reichen und kurzfristigen Schwankungen unterworfen sind

Vigilanz
-15   0   15   30   45   60 min
A
B
C
D
E
Proband Nr. 7

Vigilanz
-15   0   15   30   45   60 min
A
B
C
D
E
Proband Nr. 8

Vigilanz
-15   0   15   30   45   60 min
A
B
C
D
E
Proband Nr.12

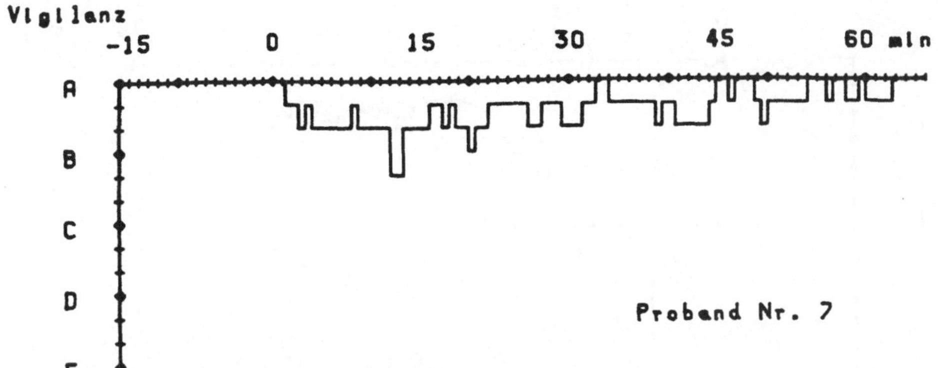

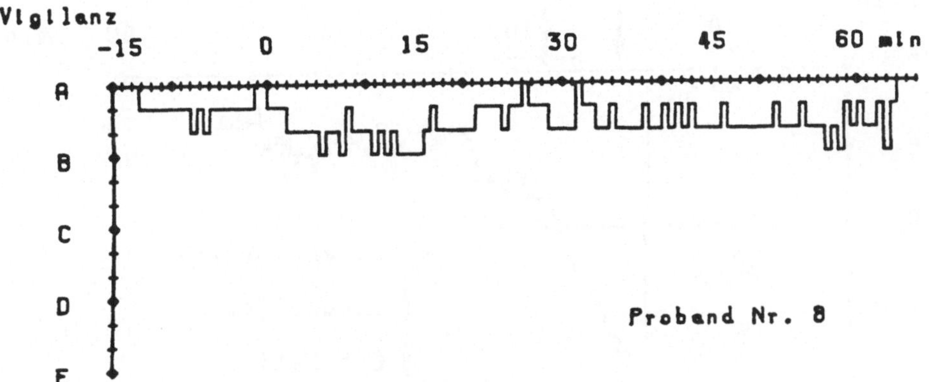

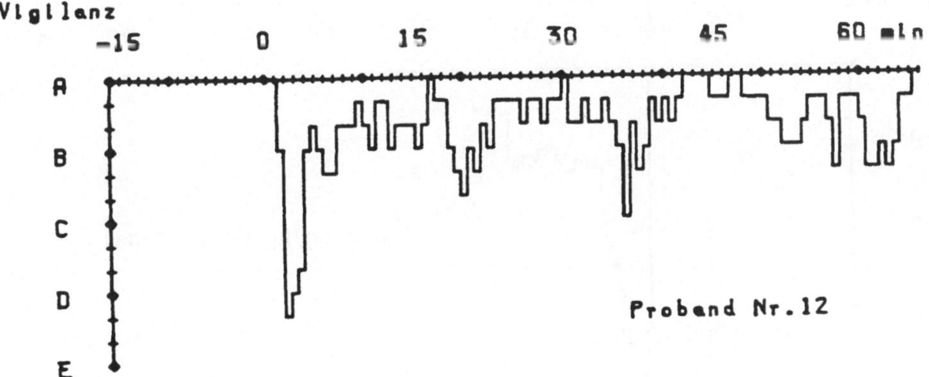

zu Abb.5

101

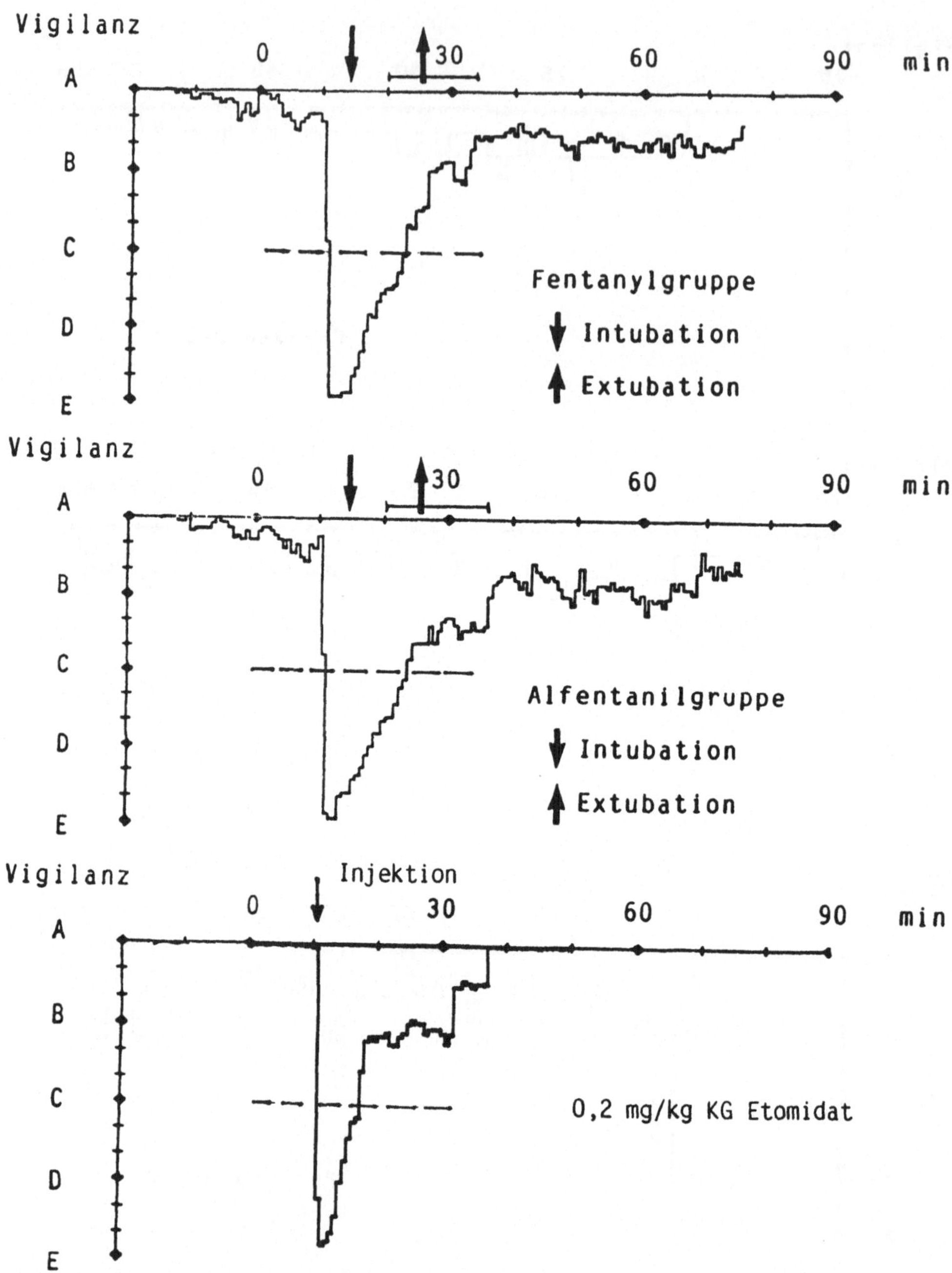

Abb.6 Vergleich der mittleren Schlaftiefenprophile nach kombinierter Gabe von 14 mg/70 kg KG Etomidat mit 0,2 mg/70 kg KG Fentanyl (Gruppe I) bzw. 1,8 mg/70 kg KG Alfentanil (Gruppe II) mit dem Mittelwertvigilosomnogramm nach einer reinen Etomidatinjektion von 14 mg/70 kg KG (n=6). Trotz Intubation beträgt die mittlere Schlafdauer (C0 und tiefer) während der Experimentalnarkose 14,5 min, während nach Etomidat im Mittel nur 7,5 min Schlaf C0 hervorgerufen wird

102

Nebenwirkungen und psychometrische Befunde

Vegetative Symptome
Tab.2 gibt Auskunft über die häufigsten vegetativen Sensationen, die nach

Tabelle 2. Auftreten der häufigsten Symptome nach Gabe von Alfentanil bzw.
Fentanyl (Dosisfindungsstudie)

	Wärme, Hitze Schwitzen	Kopfdruck Kribbeln	Schwindel Übelkeit	Summe aller Reaktionen
Fentanyl 0,15 mg/70 kg Kg				
Prob.Nr.: 2	+	-	-	
6	-	-	-	
9	+	-	-	
13	+	+	-	
30	-	-	-	
32	+	+	-	
Summe	**4**	**2**	**0**	**6**
Alfentanil 0,01 mg/kg Kg				
Prob.Nr.: 3	+	-	-	
5	-	+	-	
11	-	-	-	
20	+	-	+	
26	+	-	-	
28	-	+	-	
Summe	**3**	**2**	**1**	**6**
Alfentanil 0,02 mg/kg Kg				
Prob.Nr. 10	-	-	-	
14	+	+	-	
19	+	-	+	
22	Kälte u. Wärme			
29	-	-	-	
31	+	-	+	
Summe	**4**	**1**	**2**	**7**
Alfentanil 0,04 mg/kg Kg				
Prob.Nr. 7	-	-	-	
8	+	-	-	
12	-	+	+	
17	+	-	-	
24	+	+	-	
27	+	-	+	
Summe	**4**	**2**	**2**	**8**

i.v. Injektion der Morphinomimetika empfunden wurden. In den vier mit unterschiedlichen Dosen behandelten Gruppen zeigten sich keine nennenswerten Unterschiede in der Häufigkeit und Intensität mit der diese Symptome auftraten. In 2/3 der Fälle stellte sich unmittelbar nach Applikation ein Hitzegefühl vornehmlich am Kopf und manchmal am Rumpf ein. Diese Hitzewallung steigerte sich in einem Teil der Fälle zum Druckgefühl im Kopf und zu verändertem Schweregefühl im ganzen Körper. Rötung und Juckreiz vor allem im Gesicht und an der Nase begleiteten die Hitzewallung.

Plötzliche Übelkeit trat bereits bei 0,01 mg/kg KG Alfentanil auf. Insgesamt klagten 4 von 30 Probanden nach alleiniger Gabe eines Morphinomimetikums über leichte Übelkeit. Bei ruhiger Lage verschwand das Schwindelge-

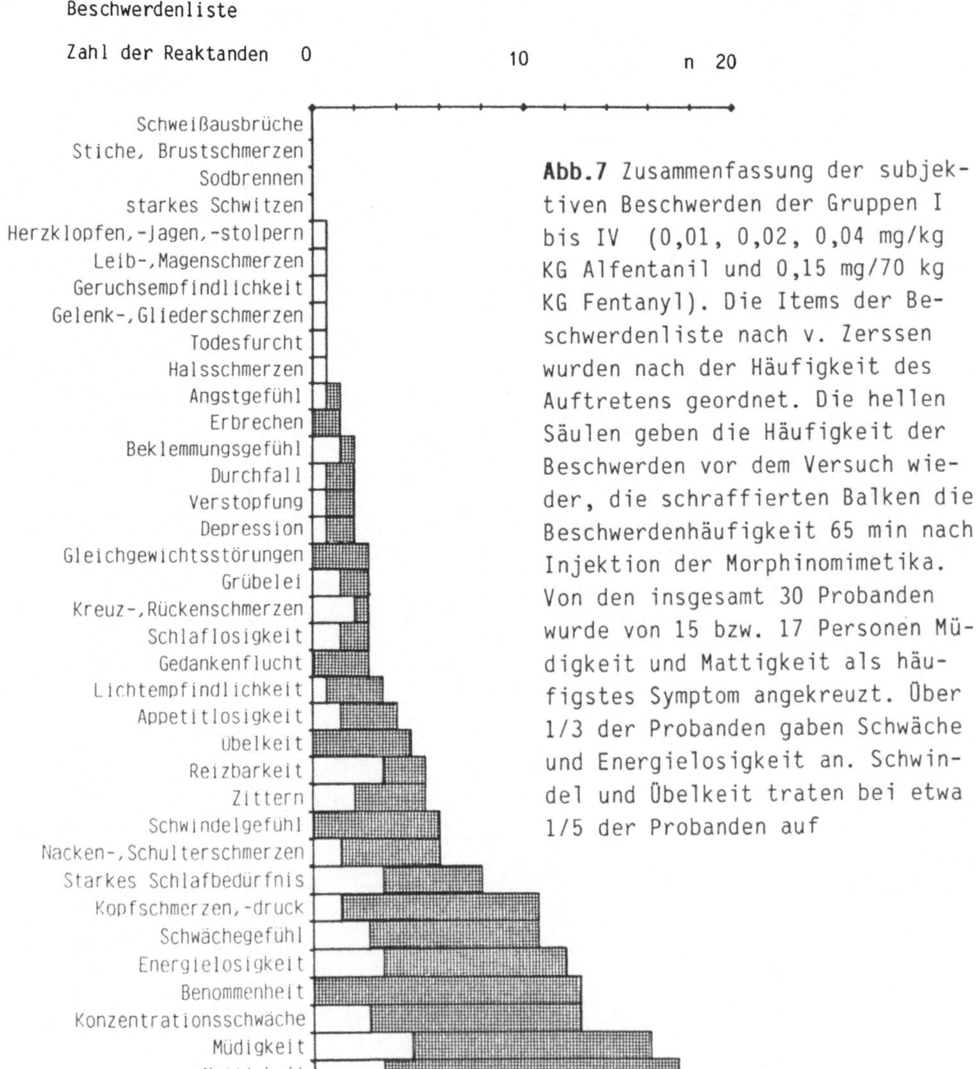

Abb.7 Zusammenfassung der subjektiven Beschwerden der Gruppen I bis IV (0,01, 0,02, 0,04 mg/kg KG Alfentanil und 0,15 mg/70 kg KG Fentanyl). Die Items der Beschwerdenliste nach v. Zerssen wurden nach der Häufigkeit des Auftretens geordnet. Die hellen Säulen geben die Häufigkeit der Beschwerden vor dem Versuch wieder, die schraffierten Balken die Beschwerdenhäufigkeit 65 min nach Injektion der Morphinomimetika. Von den insgesamt 30 Probanden wurde von 15 bzw. 17 Personen Müdigkeit und Mattigkeit als häufigstes Symptom angekreuzt. Über 1/3 der Probanden gaben Schwäche und Energielosigkeit an. Schwindel und Übelkeit traten bei etwa 1/5 der Probanden auf

fühl und die Übelkeit ohne daß es zum Erbrechen kam. Im Rahmen der experimentellen Kurznarkose führte die Applikation von Alfentanil bzw. Fentanyl bei 3 von 12 Probanden nach der Extubation zu Übelkeit und Schwindel. 2 Probanden mußten postnarkotisch erbrechen. Ein Unterschied in der Häufigkeit von Nebenwirkungen zwischen beiden Substanzen konnte nicht festgestellt werden.

In Abb.7 sind die Merkmale der Beschwerdenliste (B-L) nach der Häufigkeit des Auftretens abgebildet. Für diese Übersicht wurden die Ergebnisse aus den vier mit Analgetika behandelten Gruppen zusammengefaßt. Es zeigte sich, daß der führende subjektive Eindruck nach Gabe der Morphinomimetika ein Gefühl der Mattigkeit, Müdigkeit bzw. Energielosigkeit war. Die Probanden empfanden außerdem eine starke Benommenheit verbunden mit dem Gefühl der Konzentrationsschwäche. Die Symptome wie Schwindel, Übelkeit oder Brechreiz traten dahinter deutlich zurück.

Bei der experimentellen Intubationsnarkose, in der die Morphinomimetika in Kombination mit anderen Medikamenten verabreicht wurden, verschob sich das Beschwerdebild geringfügig. Das rasche Einschlafen unter Etomidat verdeckt die typischen Sensationen wie sie unter alleiniger Gabe der Analge-

Tabelle 3. Nebenwirkungen nach Intubationsnarkosen mit Alfentanil bzw. Fentanyl

Anzahl der Probanden:	Alfentanilgruppe	Fentanylgruppe
Das Einschlafen war angenehm für	3	alle 6
Das Aufwachen war angenehm für	2	3
Traumerlebnisse während der Narkose	2	1
Unmittelbar nach dem Versuch fühlten sich schlecht:	0	2
Unmittelbar nach dem Versuch fühlten sich gut:	3	1
subjektive Fahrtauglichkeit kurz nach Versuchsende ja:	5	1
Fahrtauglichkeit 2 h später ja:	5	3
plötzliche, kurze Übelkeit ohne Erbrechen:	2	1
Erbrechen 1-3x nach Nahrungsaufnahme:	1	1
Juckreiz	1	0
Muskelkater in den Waden	2	0
Schüttelfrost/Fieber 39°	0	1
Sofort nochmals teilnehmen würden	alle 6	alle 6

tika aufgetreten waren. Das eher als angenehm empfundene Gefühl von Wärme
und Körperschwere wurde nicht beobachtet. Die unangenehmen Nebenwirkungen
Übelkeit und Erbrechen traten stärker hervor. 2 Probanden klagten zusätzlich über Muskelkater (Succinylcholin). Bei einem Proband trat kurzfristig
Fieber und Schüttelfrost auf.

5 von 6 Probanden aus der Alfentanilgruppe hielten sich 60 min nach
Narkoseende für fahrtauglich. In der Fentanylgruppe traute sich zu diesem
Zeitpunkt nur 1 Proband das Führen eines KFZ's zu.

Ungeachtet der Nebenwirkung fühlten sich 4 von 12 Probanden unmittelbar
nach der Narkose gut, 6 fühlten sich wie immer und nur 2 Probanden gaben
eine allgemeine Verschlechterung des Wohlbefindens an!

Die Frage ob sie nochmals an diesem Versuch teilnehmen würden, beant-
worteten alle Probanden mit "ja" (Tab.3).

Konzentrationsleistungsfähigkeit

Wie von Brickenkamp beschrieben [2], zeigt der d2-Test einen deutlichen
Trainingseffekt. Der Abb.8 ist zu entnehmen, daß in allen Gruppen der
Dosisfindungsstudie während der ersten 4 Durchläufe vor der Medikamenten-
gabe eine Zunahme der Gesamtzahl der Anstreichungen bei gleichzeitiger
Abnahme der Fehlerzahl zu verzeichnen war. 1 h nach Applikation blieb die
Leistung im d2-Test auf dem gleichen Niveau wie 1 h vor Gabe der Morphino-
mimetika. 2 h nach Applikation konnte eine geringfügige Verbesserung ver-
zeichnet werden.

Dieser Verlauf wurde ausnahmslos in allen Versuchen beobachtet.Auch die
Verabreichung von 0,04 mg/kg KG Alfentanil bewirkte keinen Abfall in der
Konzentrationsleistungsfähigkeit. Die gleichen Befunde lieferten die ande-
ren Tests mit denen die Aufmerksamkeitsspannung gemessen wurden (KLT u.
APG).Auch 1 h nach der Kurznarkose waren die Probanden in der Lage die psy-
chodiagnostischen Tests ohne erkennbaren Leistungsverlust zu absolvieren!

Bezüglich der emotionalen Erlebnisqualität sollte der Angstfragebogen
nach Spielberger (STAI G-X1 u. G-X2) Auskunft geben. Der Abb.9 ist zu entnehmen,daß der momentane Angstscore 1 h vor der Narkose deutlich höher lag
als 1 h nach Extubation. 2 h nach Injektion stieg der Angstscore in beiden
Narkosegruppen wieder an, ohne jedoch den Ausgangswert zu erreichen. Die
Grundangst, eine individuell konstante Größe, zeigte während des gesamten
Versuches keine Veränderung.

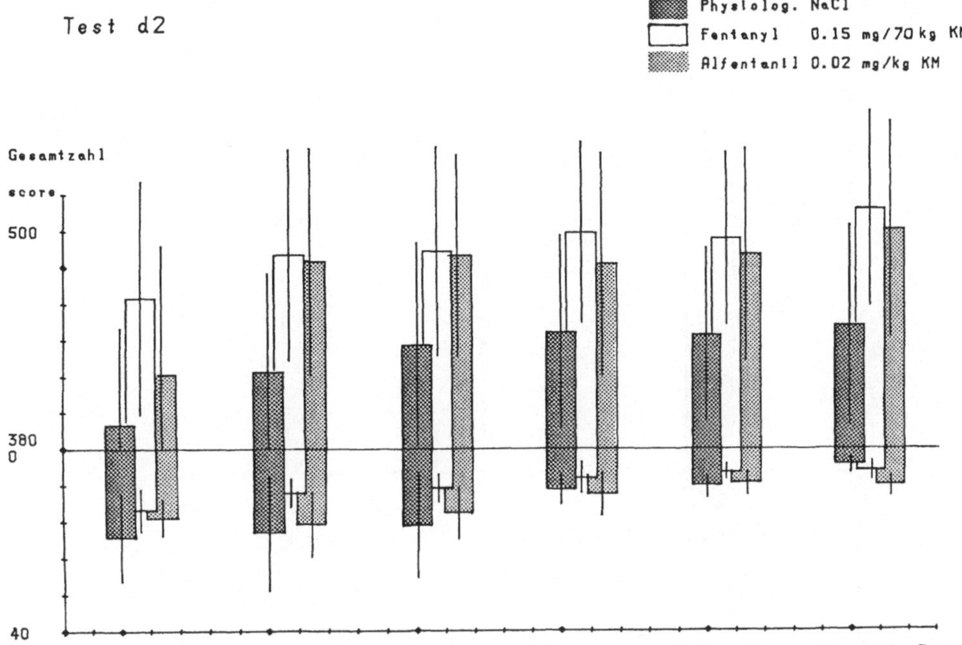

Abb.8 Der mittlere Verlauf der Gesamtzahl der Anstreichungen und der Fehler im d2-Test zeigt, daß dieser Test eine starke Veränderung durch Lernen aufweist. 1 Tag vor der Narkose wurde der Test mit 1 h Abstand 3 mal wiederholt (1 d vor). In allen drei Gruppen (Gruppe V=Plazebo, Gruppe IV=0,15 mg/70 kg KG Fentanyl und Gruppe II=0,02 mg/kg KG Alfentanil) ist im Mittel eine deutliche Verbesserung zu verzeichnen. Am Tag der Medikation wurde der Test 1 h vor, 1 und 2 h nach Injektion durchgeführt. Der Verlauf der Plazebogruppe zeigt, daß nach Erreichen eines bestimmten Niveaus kein Leistungszuwachs mehr zu erwarten ist. Trotz des subjektiven Gefühls von Konzentrationsschwäche, zeigen die beiden mit einem Morphinomimetikum behandelten Gruppen keinen Leistungsabfall gegenüber der Plazebogruppe

DISKUSSION

Das EEG ist als nichtinvasives Monitoring in hervorragender Weise geeignet, medikamentös bedingte, zerebrale Funktionsänderungen schnell und lückenlos zu registrieren [9,13]. Voraussetzung für eine visuell auswertbare Registrierung ist eine ungestörte,ruhige Ableitungssituation. Unter diesen Bedingungen muß allerdings damit gerechnet werden, daß in einem Beobachtungszeitraum von 1-2 h neben den Medikamenteneffekten auch EEG-Veränderungen aufgrund spontaner Vigilanzschwankungen auftreten.

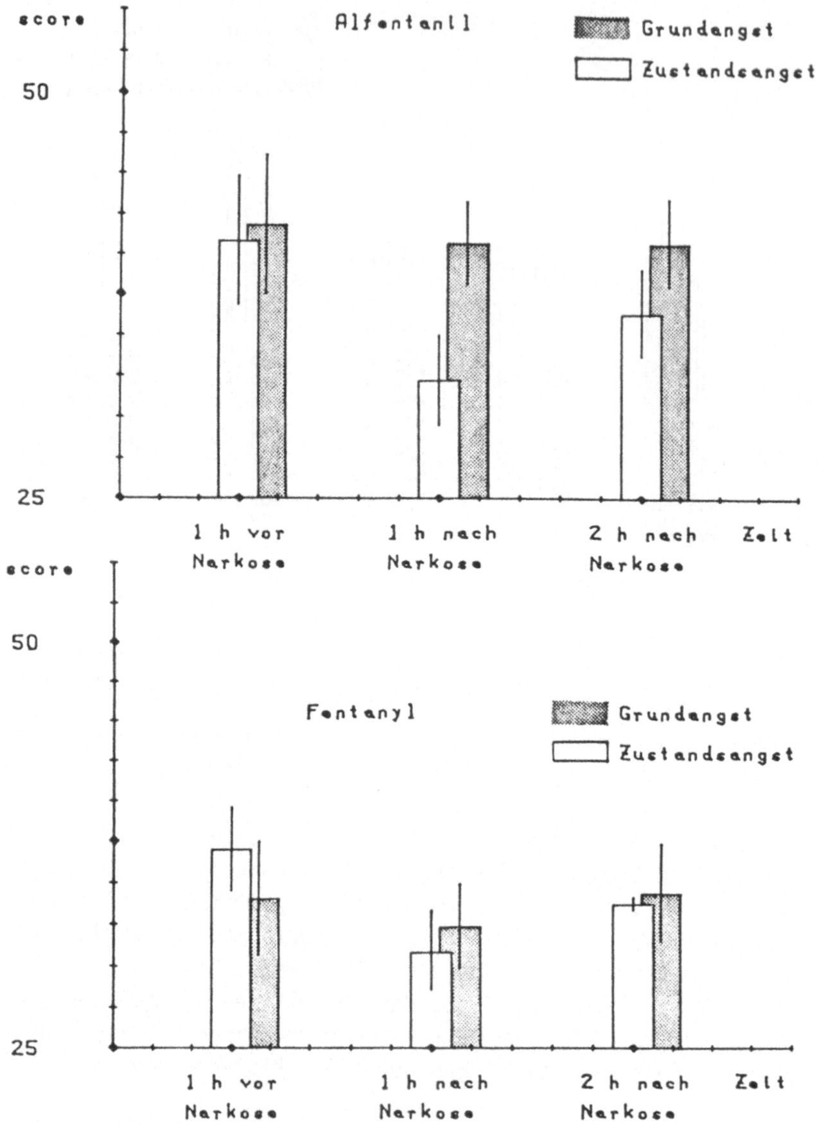

Abb.9 Mittlerer Verlauf der Zustandsangst (STAI G X1=helle Balken) und der Grundangst (STAI G X2=schraffierte Balken) 1 h vor, sowie 1 und 2 h nach einer Experimentalnarkose. Die sehr geringe Veränderung des Scores der Grundangst belegt, daß der Test ein festes Perönlichkeitsmerkmal mißt, das von der momentanen Stimmungslage weitgehend unbeeinflußt bleibt. Entsprechend der psychischen Anspannung vor und nach dem Versuch ist in beiden Gruppen (Gruppe I: Fentanayl in Kombination mit Etomidat n=6; Gruppe II: Alfentanil in Kombination mit Etomidat n=6) eine deutliche Reduktion der Zustandsangst zu verzeichnen. Auffällig ist, daß die Angstscors 1 h nach Medikation tiefer liegen als 2 h nach der Medikamentengabe. Möglicherweise ist dieser Befund auf die euphorisierende Wirkung der Morphinomimetika zurückzuführen

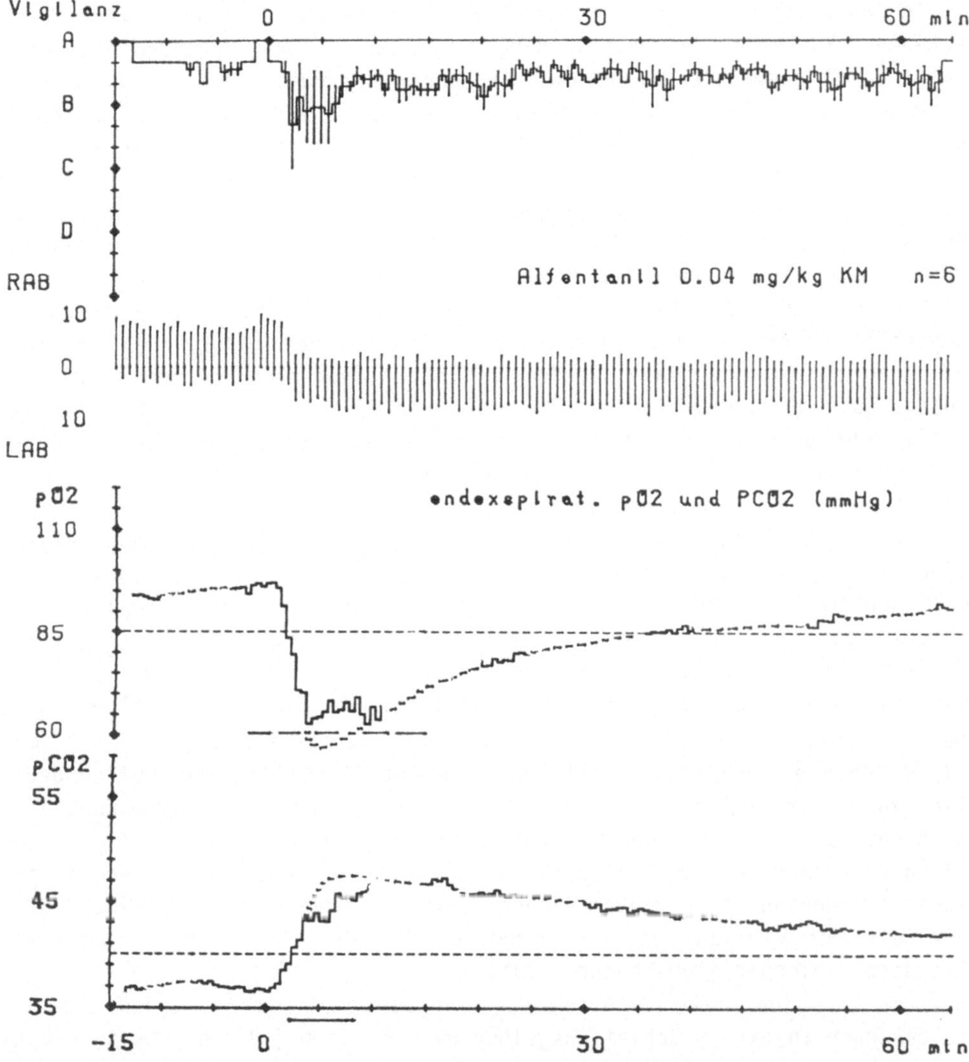

Abb.10 Gegenüberstellung des mittleren Vigilanzverlaufs, der raschen und langsamen Augenbewegungen und der endexspiratorischen Atemgaskonzentrationen von O_2 und CO_2 nach Gabe von 0,04 mg/kg KG Alfentanil (n=6 Probanden). In der 80. bis 120. s nach Injektion ist eine medikamentös bedingte Reduktion der Vigilanz zu erkennen. Zeitsynchron kommt es als Ausdruck der starken Atemdepression zum Anstieg des endexspiratorischen CO_2-Partialdrucks und zum drastischen Abfall des endexspiratorischen O_2-Partialdrucks. Durch mehrfache Aufforderung zum Atmen wurde ein Absinken des O_2-Partialdruckes unter 60 mmHg verhindert (die gestrichelte Kurve gibt den vermuteten Verlauf ohne Intervention wieder). Durch diese Weckreize kommt es nicht zur vollen Ausprägung der hypnotischen Wirkung. Von der 10. bis zur 60. min nach Injektion ist nur noch eine geringe sedierende Wirkung zu verzeichnen, als Ausdruck der beeinträchtigten Atmung, ist der CO_2-Partialdruck während dieser ganzen Zeit deutlich über den Normalwert erhöht

An den Vigilanzverläufen in der Plazebogruppe ist dieser Sachverhalt zu erkennen. Zu Beginn der Untersuchung bestand bei allen Probanden ein Wachzustand mit gespannter Aufmerksamkeit und gut erhaltener Aufmerksamkeitsdynamik. Innerhalb der ersten Minuten nach Gabe von Pazebo (10 ml NaCl) erkannten die Probanden, daß die Injektion ohne nennenswerte Wirkung war. Die eintretende Entspannung führte rasch zu einer Vigilanzreduktion. In 2 von 6 Fällen trat sogar physiologischer Schlaf von 15-30 min Dauer auf. Im Verlauf der Untersuchung wurde das ruhige Liegen auf dem Rücken in zunehmendem Maße als beschwerlich empfunden. Außerdem machten sich die Ableitelektroden und Meßfühler zum Teil unangenehm bemerkbar. Die gesteigerte Aktivität propriozeptiver Afferenzen stellte einen natürlichen Weckreiz dar, der die Episoden physiologischen Schlafs begrenzte. Demgemäß nahm die Entspannung ab und das Vigilanzniveau wurde wieder angehoben. Die individuell sehr unterschiedlichen Vigilanzverläufe führten wegen der geringen Synchronisation zu Schwankungen im Verlauf der Gruppenmittelwerte mit entsprechend großen Standardabweichungen (Abb.3a).

0,01 und 0,02 mg/kg KG Alfentanil bzw. 0,15 mg/70 kg KG Fentanyl riefen einen entgegengesetzten Effekt hervor. Durch die ausgeprägten subjektiven Empfindungen, die von den Analgetika erzeugt wurden, kam es zunächst zur Zunahme der gerichteten Aufmerksamkeit.Die Versuchspersonen beobachteten die Wirkung der Medikamente am eigenen Körper. Sie "horchten" gleichsam in sich hinein.Als Ausdruck erhaltener Vigilanz blieb bei Alfentanil und auch bei Fentanyl ein relativ hoher alpha-Anteil erhalten. Gleichzeitig nahm als Zeichen einer geringen Sedierung die Aktivität langsamer Wellen deutlich zu und im Okulogramm waren Serien langsamer hoher Bulbusbewegungen zu beobachten. Die durch das Medikament hervorgerufenen Effekte traten bei allen Probanden zeitsynchron auf. Das freie Fluktuieren der Aufmerksamkeit wurde zu Gunsten einer einheitlichen Reaktion unterdrückt. Die Mittelwertverläufe der Vigilanz zeigten gegenüber Plazebo eine deutlich geringere Standardabweichung (Abb.3b und 4a,4b).

Erst bei 0,04 mg/kg KG Alfentanil konnte bei 2 von 6 Probanden unmittelbar nach Injektion Schlaf ausgelöst werden. Da bei dieser Dosis bereits eine sehr starke Atemdepression auftrat, konnte das EEG nur für kurze Zeit ohne Fremdeinfluß abgeleitet werden. In den ersten 10 min mußten die Probanden wiederholt zum Atmen aufgefordert werden. Die Weckreize veränderten naturgemäß das EEG-Bild. Tiefer Schlaf konnte sich daher nur bedingt einstellen bzw. wurde nur für kurze Zeit zugelassen (Abb.5,10).

Mit hypnotischen Effekten kann also ab einer Dosis von 0,04 mg/kg KG Alfentanil und darüber gerechnet werden (0,04 mg/kg KG entsprechen 2,8 mg/kg KG). Um die gleiche Wirkung zu erzielen, wie sie von Kubicki für Fentanyl und Sulfentanil bei operativen Eingriffen beschrieben wurde, sind sicher höhere Dosierungen nötig. Während die Probanden nach 2,8 mg Alfentanil jederzeit weckbar waren, traten nach 0,5 mg Fentanyl bzw. 0,05 mg Sulfentanil auch nach starken Weckreizen wie der Intubation im EEG kaum Veränderungen auf [8].

Aus den EEG-Vergleichen mit Fentanyl ergibt sich, daß 2,8 mg Alfentanil eine geringere hypnotische Potenz besitzen als 0,5 mg Fentanyl, aber eine stärkere sedierende Wirkung aufweisen als 0,25 mg Fentanyl [7,10]. 1,4 mg Alfentanil zeigte in den vorliegenden Untersuchungen etwa die gleichen EEG-Effekte wie 0,15 mg Fentanyl. Aus der Analyse der Hirnstromkurven ergibt sich demnach ein Wirkverhältnis von Alfentanil zu Fentanyl wie 1:7 bis 1:9.

Im Gegensatz zu der schwachen hypnotischen Potenz bei alleiniger Gabe, führte die Applikation von 1,9 mg Alfentanil bzw. 0,2 mg Fentanyl in Kombination mit 14 mg Etomidat zu einer deutlichen Verlängerung der Schlafdauer. Trotz Intubation betrug die mittlere Schlafdauer bei der Experimentalnarkose 14,5 min. Mit der gleichen Etomidat-Dosis allein, wird nur 6-8 min dauernder Schlaf hervorgerufen [18].

Unerwartet gering war der Einfluß der Analgetika auf die Konzentrationsleistungsfähigkeit. 60 min nach Injektion zeigten sich kaum Beeinträchtigungen in der Leistung beim d2-Test, beim KLT und beim APG. Nach 120 min wurden ausnahmslos gleich gute oder sogar bessere Scores wie vor dem Versuch erzielt (Abb.8). Lediglich ein subjektives Gefühl der Mattigkeit und Antriebsschwäche war nach dem Versuch zu verzeichnen (Abb.7).

In der subjektiven Bewertung konnte ein ambivalentes Verhalten beobachtet werden. Obwohl eine Reihe störender Begleitreaktionen auftraten, wie Schwächegefühl, Schwindel, Übelkeit und Erbrechen wurde die Medikamentenwirkung insgesamt nicht als besonders unangenehm empfunden. Z.B. gaben alle 12 Probanden mit Experimentalnarkose an, daß sie den Versuch jederzeit wiederholen würden (Tab.3).

Möglicherweise führte die euphorisierende Wirkung der Opiate zu dieser Einschätzung. Der Verlauf der Zustandsangst deutet in die gleiche Richtung. Vor der Experimentalnarkose waren die Angstscores sowohl in der Fentanyl-, als auch in der Alfentanilgruppe deutlich höher als 2 h nach der Extubation. 1 h nach Narkoseende, zu einem Zeitpunkt an dem die Rate der unangenehmen Nebenwirkungen besonders hoch war, wurden die niedrigsten Angstscores gemessen (Abb.8).

Beim klinischen Gebrauch von Alfentanil sollte beachtet werden, daß es nach analgetisch wirksamen Dosen nur zu einer geringen Sedierung kommt. Hypnotische Effekte treten erst nach Alfentanilmengen auf, bei denen eine ausreichende Spontanatmung nicht mehr gewährleistet ist.

LITERATUR

1. Bovill JG, Sebel PS, Wauquier A, Rog P (1982) Electoencephalographic effects of sufentanil anaesthesia in man. Br J Anaesth 54:45
2. Brickenkamp R (1972) Test d2. Aufmerksamkeits-Belastungs-Test Handanweisung. Verl. Psychologie, Dr CJ Hogrefe, Göttingen 4.Aufl
3. Brickenkamp R (1962) Bewährungsstudie über die Aussagekraft von Leistungstests zum Problem der Kraftfahreignung. Z Exp Angew Psychol IX

4. Düker H, Lienert GA (1965) Konzentrations-Leistungs-Test Handanweisung. Verl. Psychologie, Dr. CJ Hogrefe, Göttingen

5. Freye , Hartung E (1983) Alfentanil: Analgesie, Atmung, Vigilanz und Plasmaspiegel. ZAK Zürich

6. Friedel B (1978) Die Wirkung von Tramadol auf das Elektroenzephalogramm und Elektronystagmogramm. Arzneim Forsch Drug Res 28:187

7. Hug P, Kugler J, Zimmermann W, Laub M, Doenicke A (1978) Die Wirkung von Naloxon und Levallorphan nach Fentanyl auf Blutgase, EEG und psychodiagnostische Tests. Anaesthesist 27:280

8. Kubicki St, Freund G, Henschel FW, Schoppenhorst M (1977) Fentanyl und Sulfentanil im elektroenzephalographischen Vergleich. Anaesthesist 26: 333

9. Kugler J (1981) Elektroenzephalographie in Klinik und Praxis. Thieme, Stuttgart New York

10. Kugler J, Grote B, Laub M, Doenicke A, Dick E (1977) Die hypnotische Wirkung von Fentanyl und Sufentanil. Anaesthesist 26:343

11. Müller A (1980) Aufmerksamkeits-Prüf-Gerät A-P-G Handanweisung. Homburg (Saar) 2. Aufl

12. Ott H (1984) Zur Klärung der Konzepte Vigilanz und Aktivierung in Pharmakopsychologie und Elektrophysiologie. Z EEG-EMG 15:190

13. Pichlmayr I, Lips U, Künkel H (1983) Das Elektroenzephalogramm in der Anästhesie. Springer, Berlin Heidelberg New York

14. Schinagl A (1983) CO_2-Rückatmung unter Alfentanil in Relation zu seriellen-Power-Spektren beim Menschen. ZAK Zürich

15. Sebel PS, Bovill JG, Wauquier A, Rog P (1981) Effects of high-dose fentanyl anaesthesia on the electroencephalogram. Anesthesiology 55:203

16. Spielberger CD, Gorsuch RL, Lushene RE (1979) Manual for the state-trait anxiety inventory. Consulting Psychol Press, Palo Alto (California)

17. Suttmann (1981) "Verträglichkeitsstudie mit Tramal". Pharmaforschungsbericht Grünenthal

18. Suttmann (1982) "Dosisfindungsstudie mit Etomidat 125". Pharmaforschungsbericht Janssen

19. Suttmann H, Doenicke A, Kriesmair J, Lehmann K, Bretz Ch (1985) Der Einfluß von Alfentanil und Fentanyl auf die Spontanatmung. In:Doenicke A (Hrsg) Alfentanil - ein neues kurzwirkendes Opioid. Springer, Berlin Heidelberg New York Tokyo (Sertürner Workshop Bd 4)

20. Suttmann H, Kugler J, Doenicke A, Laub M, Henning J, Eppich D, Kriesmair J, Bretz Ch (1985) Der Einfluß von Alfentanil und Fentanyl auf Kreislauf und Katecholamine. In: Doenicke A (Hrsg) Alfentanil - ein neues kurzwirkendes Opioid. Springer, Berlin Heidelberg New York Tokyo (Sertürner Workshop Bd 4)

21. Wauquier A, van den Broeck WAE, Niemegeers CJE, Janssen PAJ (1981) Effects of morphine, fentanyl, sufentanil, and the short-acting morphine-like analgesic alfentanil on the EEG in dogs. Drug Developm Res 1:167

22. Zerssen D von (1973) Selbstbeurteilungs-Skalen zur Abschätzung subjektiven Befindens in psychopathologischen Querschnitt- und Längsschnitt-Untersuchungen. Arch Psychiat Nervenkr 217:299

Serielle Power-Spektral-Analyse von Patienten unter Alfentanil-Etomidat-Anaesthesie

E. Freye, E. Hartung, J. Abel, A. Klatte

ZUSAMMENFASSUNG

Der Wachheitsgrad von Patienten scheint unter Opioidnarkose einen Einfluß
auf die Spontanatmung zu gewinnen, wenn zusätzlich Hypnotika verabreicht
werden. 22 Patienten wurde bei orthopädischen Eingriffen Alfentanil (initial 100 µg/kg dann alle 15 min 20 µg/kg/min) und Etomidat initial 300 µg/
kg, (Erhaltungsdosis 20 µg/kg/min) unter Sauerstoffbeatmung als Anaesthetika verabreicht. Um den Vigilanzzustand in Relation zu den jeweils vorherrschenden Alfentanil- und Etomidat-Plasmakonzentrationen zu beurteilen,
wurden EEG-Power-Spektren erstellt.Am Ende der Narkose zeigt die Spektral-
analyse eine gute Beziehung zum Etomidat-Plasmaspiegel, denn nur nachdem
dieser unter 200 ng/ml abfällt, wird das disharmonische Power-Spektrum
durch einen harmonischen,stabilen Peak im alpha-Bereich ersetzt. Im Gegensatz hierzu scheint die Alfentanil-Plasmakonzentration weniger stark das
Vigilanzniveau zu beeinflussen; denn trotz 200 ng/ml sind die Patienten
ansprechbar und atmen spontan. Die EEG-Power-Spektral-Analyse scheint eine
geeignete Methode zu sein, eine bei einer Opioidnarkose einhergehende Vigilanzminderung aufzuzeigen, die mit Atemdepression vergesellschaftet ist.

Zur Beurteilung der Auswirkungen von Anaesthetika auf das Gehirn können
direkt vom Zielorgan kortikale Aktivitäten abgeleitet werden. Die Klassi-
fikation psychopharmakologischer Wirkeffekte auf das EEG basiert auf folgenden, weitgehend akzeptierten Annahmen [3,4,6,8]:
1. Jeder zentral effektive Wirkstoff verursacht Veränderungen im elektroenzephalographischen Bild.
2. Die induzierten elektroenzephalographischen Veränderungen sind spezifischer Natur, d.h. klinisch unterschiedliche Pharmaka verursachen quali-
   tativ unterschiedliche Veränderungen.
3. Die EEG-Effekte sind dosisabhängig und erlauben, eine Dosis-Wirkrela-
   tion zu erstellen.
4. Die EEG-Effekte sind zeitabhängig und erlauben, eine Zeit-Wirkrelation
   zu erstellen.
5. Die EEG-Effekte spiegeln die aktuelle, effektive Wirkung an zentralnervösen Substraten wieder.

Zur analytischen Aufbereitung der elektroenzephalographischen Daten werden
heute quantitative Computermethoden genutzt, wobei pharmakogen induzierte
zentral-nervöse Akutreaktionen im EEG rascher durch on-line Auswertung zu
erkennen sind, als dies durch klinische Beobachtungen möglich ist.

Zum Verständnis differenter EEG-Reaktionen wird das Konzept der Vigilanz herangezogen. So scheinen niedrigvigilante Personen, charakterisiert
durch eine hohe alpha-Amplitude im Power-Spektrogramm, durch zerebral sedierende Substanzen und damit einhergehender Vigilanzminderung elektroen-
zephalographisch ein Stadium der alpha-Auflösung mit vermehrter theta-
Kontamination zu zeigen. Höhervigilante Personen mit niedriger alpha-Amplitude reagieren auf pharmakogene Vigilanzminderung mit der Ausbildung
eines für den entspannten Wachzustand typischen hochamplitudigen alpha-
Rhythmus. In einer für das Verständnis zulässigen Vereinfachung geht generell Vigilanzminderung mit einer Frequenzverlangsamung, Vigilanzerhöhung
mit einer Frequenzbeschleunigung einher [1].

Die folgende Untersuchung bei Patienten wurde unternommen, um den
gemeinsamen Wirkeffekt des neu entwickelten Opiates Alfentanil in Kombination mit dem reinen Hypnotikum Etomidat auf das zerebrale Aktivitätsmuster
zu untersuchen.

METHODIK

Patienten,die sich einer orthopädischen Operation unterziehen mußten,wurde
kontinuierlich vor,während und nach der Narkose mit Alfentanil (Einleitung
100 µg/kg, Erhaltungsdosis alle 15 min 20 µg/kg/) und Etomidat (Einleitung
300 µg/kg, Erhaltungsdosis über den Perfusor 20 µg/kg/min) unter reiner
Sauerstoff-Beatmung das EEG parieto-occipital (P_3-O_1) abgeleitet. Die
somit erhaltenen Daten wurden on-line in Echtzeit 8 s lang einer Fourier-
Transformation zur Erstellung von sog. Leistungsspektren zugeführt. Nach
Mittelwertbildung über 30 s wurde das resultierende Spektrum in laufender
Folge auf einem Plotter in Form von perspektivischen Spektren aufgezeichnet (OTE, Biomedica, Fa.Schwarzer, München). Parallel dazu wurde intermittierend der Plasmaspiegel von Alfentanil und Etomidat gaschromatographisch
bestimmt.

ERGEBNISSE

Der Vigilanzzustand,wie er sich aus den seriellen Power-Spektren der nicht
prämedizierten Patienten beurteilen ließ, war generell durch einen stabilen und dominanten alpha-Rhythmus im langsamen Frequenzbereich (8-10 Hz)
charakterisiert (Abb.1).

Die Einleitung der Narkose mit Alfentanil und Etomidat führte zu einem
instabilen und irregulären Muster über den gesamten Frequenzbereich von
0,25-16 Hz. Mit dem Abfall des Leistungsspektrums im alpha-Peak kam es zu

114

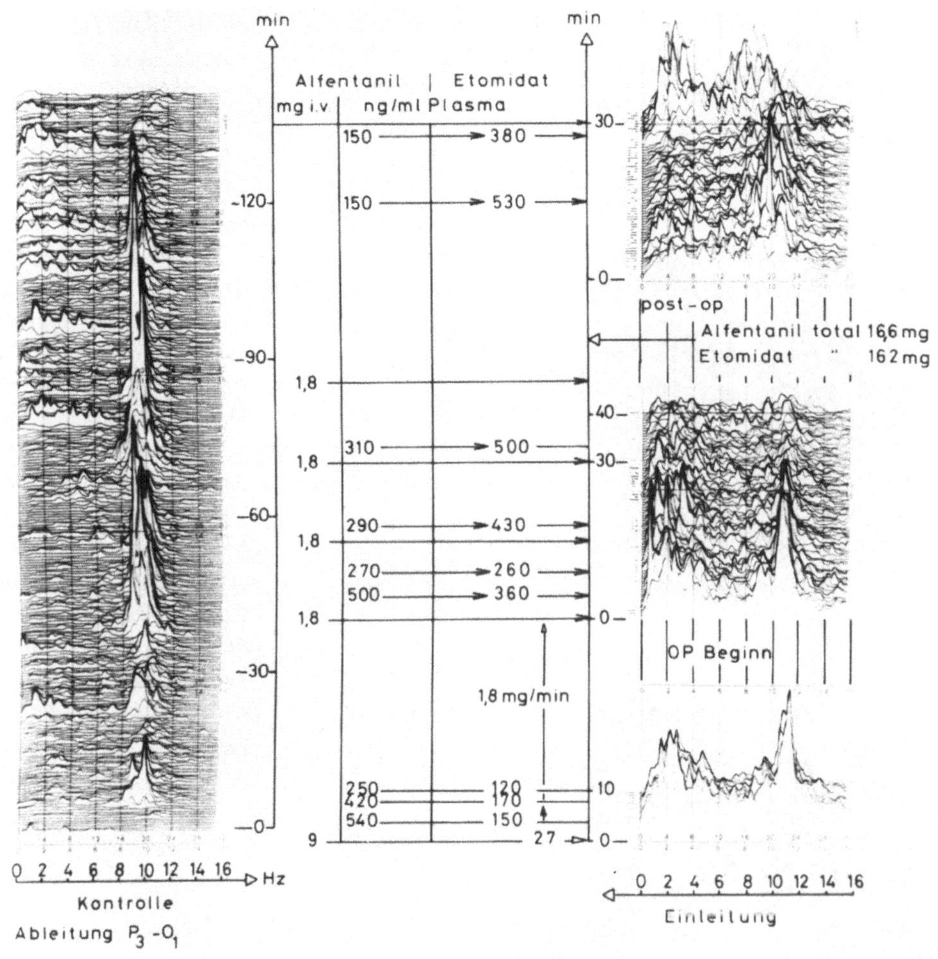

Abb.1. Serielles EEG-Power-Spektrum bei einem niedrig-vigilanten Patienten
in Beziehung zu Alfentanil und Etomidat Plasmakonzentrationen. Im Gegensatz zur Kontrolle mit deutlich akzentuiertem Power-Peak zwischen 8 und 12
Hz führt die Kombination von Alfentanil und Etomidat zu einer Verringerung
des alpha-Peaks mit einer Akzentuierung des Leistungsspektrums im delta-
und theta-Bereich (0,5-4 Hz). Während der Operation ist das Leistungsspektrum durch diffuse Anteile über den ganzen Frequenzbereich hinweg cha-
rakterisiert.Die postoperative Phase verdeutlicht,daß der Etomidat-Spiegel
wiederholt dominant auftretende,langsame Power-Spektren mit weitergehender
Vigilanzminderung verursacht.Der Patient konnte noch nicht extubiert werden

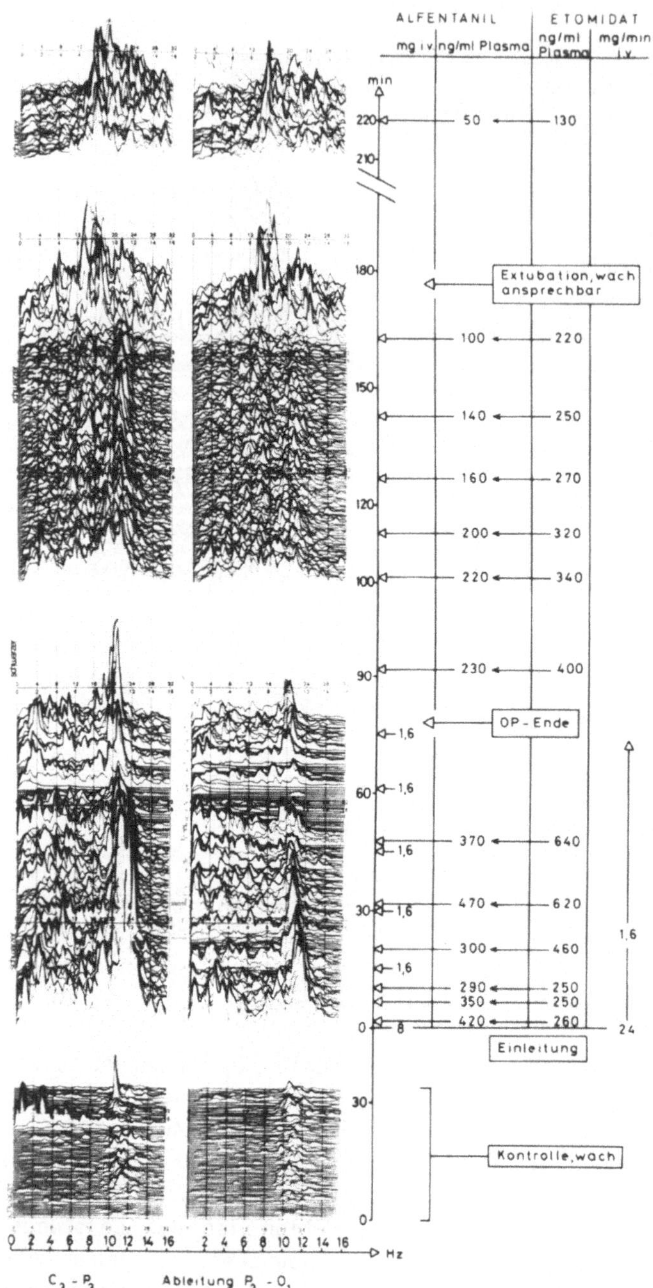

Abb.2. Serielles EEG-Power-Spektrum bei einem hochvigilanten Patienten in Beziehung zu Alfentanil- und Etomidat-Plasmakonzentrationen. Alfentanil und Etomidat induzieren ein diffuses Frequenzspektrum über den ganzen Bereich von 0,5-16 Hz mit einer deutlichen Akzentuierung um 12 Hz. Erst nachdem die Etomidat-Plasmakonzentration unter 200 ng/ml und die Alfentanil-Plasmakonzentration unter 100 ng/ml abfällt, steigt das Vigilanzniveau. Der Patient kann extubiert werden und ist ansprechbar

einer Zunahme der Power im langsamen Frequenzbereich von delta und theta (0,25-7 Hz).

Eine ungenügende anaesthetische Tiefe (Plasmaspiegel Alfentanil 270 ng/ml, Etomidat 260 ng/ml) war durch Synchronisationszunahme mit Akzentuie-

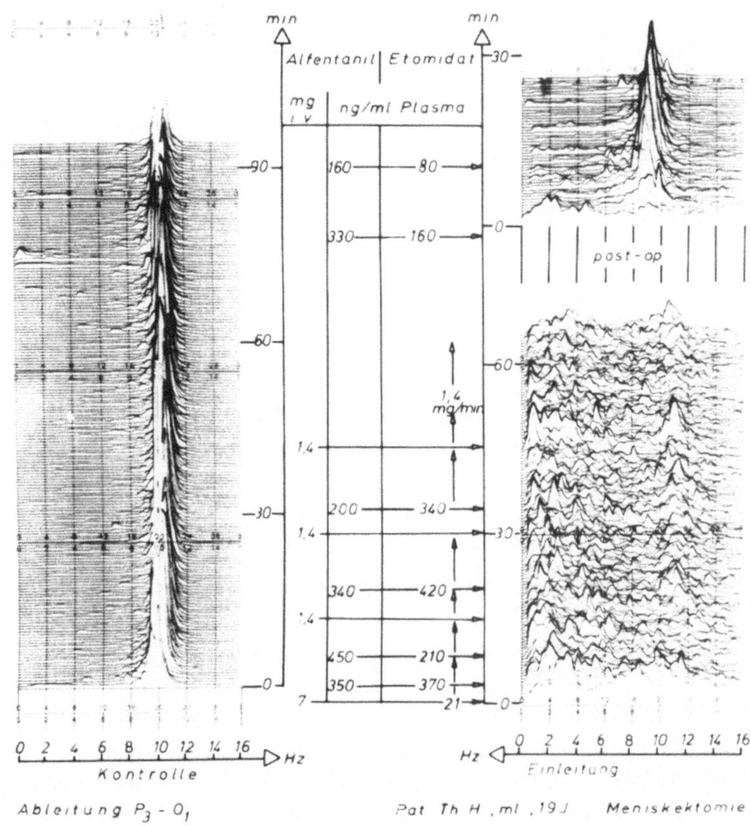

Abb.3. Niedervigilanter Patient bei dem Alfentanil und Etomidat im Vergleich zur Kontrolle einen dysrhythmischen Zerfall über den gesamten Frequenzbereich von 0-16 Hz bewirken. Trotz relativ hoher Alfentanil-Plasmaspiegel in der postoperativen Phase bei gleichzeitig niedrigem Etomidat-Plasmaspiegel ist das Vigilanzniveau entsprechend der Power-Spektralanalyse als hoch anzusetzen. Der Patient atmet ausreichend spontan und ist ansprechbar

rung im alpha-Bereich sowie interponierten schnellen Aktivitäten charakterisiert (Abb.1).

Die postoperative Periode zeigte eine gewisse Korrelation zwischen den Plasmaspiegeln von Alfentanil und Etomidat sowie dem jeweiligen Vigilanzniveau.

Insbesondere beim Etomidat-Spiegel ist bei einem Abfall unter einer Grenzkonzentration von 200 ng/ml eine Umkehr der diffus-disorganisierten elektroenzephalographischen Aktivitäten in kontinuierlich stabile und dominante alpha-Rhythmen zu beobachten. Der Patient atmet in solchen Fällen spontan, kann extubiert werden und reagiert auf Fragen (Abb.2).

Ist der Etomidat-Spiegel jedoch höher als 200 ng/ml, so demonstrieren kurze Gruppen irregulärer, langsamer Aktivitäten ein fluktuierendes Vigi-

117

lanzstadium, welches durch eine Atemdepression und fehlende Reaktionen
charakterisiert ist.

Im Gegensatz hierzu scheint der Alfentanil-Plasmaspiegel weniger stark
das Vigilanzniveau des Patienten zu beeinflussen (Abb.3), wo trotz hoher
Blutkonzentration (330 ng/ml) ein dominanter alpha-Rhythmus vorherrscht
und der Patient ansprechbar ist. Somit kann das Hypnotikum Etomidat als
Wegbereiter für eine opiatbedingte Atemdepression und Vigilanzminderung
angesehen werden.

DISKUSSION

Diese Ergebnisse scheinen die Überlegungen zu bestätigen, daß Opiate bei
alleiniger Dosierung, die eine ausreichende Analgesie bedingt, keine klinisch relevante Atemdepression induzieren [7]. Vielmehr spielt der kortikale Aktivitätszustand des Patienten, der durch verschiedene Substanzen
deprimiert werden kann - z.B. Etomidat - eine bedeutsame Rolle. Denn erst
in den Fällen, wo neben hohem Alfentanil der Etomidat-Spiegel unter einen
kritischen Schwellenwert von 200 ng/ml Plasma abfällt, weist das Vigilanzniveau ein dem Ausgangsbefund angenähertes Muster auf. Dabei atmet der
Patient wieder spontan und kann extubiert werden.

Es erscheint somit angebracht, die Etomidat-Dosierung nach starrem
Muster zu verlassen, um einen Überhang der Substanz aufgrund der langen
terminalen Halbwertszeit von 75 min [5] in der postoperativen Phase zu
verhindern. Letztlich würde damit eine kortikale Hemmung mit folgender Vigilanzminderung und Atemdepression vermieden werden.

Der Vorteil des Alfentanils gegenüber dem Fentanyl,d.h. seine geringere
unspezifische Gewebsaffinität zur Muskulatur, sowie seine kürzere terminale Eliminationsphase [2] würde erst dadurch voll zur Geltung kommen.

LITERATUR

1. Bente D (1979) Vigilance and evaluation of psychotropic drug effects on
   EEG. Pharmakopsychiat 12:137
2. Bovill JG, Sebel PS, Blackburn CL, Heykants J (1981) The pharmakokinetics of Alfentanil (R 39 209): a new opiate analgesic. Workshop on Alfentanil, Beerse/Nov.
3. Fink M(1969)EEG and human psychopharmacology.Ann Rev Pharmacol 9:241
4. Herrmann WM, Fichte K, Itil TM, Kubicki St (1979) Development of clas-
   sification rule for four clinical psychotropic drug classes with EEG
   power spectrum variables of human volunteers. Pharmacopsychiat 12:20
5. Heykants J, Doenicke A (1979) On the pharmakokinetics of etomidate
   (R 26 490) in human volunteers: plasma levels, metabolism and excretion. Janssen interim research data file
6. Itil TM (1968) Electroencephalography and pharmacopsychiatry.In: Frey-

ham FA, Oetrilowitsch N, Pichot P (eds) Clinical Psychopharmacology. Modern problems of Pharmacopsychiatry. Karger, Basel p 163

7. Lehmann KA (1982) Opiate. In: Refresher course der Deutschen Akademie für Anaesthesiologische Fortbildung 20. Stemmler-Druck und Verlag GmbH, Köln

8. Schenk GK, Engelmeier MP, Lodemann E, Pach J (1981) Vigilanz, hirnorganisches Psychosyndrom und Pharmakotherapie - Aspekte der Reversibilität. In: Bente D, Coper H, Kanowski S (Hrsg): Modelle zur Objektivierung von Hirnleistungsstörungen und deren pharmakologische Beeinflußbarkeit. Springer, Berlin Heidelberg New York

Alfentanil: Wirkungen auf Hirndurchblutung und Hirnstoffwechsel des Menschen

R. Larsen, O. Hilfiker

ZUSAMMENFASSUNG

Die Ergebnisse zeigen, daß hohe Dosen Alfentanil die Hirndurchblutung und den zerebralen Sauerstoffverbrauch sowie den zerebralen Umsatz der Substrate Glucose, Lactat und Pyruvat von Patienten ohne intrakranielle Erkrankungen nicht verändern. Diese Ergebnisse stimmen mit den Befunden anderer Autoren überein, die ebenfalls keine Beeinflussung der Hirndurchblutung und des Hirnstoffwechsels unter Morphin oder Fentanyl feststellen konnten. Beim Menschen werden Untersuchungen hoher Opiatdosen durch die atemdepressive Wirkung dieser Substanzen erschwert.

Um mögliche Interaktionen auf ein Minimum zu beschränken wurden in unserer Untersuchung lediglich Pancuronium und Flunitrazepam in zeitlichem Zusammenhang mit der Alfentanil-Untersuchung eingesetzt. Beide Substanzen haben bei dem von uns angewandten Applikationsmodus die Hirndurchblutung und den zerebralen Sauerstoffverbrauch selbst nicht beeinflußt, so daß mit sehr großer Wahrscheinlichkeit die reinen Wirkungen von Alfentanil auf die globale Hirndurchblutung und den Hirnmetabolismus widerspiegeln. Aussagen über regionale Durchblutungs- und Stoffwechseländerungen sind jedoch bei der von uns verwandten Methodik nicht möglich.

Aus unseren Untersuchungen können folgende klinische Schlußfolgerungen gezogen werden: Alfentanil hat - selbst in hohen Dosen - keinen nachteiligen Einfluß auf die globale Hirndurchblutung und den Hirnstoffwechsel bei Patienten ohne intrakranielle Erkrankungen. Vermutlich kann die Substanz gefahrlos in der Neuroanaesthesie eingesetzt werden.

Nach gegenwärtiger Auffassung ist es sinnvoll, bei intrakraniellen Eingriffen die funktionelle und metabolische Aktivität des Gehirns herabzusetzen und besonders eine Zunahme des intrazerebralen Blutvolumens mit Anstieg des intrakraniellen Druckes zu vermeiden. Aus diesen Gründen werden bevorzugt Anaesthetika eingesetzt, die den Hirnstoffwechsel vermindern und zudem keine zerebral vasodilatierenden Eigenschaften besitzen. Hierzu gehören vor allem die Barbiturate als primäre Substanzen. Daneben haben Opioide wie Fentanyl die zerebral vasodilatierend wirkenden halogenierten Inhalationsanaesthetika weitgehend aus der Neuroanaesthesie unter der Vorstellung verdrängt, daß diese Substanzen den Hirnstoffwechsel und die Hirndurchblutung wirksam herabsetzen. Bisher liegen aber nur wenige Berichte

120

über direkte Messungen der Hirndurchblutung und des Hirnmetabolismus unter
Opioiden bei Mensch und Tier vor. Die Ergebnisse sind zudem widersprüch-
lich, so daß eine abschließende Beurteilung noch nicht möglich ist. In der
vorliegenden Arbeit sollte daher untersucht werden, in welcher Weise hohe
Alfentanil-Dosen die Hirndurchblutung und den Hirnstoffwechsel von Patienten ohne intrakranielle Erkrankungen beeinflussen.

METHODIK

7 männliche Patienten mit koronarer Herzkrankheit ohne Ventrikelfunktions-
störungen wurden untersucht. Der Untersuchungsablauf war von der Ethikkom-
mission der Universität genehmigt worden. Alle Patienten waren am Tag vor
der Operation über den wissenschaftlichen Charakter der Untersuchungen
aufgeklärt worden und hatten schriftlich ihr Einverständnis mit den hierzu
erforderlichen Maßnahmen erklärt. Kein Patient erhielt zum Zeitpunkt der
Operation Medikamente.Alle Patienten wurden 60 min vor der Ankunft im Einleitungsraum mit 2 mg Flunitrazepam per os prämediziert.Im Einleitungsraum
wurden folgende Katheter in Lokalanaesthesie gelegt: ein Goodale-Lubin-
Katheter in den Bulbus venae jugularis zur Messung der Hirndurchblutung
und Entnahme von Blutproben, ein Goodale-Lubin-Katheter in die linke A.
radialis zur Messung des arteriellen Druckes und zur Entnahme von Blutproben, ein Pulmonalis-Katheter zur Messung des Herzzeitvolumens, ein Poly-
äthylenkatheter in die obere Hohlvene zur Infusion von Medikamenten. Aus-
serdem wurden die Körpertemperaturen und das EKG kontinuierlich überwacht.
   Die Narkose wurde mit 150 µg/kg Alfentanil und 0,1 mg/kg Pancuronium
i.v. eingeleitet und mit einer kontinuierlichen Infusion von 3 µg/kg x
min^{-1} Alfentanil aufrechterhalten. Lachgas wurde nicht zugeführt. Nach der
endotrachealen Intubation wurden die Patienten kontrolliert mit einem
Luft-Sauerstoffgemisch normoventiliert.
   Messungen und Blutentnahmen wurden zu folgenden Zeitpunkten durchgeführt: im Wachzustand (I), etwa 15 min nach der Narkoseeinleitung (II) und
30 min nach der Narkoseeinleitung, jeweils unter laufender Alfentanil-Infusion. Gemessen wurden:Hirndurchblutung (CBF) mit der Argonaufsättigungs-
methode, Hirnsinusdruck, mittlerer arterieller Blutdruck (MAP), Herzfrequenz, Herzzeitvolumen nach der Thermodilutionsmethode. Aus arteriellen
und hirnvenösen Blutproben (Doppelbestimmungen) wurden ermittelt: Blutgase
und Säure-Basen-Parameter, Elektrolyte, Hämoglobinkonzentration, Glucose,
Lactat und Pyruvat. Berechnet wurden:zerebrale Sauerstoff- und Glucoseauf-
nahme, zerebraler Lactat- und Pyruvatumsatz, zerebraler Perfusionsdruck,
zerebraler Gefäßwiderstand. Von allen erhaltenen Daten wurden die Mittelwerte und mittleren Fehler der Mittelwerte ($s\bar{x}$) ermittelt und mit Hilfe
des Kruskal-Wallis-Tests statistisch ausgewertet.p < 0,05 wurde als signifikant angesehen.

ERGEBNISSE

Tab.1 zeigt die Mittelwerte der wichtigsten hämodynamischen Parameter.
Herzfrequenz, mittlerer arterieller Druck und Herzzeitvolumen änderten
sich unter Alfentanil nicht signifikant.

In Tab.2 sind die wichtigsten zerebralen Parameter vor und während der
Alfentanil-Infusion zusammengefaßt.Hirndurchblutung,zerebraler Sauerstoffverbrauch und zerebraler Gefäßwiderstand änderten sich unter Alfentanil
nicht,während der zerebrale Perfusionsdruck geringfügig abnahm (p<0,05).

Tab.3 zeigt die Mittelwerte der zerebralen Umsatzrate für Glucose, Lactat und Pyruvat. Auch hier traten unter Alfentanil keine Änderungen ein.

Tabelle 1. Alfentanil: Wirkung auf Hämodynamik

n = 7	wach		Alfentanil 15 min		30 min	
	$\bar{x}$	S.E.M	$\bar{x}$	S.E.M	$\bar{x}$	S.E.M
HF (min^{-1})	69	4	73	3	72	4
MAP (mmHg)	93	5	80	6	75	7
HZV (1/min)	6,3	0,3	5,9	0,3	5,9	0,5

HF = Herzfrequenz; MAP = arterieller Mitteldruck; HZV = Herzzeitvolumen

Tabelle 2. Alfentanil:Hirndurchblutung und zerebraler Sauerstoffverbrauch

n = 7	wach		Alfentanil 15 min		30 min	
	$\bar{x}$	S.E.M.	$\bar{x}$	S.E.M.	$\bar{x}$	S.E.M.
CBF (mlxmin^{-1}x100g^{-1})	58	3	45	4	42	5
CMRO$_2$ (mlxmin^{-1}x100g^{-1})	2,9	0,3	2,6	0,4	2,5	0,3
CVR (mmHg)	1,6	0,2	1,7	0,2	1,7	0,1
CPP (mmHg)	87	5	73	6	69	6
P$_a$CO$_2$ (mmHg)	41	0,8	41	0,8	39	1,0

CBF = Hirndurchblutung; CMRO$_2$ = zerebraler Sauerstoffverbrauch; CVR =
zerebraler Gefäßwiderstand; CPP = zerebraler Perfusionsdruck

Tabelle 3. Alfentanil: Zerebrale Substrataufnahme/-abgabe

n = 7	Alfentanil					
	wach		15 min		30 min	
	$\bar{x}$	S.E.M.	$\bar{x}$	S.E.M.	$\bar{x}$	S.E.M.
CMR (mgxmin^{-1}x100^{-1}) Glucose	4,3	0,7	3,7	0,8	3,2	0,5
CMR (mgxmin^{-1}x100g^{-1}) Lactat	+0,11	0,05	+0,16	0,05	+0,26	0,04
CMR (mgxmin^{-1}x100g^{-1}) Pyruvat	+0,03	0,06	+0,04	0,01	+0,03	0,01

DISKUSSION

Die Ergebnisse unserer Untersuchungen zeigen,daß hohe Dosen Alfentanil die Hirndurchblutung und den zerebralen Sauerstoffverbrauch sowie den zerebralen Umsatz der Substrate Glucose, Lactat und Pyruvat von Patienten ohne intrakranielle Erkrankungen nicht wesentlich verändern. Befunde anderer Autoren über die Wirkungen von Alfentanil auf Hirndurchblutung und Hirnmetabolismus sind bisher nicht veröffentlicht worden. Unsere Ergebnisse stimmen jedoch mit den Untersuchungsbefunden anderer Autoren überein, die ebenfalls keine Beeinflussung der Hirndurchblutung und des Hirnstoffwechsels unter Morphin oder Fentanyl feststellen konnten [1,3].

Allerdings sind die bisher vorliegenden Berichte nicht einheitlich. So fanden andere Autoren [2,4] beim Tier eine ausgeprägte Abnahme der Hirndurchblutung unter Morphin und Fentanyl zusammen mit einer Verminderung des zerebralen Sauerstoffverbrauchs. Die unterschiedlichen Befunde sind nicht leicht zu erklären. Eine wichtige Rolle spielen jedoch Speziesunterschiede, unterschiedliche Ausgangsbedingungen sowie methodische Schwierigkeiten. So müssen z.B. die meisten tierexperimentellen Untersuchungen in einer Basis-Narkose durchgeführt werden, so daß Interaktionen mit der zu untersuchenden Substanz möglich sind. Beim Menschen werden Untersuchungen hoher Opiatdosen durch die atemdepressive Wirkung dieser Substanzen erschwert. Um mögliche Interaktionen auf ein Minimum zu beschränken, wurden in unserer Untersuchung lediglich Pancuronium und Flunitrazepam in zeitlichem Zusammenhang mit der Alfentanil-Untersuchung eingesetzt. Hierbei kann dann davon ausgegangen werden, daß beide Substanzen bei dem von uns angewandten Applikationsmodus die Hirndurchblutung und den zerebralen Sauerstoffverbrauch selbst nicht beeinflußt haben, so daß unsere Ergebnisse mit sehr großer Wahrscheinlichkeit die reinen Wirkungen von Alfentanil auf die globale Hirndurchblutung und den Hirnmetabolismus widerspiegeln. Aussagen über regionale Durchblutungs- und Stoffwechseländerungen sind jedoch bei der von uns verwandten Methodik nicht möglich.

Aus unseren Untersuchungen können folgende klinische Schlußfolgerungen gezogen werden: Alfentanil hat - selbst in hohen Dosen - keinen nachteiligen Einfluß auf die globale Hirndurchblutung und den Hirnstoffwechsel bei Patienten ohne intrakranielle Erkrankungen. Vermutlich kann die Substanz gefahrlos in der Neuroanaesthesie eingesetzt werden.

LITERATUR

1. Jobes JR, Kennel EM, Bush GL, Mull TD, Lecky JH, Behar MG, Wollman H (1977) Cerebral blood flow and metabolism during morphine-nitrous oxide anesthesia in man. Anesthesiology 47:16
2. Michenfelder JD, Theye RA (1971) Effects of fentanyl, droperidol, and innovar on cerebral metabolism and blood flow. Br J Anaesth 43:630
3. Siesjö BK (1978) Brain energy metabolism. Wiley, Chichester
4. Takeshita H, Michenfelder JD, Theye RA (1972) The effects of morphine and N-allylmorphine on canine cerebral metabolism and circulation. Anesthesiology 37:605

Diskussion

Vorsitz: H. Stoeckel, J. Kugler

- Lehmann -
Herr Kugler, Sie haben in Ihrem Referat angemerkt, daß die Vigilanzreduktion nach 20 µg Alfentanil/kg KG nicht stark ausgeprägt, wenn überhaupt
meßbar war, wohl aber nach 40 µg/kg.
Bei Ihren Untersuchungen wurden meines Wissens auch Blutkonzentrationsbe-
stimmungen von Alfentanil durchgeführt. Wäre es möglich, daß die Plasmaspiegel 10 min nach der Injektion von 40 µg/kg noch so hoch liegen, daß
eine "Schwellen"-Konzentration überschritten ist, während sie nach Injektion der kleineren Dosis schon nicht mehr erreicht wird? Ich frage dies
insbesondere darum, weil wir ja doch davon ausgehen, daß Alfentanil-Blut-
konzentrationen in einer relativ gut voraussagbaren Beziehung zu seinen
Wirkungen stehen. Bei Ihrer Untersuchung gibt es den Glücksfall, daß sowohl kinetische wie dynamische Faktoren bestimmt worden sind - man müßte
sie doch gut vergleichen können!
- Kugler -
Die Frage nach den Blutkonzentrationen bitte ich Herrn Suttmann zu beantworten.
- Suttmann -
Es sind umfangreiche Daten zu dieser Studie gesammelt worden.Die von Ihnen
angesprochene Frage wurde bisher nicht näher untersucht. Im folgenden Re-
ferat werden wir zeigen, daß für die Korrelation zwischen Pharmakodynamik
und Pharmakokinetik nicht das EEG herangezogen werden sollte, sondern die
atemdepressive Wirkung. Das EEG war bei unserer Untersuchung mehr als
Ergänzung gedacht und nicht der zentrale Parameter.
- Lehmann -
Ich vermute wohl, daß Sie da die Korrelation finden werden.
- Suttmann -
Ich hoffe, daß ich diese Beziehung deutlich machen kann!
- Stoeckel -
Sie haben gesagt, Herr Suttmann, daß Sie die Korrelation zwischen Pharma-
kodynamik und Pharmakokinetik beim Alfentanil derart machen, daß Sie die
Atemdepression heranziehen und nicht so sehr das EEG. Man muß sich darüber
im klaren sein, bei solchen Untersuchungen, welchen pharmakodynamischen
Parameter man nun untersuchen will.Die Hauptwirkung bei der Substanzklasse
der Opiate, also der Narko-Analgetika, ist ja eben die Analgesie und dann
müßte man für diesen hauptpharmakodynamischen Effekt eben einen Parameter
finden, der einem die Analgesie zeigt. Darüber können wir vielleicht spä-

ter noch sprechen. Die Atemdepression ist nur eine Nebenwirkung, die zwar klinisch von Relevanz ist, aber doch nicht eigentlich die Wirkung, die wir für die klinische Anaesthesie haben wollen. Zu Herrn Lehmann und zu der Korrelation zwischen Plasmaspiegeln und irgendwelchen pharmakodynamischen Effekten kann ich sagen, daß wir eine ganz deutliche Korrelation gefunden haben vor allem für die Hypnotika. Wir haben uns überwiegend mit Etomidat beschäftigt und haben da gefunden, daß sobald ein Plasmaspiegel von 0,3 µg/ml erreicht ist im EEG ganz eindeutige Veränderungen zu finden sind und zwar in dem Sinne,daß der von uns verwendete Median der Frequenzverteilung dann deutlich unter 5 Hertz sinkt und das ist bei verschiedenen Applikationsmodellen sehr gut reproduzierbar. Mathematische Simulation unter Verwendung von Angaben in der Literatur haben das auch ganz eindeutig bestätigt. Wir haben auch zeigen können, daß bei Fentanyl und Alfentanil solche Korrelationen möglich sind, wobei, wie Sie auch sagten, Schwellenphänomene hier eine Rolle spielen, das ist keine lineare Beziehung zwischen EEG-Veränderungen und Plasmaspiegeln oder der Dosis, sondern hier sind Schwellenphänomene zu beachten.Was die analgetische Wirkung von Fentanyl und Alfentanil anbetrifft, hier konnten wir zeigen, daß eben auch der Median im EEG der beste Parameter ist für solche Korrelationen mit Plasmaspiegeln. Herr Schüttler hat heute in einem seiner Vorträge z.B. gezeigt, daß Plasmaspiegel von 0,45 µg/ml Alfentanil im EEG reproduzierbare Veränderungen bringen im gleichen Sinne,daß der Median unter 5 Hertz abfällt unter den Bedingungen einer klinischen Narkose und einem entsprechenden operativen Schmerzstimulus.

- Wauquier -

Ich habe nicht mit Patienten gearbeitet, sondern mit Hunden. Im Experiment haben die verschiedenen Dosen, die wir verwendeten deutliche EEG-Effekte gezeigt. Die höchste Dosis, die wir gebraucht haben, 0,63 µg/kg, liegt ungefähr 80mal über der analgetischen minimalen effektiven Dosis. Wir verwendeten spontan atmende Hunde. Anhand unserer Ergebnisse glaube ich, daß die Atemdepression kein gutes Maß für einen Vergleich oder eine Korrelation zwischen Kinetik und Wirkung ist.

- Kugler -

Das bringt uns zurück zu der Schwierigkeit,beim Menschen Analgesie zu messen. Ich glaube, daß Herr Lehmann mit der Schwellendosis Recht hat und daß sie eine Beziehung zur Analgesie erwarten läßt. Dosisvergleiche zeigen, daß Herr Wauquier mit 0,63 mg/kg KG einen deutlichen EEG-Effekt erreichte. Herr Stoeckel erreichte ihn bei Infusionen mit einer Dosis von 0,3 mg/kg KG. Der Übergang von einem analgetischen zu einem sedierenden Minimaleffekt des Alfentanil dürfte unterhalb von 0,02 mg/kg liegen.
Es gibt bei geringen Dosen, die unterhalb dieses Schwellenwertes liegen, bereits einen analgetischen Effekt ohne EEG-Veränderungen. Erst bei größeren Dosen bringen EEG-Veränderungen Einflüsse des Alfentanil auf die Wach-Schlafregulation zum Ausdruck. In den Bereichen der geringsten Dosis besteht eine Dissoziation zwischen Analgesie und Verlangsamung der EEG-Tätigkeit.

- Jost -

Ich kann das aus der Klinik nur bestätigen, eine Dosis von 20 µg/kg KG
führt zu einer Analgesie, bei der Patienten die Reposition von einem frak-
turierten Nasenbein oder eine Harnröhrenschlitzung ohne Schmerzäußerung
tolerieren, dabei ansprechbar bleiben, zwar bradypnoisch werden aber auf
Aufforderung dann wieder so atmen, daß normale Blutgaswerte resultieren,
wenn man das untersucht.

- Stoeckel -

Ich wollte vielleicht noch eine Bemerkung machen zu der Relevanz von EEG-
Untersuchungen für klinische Narkosen, als Parameter für eine hinreichende
analgetische Wirkung. Und zwar deshalb weil wir immer wieder hören, daß ja
das EEG an sich nur den hypnotischen Effekt wiedergibt und man deshalb die
analgetische Wirkung in einer Narkose damit nicht erfassen kann. Wir haben
bei der Untersuchung von weit über 100 klinischen Fällen mit EEG-Spektral-
analysen und anderen Parametern, die aus dem EEG extrahiert wurden, wie z.
B. der Median oder verschiedene Indices: alpha, delta oder andere, gefunden, daß das EEG natürlich primär Veränderungen der Vigilanz und damit die
hypnotische Wirkung wiedergibt. Aber unter den Bedingungen einer Operation
und einer klinischen Narkose sollten diese Veränderungen, die auftreten im
Sinne eines Links-Shifts zu den niedrigen Frequenzen mit dem Muster eines
schlafähnlichen EEG's nur zustande kommen, wenn der Schmerzstimulus der
Operation unterdrückt ist und somit eine hinreichende analgetische Wirkung
angenommen werden kann. Wenn der Schmerzstimulus sich als Aufwachreaktion
im EEG zeigt, wie das bei einigen Darstellungen und Dias heute ja auch gesehen werden konnte, dann ist die Narkose zu flach und die Dosierung zu
gering. Dies kann man in einer klinischen Narkose dadurch, daß man die Dosierungen ändert nach oben und unten,auch im EEG sehr schön reproduzieren.
Deshalb meinen wir, da wir unter den Bedingungen einer Narkose mit einem
bewußtlosen Patienten keine andere, keine bessere Methode der Schmerzmessung zur Verfügung haben, wie das im Tierexperiment möglich ist - Herr
Niemegeers hat das gezeigt - oder wie man es mit psychometrischen Untersuchungen in der postoperativen Phase machen kann, daß wir also praktisch
nur das EEG zur Verfügung haben, eventuell noch evozierte Potentiale, um
ein indirektes Maß für die Schmerzfreiheit unter der Operation bei klinischen Narkosebedingungen zu erhalten.

- Suttmann -

Ich möchte darauf hinweisen, daß die Intubation eines Probanden uns die
Möglichkeit gibt, in einem pharmakologischen Experiment Schmerzunterdrük-
kung zu messen. Unsere Untersuchungen waren so aufgebaut, daß zunächst die
atemdepressive Nebenwirkung der Substanzen unter Spontanatmung erfaßt wurden. Im 2.Teil benutzten wir die Intubation als Schmerzstimulus. Mit einer
ausreichenden Dosis Alfentanil und Etomidat ist es sehr wohl möglich,einen
Probanden zu intubieren, ihn anschließend aufwachen zu lassen und sich mit
ihm zu verständigen, d.h. das Gespräch ist etwas einseitig, weil der Proband intubiert ist, aber man sieht,daß es ihm gut geht und daß ein vitaler
Reflex durch das Morphinomimetikum weitgehend unterdrückt ist. Die Intuba-

tion stellt einen Streßreiz dar, der ohne Analgesie hohe Katecholaminspiegel produziert. In der Klinik sehen wir bei mangelnder Analgesie eine entsprechende Kreislaufreaktion. Im EEG stellt sich dieser Reiz als Wachreaktion dar. Dieses Modell läßt anhand der EEG- und Kreislauf-Untersuchungen eine Analgesieprüfung unter sauberen Bedingungen zu.

- Kettler -

Ich habe einige Verständnisfragen an die Plasmaspiegel- und an die EEG-Untersucher. Die 1.Frage ist: Soweit mir aus meinen bescheidenen neurophysiologischen Kenntnissen gewärtig ist, ist es ja doch mit der Schmerzempfindung so, daß die Rolle des sympathischen Nervensystems bei der Art und Weise der Neurotransmission doch eine ganz entscheidende Rolle spielt. Nun haben ja unterschiedliche Menschen eine unterschiedliche sympathoadrenerge Ausgangslage und das sehen wir ja auch an den unterschiedlichen Dosen von Analgetika, die benötigt werden. Sie kommen aber zu einfachen Mittelwerten, entweder mit Ihren Somnogrammen Herr Kugler, oder mit Ihren Medianwerten Herr Stoeckel. Es handelt sich dabei um einfache Parameter,die EEG-Frequenzen in einer bestimmten Häufigkeit darstellen und meine Frage ist, welche Varianz haben Sie in einer bestimmten Patientengruppe. Das ist die gleiche Frage,die ich heute morgen hinsichtlich der Plasmaspiegel gestellt habe. Wenn Sie allgemein gültige Aussagen machen über Narkoseführung und Narkosekontrolle, dann frage ich, haben Sie z.B. 1000 Untersuchungen gemacht und welche Varianz haben Sie dabei gefunden, um uns auch die Spielbreiten dieses ganzen Systems angeben zu können. Die 2. Frage betrifft das gleiche Problem diesmal in Bezug auf die Plasmaspiegel. Wir haben Versuche mit sehr hohen Dosen von 100 ng/kg Fentanyl unternommen, über die Herr Hensel heute berichten wird. Ganz sicher sind dabei sehr hohe Plasmaspiegel erreicht worden und wir haben diese auch zum Teil mitgemessen. Auf jeden Fall liegen diese Werte so hoch, daß sie jedem vernünftigen errechenbaren Morphin-Opiatrezeptorenbesatz voll genügen würden. Trotzdem kommt es zu sympathoadrenergen-schmerzähnlichen Reaktionen. Wo bleibt denn jetzt eine vernünftige Relation zwischen Plasmakonzentrationen einerseits und solchen Reaktionen andererseits. Können Sie uns vielleicht da etwas allgemein belehren?

- Kugler -

Die Streubreite bei den einzelnen Individuen ist beträchtlich.

- Kettler -

Wie beträchtlich ist sie: 100%, 400% oder mehr?

- Kugler -

Sie liegt in einem Bereich bis 100% über dem Mittelwert. Wir haben es bei den einzelnen Werten nicht mit einer Gauss'schen Normalverteilung zu tun. Die Abweichungen nach unten sind geringer.In bestimmten Auswertungsepochen sind die Abweichungen von den Mittelwerten geringer. Die individuellen Unterschiede führen aber dazu, daß bei kleinen Gruppen von 6 oder 12 Untersuchten keine statistisch signifikanten Unterschiede in vielen Auswertungsepochen nachzuweisen sind. Man muß sich damit begnügen,Trends festzustellen. Dadurch wird der Eindruck gefestigt, daß die Individuen auf eine

einheitliche Dosis unterschiedlich reagieren. Man muß annehmen, daß der
Stoffwechsel der Neurensysteme die meisten Personen empfindlich reagieren
läßt, wogegen andere auch paradox reagieren können. Wenn 1 von 6 Personen
atypische Reaktionen bietet, stört das die Signifikanzberechnungen.
Über die Endorphine und die viel diskutierte Enkephalin-Produktion wissen
wir wenig.Wir können sie nicht messen und über die Affinität der einzelnen
Rezeptoren nichts aussagen. Wenn auch bei einer ausgiebigen Serumkonzen-
tration alle Rezeptoren besetzt sein sollten, können trotzdem viele unbe-
setzt bleiben. Vor Jahren hatten wir bei Narkoseexperimenten,bei denen die
Serumcholinesterase eine Rolle spielte, unter 40 gesunden Versuchspersonen
eine,die überhaupt keine meßbaren Serumcholinesterasewerte hatte. Wir werden wahrscheinlich in dieser Größenordnung damit rechnen müssen, daß uns
solche Phänomene auch bei anderen Substanzen oder Stoffwechselprodukten
bevorstehen.
- Stoeckel -
Zur 2. Frage, der Korrelation zwischen EEG-Veränderungen und einer hinreichend tiefen Narkose bzw. einer Korrelation zu Plasmaspiegeln oder einer
Berechnung von Mengen in einem peripheren Kompartment, je nachdem, welches
kinetische Modell man dafür verwendet: Korrelationen von EEG-Veränderung,
meinetwegen im Sinne des Median, den wir als EEG-Parameter verwenden, und
einer hinreichenden klinischen Narkose sind gegeben, aber sie sind nicht
linear. Das was Herr Kugler sagte, daß die Varianz eben von der Dosis ab-
hängig ist und daß die Varianz dieser EEG-Veränderung größer ist bei niedrigen Dosen,ist richtig. Herr Kugler und Herr Doenicke verwenden Dosierungen, die ja weit unterhalb von Dosen liegen,die für eine klinische Narkose
notwendig sind. Wenn wir in einer klinischen Narkose höher dosieren, haben
wir auch geringere Varianzen,aber wie gesagt,es liegen hier keine linearen
Verhältnisse vor. Wenn wir in unserer Arbeitshypothese sagen, der Median
muß unter 5 Hertz liegen, dann heißt das nicht mehr und nicht weniger, als
daß die Narkose dann nicht zu flach ist. Das EEG zeigt uns z.B. eine zu
tiefe Narkose nicht an,nur eine Narkose die nicht zu flach ist und das ist
ein Schwellenphänomen.Ich kann keine lineare Beziehung zwischen der Dosierung in einer klinischen Narkose und der Narkosetiefe herstellen. Leider
haben wir bis heute keinen besseren Schmerz- oder Analgesieparameter unter
den Bedingungen einer klinischen Narkose über den Verlauf einer gesamten
Narkose, also über mehrere Stunden zur Verfügung, wobei ständig Schmerzstimuli auftreten. Dies ist im Gegensatz zu dem Modell von Herrn Suttmann
zu sehen, der uns gesagt hat, daß eben die Intubation ein Schmerzstimulus
ist, den man in seinem Modell reproduzierbar darstellen kann. Die Bedingungen einer klinischen Narkose sind eben doch anders, weil permanent
Schmerzstimuli auftreten und auch innerhalb einer bestimmten Narkose unterschiedlich starke Schmerzstimuli auftreten können. Wenn wir aber überhaupt mit dem Konzept der Korrelation von Pharmakodynamik und Pharmakokinetik weiterkommen wollen,bei dem Modell der Narkose, dann steht uns heute
im Gegensatz z.B. zu dem Modell der Muskelrelaxation kein besserer Parameter zur Verfügung, jedenfalls ist mir darüber nichts bekannt.

- van Ackern -

Herr Stoeckel,ich habe noch eine Frage an Sie zu der Bemerkung,daß man mit
dem EEG doch analgetische Qualitäten messen könnte. Das ist ja zunächst
auf den ersten Blick gar nichts Neues, denn wenn einer tief schläft und
Sie zwicken ihn, wird er wach durch den Schmerz. Wir messen also den Wachheitszustand, wenn ich mich etwas laienhaft ausdrücke - ich kenne mich im
EEG nicht so richtig aus - indem Sie ihm einen Schmerz setzen. Nun gibt es
aber verschiedene Qualitäten des Schmerzes,kleiner Schmerz,großer Schmerz.
Wenn man die Bemerkung z.B. von Herrn Suttmann nimmt, der sagt, bei der
Intubation könnte man durchaus die Reflexe hervorgerufen durch die Intuba-
tion, mit Alfentanil verhindern, dann kann man natürlich auch sagen, Sie
können auch durch eine tiefere Sedierung, etwa mit einem Barbiturat im
Gegensatz zu Etomidat diesen mäßigen Schmerzreiz und die Reflexe aufheben.
Sie haben bei tiefer Barbituratnarkose, obwohl Barbiturate keinen analge-
tischen Effekt haben, keine oder nur eine sehr geringe Reaktion. Meine
Frage ist deshalb, kann man mit dem EEG wirklich feine Analgesieunter-
schiede feststellen?

- Stoeckel -

Dazu möchte ich zwei Dinge sagen. Einmal zu den Barbituraten: Zumindest
vom Thiopental wissen wir, daß dosisabhängig doch ein analgetischer Effekt
auftritt, darüber gibt es Untersuchungen. Man muß nur sehr hoch dosieren,
dann kann man mit Thiopental alleine eine relativ schmerzhafte Operation
narkotisieren. Zur Frage der Schmerzmessung durch das EEG unter Narkosebedingungen kann ich nur wiederholen, es ist eine Hilfskonstruktion. Natürlich ist primär nur eine Aussage über die Vigilanz möglich, über die hypnotische Wirkung,wie das ja auch von Herrn Doenicke und Herrn Kugler immer
wieder gesagt wird. Aber wir sind der Auffassung, das können wir auch be-
legen, daß man sagen kann: Wenn die Narkose nicht zu flach ist, haben wir
ganz bestimmte reproduzierbare Veränderungen im EEG. Der Vorteil unserer
Methode gegenüber der Methode von Kugler und Doenicke ist eben die,daß wir
kontinuierlich messen können unter den Bedingungen der klinischen Narkose
mit den entsprechenden Dosierungen die da notwendig sind, über die gesamte
Zeit und das on-line d.h. wir können es zum Monitoring verwenden. Allerdings muß ich einschränkend sagen,daß zwischen verschiedenen Anaesthesietechniken, bei Verwendung unterschiedlicher Pharmakakonzentrationen gewisse Unterschiede da sind. Nun können Sie umgekehrt fragen: Wenn Sie sagen, der Median muß unter 5 Hertz liegen, damit die Narkose nicht zu flach
ist, was haben Sie als vergleichende Parameter für die klinische Narkose-
tiefen-Beurteilung verwendet? Das sind einmal, wie wir alle wissen, relativ grobe Parameter, die vegetativen Kreislaufparameter und zusätzlich,
aber da sind unsere Untersuchungen nicht abgeschlossen, eben Parameter,
die uns die Endokrin-metabole Belastung anzeigen. Zu den Hormonbestimmun-
gen, kann ich heute noch nichts sagen.

- Hempelmann -

Trotz dieser vielen Befunde der konstruierten oder vielleicht auch tat-
sächlichen Parameter, die immer wieder angeführt werden, habe ich heute

130

durch die Ergebnisse den Eindruck gewonnen,daß mit dem EEG aber auch nicht
die geringste Verbesserung hinsichtlich der Führung einer Narkose möglich
ist. Ich bin in der Lage, eine Narkose anhand eines Blutdrucks und einer
Herzfrequenzkontrolle durchzuführen, aber ich bin mit Sicherheit nicht in
der Lage, weder mit diesen evozierten Potentialen, seien sie somatisch,
seien sie visuell, seien sie akustisch, noch anhand irgendwelcher EEG-Parameter eine Narkose verläßlich und sicher zu führen. Darüber muß man sich
glaube ich ganz deutlich im klaren sein.
- Doenicke -
Darf ich gleich in dasselbe Horn blasen, wir würfeln hier alles durcheinander, wenn wir mit dem EEG oder über das EEG sprechen und Analgetika und
Hypnotika in einen Topf schmeißen.Das sollten wir doch auseinander halten.
Doch zuerst ein Wort zum Thiopental und der analgetischen Wirkung. - Natürlich kann man mit Thiopental auch eine Analgesie erreichen. Nur müssen
dann so hohe Dosen verabreicht werden, daß sie im EEG zur elektrischen
Stille führen. Die Nebenwirkungen - insbesondere die Herz- und Kreislaufreaktionen sind nach einer sehr hohen Bolusinjektion so ausgeprägt, daß
diese Dosierung zur Narkoseeinleitung einer modernen und guten Anaesthesie
widerspricht. Mit 5 mg/kg KG Thiopental ist keine Analgesie zu erreichen.
Man kann sehr wohl Dosiswirkungsbeziehungen mit reinen Hypnotika aufstellen, dann ist auch eine Reproduzierbarkeit vorhanden. Bei dem Analgetikum
kann man das nicht machen, das hat Herr Kugler gezeigt. Bei diesen Dosierungen auf keinen Fall und überlegen wir doch, Alfentanil sollte oder wird
geprüft, weil wir es in einer geringen Dosierung für eventuelle Kurznarkosen benützen wollen. Diese Dosierungen liegen bei 0,02 bzw. maximal 0,04
mg. Ich muß Herrn Stoeckel widersprechen, denn unsere Dosierungen liegen
nicht unterhalb von Dosen, die für eine klinische Narkose notwendig sind.
Nein, sie reichen z.B. zur Einleitung aus. In diesen Bereichen ist mit dem
EEG nichts anzufangen. Ich glaube auch, daß Herr Hempelmann völlig recht
hat, denn die Analgesie in einer Narkose mittels EEG zu kontrollieren ist
noch ein Wunschtraum, dies können wir mit den heutigen Mitteln noch nicht
erreichen.
- Stoeckel -
Herr Doenicke, da möchte ich Ihnen widersprechen.
- Doenicke -
Das ist Ihr Recht.
- Stoeckel -
Da möchte ich Sie einladen, zu uns zu kommen, damit wir in Ruhe über meh-
rere Tage klinische Narkosen mit EEG-Monitoring machen können. Sie sagten,
Dosiswirkungsbeziehung können Sie bei Analgetika nicht aufstellen.Wenn ich
sage, daß ich mit dem EEG mit unserer Hypothese nur feststelle, daß die
Narkose nicht zu flach ist, dann ist das ja das gleiche Statement, daß da
keine Dosiswirkungsbeziehung aufgestellt werden kann. Wenn Sie das EEG
benutzen als Hilfskonstruktion für die Schmerzerfassung und nicht für die
exakte Quantifizierung der Analgesie, dann ist das gar kein Widerspruch.

- Hempelmann -

Darf ich nur ganz kurz folgendes sagen: Herr Bergner, hieß er glaube ich,
der hat doch nicht das EEG deswegen inauguriert,sondern wegen ganz anderer
Gesichtspunkte. Man kann das doch jetzt nicht umfunktionieren. Daß es nur
eine zusätzliche Möglichkeit ist, darüber sollten wir uns im klaren sein
und das soll es auch bleiben. Es ist eine sehr gute zusätzliche Möglichkeit, aber nicht mehr.

- Stoeckel -

Herr Hempelmann,natürlich brauchen Sie nicht,um die klinische Narkose führen zu können, das EEG, das ist ganz selbstverständlich, aber wenn wir das
benutzen, dann haben wir ja ganz andere Vorstellungen. Dies sind Modellvorstellungen über das pharmakologisch-physiologische Modell der Narkose,
und da muß ich über die Zeit etwas kontinuierlich messen können, da nützen
mir Dosiswirkungsbeziehungen, ob man sie aufstellen kann oder nicht, eben
gar nichts. Man muß kontinuierlich messen können, um die gesamte Information in der Korrelation zwischen Plasmaspiegel oder kinetischen Daten und
einem pharmakodynamischen Parameter berücksichtigen zu können und da haben
wir heute eben nichts besseres für dieses Modell als das EEG und das ist
eine Hilfskonstruktion, die uns indirekt etwas über die analgetische Wirkung während der klinischen Narkose sagt.

- Hensel -

Ich möchte noch einmal auf etwas zurückkommen, was Herr Doenicke ansprach,
nämlich auf die Gleichsetzung von Hypnotika und Analgetika in der vorangegangenen Diskussion. An diese Frage knüpft ja auch die EEG-Problematik an.
Man kann natürlich mit Diazepam einen Schmerz lindern oder ihn durch ein
Kurznarkotikum für eine bestimmte Zeit ausschalten. Wir wissen ja auch wie
das pharmakologisch funktioniert. Die Benzodiazepine wirken vorwiegend auf
Rückenmarksebene. Von der Substantia gelatinosa aus bestehen Verbindungen
zu zentropetalen Bahnen, dem Tractus reticulospinalis und dem Tractus cor-
ticospinalis. Von dort aus können entsprechende Afferenzen im Sinne einer
präsynaptischen Hemmung ganz wirksam unterdrückt werden. Das ist vor allen
Dingen für Diazepam sehr gut untersucht. Bei dem Fentanyl, bei den Opioiden sprechen wir demgegenüber bestimmte Strukturen im Zentralnervensystem
an. Hierbei liegt ein völlig anderer Wirkungsmechanismus zugrunde. Herr
Kugler, Sie verwiesen vorhin auf die Ergebnisse von Hassler, der hat das
sehr schön definiert, daß der Schmerz ein sehr komplexes Phänomen ist, das
aus mindestens drei Komponenten besteht, einmal dem Schmerzerlebnis, der
Schmerzidentifikation und der Schmerzlokalisation, die jeweils ihre speziellen Projektionsfelder haben. Diesen Vorgang, Herr Stoeckel, kann man
doch sicher nicht quantitativ mit dem EEG erfassen.

- Stoeckel -

Das habe ich ja auch nicht behauptet.

- Zander -

Ich wollte noch was zu der Beurteilung der Narkosetiefe durch Puls und
Blutdruck sagen. Der Patient kann eine ausreichende Narkosetiefe haben und
trotzdem sympathiko-adrenale Reaktionen zeigen. Diese Reaktion kann ich

durch einen Betablocker abblocken, d.h. also, Herzfrequenz und Blutdruck
sind kein ausreichendes Kriterium, um die Narkosetiefe am Patienten zu beurteilen.
- Kugler -
Wenn ich mich bemühe, hier eine Brücke zu schlagen,dann muß ich Herrn Hempelmann insofern Recht geben, als das EEG kein Instrument zum Nachweis
einer Analgesie sein kann. Wir benützen es als ein Instrument zur Narkosekontrolle, solange wir über nichts Besseres verfügen. Das EEG war bisher
eines der leichtest zugänglichen Dokumente, das schwarz auf weiß registriert ein nachträgliches Diskutieren erlaubt. Klinische Befunde sind oft
auf ein subjektives Urteil angewiesen. Das Ausmaß eines Reflexes hängt von
der Kraft des Schlages mit dem Reflexhammer ab. Subjektive Fehlerquellen
schränken die Möglichkeit für exakte Vergleiche ein. Das EEG hat sich in
der Schlafforschung sinnvoll erwiesen, weil man damit das Kontinuum der
Vorgänge dokumentieren konnte, die ansonst nur bei Weckreizen nachweisbar
waren. Herr Stoeckel sagt, daß man das EEG als ein Instrument benutzen
kann, um tatsächlich mit bestimmten ausgewählten Parametern exakte Maßzah-
len zu gewinnen.
Der Median aus einem Leistungsspektrum ist eine Meßgröße,die mit dem Erlöschen bestimmter Reaktionen gekoppelt ist. Im Wachzustand bei geringen
Vigilanzschwankungen ist die individuelle Reaktion des vegetativen Systems
aber so groß, daß die Änderungen der Pulsfrequenz oder der Atemfrequenz
kein exaktes Maß für das individuelle Schmerzerlebnis bietet.
- Frey -
Ich habe hier den Eindruck gewonnen, daß die Anaesthesisten sich bei der
Bewertung einer Schmerzausschaltung oder Schmerzdämpfung in einer ganz
ähnlichen Lage befinden wie die Pharmakologen, wenn sie analgetische Effekte messen wollen. Wir wissen nicht, ob Tiere eine Schmerzempfindung haben, wahrscheinlich haben sie eine, jedenfalls die höheren, aber mitteilen
können sie uns nichts. Was wir messen bei der Analgesiemetrie sind vielfach Rückenmarksreflexe und auch der gebrannte Schwanz ist gar nicht so
furchtbar gut, auch wenn das Großhirn weg ist, kommt die Abwehrzuckung und
so ist es auch, wenn Sie die schlafende Person zwicken: ist es der Schmerz
oder ist es ein Rückenmarksreflex? Wenn Sie intubieren, ist es eigentlich
der Schmerz oder ist es die Unzahl von autonomen Reflexen, die Sie vom
Pharynxlarynxgebiet auslösen, die auf die Organsysteme durchschlägt und
die irgendeine Rückwirkung, wahrscheinlich auch auf das EEG dann wieder
haben wird. Ich glaube hier liegt die Unschärfe und hier kommen Sie der
Situation, der experimentellen Pharmakologie wieder sehr nah, was keine
von beiden Seiten trösten oder zufrieden stellen sollte.
- Hempelmann -
Da wir nun einmal bei der Methodenkritik an sich sind, ist es ja sicherlich sehr belebend, nochmals ein bißchen Polemik Herrn Suttmann gegenüber
anzubringen: Psychometrische Untersuchungen waren für mich bisher eines
der unglaubwürdigsten Dinge in der Medizin. Ihre Ergebnisse, die Sie vorgetragen haben, haben das eigentlich nur belegt. Durch eine noch größere

Zahl von subjektiven, teils objektiven Parametern, die man durch eine ganz
ausgefeilte und überdimensionale Statistik erfassen will, versucht man
Parameter, die vom Ansatz her eine sehr große Variabilität haben, statistisch haltbar zu machen. Sehe ich das richtig?
- Suttmann -
Auch wenn wir erhebliche methodische Schwierigkeiten zu überwinden haben,
müssen wir uns mit dem Problem auseinandersetzen. Es gibt verschiedene Aspekte, das eine ist z.B. die Frage der Verkehrstauglichkeit, dahinter ver-
bergen sich rechtliche und praktische Konsequenzen. Ein anderer Punkt ist
die Erlebnisverarbeitung des Patienten.In einer Zeit,in der technisch sehr
viel möglich ist, bleibt der psychische Aspekt leider weitgehend unberück-
sichtigt. Um eine Diskussion unter verschiedenen Untersuchern zu ermöglichen, müssen zunächst standardisierte Verfahren entwickelt und validiert
werden. Diese Verfahren müssen bei der Medikamentenprüfung routinemäßig
eingesetzt werden. In unserem Fall konnte festgestellt werden, daß bei
niedrigen Dosen 1 h nach Applikation keine Störung psychischer und physi-
scher Leistung zu verzeichnen war. Das heißt nicht, daß nicht eine andere
Dosierung zu einem meßbaren Leistungsverlust führt. Für andere Substanzen,
z.B. für Ketamine, konnten wir mit denselben Methoden erhebliche Störungen
der Erlebnisverarbeitung und der psychischen Befindlichkeit feststellen.
Erst anhand vergleichender Untersuchungen mit anderen Substanzen wie z.B.
mit DHB, kann die Aussagekraft dieser Testmethoden belegt werden.
- Hempelmann -
Ich möchte noch einen Schritt weitergehen und wage auch zu behaupten, daß
in Ihren Probandenkollektiven natürlich ganz alte Hasen sind, ich will gar
keinen genau angucken.Das spielt natürlich auch mit in die Ergebnisse ein.
- Suttmann -
Das ist das Problem der Untersuchung an kleinen selektierten Gruppen. In
der Regel sind die psychometrischen Tests an großen Kollektiven validiert.
Die Angaben für den Mittelwert usw. beziehen sich gewöhnlich auf 100-1000
Individuen. Diese Methoden sind für unsere Studien denkbar ungeeignet. Wir
müssen vor allem mit Längsschnittuntersuchungen arbeiten. Bei den Lei-
stungstests geht es z.B. darum, einen Probanden durch Übung zu einem alten
"Hasen" zu machen. Wenn er sein Leistungsmaximum erreicht hat und seine
Befindlichkeit durch die Testsituation nicht mehr beeinträchtigt wird,
kann eine individuelle Veränderung durch Medikamente sehr gut erfaßt werden. Bei der statistischen Auswertung geht es dann vor allem um den Vor-
und Nach-Vergleich.
- Kugler -
Ich war immer sehr skeptisch den Testuntersuchungen gegenüber, die in der
Psychiatrie und Psychologie angewendet werden.Ein bestimmter Test hat seine Bedeutung nur unter bestimmten Bedingungen. Ein Vergleich von verschiedenen Laboratorien ist praktisch kaum möglich. Schon in so einfachen Situationen wie beim Bestimmen der Flimmerverschmelzungsfrequenz zeigt sich,
daß sie von der Art des Gerätes und den Umweltbedingungen abhängt. Wenn
aber ein Verfahren seine Zuverlässigkeit und Reproduzierbarkeit in Testsi-

tuationen erwiesen hat,die mit den klinischen Erfahrungen gut korrelieren,
dann sehe ich keinen Grund, warum man es nicht als Hilfsmittel benützen
sollte, um neue Beobachtungen zu bestätigen.
- Suttmann -
Ich möchte auch noch einmal an den verbalen Charakter einiger Untersu-
chungsmethoden erinnern. Es geht ja nicht nur um Apparaturen zur Geschick-
lichkeitstestung. Die Selbstbeurteilung des Probanden erfolgt mittels der
Sprache. Eine solche Methode kann man bei einem Tier nicht einsetzen. Demnach lassen sich die subjektiven Angaben der Person quantifizieren.

Der Einfluß von Alfentanil und Fentanyl auf die Spontanatmung

H. Suttmann, A. Doenicke, J. Kriesmair, K. A. Lehmann, Ch. Bretz

ZUSAMMENFASSUNG

In einer randomiserten, Plazebo kontrollierten Studie wurde die atemdepressive Wirkung von Alfentanil und Fentanyl an insgesamt 36 Probanden untersucht. Zur Festlegung der Versuchsbedingungen wurde der Untersuchung eine Pilotstudie mit 6 Probanden vorangestellt.

Je 6 Probanden pro Gruppe erhielten: Gruppe I. bis V. 0,01, 0,02 und 0,04 mg/kg KG Alfentanil, 0,15 mg/70 kg KG Fentanyl und 10 ml NaCl. Gruppe VI: Pilotuntersuchung mit Dosierungen von 0,005-0,05 mg/kg KG Alfentanil.

Der Bestimmung der Plasmakinetik von Alfentanil und Fentanyl dienten 11 Blutproben im Verlauf von 90 min. In 15 minütigen Zeitabständen wurde der Atemluft für 4 min 4% Kohlendioxyd beigemischt. Aus der kontinuierlichen Registrierung der Atemminutenvolumina und der Kohlendioxidpartialdrücke wurde u.a. die CO_2-Antwort ermittelt.

Schon bei einer Gabe von 0,005 mg/kg KG Alfentanil war ein deutlicher Einfluß auf die Atmung nachweisbar. Nach einer Dosis von 0,01 mg/kg KG Alfentanil kam es zwar zu einer ausgeprägten Veränderung der Blutgase, die Spontanatmung war aber in allen Fällen ausreichend.Bei einer Gabe von 0,02 mg/kg KG kam es in allen Fällen zu pathologischen Veränderungen der Blutgase. Nach Steigerung der Dosis auf 0,04 mg/kg KG mußten 5 von 6 Probanden wiederholt zum Atmen aufgefordert werden, um eine bedrohliche Verschlechterung der Blutgase zu verhindern. Bei 0,04 mg/kg KG Alfentanil war eine Atemdepression über die 60. min hinaus nachweisbar.

Zwischen dem Plasmaspiegel von Alfentanil und dem pCO_2ex konnte eine logarithmische Wirkungsbeziehung ermittelt werden (r=0,9).

Beim Vergleich der Wirkstärke von Alfentanil und Fentanyl zeigte sich, daß die 8- bzw. 9-fache Dosis Alfentanil die gleiche Atemdepression wie Fentanyl hervorruft. Trotz einer kürzeren Eliminationshalbwertszeit ergab sich für Alfentanil in einem Untersuchungszeitraum von 60 min bezüglich der Atemdepression kein wesentlicher Vorteil gegenüber Fentanyl.

Die atemdepressive Wirkung der potenten Morphinomimetika erschwert ihren klinischen Einsatz. In der Narkose, beim intubierten und beatmeten Patienten stellt diese Nebenwirkung kein Problem dar. Bei der Therapie starker Schmerzen und in der postoperativen Phase, in der eine ausreichende Analgesie bei erhaltener Spontanatmung gewährleistet sein soll, muß der Atemdepression jedoch Rechnung getragen werden. Es scheint daher sinnvoll, neben der Ermittlung der analgetischen Potenz das Ausmaß und den zeitlichen Verlauf der atemdepressiven Wirkung eines neuen Morphinomimetikums zu bestimmen. Für Alfentanil konnte im Tierexperiment ein gegenüber Fentanyl schnellerer Eintritt der Analgesie und eine kürzere Wirkdauer nachgewiesen werden [5,12]. In einer humanpharmakologischen Untersuchung sollte untersucht werden, ob die atemdepressive Wirkung ein entsprechendes Verhalten aufweist.

Im Verlauf der Untersuchung wurde die Atmung durch kurzzeitige Zumischung von 4% Kohlendioxid (CO_2) zur Einatmungsluft stimuliert. Eine solche Provokation führt bei gesunden, unbehandelten Personen zu einer Vertiefung und Beschleunigung der Atmung. Es resultiert eine Zunahme des Atemminutenvolumens (AMV), die dem Anstieg des intraarteriellen CO_2-Partialdruckes (pCO_2ia) proportional ist.

Der Schwellenwert von dem an eine Erhöhung des pCO_2ia durch eine vermehrte Atmung beantwortet wird, liegt etwa 1 mmHg unter dem pCO_2ia bei Ruheatmung. Zwischen der Erhöhung des pCO_2ia und der Zunahme des AMV besteht im Bereich von 30-60 mmHg ein linearer Zusammenhang. Bei Normalpersonen ist mit einer Zunahme des AMV um etwa 2,5-4,5 l/mmHg zu rechnen [13,22].

Beide Werte, die Ansprechschwelle und die Empfindlichkeit gegenüber einer pCO_2ia-Erhöhung, sind personenspezifische Größen; sie werden in gewissem Umfang von humoralen, nervösen und metabolischen Faktoren beeinflußt [1]. Für einen zeitlich begrenzten Untersuchungsabschnitt können sie aber als annähernd konstant angenommen werden.

Von den Morphinomimetika ist bekannt, daß sie in Abhängigkeit von der Potenz und der Dosis sowohl zu einer Erhöhung der Ansprechschwelle als auch zu einer Abnahme der Empfindlichkeit führen [10,16,20,25]. Aus diesem Umstand ergibt sich eine meßtechnisch einfache Möglichkeit, mittels der sogenannten "CO_2-Antwortkurve" Grad und Dauer der atemdepressiven Wirkung zu bestimmen [15,16,19,23].

Durch kontinuierliches Monitoring der Atmung auf mehreren Meßebenen (intraarterielle Blutgase, in- und exspiratorische Konzentration der Atemgase, transkutane Gewebspartialdrücke) und gleichzeitige Bestimmung der Plasmakonzentrationen der Medikamente, wurde in der vorliegenden Untersuchung auch der Zusammenhang zwischen der Höhe der Plasmaspiegel und dem Grad der Atemdepression erfaßt.

In einer zusätzlichen Untersuchung sollte die Atemdepression von Alfentanil und Fentanyl in Kombination mit anderen in der Anaesthesie gebräuchlichen Medikamenten bestimmt werden. Zu diesem Zweck wurde eine experimentelle Kurznarkose mit Intubation und maschineller Beatmung durchgeführt. Methodische Einzelheiten sind dem Beitrag von Suttmann et al. [26] zu entnehmen. Bei dieser Untersuchung entsprach das Vorgehen und der Meßaufbau bezüglich dem Atemparameter dem hier vorgestellten Verfahren.

METHODIK

Design

An insgesamt 36 gesunden männlichen Probanden wurde in einer prospektiven,
Plazebo kontrollierten Studie der Einfluß von Fentanyl und Alfentanil auf
die Spontanatmung ermittelt. Nach einer Pilotuntersuchung mit 6 Probanden
(Gruppe VI) in der unterschiedliche Dosierungen von Fentanyl und Alfentanil zur Anwendung kamen, wurde folgende Gruppeneinteilung vorgenommen.

4 randomisierte Gruppen mit je n = 6 Probanden

Gruppe   I: 0,01 mg/kg KG   Alfentanil
Gruppe   II: 0,02 mg/kg KG   Alfentanil
Gruppe III: 0,04 mg/kg KG   Alfentanil
Gruppe   IV: 0,15 mg/70kg KG   Fentanyl.

Eine 5. Gruppe mit 6 Probanden erhielt bei identischen Versuchsbedingungen
eine Plazeboinjektion

Gruppe   V: 5 ml NaCl   Plazebo

Um eine suggestive Beeinflussung der Probanden auszuschließen (Angst vor
Atemdepression oder Gleichgültigkeit bei Plazebogabe), wurde die Untersuchung unter Doppelblind-Bedingungen durchgeführt.

In einer weiteren Studie mit n=14 Probanden, wurde die Auswirkung von
1,78 mg/70 kg KG Alfentanil bzw. 0,2 mg/70 kg KG Fentanyl auf die Atmung
in der postnarkotischen Phase im Rahmen einer Experimentalnarkose untersucht [26].

Ablauf

Um eine gründliche Vor- und Nachuntersuchung zu gewährleisten, sowie die
Durchführung der psychometrischen Tests zu ermöglichen, wurde die Untersuchung an drei aufeinander folgenden Tagen durchgeführt. Die Medikamentenapplikation erfolgte am 2. Tag.

Nach Anlegen eines venösen Zugangs und Anschluß der Meßinstrumente,
wurde zunächst eine 15-20 minütige Ruhepause eingelegt.Das Monitoring dauerte bei der Dosisfindungsstudie 1 1/2 und bei der Experimentalnarkose 3 h.

Der Erfassung emotionaler und vegetativer Begleitsymptome dienten umfangreiche psychometrische Tests. Um den Einfluß der Medikamente auf die
Vigilanz zu erfassen, wurde zusätzlich eine mehrstündige Ableitung der
Hirnströme vorgenommen. Die Ergebnisse dieser Meßebenen sind in [27] dargestellt.

Für die Bestimmung der Plasmakinetik wurden während der Monitoringphase
zu 11 Meßzeitpunkten Blutproben entnommen. Jeweils einer der Probanden aus
jeder Gruppe erhielt einen arteriellen Katheter (A. radialis) für die
Validierung der nicht invasiven Partialdruckmessungen.

138

Atmung

Das verabreichte Atemgasgemisch bestand unter Ruhebedingungen aus Raumluft. Während der 4-minütigen Stimulation der Atmung wurde der Luft antei-
lig 4% CO_2 zugemischt (Gase für Medizinische- und Eichzwecke Linde AG).
Die Probanden waren mittels einer Atemmaske an ein halboffenes Atemsystem
mit Nichtrückatemcharakteristik angeschlossen.

Die direkte Messung des in- und exspiratorischen Atemstroms erfolgte
mit dem Blendenspirozeptor und dem Lungenfunktionsmeßgerät FD 10 (Siemens,
Erlangen). Die fortlaufende Registrierung der Gaskonzentrationen für O_2
und CO_2 wurde mit den Lungenfunktionsmeßgeräten O_2-Test und CO_2-Test,
(Erich Jäger,Würzburg) durchgeführt. Die Anordnung der Meßfühler und Ventile ist der Abb.1 zu entnehmen.

Die Biosignale wurden für die nachfolgende, rechnergestützte Analyse
auf Magnetbandspeicher aufgezeichnet. Die Auswertung der Signale bezog
sich auf die Atemmuster, die Atemfrequenz, das Atemminutenvolumen, und die
endexspiratorische O_2- und CO_2-Konzentration.

Um das Überschreiten kritischer Blutgasveränderungen schnell und sicher
erkennen zu können, wurde bei allen Probanden eine kontinuierliche Messung
des transkutanen pO_2 (pO_2tc) und pCO_2 (pCO_2tc) durchgeführt.

Abb.1 Anordnung der Ventile und Meßfühler zur kontinuierlichen Registrierung des Atemgasstroms und der Gaskonzentrationen. Das Pneumotachogramm
wurde mittels Staudruckmessung am Blendenspirozeptor bestimmt. Die Messung
von CO_2 und O_2 erfolgte aus in- und exspiratorisch abgesaugtem Atemgas.Der
Absaugstutzen ragte in den Atemstrom im proximalen Teil des Spirozeptor-
rohrs, um Totraumeinflüsse möglichst gering zu halten. Ein Nichtrückatem-
ventil sorgte für die Trennung von Inspirations- und Exspirationsluft.Über
ein Schaltventil konnte wahlweise Raumluft oder mit 4% CO_2 angereicherte
Luft zugeführt werden. Im rechten Teil der Abb. ist eine Originalregi-
strierung mit zwei unterschiedlichen Schreibgeschwindigkeiten zu sehen
(Aufzeichnung einzelner Atemzüge mit 5 mm/sec,Trendschrieb mit 5 mm/min)

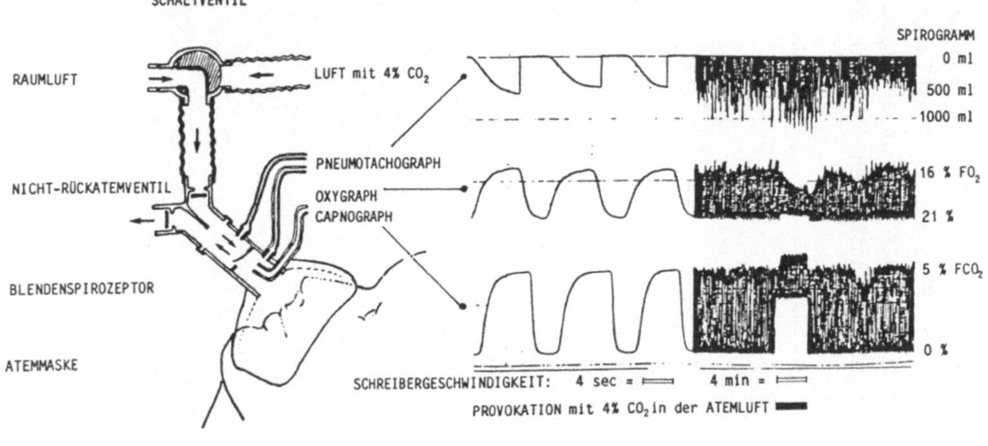

Tabelle 1. Zeitplan zum Ablauf der Untersuchung. Neben den Abnahmezeitpunkten für die arteriellen Blutgase und die Plasmaspiegelbestimmung von Fentanyl bzw. Alfentanil, sind ebenfalls die CO_2-Provokationstests eingetragen. Der 1. Test erfolgte 11 min vor Medikamentengabe. Die folgenden 4 CO_2-Provokationen wurden in 15-minütigen Abständen im Anschluß an die i.v. Injektion vorgenommen

$\downarrow$ Injektion von Fentanyl bzw. Alfentanil

Minuten	-15 -11^{30} -9 -7 -1 0 1 2 4 6 8 9^{30} 12 14 16 20 24^{30} 27 29 32 35 39^{30} 42 44 50 54^{30} 57 59 64 130	
4% CO_2 Provokat.	-11 – 7 10 – 14 25 – 29 40 – 44 55 – 59	
Blutgase i.a.	1 2 3 4 5 6 7 8 9 10 11 12 13 14 15 16 17 18 19 20 21 22 23 24	
Plasma-spiegel	1 2 3 4 5 6 7 8 9	

Die Abnahmezeitpunkte für die Blutgasbestimmung und die Ermittlung der Plasmaspiegel sind der Tab.1 zu entnehmen.

In dieser Tabelle sind ebenfalls die CO_2-Provokationstests eingetragen. Der erste Test erfolgte 11 min vor Medikamentengabe. Die folgenden vier CO_2-Provokationen wurden in 15 minütigen Abständen im Anschluß an die i.v. Injektion vorgenommen.

An 6 Kurvenzügen soll der Ablauf der Untersuchung und die zur Partialdruckbestimmung eingesetzten Meßverfahren erläutert werden. Abb.2 zeigt den Verlauf der Sauerstoffpartialdrücke von Proband Nr. 26. In drei Meßebenen (von oben nach unten pO_2ex, pO_2ia, pO_2tc) stellen sich die partialdruckerhöhenden Effekte der gesteigerten Ventilation unter CO_2-Provokationen dar. Am Abfall der Partialdrücke ist der atemdepressive Effekt von 0,02 mg/kg KG Alfentanil zu erkennen (Injektion zum Zeitpunkt 0). Die Absolutwerte der drei Methoden weichen aufgrund der Gasaustauschvorgänge zwischen Lunge, Blut und Gewebe um spezifische Beträge voneinander ab. Die pO_2ia-Werte liegen um 5-10 mmHg unter den pO_2ex-Werten (Totraum bedingte Differenz zwischen der alveolären Konzentration und der Konzentration unter der Atemmaske). Die pO_2tc-Werte liegen wiederum um 20-30 mmHg unter den pO_2ia-Werten (lokaler Metabolismus in der Haut). Bei guter Ankopplung der Elektrode (geeignete Klebestelle, gute Durchblutung) und zeitlicher Begrenzung der Messung (etwa 2-3 h) zeigte sich bei den gesunden Probanden eine hervorragende Übereinstimmung zwischen der Tc-Messung und den beiden anderen Meßmethoden. Die Regressionsanalyse ergab für jeden der Probanden spezifische Umrechnungsfaktoren. Die Korrelationskoeffizienten lagen bei richtiger Handhabung besser als 0,8 [9].

In Analogie zu den Sauerstoffpartialdrücken ergaben sich typische Differenzen für die Kohlendioxidpartialdrücke. Der Wechsel zwischen CO_2-freier Raumluft mit dem um 4% CO_2 angereicherten Atemgas erfolgte sprunghaft (Vorratsbehälter mit Umschaltventil). Die Konzentrationsveränderung im Atemgas (pCO_2ex) verlief entsprechend abrupt. Intraarteriell stieg der pCO_2 etwas langsamer an. Er erreichte nach 2-3 min ein neues Plateau. Diese Charakteristik war auch an den transkutan gemessenen Gewebspartialdrücken zu erkennen. Bedingt durch den Gewebsmetabolismus lagen die pCO_2tc Werte um 20 bis 25 mmHg über den intraarteriellen pCO_2 Werten (Abb.2).

Verlauf der Sauerstoffpartialdrücke nach Gabe eines Morphinomimetikum;   Nr 26
p O$_2$
mm Hg
Medikation
Provokation mit 4 % CO$_2$ =
110
ex
ia
tc
70
endexspiratorisch = ex
intraarteriell   = ia
transcutan   = tc
30

Verlauf der Kohlendioxydpartialdrücke nach Gabe eines Morphinomimetikum;   Nr 26
p CO$_2$
transcutan = tc
endexspiratorisch = ex
intraarteriell = ia
mm Hg
100
Medikation
Provokation mit 4 % CO$_2$ =
tc
60
ex
ia
20
- 15   0   20   40   60 min.

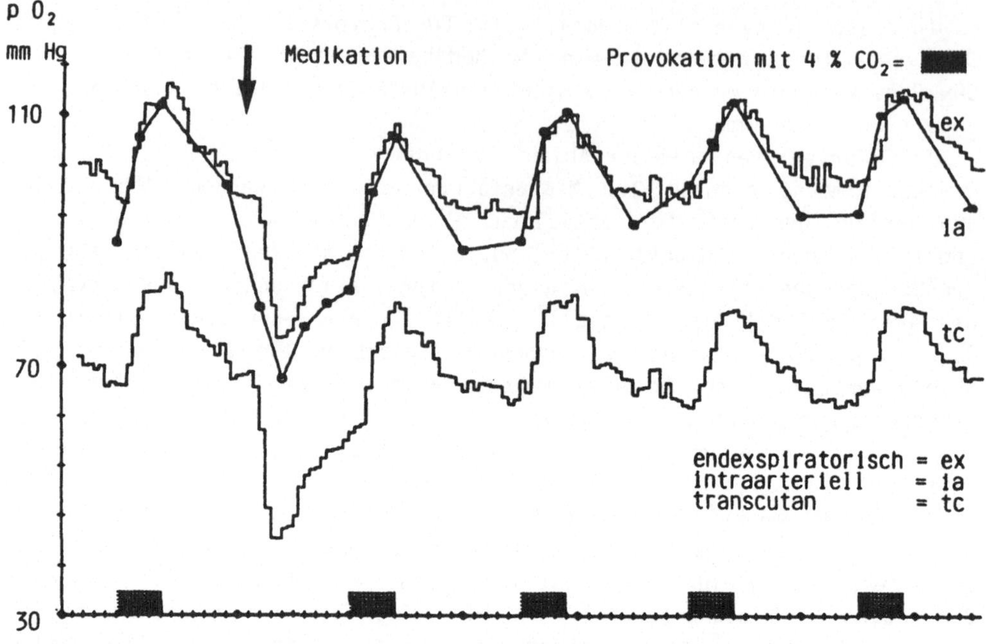

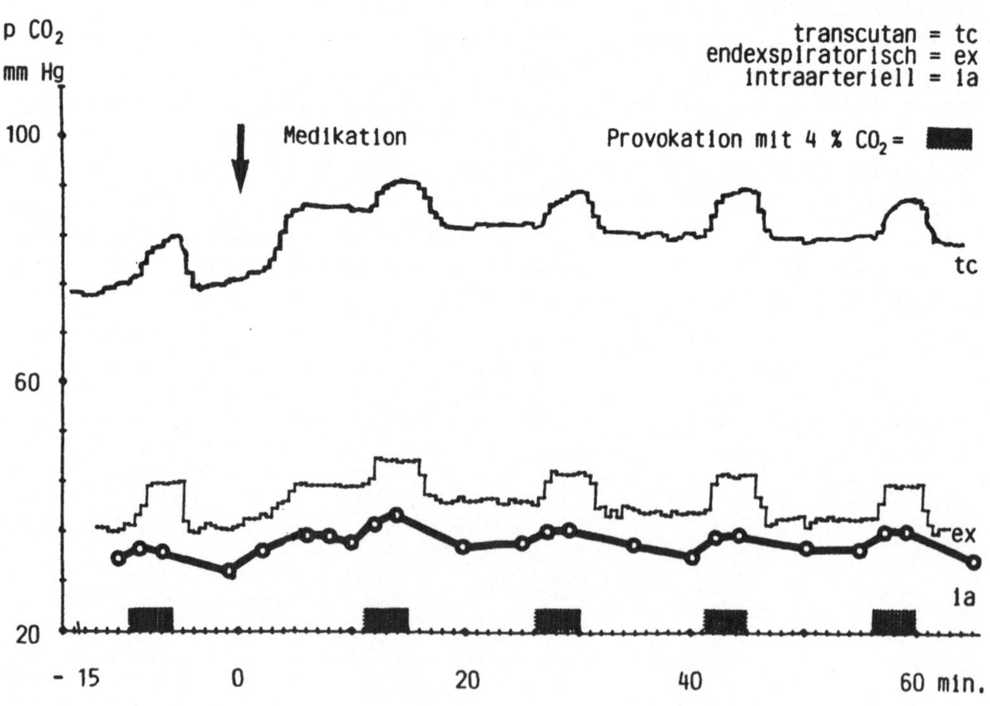

142

ERGEBNISSE

Die Abb.3 zeigt Einzel- und Mittelwertverläufe der endexspiratorischen
Konzentrationen von CO_2 nach Korrektur auf Standardbedingungen (Normalwer-
te für das Untersuchungslabor: Barometerdruck 718-726 mmHg, 75-85 % Luft-
feuchtigkeit,Raumtemperatur 19-22°C). Im oberen Teil sind die Verläufe aus
der Plazebogruppe dargestellt. Während die Werte unter ruhiger Spontanatmung von Proband zu Proband um mehrere mmHg differierten, erwies sich das
pCO_2ex-Niveau im Verlauf der Untersuchung bei den einzelnen Probanden als
ausgesprochen stabil. Das gleiche galt für die Provokationstests mit 4%
CO_2-haltiger Atemluft. Auch der pCO_2ex am Ende der einzelnen Provokation
war einer gewissen interindividuellen Variation unterworfen. Die intrain-
dividuellen Abweichungen waren hingegen auffallend gering, d.h. bei den 5
mal hintereinander durchgeführten Provokationen wurde in der Plazebogruppe
von jedem Probanden jeweils der für ihn typische pCO_2ex erreicht.

Im unteren Teil sind die Einzelverläufe für die Behandlungsgruppe I
(0,01 mg/kg KG Alfentanil) und III (0,04 mg/kg KG Alfentanil) dargestellt.
Die endexspiratorischen Konzentrationen von CO_2 stiegen unter Spontanat-
mung im Verlauf von wenigen Minuten nach Substanzgabe auf über 6% an. Eine
Normalisierung auf die Ausgangswerte wurde innerhalb der 60 min dauernden
Untersuchung nicht erreicht. Auch bei den einzelnen CO_2-Provokationen
stellten sich nach Medikation wesentlich höhere Werte ein, als im Vorlauf.
Bei beiden Gruppen ergab sich eine deutliche Abhängigkeit zur gewählten
Dosis und zum Zeitverlauf.

In der Pilotuntersuchung waren schon nach einer Gabe von 0,005 mg/kg KG
Alfentanil deutliche Einflüsse auf die Atmung nachzuweisen. Unter einer
Dosis von 0,01 mg/kg KG Alfentanil kam es bei allen Probanden zu einer
mäßigen Veränderung der Spontanatmung. Bei einer Gabe von 0,02 mg/kg KG

◄

Abb.2 Kurvenverläufe von Proband Nr. 26. Um sowohl eine lückenlose Überwachung zu gewährleisten als auch genaue Meßergebnisse zu erhalten, wurden
die Partialdrücke für CO_2 und O_2 gleichzeitig mit drei unabhängigen Meßverfahren bestimmt. Über einen Radialiskatheter erfolgte die Messung der
i.a. Blutgase zu kritischen Zeitpunkten. Die in- und exspiratorischen Konzentrationen von O_2 und CO_2 wurden kontinuierlich aus der Atemluft bestimmt (hier sind die von einem Rechner erfaßten endexspiratorischen Hüll-
kurven dargestellt). Die Gewebspartialdrücke von CO_2 und O_2 wurden mittels
Klebeelektroden kontinuierlich über einem hyperämisierten Hautareal an der
Schulter gemessen. In den Absolutbeträgen differieren die Partialdrücke um
spezifische Faktoren. Im Verlauf zeigen sie eine sehr gute Übereinstimmung. Deutlich ist der Einfluß der gesteigerten Atmung auf die O_2-Partial-
drücke während der 4 minütigen CO_2-Provokation zu erkennen. Auch die
Reduktion der Atmung nach Gabe des Analgetikums wird an der plötzlichen
Veränderung in allen Registrierungn sichtbar (O_2-Abfall, CO_2-Anstieg)

pCO₂ ex
mm Hg
INJEKTION
PLACEBO MITTELWERT und
EINZELVERLÄUFE
n = 6
55
45
35
1.
2.
3.
4.
5.
-15
0
15
30
45
60 min

pCO₂ ex
mm Hg
INJEKTION von 0.01 mg/kg KG ALFENTANIL MITTELWERT und
EINZELVERLÄUFE
n = 6
55
45
35
1.
2.
3.
4.
5.
-15
0
15
30
45
60 min

pCO₂ ex
mm Hg
INJEKTION von 0.04 mg/kg KG ALFENTANIL MITTELWERT und
EINZELVERLÄUFE
n = 6
55
45
35
1.
2.
3.
4.
5.
-15
0
15
30
45
60 min
PROVOKATION mit 4% CO₂ in der ATEMLUFT

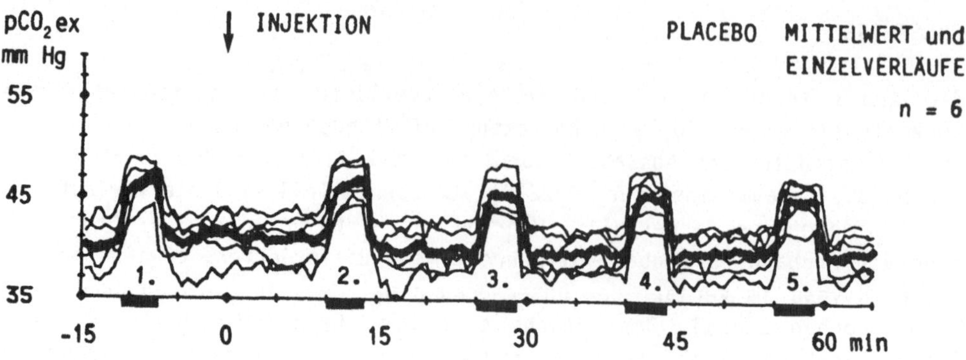

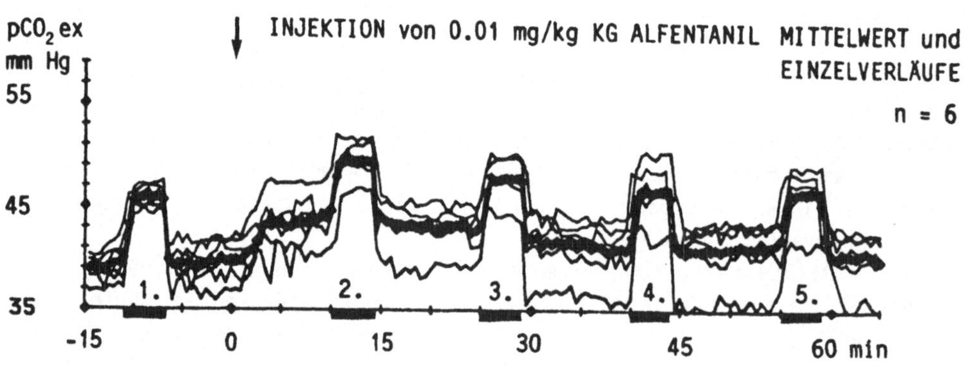

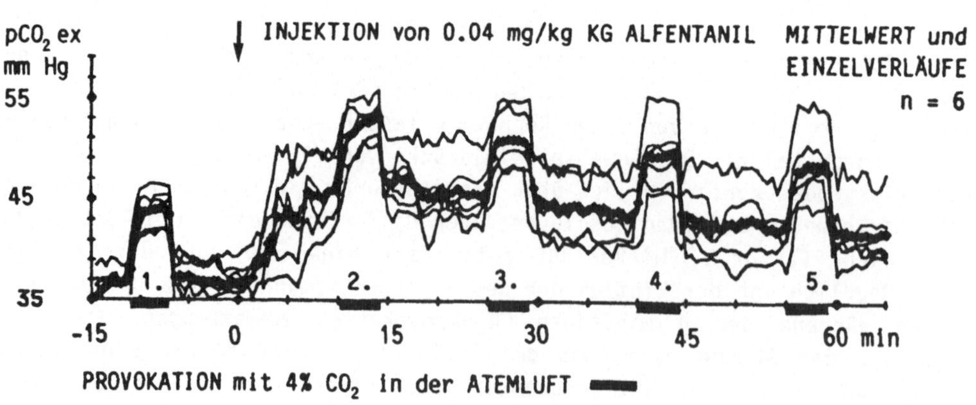

144

kam es in allen Fällen zu pathologischen Veränderungen der Blutgase. Nach
Steigerung der Dosis auf 0,04 mg/kg KG mußten 5 von 6 Probanden wiederholt
zum Atmen aufgefordert werden. Abflachung der Atmung, Apnoen von 1-2 min
Dauer und eine bedrohliche Verschlechterung der Blutgase zwang in diesen
Fällen zur Intervention.

Selbst bei der niedrigen Dosis von 0,01 mg/kg KG Alfentanil war nach 60
min noch eine deutliche Beeinträchtigung der Atmung zu verzeichnen. Nach
0,04 mg/kg KG übertraf die Atemdepression in der 60. min den Effekt von
0,01 mg/kg KG in der 10. min (Abb.3 u. 5). Die Blutgasveränderungen nach
0,15 mg/70 kg KG Fentanyl waren in der Ausprägung und im Verlauf denen
nach 0,02 mg/kg KG Alfentanil ähnlich.

Plasmakonzentrationsverlauf

Die Verläufe der Plasmaspiegel in den vier Behandlungsgruppen sind in
Abb.4 dargestellt. Die Kurven von Alfentanil und von Fentanyl unterschieden sich deutlich in ihrer Umverteilungs- und Eliminationsphase. Fentanyl
zeigte während der Umverteilung einen raschen Abfall der Plasmakonzentrationen ($t_{/2}$ = 1,5 min) und eine terminal langsame Elimination ($t_{/2}$ = 200
min). Alfentanil hingegen fiel anfangs deutlich langsamer ab als Fentanyl
($t_{/2}$ = 4 min), wurde aber im zweiten Abschnitt rascher eleminiert ($t_{/2}$ =
70 min). Im unteren Teil der Abb. sind die prozentualen Verläufe der Plasmakonzentrationen von Fentanyl und Alfentanil dargestellt. Diese Werte
wurden bei jeweils 6 Probanden pro Gruppe ermittelt, die sich einer experimentellen ITN unterzogen. Die typischen Unterschiede in der Plasmakinetik von Fentanyl und Alfentanil werden in der Relativdarstellung der Plasmaspiegel besonders deutlich.

Setzt man die Verläufe der Plasmakonzentration von Alfentanil mit den
Partialdrücken für CO_2 in Relation zueinander, so ergibt sich ein enger
Zusammenhang. Bei einer Plasmakonzentration von Alfentanil um 50 ng/ml war
der pCO_2ex in Ruheatmung bereits über den Normalwert erhöht. Unter CO_2-

◄

Abb.3 Dargestellt sind die Einzel- und Mittelwertverläufe der endexspira-
torischen CO_2-Konzentrationen in drei Behandlungsgruppen. Innerhalb der
Plazebogruppe zeigte sich von Proband zu Proband eine Differenz von bis zu
10 mmHg. Demgegenüber betrugen die Abweichungen bei ein und dem selben
Probanden im Verlauf der Untersuchung nur 1-2 mmHg.Das galt sowohl für die
CO_2-Konzentrationen während der Atmung von Raumluft, als auch für die end-
expiratorische CO_2-Konzentration während der Atemstimulation mit 4% CO_2.
In Abhängigkeit von der Alfentanildosis stieg der Partialdruck von CO_2 im
Mittel um 5-10 mmHg. Diese Erhöhung war sowohl bei Atmung von Raumluft,
als auch bei Atmung von CO_2-angereicherter Luft zu verzeichnen. Während
bei 0,01 mg/kg KG Alfentanil nach 60 min das Ausgangsniveau fast wieder
erreicht wurde, blieben nach 0,04 mg/kg KG die endexspiratorischen CO_2-
Konzentrationen bis zur 60. min deutlich über den Ausgangswert erhöht

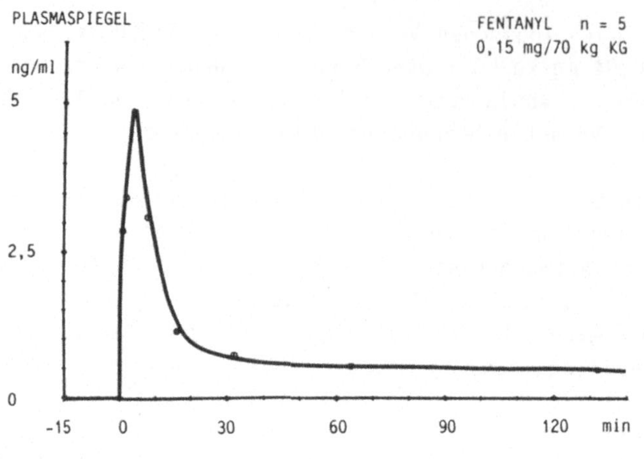

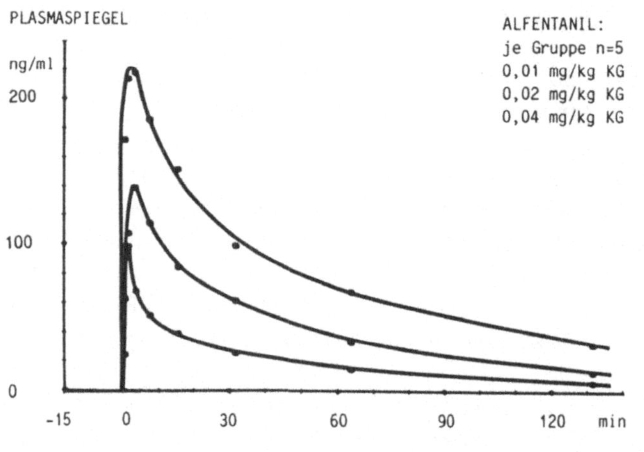

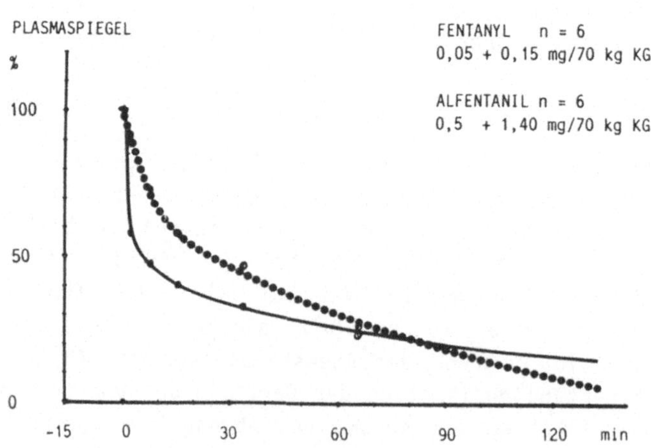

Abb.4 Plasmaspiegelverläufe von 6 Untersuchungsgruppen. Gut zu erkennen ist die unterschiedliche Umverteilung und Elimination von Fentanyl und Alfentanil. Initial fällt die Fentanylkonzentration auf Grund des großen Verteilungsvolumens rasch ab. Nach der Umverteilung nehmen die Plasmakonzentrationen wegen der langsamen terminalen Elimination nur verzögert ab. Die Umverteilung von Alfentanil vollzieht sich langsamer als bei Fentanyl, dafür wird die Substanz schneller eliminiert. Aus der Darstellung der Relativverläufe ist zu entnehmen, daß bei den gewählten Dosierungen erst ab der 60. min mit einem schnelleren Nachlassen der Wirkung bei Alfentanil zu rechnen ist

▶

Abb.5 In der Gegenüberstellung der endexspiratorischen CO_2-Konzentration und der Plasmaspiegel (Mittelwertverläufe) wird der enge Zusammenhang zwischen dem Verlauf der Plasmaspiegel und der Beeinträchtigung der Atmung

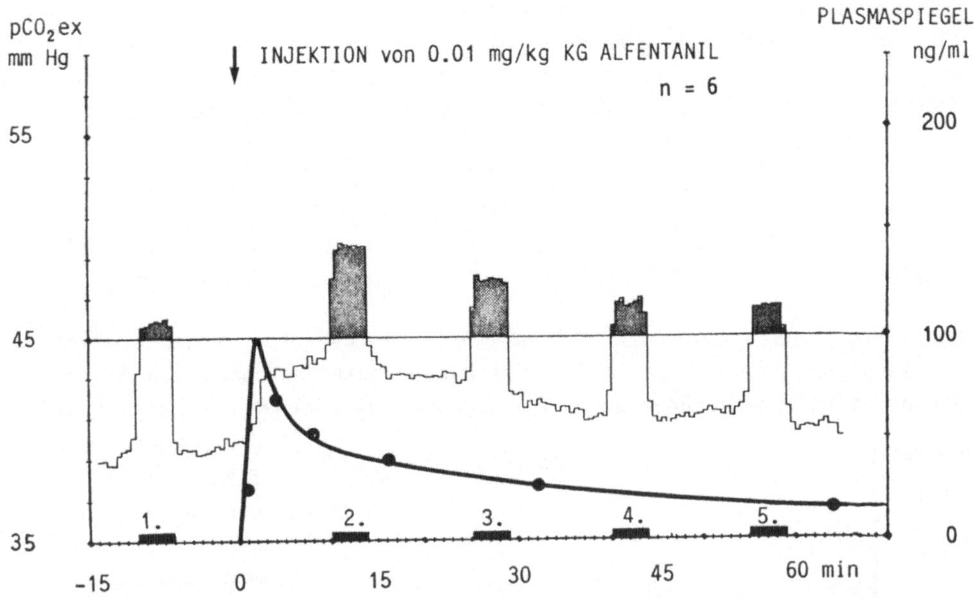

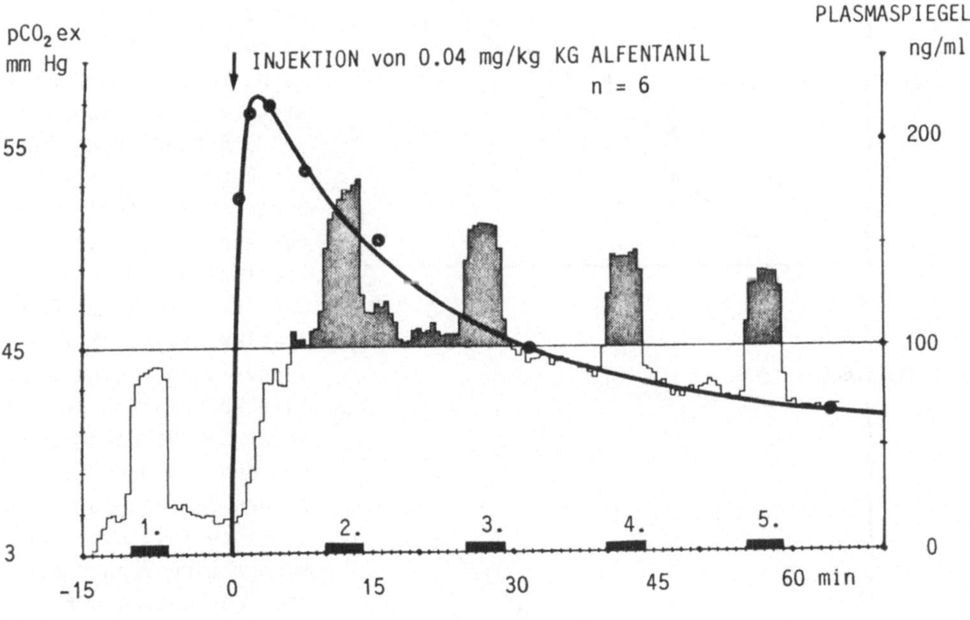

PROVOKATION mit 4% CO_2 in der ATEMLUFT ▬

ersichtlich. Bei Plasmakonzentrationen über 50 ng/ml lag der endexspiratorische CO_2-Partialdruck im Mittel um 5 mmHg über dem Ausgangswert. Bei Plasmaspiegeln über 100 ng/ml betrug die Erhöhung der CO_2-Konzentrationen im Mittel bis zu 10 mmHg. Dieser Zusammenhang ergab sich sowohl bei Atmung von Raumluft, als auch bei Provokation der Atmung mit CO_2-haltiger Atem-

Provokation wurden pathologisch hohe Werte erreicht. Bei einer Konzentration von etwa 100 ng/ml kam es bei Spontanatmung bereits zu einem Anstieg der CO_2-Partialdrücke über 47 mmHg. Unter 4% CO_2-Zumischung wurden Werte nahe 55 mmHg erreicht. Das bedeutet, daß die CO_2-Schwelle um 5-10 mmHg angehoben und die Empfindlichkeit der Chemorezeptoren deutlich abgeschwächt wurde (Abb.5). Die Sauerstoffpartialdrücke fielen in diesem Untersuchungsabschnitt auf Werte von unter 60 mmHg und tiefer ab.

Korreliert man die Plasmaspiegel aller Einzelwerte in den drei Alfentanilgruppen mit den zugehörigen pCO_2ex-Differenzen (aktueller pCO_2ex minus

Abb.6 Unter der Annahme einer logarithmischen Beziehung ergab die Regressionsanalyse zwischen den mittleren Plasmakonzentrationen von Alfentanil und den mittleren Veränderungen der endexspiratorischen CO_2-Konzentrationen einen Korrelationskoeffizienten von r=0,9. Aus der Kollektivbetrachtung ist der enge Zusammenhang zwischen den Plasmakonzentrationen und dem Grad der Atemdepression ersichtlich. Werden die Einzelwerte von 15 Probanden aus 3 Behandlungen für die Regressionsanalyse herangezogen,ergibt sich nur ein Korrelationskoeffizient von 0,77. Die Ausdehnung der Punktewolke zeigt,daß zwar grundsätzlich eine positive Korrelation zwischen der Nebenwirkung und den Plasmakonzentrationen besteht, daß aber im Einzelfall nur sehr schwer eine Vorhersage über das Ausmaß der Atemdepression an Hand von Plasmaspiegeln gemacht werden kann

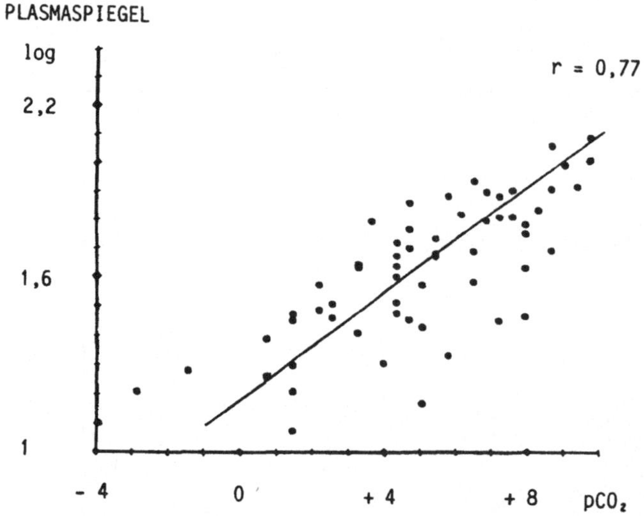

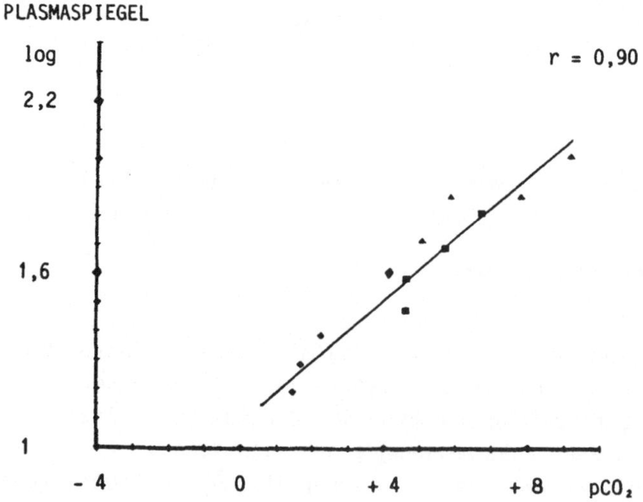

Ausgangswert von pCO_2ex) so ergibt sich unter der Annahme einer logarithmischen Wirkungsbeziehung bei der Regressionsanalyse eine positive Korrelation mit einem Korrelationskoeffizienten von r=0,77 (individuelle Korrelation).

Wird der Logarithmus der Mittelwerte aus den drei Alfentanilgruppen mit den Mittelwerten der pCO_2ex-Differenzen zu den entsprechenden Meßzeitpunkten korreliert, so findet man eine strenge Beziehung zwischen beiden Parametern. Der Korrelationskoeffizient beträgt r=0,9 (kollektive Korrelation). Diese Gegenüberstellung belegt den engen Zusammenhang zwischen den Plasmaspiegeln von Alfentanil und dem Grad der Atemdepression (Abb.6).

Das Vorgehen bei der Bestimmung der CO_2-Antwort zeigt Abb.7. Durch Mittelwertbildung innerhalb 2-minütiger Intervalle wurden die Verläufe für das AMV und für pCO_2ex komprimiert.Dargestellt sind die Mittelwertverläufe des AMV und von pCO_2ex in der Plazebogruppe. An den Kurven ist die gute Reproduzierbarkeit des Provokationstests zu erkennen. Darunter sind die Mittelwertverläufe der Fentanylgruppe (0,15 mg/70 kg KG) dargestellt. Der atemdepressive Effekt von Fentanyl ist an der Abnahme des AMV und am gleichzeitigen Anstieg von pCO_2ex zu erkennen.

Unter der Annahme einer linearen Beziehung zwischen AMV und pCO_2ia [22] wurden die CO_2-Antwortkurven durch Verbindung der Vor- und Endwerte eines jeden Provokationstests konstruiert. Abb.8 belegt die gute Reproduzierbarkeit des Verfahrens in der Plazebogruppe. Abgebildet ist die CO_2-Antwort 10 min vor der Medikation (1), 10 min nach Medikation (2) und 60 min nach Medikation (5).

Sowohl Alfentanil als auch Fentanyl führten zu einer Anhebung der CO_2-Schwelle und zu einer Abnahme der Empfindlichkeit. Die CO_2-Antwortkurven erfuhren eine Rechtsverschiebung und Abflachung. Diese Effekte waren dosis- und zeitabhängig. Während sich nach Gabe von 0,01 mg/kg KG Alfentanil nur eine geringe Beeinträchtigung der CO_2-Antwort einstellte, die 60 min nach Applikation fast ausgeglichen war, führte die Injektion von 0,04 mg/kg KG Alfentanil zu einer massiven Rechtsverschiebung und Abflachung der CO_2-Antwortkurve, die auch bei der letzten Messung nach 1 h noch nicht aufgehoben war. Die Kurven für 0,15 mg/70 kg KG Fentanyl nehmen eine Mittelstellung ein. Auch hier kam es zu einer deutlichen Abflachung und Rechtsverschiebung.

Für jeden Probanden wurden aus den einzelnen CO_2-Antwortkurven (1., 2. und 5. Provokation) die Atemminutenvolumina bestimmt, die einem CO_2-Partialdruck von 50 mmHg entsprachen. Die individuellen Differenzen dieser AMV-Werte aus dem Vorlauf (1. Provokation 10 min vor Gabe des Analgetikums) und dem Behandlungseffekt (2.Provokation 10 min nach Gabe des Analgetikums) wurden als Merkmal für den Rangtest mit unabhängigen Stichproben nach Kruskal und Wallis [24] herangezogen. Für die drei Alfentanilgruppen, sowie die Plazebogruppe ergaben sich signifikante Behandlungsunterschiede. Zwischen der Alfentanilgruppe, die mit 0,2 mg/kg KG behandelt wurde und der Fentanylgruppe (0,15 mg/70 kg KG) bestand kein Unterschied (p=0,05).

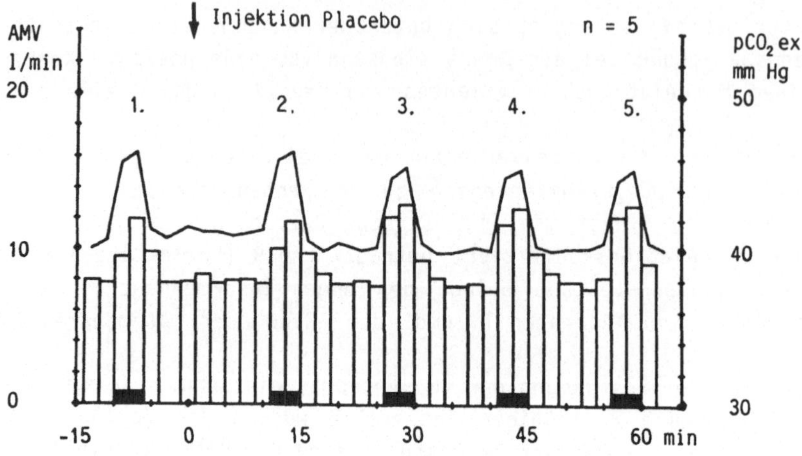

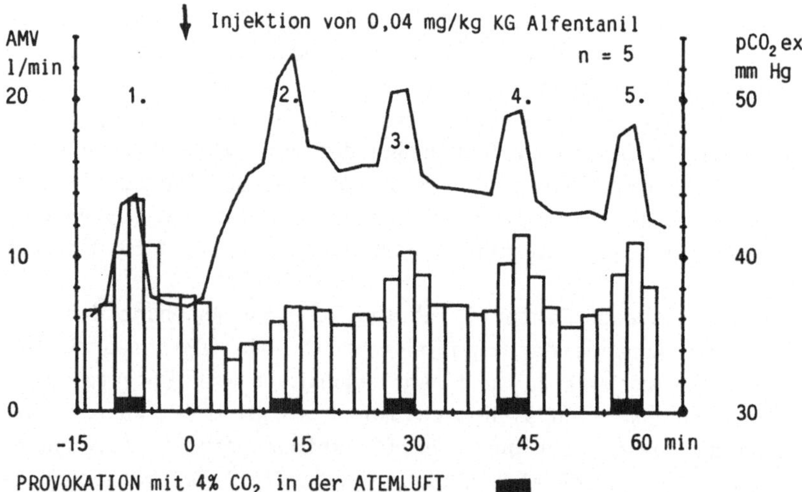

Abb.7 Für die Bestimmung der "CO_2-Antwort" wurden die endexspiratorischen CO_2-Konzentrationen und Atemminutenvolumina vor und am Ende der jeweils 4 min dauernden CO_2-Provokation herangezogen. Die Abb. veranschaulicht, wie eine Glättung der Kurvenverläufe durch Kompression auf 2-, bzw. 3-Minutenintervalle erreicht wurde. Am Mittelwertverlauf der Plazebogruppe ist die gute Reproduzierbarkeit des Verfahrens zu erkennen. Die drastischen Veränderungen im Atemminutenvolumen und in der endexspiratorischen Konzentration von CO_2 nach 0,04 mg/kg KG Alfentanil sind in der unteren Hälfte dargestellt

150

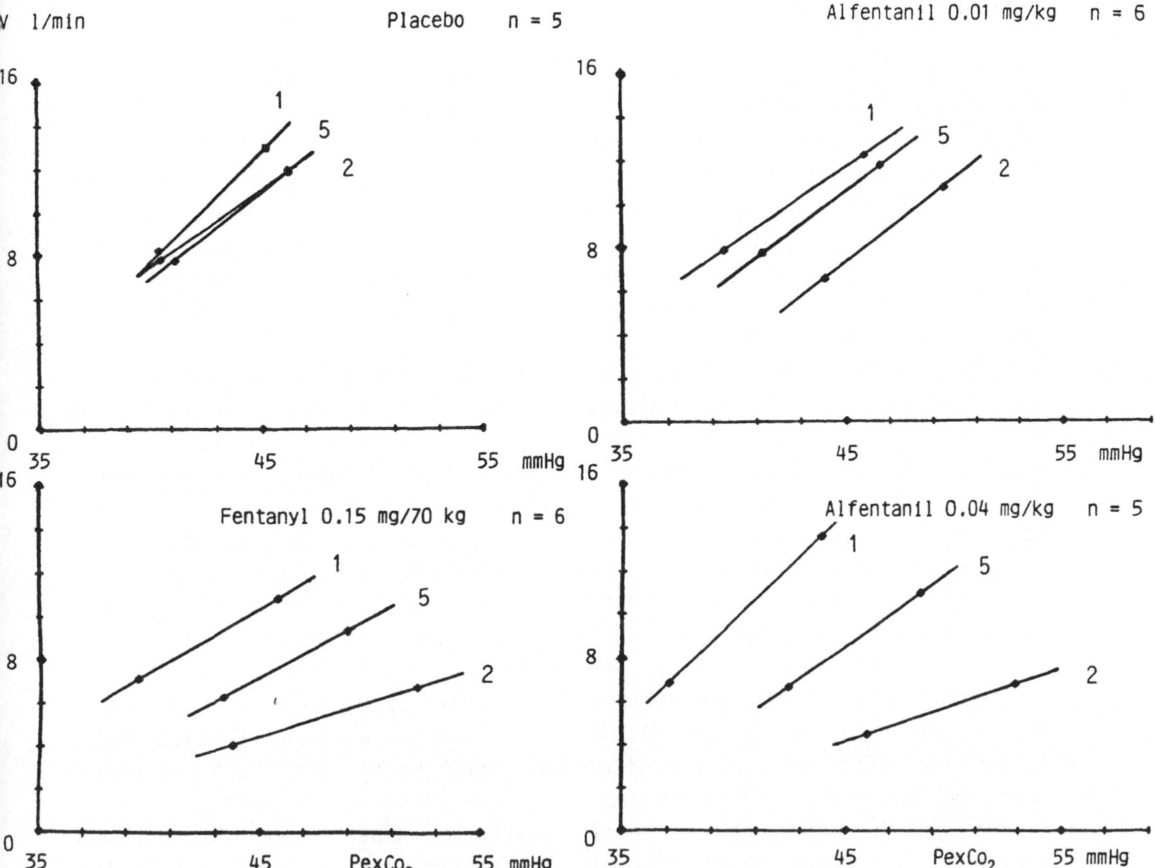

Abb.8 Da die "CO_2-Antwort" im hier vorliegenden Meßbereich linear verläuft, wurden für die Konstruktion der Geraden jeweils nur 2 Meßzeitpunkte
herangezogen. Die Abb. zeigt den Zusammenhang zwischen den i.a. Partialdrücken und dem Atemminutenvolumen während 3 Meßabschnitten. Die Gerade 1
gibt jeweils das Verhalten vor der Injektion wieder, 2 wurde 10 min nach
Injektion bestimmt und 5 ergab sich aus dem letzten Untersuchungsabschnitt
60 min nach Injektion. Am Beispiel der Plazebogruppe ist die gute Reproduzierbarkeit der Methode ersichtlich. Der Vergleich zwischen Alfentanil und
Fentanyl ergibt, daß 0,15 mg/70 kg KG Fentanyl eine stärkere Beeinträchtigung der Atmung bewirken als 0,01 mg/kg KG Alfentanil, daß diese Atemdepression jedoch nicht so stark ausgeprägt ist und auch nicht so lange anhält, wie nach 0,04 mg/kg KG Alfentanil (Rechtsverschiebung und Abflachung
der Geraden)

DISKUSSION

Die günstigen pharmakokinetischen Eigenschaften von Alfentanil - kurze An-
flutung und rasche Elimination - [12] sind mit der Hoffnung verbunden, ein
ideales Analgetikum für kurze Eingriffe gefunden zu haben. Zahlreiche klinische Untersuchungen bestätigen diesen Eindruck [7,8,11,14,17,18]. Die
eigenen Befunde zeigen, daß bereits nach einer mittleren Dosis von 0,02
mg/kg KG Alfentanil bei gesunden jungen Versuchspersonen ausgeprägte Veränderungen der Spontanatmung auftraten. Diese Beeinträchtigung konnte bis
zur 60. min nachgewiesen werden und zeigte gegenüber 0,15 mg/70 kg KG Fentanyl keinen wesentlichen Unterschied.

Offensichtlich war der Beobachtungszeitraum von 60 min nach Substanz-
gabe zu kurz um auch mit pharmakodynamischen Methoden die theoretischen
Vorteile von Alfentanil darstellen zu können. Deshalb wurde in einer 2.
Untersuchung der Überwachungszeitraum auf 3 h ausgedehnt. Außerdem kamen
die beiden Morphinomimetika in Kombination mit anderen zur Intubationsnarkose gebräuchlichen Medikamenten zum Einsatz (Etomidat, Succinylcholin).
. Auch nach der Experimentalnarkose ergab sich zwischen Alfentanil und
Fentanyl kein wesentlicher Unterschied. Außerdem war die Ausprägung und
die Dauer der Atemdepression nach beiden Analgetika stärker als auf Grund
klinischer Berichte zu erwarten gewesen wäre.

Immerhin besteht ein wesentlicher Unterschied zwischen einer Experimentalnarkose und einer in der Klinik durchgeführten Narkose. Im Experiment
fehlen die postoperativen Wundschmerzen; damit entfällt ein starker Weckreiz, auf den sich der Anaesthesist in der Regel verlassen kann.

Bei der Risikoabschätzung einer postnarkotischen Atemdepression muß
dieser Umstand jedoch beachtet werden. Im ungünstigen Fall ist auch in der
Klinik damit zu rechnen, daß die Schmerzen nach einem kleinen Eingriff
gering sind. Hinzu kommt, daß eine sedierende Prämedikation vigilanzgebun-
dene Atemantriebe reduziert. Besonders bei der Kombination mit langwirksa-
men Benzodiazepinen ist mit einer erhöhten Beeinträchtigung der Atmung zu
rechnen [28]. Die Atemdepression wird in diesem Zusammenhang oft fälschli-
cher Weise den Benzodiazepinen angelastet. In Wirklichkeit wird aber durch
die Gabe eines potenten Morphinomimetikums die Empfindlichkeit der CO_2-
Rezeptoren über lange Zeit beeinträchtigt und so ein wichtiger Atemantrieb
eingeschränkt.

Bei erhaltener Vigilanz oder unter starken Weckreizen erkennt man die
latente Beeinträchtigung der Atemregulation durch die Morphinomimetika
nicht in vollem Umfang. Schläft der Patient ein, wird die Atemregulations-
störung demaskiert und es kommt zu einem bedrohlichen Abfall des pO_2ia.Bei
diesem Vorgang handelt es sich weniger um ein Reboundphänomen, sondern um
die unerwartete Manifestation einer noch latenten vorhandenen Störung![10].
Betrachtet man unter diesem Gesichtspunkt den Verlauf von pCO_2ex im
Anschluß an die 14 minütige Experimentalnarkose, so zeigt sich, daß die
CO_2-Schwelle innerhalb der ersten 45 min nach Extubation (das entspricht
etwa 60 min nach i.v. Applikation des Analgetikums) noch deutlich erhöht

152

war, obwohl die gewählten Dosen an klinischen Bedürfnissen gemessen relativ gering waren (bei 1/3 der Probanden keine ausreichende Analgesie für die Intubation). Eine vollständige Rückkehr zum Ausgangsverhalten war bei beiden Substanzen erst nach 3 h zu verzeichnen.

Die atemdepressive Potenz von 0,15 mg/70 kg KG Fentanyl entsprach etwa der Wirkung von 1,4 mg/70 kg KG Alfentanil (Verhältnis von 1:8-1:9). Erst von der 60. min an ergab sich ein geringer Unterschied zwischen den beiden Medikamenten. Gegen Ende des 3-stündigen Beobachtungsintervalls war eine raschere Abnahme der atemdepressiven Wirkung von Alfentanil nachzuweisen.

Die Erklärung für dieses Ergebnis liefert möglicherweise der Verlauf der Plasmaspiegel beider Substanzen [2,3,4,6,21]. Für Alfentanil steht mit ca. 35 l ein relativ kleines Verteilungsvolumen zur Verfügung. Damit vollzieht sich die Umverteilung in der initialen Phase bei Alfentanil langsamer als bei Fentanyl (vergleiche Abb.4). In den ersten 30-40 min bleiben auf diese Weise im zentralen Kompartment relativ hohe, analgetisch wirksame Spiegel erhalten. Bei Fentanyl kommt es demgegenüber zu einer rascheren Umverteilung in tiefe Kompartmente und damit zu einem ebenso schnellen Verlust an Wirkung wie bei Alfentanil. Die wesentlich längere terminale Elimination von Fentanyl tritt bei der niedrigen Dosis von 0,15 mg/70 kg KG nicht in Erscheinung. Die Wirkspiegel sinken durch die Umverteilung rasch unter ein atemdepressives Niveau ab. Wahrscheinlich kommen die pharmakokinetischen Vorteile von Alfentanil erst bei hohen Dosen oder nach repetitiver Bolusgabe zum Tragen.

Aus diesen Befunden kann gefolgert werden, daß bei einem kurzen operativen Eingriff bei dem nur geringe Mengen Analgetikum verabreicht werden, Alfentanil keinen wesentlichen Vorteil gegenüber Fentanyl bietet. Die für ein Morphinomimetikum kurze terminale Eliminationshalbwertszeit von 90 min, darf nicht darüber hinwegtäuschen, daß auch nach Gabe von Alfentanil eine sorgsame Überwachung von mindestens 60-90 min gewährleistet sein muß.

LITERATUR

1. Bellville JW, Howland WS, Seed JC, Houde RW (1959) The effect of sleep on the respiratory response to carbon dioxide. Anesthesiology 20:628
2. Bentley JB, Borel JD, Gillespie MS, Vaughan RW, Gandolfi AJ (1981) Fentanyl pharmacokinetics in obese and nonobese patients. Anesthesiology 55:A17
3. Borel JD, Bentley JB, Gillespie TJ, Gandolfi AJ, Brown BR (1981) Pharmacokinetics of high and low dose alfentanil. Anesthesiology 55:A256
4. Bower S, Hull CJ (1982) Comparative pharmacokinetics of fentanyl and alfentanil. Br J Anaesth 54:871
5. Brown JH, Pleuvry BJ, Kay B (1980) Respiratory effects of a new opiate analgesic, R 39209, in the rabbit; comparison with fentanyl. Br J Anaesth 52:1101

6. Camu F, Gepts E, Rucquoi M, Heykants J (1982) Pharmacokinetics of alfentanil in man. Belg Anesth Analg 61:657
7. Dick W, Traub E, Knoche E, Weindler M (1985) Alfentanil für Kurznarkosen. In: Doenicke A (Hrsg) Alfentanil, ein neues kurzwirkendes Opioid. Springer, Berlin Heidelberg New York Tokyo (Sertürner Workshop Bd 4)
8. Dworzak, Sobotka R (1985) Erfahrungen mit Alfentanil bei HNO-Kurznarkosen. In:Doenicke A (Hrsg) Alfentanil,ein neues kurzwirkendes Opioid. Springer, Berlin Heidelberg New York Tokyo (Sertürner Workshop Bd 4)
9. Englisch W (1983) Transcutane Partialdruckmessung im klinisch-pharmakologischen Labor. Dissertation München LMU
10. Forrest HW, Bellville JW (1964) The effect oft sleep plus morphine on the respiratory response to CO_2. Anesthesiology 25:137
11. Hartung E, Haag W, Klatte A, Milutinovic M, Abel J (1983) Kurze gynäkologische Operationen und diagnostische Eingriffe am Kniegelenk in Alfentanil-Etomidat-Narkose. In: Doenicke A (Hrsg) Alfentanil, ein neues kurzwirkendes Opiod. Springer, Berlin Heidelberg New York Tokyo (Sertürner Workshop Bd 4)
12. Heykants J (1985) Die vergleichende Pharmakokinetik von Alfentanil bei Tier und Mensch. In: Doenicke A (Hrsg) Alfentanil, ein neues kurzwirkendes Opioid. Springer, Berlin Heidelberg New York Tokyo (Sertürner Workshop Bd 4)
13. Hirshman CA, McCullough RE, Weil v J (1975) Normal values for hypoxic and hypercapnic ventilatory drives in man. J Appl Physiol 38:1095
14. Hoffmann P, Schockenhoff B (1984) Der Einsatz von Alfentanil zur Anaesthesie bei kurzen Eingriffen. Anaesthesist 33:137
15. Jennet S (1968) Assessment of respiratory effects of analgesic drugs. Br J Anaesth 40:746
16. Jordan C (1982) Assessment of the effects of drugs on respiration. Br J Anaesth 54:763
17. Kay B, Stephenson DK (1980) Alfentanil (R 39209) initial clinical experience with a new narcotic analgesic. Anaesthesia 35:1197
18. Leeuwen Van L, Deen L (1980) Alfentanil, a new, potent and very short-acting morphinomimetic for minor operative procedures. Anaesthesist 30:115
19. Lehmann KA, Neubauer ML, Daub D, Kalff G (1983) CO_2-Antwortkurven als Maß für eine opiatbedingte Atemdepression. Anaesthesist 32:242
20. Loeschke HH, Sweel A, Kough RH, Lambertsen CJ (1953) Effects of morphine and meperidine upon the respiratory response of normal man to low concentrations of inspired CO_2. J Pharmacol Exp Ther 108:376
21. Meuldermans WEG, Hurkmans RMA, Heykants JJP (1982) Plasma protein binding and distribution of fentanyl, sufentanil, alfentanil and lofentanil in blood. Arch Intern Pharmacodyn Ther 257:4
22. Piiper J, Koepchen HP (1975) Atmung. In: Gauer OH, Kramer K, Jung R (Hrsg) Physiologie des Menschen. Urban & Schwarzenberg,München Berlin
23. Read DJ (1967) A clinical method for assessing the ventilatory response to CO_2. Aust Ann Med 16:20

24. Sachs L (1978) Angewandte Statistik. Springer, Berlin Heidelberg New York

25. Scamman FL, Choneim MM, Kortilla K (1982) Ventilatory and mental effects of alfentanil and fentanyl. Anesthesiology 57:A364

26. Suttmann H, Doenicke A, Ackenheil M, Eppich D, Bretz Ch (1985) Vergleich der analgetischen Potenz von Alfentanil und Fentanyl anhand von Katecholaminspiegeln und Kreislaufparametern bei experimentellen Intubationsnarkosen. In: Doenicke A (Hrsg) Alfentanil, ein neues, kurzwirkendes Opioid. Springer, Berlin Heidelberg New York Tokyo (Sertürner Workshop Bd 4)

27. Suttmann H, Kugler J, Doenicke A, Laub M, Hennig J, Eppich D, Kriesmair J, Bretz Ch (1985) Der Einfluß von Alfentanil und Fentanyl auf die EEG-Aktivität und auf psychometrische Parameter. In: Doenicke A (Hrsg) Alfentanil, ein neues, kurzwirkendes Opioid. Springer, Berlin Heidelberg New York Tokyo (Sertürner Workshop Bd 4)

28. Suttmann H, Doenicke A, Blazejewicz E, Blahs A, Ebentheuer H (1981) Ein Beitrag zur Anwendung intravenöser Anästhetika in der postoperativen Sedierung und Analgesie. In: Ahnefeld FW (Hrsg) Die intravenöse Narkose. Klinische Anästhesiologie und Intensivtherapie. Springer, Berlin Heidelberg New York

Narkoseverlauf und postoperative atemdepressive Wirkung von Alfentanil

J. Zander, H. van Aken

ZUSAMMENFASSUNG

Diese Studie hatte das Ziel, die Verläufe von Neuroleptanaesthesien mit Alfentanil zu beobachten und zu überprüfen, ob postoperativ eine Atemdepression auftritt.Bei 38 Patienten (ASA I,II) wurde eine solche Neuroleptanalgesie durchgeführt. 25 Patienten erhielten dabei das Alfentanil repetitiv in Einzeldosen,13 Patienten erhielten es per infusionem. Es handelte sich um unfallchirurgische, bauchchirurgische und neurochirurgische Eingriffe. Alle Patienten wurden in der postoperativen Phase im Aufwachraum weiter beobachtet. Neben einer Kontrolle der Blutgase wurde bei 19 Patienten zusätzlich die CO_2-Antwort überprüft.

Während der Narkoseeinleitung traten bei vielen Patienten extrapyramidalmotorische Symptome und eine Bradykardie auf. Die für den Eingriff notwendige Dosierung von Alfentanil schwankte sehr stark und war nicht mit dem Körpergewicht der Patienten zu korrelieren. Die überwiegende Zahl der Narkosen verlief zufriedenstellend. Einige Patienten erwachten schlagartig, andere dagegen waren nach einer längeren Aufwachphase noch deutlich müde. Bei 6 Patienten war postoperativ eine deutliche Atemdepression meßbar, die nicht mit der verabreichten Gesamtmenge Alfentanil und auch nicht immer mit dem Wachheitszustand der Patienten korrelierte. Für ein neues Konzept der Neuroleptanalgesie mit Alfentanil sind weitere Studien erforderlich.

1959 führten De Castro und Mundeleer sowie Nilsson die Neuroleptanalgesie mit der Absicht ein, eine schonende Art der Betäubung für alle Patienten zu finden, was mit einem Mononarkotikum nicht möglich war [4,18].

Die Vorteile dieser Methode, die schonende Narkoseführung selbst bei Patienten in schlechtem Allgemeinzustand und die postoperative Analgesie, werden durch einige Nachteile relativiert. Eine ausgeprägte Atemdepression,die auch noch nach dem Ende der Operation bei ansprechbaren Patienten vorliegen kann, läßt die Operationen praktisch nur unter Beatmung zu und führt postoperativ oft trotz Antagonisierung zu Schwierigkeiten. Selbst eine Antagonisierung mit kompletten Antagonisten kann wegen derer kurzen Halbwertszeit nur bedingt Abhilfe schaffen.

Damit ist bereits gesagt,welche Forderungen an ein neues Analgetikum im Konzept der Neuroleptanalgesie zu stellen sind:

156

1. große therapeutische Breite,
2. starke Wirksamkeit ohne negative Beeinflussung des Herzkreislauf-Systems,
3. kurze Halbwertszeit zur guten Steuerbarkeit,
4. möglichst geringgradige, kurze Atemdepression.

Mit Alfentanil soll ein Analgetikum vorliegen, das diesem Ideal nahekommt. Diese Studie hat das Ziel, zu überprüfen, ob auch bei kurzen Eingriffen mit dieser Substanz eine Neuroleptanalgesie durchgeführt werden kann, ohne eine längere postoperative Atemdepression befürchten zu müssen.

MATERIAL UND METHODIK

In der Studie bekam zuerst eine Gruppe von 25 Patienten das Alfentanil in Einzeldosen.Es handelte sich um 10 Frauen und 15 Männer im Alter von 18-72 Jahren (35,15 ± 14,02), Größe 152-195 cm (173,91 ± 12,0 cm),Gewicht 52-92 kg (70,00 ± 13,39 kg) BSA 1,51-2,22 m^2 (1,835 ± 0,24 m^2),die der Klasse ASA I-II zugeordnet werden konnten.Die Anaesthesiedauer betrug 30-300 min. Es wurden die in der Tab.1 aufgeführten Eingriffe vorgenommen (Tab.1).

In einer 2. Serie erhielten 13 Patienten eine Alfentanil-Infusion. Das Kollektiv bestand aus 6 Frauen und 7 Männern im Alter zwischen 20-75 Jahren (46,15 ± 16,85), Größe 158-185 cm (171,39 ± 9,73 cm), Gewicht 53-91 kg (70,36 ± 111,69 kg),BSA 1,57-2,05 m^2 (1,81 ± 0,16 m^2).Die Anaesthesiedauer betrug 75-215 min. Hier wurden folgende Eingriffe durchgeführt (Tab.2).

Tabelle 1. Operationen mit Bolusmethode
Operationen bei dosierter Gabe

nalfissur/Hämorrhoiden	8
nochendeckelreimplantation	4
arvavarikosis	1
nfallchirurgische Eingriffe	12
TEP	1
Entf.Knochenzyste	1
Verriegelungsnagel, Verplattung	2
Metallentfernung	4
Pectoralislappen-trennung	1
Dupuytrensche Kontr.	1
Außenbandplastik	1
Spongliosaplastik	1

Tabelle 2. Operationen mit Infusionsmethode

Knochendeckelreimplantation	3
Magenresektion	2
Perf. Magenulcus	1
Splenektomie	1
Thyreoidektomie	1
Lumbaler Bandscheidenprolaps	1
Oberschenkelamputation	1
Nekrotomie, freier Leistenlappen	1
Fix. Externe US	1
Tibiaverplattung	1

Allen Patienten wurde am Vorabend ein Sedativum verordnet (Diazepam 5 mg oder 10 mg per os). Sie erhielten (bis auf 2 Ausnahmen) eine Prämedikation mit Pethidin 50 mg, Promethazin 25 mg und Atropin 0,5 mg i.m., 1/2 h vor Narkosebeginn.

Den Patienten wurde nach Erreichen des Operationssaales eine Infusion angelegt und Volumen zur Stabilisierung des Kreislaufs je nach Bedarf gegeben. Wie üblich wurde ständig das EKG registriert, bei längeren Eingriffen außerdem der Blutdruck nach Kanülierung der A. radialis in Lokalanaesthesie mit einer 20 G-Kanüle über ein Statham-Element (Gould PD 21) gemessen.

Zur Einleitung erhielten alle Patienten unter der Gabe von Sauerstoff Dehydrobenzperidol 40 µg/kg KG, die der 1. Gruppe anschließend Alfentanil in einer Dosierung von 75 µg/kg KG bzw. 100 µg/kg KG, je nach der vorgesehenen Dauer des Eingriffes.

Die 2. Gruppe erhielt jeweils eine Bolusinjektion von 100 µg/kg KG Alfentanil, anschließend eine Dauerinfusion über einen Infusomaten von anfangs 1 µg/kg KG,die nach Bedarf modifiziert wurde. Als Hypnotikum wurde bei allen Patienten Etomidat in einer Dosierung von 0,2-0,3 mg/kg KG, als Relaxans Succinylcholin nach Vorgabe von 2 mg Pancuroniumbromid oder Pancuroniumbromid 0,1 mg/kg KG allein gegeben. Nach kurzer Maskenbeatmung mit reinem Sauerstoff wurden die Patienten intubiert und dann weiter mit einem Gemisch von Lachgas und Sauerstoff 4:2 l normoventiliert. Am Operationsende wurden die Patienten mit reinem Sauerstoff beatmet und nach dem Aufwachen extubiert und in den Aufwachraum verlegt.

Bei allen Patienten, bei denen eine blutige Druckmessung durchgeführt wurde, wurde sofort nach dem Eintreffen im Aufwachraum und dann viertelstündlich für mindestens 1 h die Kontrolle der Blutgase durchgeführt, bei 19 Patienten zusätzlich die CO_2-Antwort mit Hilfe einer mehrfach beschriebenen Methode geprüft [6,7,15,19,22] (Abb.1).

In einem geschlossenen Kreisteil mit ausschaltbarem Absorber atmete der Patient über eine CPAP-Maske (3 M,Neuss). Die Dichtigkeit des Systems ließ sich sowohl an der Füllung der Vorratsbeutel als auch an dem kontinuierlichen Anstieg der CO_2-Kurve ablesen. Auf einem geeichten Schreiber (Kassetten-Schreiber, Linseis, Selb) wurden die Atmungskurve und die CO_2-Konzentration im System kontinuierlich registriert (Abb.2).Die CO_2-Konzentration wurde mit einem Infrarot-CO_2-Analyzer (Capnometer 47210, Hewlett-Packard, Böblingen),die Atmungskurve mit einem Spirolog 1 (Drägerwerke, Lübeck) bestimmt. Beide Geräte sind vorher geeicht worden. Bei der Messung atmete der Patient jeweils vor Beginn des CO_2-Anstiegs mindestens 1 min unter normalen Bedingungen mit CO_2-Absorber, um sich an die Maske zu adaptieren. Die normale Reaktion auf eine steigende CO_2-Konzentration in der Inspirationsluft ist eine deutliche Zunahme des Atemminutenvolumens. Dies wird in einem Diagramm dargestellt, in dem der inspiratorische CO_2-Gehalt auf der Abszisse und das Atemminutenvolumen auf der Ordinate aufgetragen werden. Eine Atemdepression kann sowohl eine Rechtsverschiebung der Kurve als auch einen flacheren Kurvenverlauf bewirken. Diese Methode testet direkt die

158

Abb.1. Systemaufbau zur Messung der CO_2-Antwort

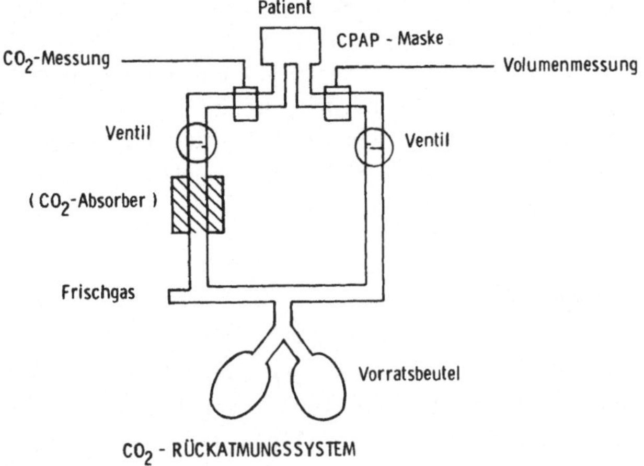

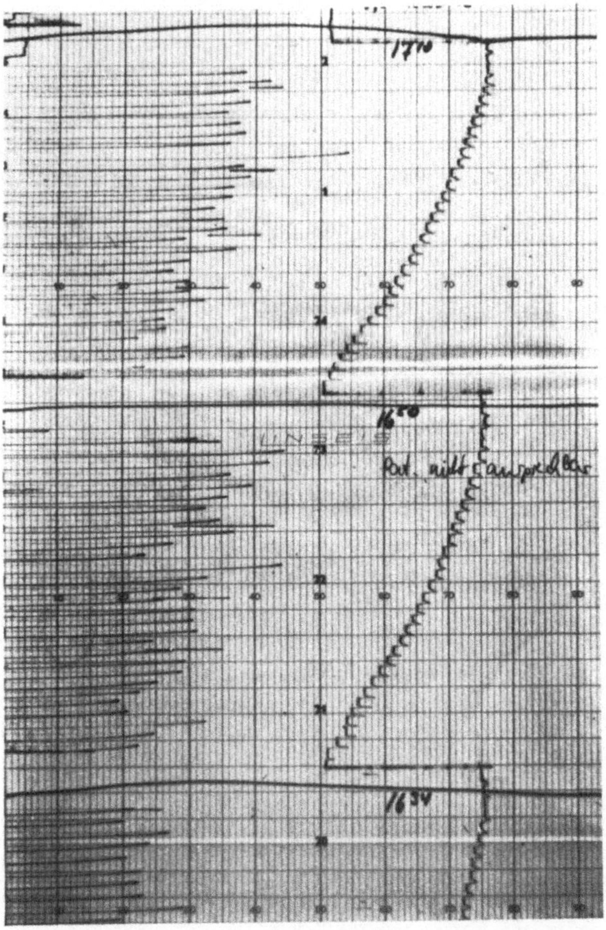

Abb.2. Originalkurve der CO_2-Antwortmessung. Neben den Atemzugvolumina und der Atemfrequenz ist die Kurve der CO_2-Konzentration im System abzulesen

Reaktion des Atemzentrums und ist zuverlässiger als die Beurteilung z.B.
der Blutgasanalysen allein [16].

Die Restwirkung der Relaxantien wurde mit einem Nervenstimulator überprüft und ggf. antagonisiert. Nur bei Auftreten einer klinisch relevanten
Hypoventilation, die jeweils durch die Kontrolle der arteriellen Blutgase
zusätzlich bestätigt wurde, wurden Opiatantagonisten verabreicht (Naloxon
oder Levallorphan).

ERGEBNISSE

Bei der Einleitung war vor allen Dingen die Muskelrigidität auffällig, und
zwar bei der Bolusdosierung öfter als bei der Infusionsmethode, obwohl das
Alfentanil in beiden Fällen gleich schnell appliziert wurde (ca. 5 mg/min)
und die Patienten zu dem Zeitpunkt nur mit reinem Sauerstoff beatmet wurden. Wurden die Patienten mit Pancuroniumbromid allein intubiert (0,1 mg/
kg KG), so kam die Rigidität kaum zur Auswirkung, da das Pancuroniumbromid
vor der Gabe von Alfentanil verabreicht wurde. Das Auftreten von extrapy-
ramidalen Symptomen, wie Augenbewegungen und unwillkürliche Muskelbewegungen, die zum Teil sehr ausgeprägt waren,konnte häufig beobachtet werden.

Von den Herz-Kreislauf-Reaktionen ist die deutliche Bradykardie zu erwähnen, die entweder unmittelbar nach der Gabe von Alfentanil auftrat oder
erst nach Abstellen des Lachgases in der Ausleitungsphase zu sehen war.
Nach der Gabe von Pancuroniumbromid war sie nicht so deutlich. Durch die
i.v.-Gabe von Atropin konnte sie antagonisiert werden. EKG-Veränderungen
traten meist in Form von Knotenrhythmen oder vereinzelten Extrasystolen
auf, waren aber ohne hämodynamische Relevanz.

Die Menge Alfentanil,die benötigt wurde, ist der Tab.3 zu entnehmen. Es
handelt sich um die Gesamtmenge einschließlich der Initialdosis. Bei der
Bolusmethode war die Menge geringer als bei der Infusionsmethode. Wie den
Abb.3 u.4 zu entnehmen ist, war in Bezug auf das Alter des Patienten und
auf das Gewicht keine Relation zu sehen.Aus der Tab.4 ist die Dosierung in
Bezug auf die verschiedenen Operationsmethoden zu entnehmen.Die Extremitä-
tenchirurgie mit der Infusionsmethode liegt hier an der Spitze. Wegen der
geringen Fallzahl ist jedoch eine Schlußfolgerung hieraus nicht zu ziehen.

Am Operationsende erwachten 34 der 38 Patienten sofort nach kurzfristi-
ger Gabe von Sauerstoff, 4 davon explosionsartig, und waren voll orientiert. Bei 4 anderen Patienten verging jedoch bis zu 1/2 h, bevor sie ansprechbar waren. 2 Patienten hatten einen Erregungszustand. Von den 38
Patienten waren 13 (34%) noch immer müde, obwohl sie wach waren, und zwar
24% aus der Bolusgruppe und 53,9% aus der Infusionsgruppe.

Bei 15 Patienten wurden im Aufwachraum die Blutgase kontrolliert. Hier
kann man keine Korrelation sehen zwischen der applizierten Menge Alfentanil und dem postoperativen CO_2-Verlauf. In den Abb.5, 6 u.7 sind nur die
Patienten erfaßt, die sich keinem Oberbaucheingriff unterziehen mußten,um
Einflüsse auf die Atmung von dieser Seite her auszuschließen. Aus den Abb.

160

Tabelle 3. Alfentanil-Dosierungen

               Alfentanildosis

....

1. Bolusmethode
   A/KG/min   1,81   ±   0,83
   A/m^2/min   67,30   ±   29,37

2. Infusion
   A/KG/min   2,49   ±   0,88
   A/m^2/min   95,53   ±   34,03

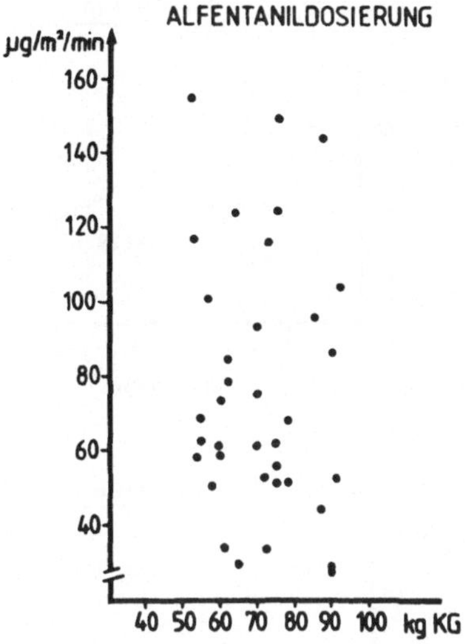

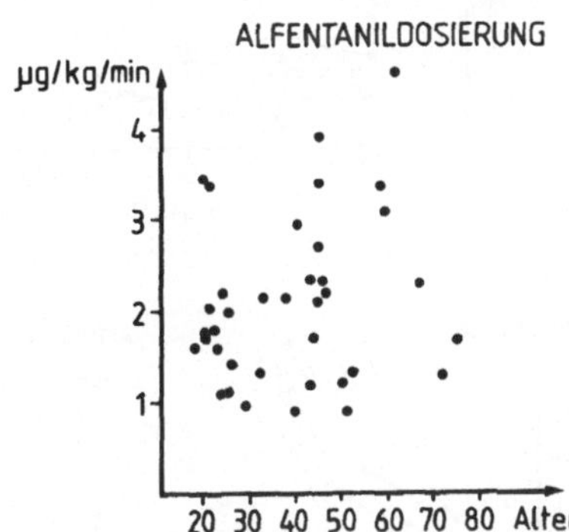

Abb.3. Gesamtdosis in Bezug auf das Körpergewicht

Abb.4. Gesamtdosis in Bezug auf das Alter des Patienten

Tabelle 4. Gesamtdosis in Bezug auf die verschiedenen Operationen

----

    Art der Operation und Alfentanildosierung

....

1. Bolusmethode
   Analfissur   2,55 ±   1,07 µg/kg/min
   Unfallchir.   1,48 ±   0,40 µg/kg/min
   Knochendeckel   1,59 ± 0,523 µg/kg/min

2. Infusion
   Knochendeckel   2,27 ±   1,11 µg/kg/min
   Oberbauch OP   2,28 ±   1,18 µg/kg/min
   Thyreoidektomie   2,20 µg/kg/min
   Lumbale Bandscheibe   2,12 µg/kg/min
   Extremitäten OP   3,03 ± 0,589 µg/kg/min

161

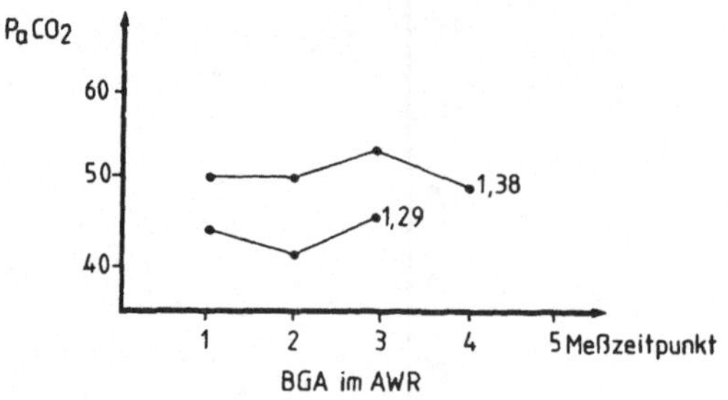

Abb.5. p_aCO_2-Werte im Aufwachraum bei Bolusmethode

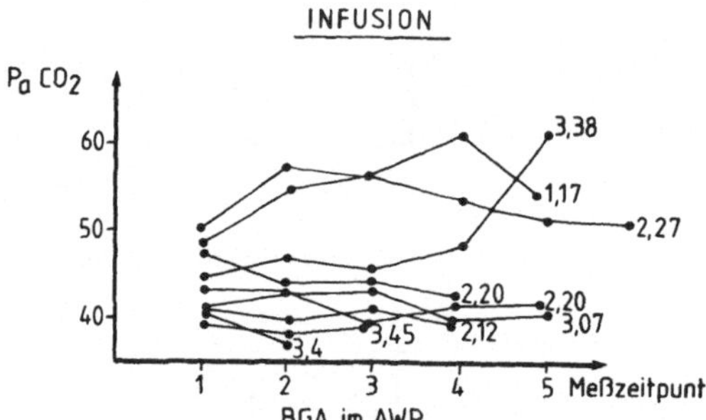

Abb.6. p_aCO_2-Werte im Aufwachraum bei Infusionsmethode

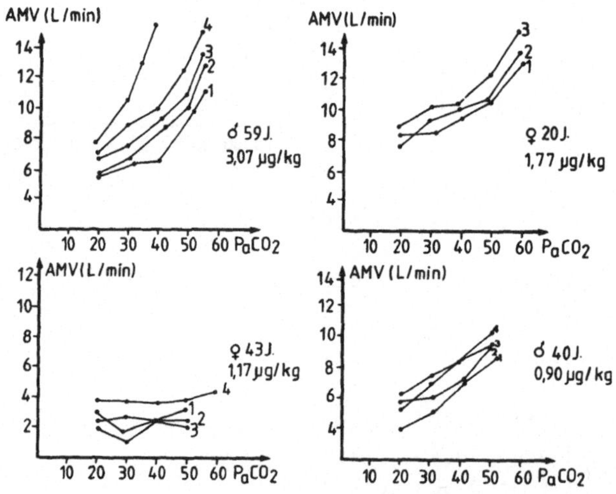

Abb.7. Beispiele von Atemantwortkurven

ist auch zu ersehen, daß in einigen Fällen während des Aufenthaltes im Aufwachraum der pCO_2-Wert wieder anstieg.

Bei 6 Patienten war die Gabe eines Opiatantagonisten erforderlich (15,8%) und zwar jeweils bei 3 aus jeder Gruppe. Dabei stand die Atemdepression nicht unbedingt in Zusammenhang mit dem Wachheitsgrad des Patienten, denn in jeder Gruppe war ein Patient, der trotz völliger Wachheit eine so deutliche Atemdepression zeigte, daß er antagonisiert werden mußte.

162

Von den 19 Patienten, bei denen die CO_2-Antwort untersucht wurde, zeigten 13 Patienten eine normale Reaktion von Anfang an, 2 eine leicht eingeschränkte Atmung, 4 jedoch sofort nach dem Erreichen des Aufwachraums 50% oder weniger des Atemminutenvolumens, das nach 1 h unter Spontanatmung bei CO_2-Absorption gemessen werden konnte. Die Ventilationsänderung auf den Anstieg der inspiratorischen CO_2-Konzentration war jedoch auch bei der 1. Bestimmung kaum reduziert, d.h., die Atemantwortkurve war beim 1. Test nach rechts verschoben,aber die Steilheit änderte sich praktisch nicht. Es war also eine höhere inspiratorische CO_2-Konzentration notwendig, um eine Erhöhung des Atemminutenvolumens zu bewirken.Nur 1 Patient von den 4 mußte jedoch antagonisiert werden (Abb.7, unten links).

Änderungen der sonstigen laborchemischen Parameter waren nicht festzustellen.

DISKUSSION

Die Dosierung von Alfentanil ist bisher nicht genau anzugeben. Aus der Zahl von 34,2% der Patienten, die nach der Narkose noch deutlich müde waren, und aus den 6 Patienten, die einen Opiatantagonisten bekommen haben, könnte man den Schluß ziehen, daß das Alfentanil überdosiert wurde. Diese Annahme wirft jedoch die Frage auf, wie die verschiedenen Stoffe bei der Neuroleptanalgesie überhaupt zu dosieren sind. Nach welchen Kriterien soll man die Narkosetiefe beurteilen? Die klinischen Zeichen, die bei der Inhalationsanaesthesie gelten, wie Blutdruck- und Pulsanstieg, Pupillendurchmesser, Reaktion auf Licht, Tränenbildung,Augenbewegungen,Atemfrequenz und -tiefe gelten bei einem relaxierten Patienten während einer Neuroleptanalgesie nur bedingt.Außerdem wechselt die erforderliche Narkosetiefe je nach der operativen Situation und von Patient zu Patient, so daß eine Schematisierung nicht empfohlen werden kann [2,3]. Trotz ausreichender Analgesie ist mit einer Neuroleptanalgesie eine komplette vegetative Blockade nicht möglich; es kann trotzdem zu einer Hyperaktivität des autonomen Nervensystems kommen [11,13,23]. Die klassische Methode, diese Reaktionen zu vermeiden,ist eine weitere Gabe von Anaesthetika,Neuroleptika oder Analgetika [5]. Aber diese Methode hat manche Nachteile. So ist die Tiefe wie auch die Dauer der Narkose schwer zu kontrollieren. Außerdem ist sie oft nicht erfolgreich. Die zusätzliche Gabe einer oder mehrerer Substanzen mit einer spezifischen antagonistischen Aktivität gegen die verschiedenen Auslösungs- und Unterhaltungsmechanismen einer Überfunktion des autonomen Nervensystems ist ein logischer Ansatz zur Bewältigung dieses Problems.

Einige Patienten reagieren bei Anstiegen des arteriellen Druckes und der Pulsfrequenz während einer Neuroleptanalgesie mit Alfentanil auf die Gabe von Etomidat mit einer Normalisierung der Kreislaufverhältnisse. Das läßt darauf schließen, daß sie offensichtlich wach sind,da ein reines Hypnotikum wie Etomidat, das zudem die Herz-Kreislauf-Situation kaum beeinflußt, sonst diese Wirkungen nicht haben dürfte. Die genaue Indikation für

den Einsatz von vegetativen Blockern oder von Etomidat oder einer größeren
Menge des Analgetikums ist bei der Verwendung von Alfentanil also noch
nicht klar.

Auch aus der Tatsache, daß 6 Patienten einen Opiatantagonisten brauchten, ist nicht unbedingt auf eine Überdosierung zu schließen. Die Atemdepression ist ja nicht allein auf die Wirkung des Opiates bzw. Opioids am
Atemzentrum zurückzuführen. Die Atmung wird vielmehr auch von der Vigilanz
des Patienten und diese z.B. auch vom Schmerzempfinden beeinflußt [6,8,9,
14,20]. Dies wird deutlich an der fehlenden Korrelation zwischen der erhaltenen Dosierung des Alfentanil und den postoperativen Blutgaswerten und
CO_2-Antwortkurven. 2 Patienten waren allerdings sogar völlig wach und
orientiert und zeigten trotzdem eine so deutliche Atemdepression, daß sie
mit einem Antagonisten behoben werden mußte. 1 Patientin zeigte trotz der
niedrigen Dosierung von 1,17 mg/kg KG/min Alfentantil als Gesamtdosis mit
der Infusionsmethode eine schwere Atemdepression (Abb.7). Die klinische
Situation besserte sich erst nach der Gabe von Physostigmin. Dies kann erklärt werden durch das Auftreten eines zentralen anticholinergen Syndroms.
Die Ursache dafür ist nicht klar. Es war, wie oben beschrieben, jedoch
auffällig,daß viele Patienten müde waren. Seltsam war auch der lange Nachschlaf mancher Patienten mit plötzlichem, oft übergangslosen Erwachen.

Es wurde schon erwähnt, daß eine Narkose der jeweiligen klinischen Situation angepaßt werden soll. Wieso ist dann ein Infusionsmodell sinnvoll?
Das Infusionsmodell mit einem Mittel von so kurzer Halbwertszeit und deshalb guter Steuerbarkeit kann bei nachlassender Analgesie sofort nachregu-
liert werden und wird so der klinischen Situtation gerecht. Weshalb wir in
dieser Patientengruppe mehr Alfentanil benötigten als mit der Bolusmethode,läßt sich nicht auf Anhieb erklären. Auch beim Infusionsmodell ist u.U.
die Indikation für eine zusätzliche vegetative Blockade gegeben.

Die beobachtete Thoraxrigidität wurde schon bei der Einführung der Neuroleptanalgesie beschrieben [1,10,12]. Die Ursache dafür liegt wahrscheinlich nicht auf spinaler, sondern auf höherer Ebene [10,13], da sie durch
die Applikation von Thiopental bzw. Diazepam oder Halothan zu blockieren
ist [13]. Ob sich durch langsames Spritzen diese Rigidität vermeiden läßt,
ist umstritten [17,21].

SCHLUSSFOLERGERUNGEN

Bei den Neuroleptanalgesien mit Alfentanil konnte eine Reihe von Narkosen
gesehen werden, an deren Ende die Patienten wach und voll orientiert waren
und ausreichend spontan atmeten. Am besten bewährte sich die Methode bei
jungen, normalgewichtigen Frauen.Die Beschreibung der Schwierigkeiten, die
auftauchten, wie z.B. die Muskelrigidität und die postoperative Müdigkeit
bei Patienten und die zum Teil auftretende klinisch relevante Atemdepression, sollten nicht die Methode von vornherein verwerfen. Bei den 4
Patienten,die postoperativ eine deutliche reduzierte CO_2-Antwort zeigten,

bleibt zu fragen,ob das Alfentanil allein dafür verantwortlich ist. In unserer Studie wurde bei den 19 Patienten, bei denen die CO_2-Antwort gemessen wurde, kein präoperativer Ausgangswert ermittelt. Es wurde lediglich die Entwicklung der CO_2-Antwort in der 1. h nach der Operation überprüft, um festzustellen, ob auch bei Alfentanil eine postoperative Atemdepression auftritt, was aus einer Veränderung der Steilheit und der Lage der Kurve im Überprüfungszeitraum zu sehen ist. Dies war der Fall. Ob die Ursache dafür beim Alfentanil liegt, ist mit der durchgeführten Methodik nicht festzustellen. Denkbar wäre, als eine der Ursachen auch die nach Alfentanil-Neuroleptanalgesie auftretende deutliche Müdigkeit. Aber auch die Dosierung ist ja noch nicht klar. Gegen die veränderte Vigilanz als Hauptursache spricht die Beobachtung, daß 2 Patienten eine klinisch relevante Atemdepression hatten, obwohl sie völlig wach und orientiert waren.

Wir ziehen für uns die Konsequenzen, nach dieser Pilotstudie in vergleichbaren Patientenkollektiven die Dosierung genauer zu klären und die postoperative Vigilanz zu bessern. Daneben muß man versuchen, eine evtl. auftretende Atemdepression zu quantifizieren.So kann man erwarten,ein Konzept für die Art der Neuroleptanalgesie zu erhalten,das die oben erwähnten Forderungen erfüllt und Patienten und Anaesthesisten gleichermaßen zufriedenstellt.

LITERATUR

1. Comstock MK, Scamman FL,Carter JG,Moyers JR,Stevens WC (1979) Rigidity and hypercarbia on fentanyl-oxygen-induction. Anesthesiology 51:28
2. Cullen DJ, Eger II EI, Stevens WC, Smith NT, Cromwell TH, Cullen BF, Gregory GA,Bahlman SH,Dolan WM, Stoelting RK, Fourcade HE (1972) Clinical signs of anesthesia. Anesthesiology 36:21
3. Cullen DJ (1981) Drugs and anesthetic depth.In:Smith NT: Drug interactions in anesthesia. Lea & Febiger,Philadelphia, p 287
4. De Castro J,Mundeleer P(1962)Die Neuroleptanalgesie.Anaesthesist 11:10
5. De Castro J, Viars P (1968) Utilisation pratique des analgesiques autraux. Ars Medici 23, no special
6. Eckenhoff JE,Helrich M,Hege MJD (1956) A method for studying respiratory functions in awake or anesthetized patients.Anesthesiology 17:66
7. Eckenhoff JE, Helrich M (1958) The effect of narcotics, thiopental and nitrous oxide upon respiration and respiratory response to hypercapnia. Anesthesiology 19:240
8. Eckenhoff JE, Oech StR (1960) The effects narcotics and antagonists upon respiration and circulation in man. Clin Pharmac Ther 1:483
9. Forrest WH, Bellville JW (1964) The effect of sleep plus morphine on the respiratory response to carbone dioxide. Anesthesiology 25:137
10. Freund FG, Martin WE,Wong KC, Hornbein THF (1973) Abdominal-muscle rigidity induced by morphine and nitrous oxide. Anesthesiology 38:358

11. Havers L, Kreppel E (1966) Über die Wirkung der Neuroleptanalgesie auf die sympathische Aktivität. Acta Anaesthesiol Scand Erg Bd 23:13

12. Hoyt JL, Gergis SD, Sokoll MD (1972) Studies on muscle rigidity, droperidol, diazepam and promethazine. Anesth Analg 51:188

13. Hug CCJ (1979) Pharmacology - Anesthetic drugs. In: Kaplan JE: Cardiac anesthesia. Grune & Stratton, New York p 3

14. Hug CCJ, Murphy MR (1979) Fentanyl disposition in cerebrospinal fluid and plasma and its relationship to ventilatory depression in the dog. Anesthesiology 50:342

15. Jennett SH (1968)Assessment of respiratory effects of analgesic drugs. Br J Anaesth 40:746

16. Klose R, Erhart A, Jung R (1982) Der Einfluß von Buprenorphin und Tramadol auf die CO_2-Antwort in der unmittelbaren postoperativen Phase nach Allgemeinanaesthesie. Anaesth Intensivther Notfallmed 17:29

17. Lowenstein E, Philbin DM (1981) Narcotic "anesthesia" in the eighties. Anesthesiology 55:195

18. Nilsson E (1963) Origin and rationale of neurolept-analgesia. Anesthesiology 24:267

19. Read DJC (1967) A clinical method for assessing the ventilatory response to carbon dioxide. Aust Ann Med 16:20

20. Schaer H, Baasch K, Reist F (1978) Die Atemdepression nach Fentanyl und ihre Antagonisierung mit Naloxone. Anaesthesist 27:259

21. Stanley TH (1981) Pharmacology of intravenous narcotic agents. In Miller RD: Anesthesia. Churchill Livingstone, New York p 425

22. Vejlsted H (1977) Postoperative ventilatory response to carbon dioxide following neuroleptanesthesia. Acta Anaesthesiol Scand 21:529

23. Waller JL,Kaplan JE,Jones EL (1979) Anesthesia for coronary revascularisation. In: Kaplan JE: Cardiac anesthesia. Grune & Stratton, New York p 241

CO$_2$-Antwortkurven nach Alfentanil und zentral dämpfenden Pharmaka

K. A. Lehmann

ZUSAMMENFASSUNG

Um Ausmaß und Dauer der zentralen Atemdämpfung nach Alfentanil im Vergleich mit Fentanyl anhand der ventilatorischen CO$_2$-Antwort abzuschätzen, wurden 20 gesunde Probanden mit Fentanyl 4 µg/kg bzw. Alfentanil 15 µg/kg i.v. behandelt. Nach Kontroll-Rückatmungsläufen (geschlossenes System mit 10 l O$_2$ ohne CO$_2$-Absorber) erfolgte eine intravenöse Prämedikation mit einer sedierenden Begleitsubstanz (5 mg Diazepam,5 mg Droperidol,10 mg Etomidat bzw. Placebo), um die Einflüsse eines Überhangs dieser Pharmaka in der postoperativen Phase auf die opiatbedingte Atemdepression zu simulieren. Zur Auswertung der CO$_2$-Antwortkurven wurden deren Steilheitsveränderungen sowie die prozentuale Verminderung des Atemminutenvolumens bei mässiger Hyperkapnie verwendet.

Die Verminderung des Atemminutenvolumens 5 min nach der Injektion fiel für Fentanyl und Alfentanil vergleichbar aus, während die weitere Erholung nach Alfentanil signifikant schneller verlief.

Die Steigung der CO$_2$-Antwortkurven war nach Alfentanil nicht beeinträchtigt,während sie für Fentanyl eine deutliche Abflachung aufwies. Dies legt nahe, daß die zentrale Atemdepression nach Alfentanil eher durch eine Verminderung der Ansprechschwelle des Atemzentrums bewirkt wird.

Wider Erwarten ließ sich kein signifikanter Einfluß der verwendeten sedierenden Begleitsubstanzen auf die CO$_2$-Antwortkurve erkennen.

Alle Opiate beeinträchtigen die Atemfunktion durch eine Verminderung der Reaktivität bulbärer Chemorezeptoren gegenüber pCO$_2$-Anstieg bzw. pH-Abfall im umgebenden Gewebe [4].

Zur Quantifizierung derartiger Effekte lassen sich Veränderungen des Atemminutenvolumens und der arteriellen Blutgase oder aber die sog. CO$_2$-Stimulationstest verwenden. Bei den letztgenannten interessieren Steilheit und Lage von Regressionsgeraden, welche den Zusammenhang von endexspiratorischem CO$_2$-Gehalt und endexspiratorischem Atemminutenvolumen beschreiben.

Die STEIGUNG wird als Maß für die Empfindlichkeit des Atemzentrums gegenüber pCO$_2$-Anstiegen interpretiert, während die LAGE ein Maß für die Ansprechschwelle darstellt. Wie Abb.1 zeigt, findet man nach Opiaten sowohl Abflachungen (2), Rechtsverschiebungen (3) oder Kombinationsformen (4) im Vergleich zur unbehandelten Kontrolle (1).

167

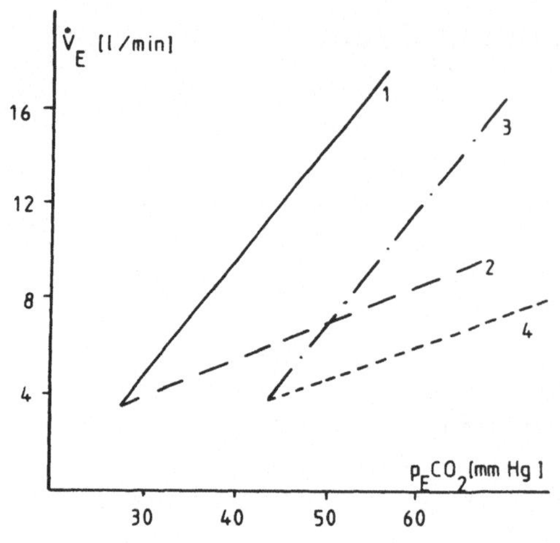

Abb.1. Idealisierte Darstellung von "Verschlechterungen" von CO_2-Antwortkurven. Gegenüber der Kontrolle (1) können die Kurven abgeflacht sein (2), was auf eine verminderte Empfindlichkeit des Atemzentrums gegenüber CO_2 hindeutet. Wenn sie nach rechts verschoben sind (3), wird eine erhöhte Ansprechschwelle gegenüber CO_2-Reizen angenommen, die (nach Überschreiten der Schwelle) mit unveränderter Empfindlichkeit beanwortet werden. In der Praxis findet man meist Kombinationsformen (4)

In der Studie über die nun ausschnittweise berichtet wird, wurden 20 gesunde Probanden beiderlei Geschlechts im Alter von 19-40 Jahren entweder mit Fentanyl (0,004 mg/kg i.v., n=10) oder Alfentanil (in der vermutlich äquipotenten Dosis von 0,015 mg/kg i.v., n=10) behandelt. Jeder Proband erhielt im Abstand von 14 Tagen insgesamt 4 Injektionen des gleichen Opiats,wobei er doppel-blind und randomisiert entweder mit Placebo (NaCl), 5 mg Diazepam, 5 mg Droperidol oder 10 mg Etomidat (jeweils in 100 ml physiologischer NaCl-Lösung über 10 min infundiert) prämediziert wurde(Abb.2).

Vor der Prämedikation wurden in zwei Rückatmungsversuchen (geschlossenes System mit 10 l 100% O_2 ohne CO_2-Absorber) aus endexspiratorischem Kohlendioxidgehalt (p_ECO_2) und Atemminutenvolumen ($\dot{V}_E$) die Koeffizienten a und b der Ausgangs-Regressionsgeraden (Kontrolle) bestimmt. Nach beendeter Prämedikation sowie nach Opiatgabe erfolgten weitere Rückatmungen. In die Auswertung gelangten die aus diesen CO_2-Antwortkurven abgeleiteten Größen %a (%Steigung im Vergleich zur Kontrolle) und %$\dot{V}_E$ (45) (%Minutenvolumen bei einem p_ECO_2 von 45 mmHg im Vergleich zur Kontrolle).

(Die im Rahmen des Workshops bereits vorgetragenen Befunde über pharmakokinetische Arzneimittelinteraktionen stammen z.T. aus diesen Untersuchungen; die Entnahmezeitpunkte der Blutproben sind in Abb.3 ebenfalls gekennzeichnet).

Die Auswahl der verschiedenen Begleitmedikamente erfolgte mit der Zielsetzung, den Überhang dieser zu Narkosebeginn häufig eingesetzten Pharmaka mit unterschiedlichen zentralen Angriffspunkten während der unmittelbaren postoperativen Phase annähernd zu simulieren. Dabei sollte überprüft werden, welchen Einfluß die zentrale Dämpfung auf die opiatbedingte postoperative Atemdepression besitzt, nachdem für Fentanyl gezeigt werden konnte, daß Blutkonzentrationen praktisch nicht mit den arteriellen Blutgasen korrelieren [5].

168

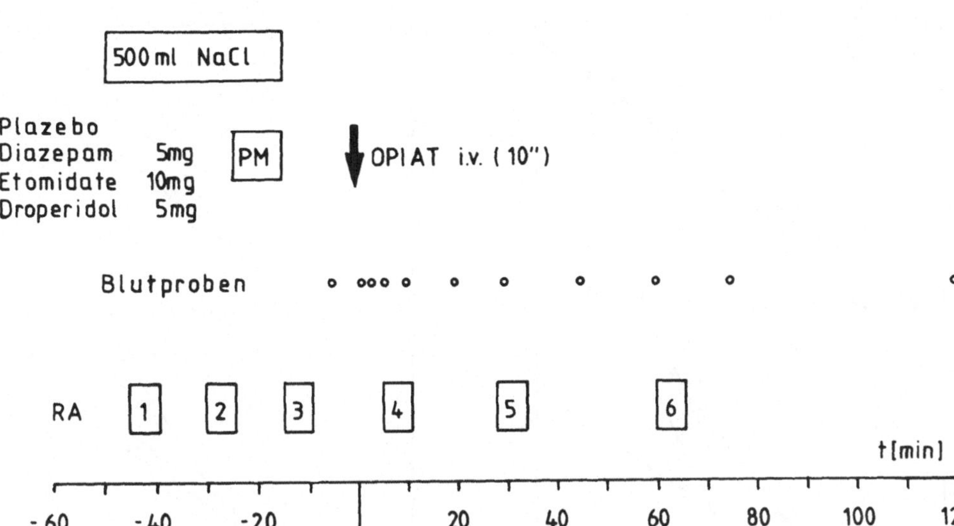

Abb.2. Versuchsplan der CO_2-Antwortstudie. 50 min vor der Opiatinjektion (Fentanyl 4 µg/kg, Alfentanil 15 µg/kg) wurde mit der Infusion von physiologischer Kochsalzlösung begonnen, die ersten beiden Rückatmungen (RA) dienten zur Ermittlung der Kontrollwerte. Mit den verbleibenden 100 ml der Infusion wurden dann doppel-blind und randomisiert Placebo, 5 mg Diazepam, 5 mg Droperidol oder 10 mg Etomidat verabreicht, um den Überhang dieser Substanzen am Ende einer Neuroleptanalgesie zu simulieren (PM = Prämedikation). Die 3. Rückatmung diente zur Ermittlung des Prämedikationseffekts auf die Atmung. Weitere Rückatmungsversuche erfolgten 5, 30 und 60 min nach intravenöser Opiatinjektion

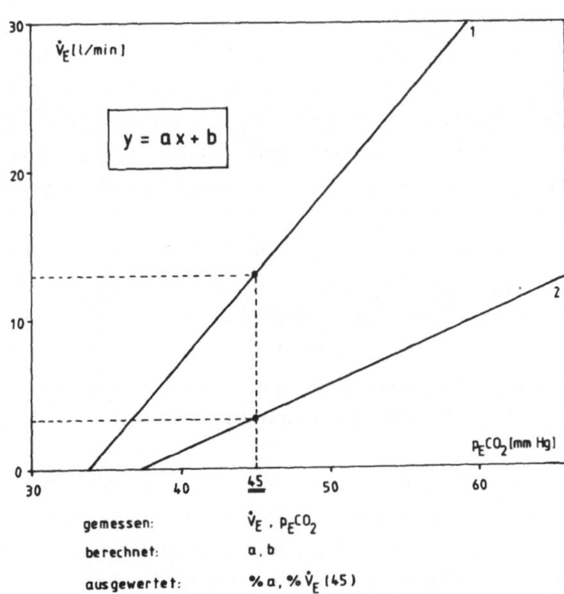

Abb.3. CO_2-Antwortkurven wurden aus den Wertepaaren von p_EO_2 (x) und $\dot{V}_E$ (y) mittels linearer Regressionsanalyse nach y=ax+b berechnet. Ausgewertet wurde die Veränderung der Kurvensteigung (Steilheit) in % der Kontrolle (%a) sowie das Atemminutenvolumen bei mäßiger Hyperkapnie (p_ECO_2 von 45 mmHg), ebenfalls in % der Kontrolle (%$\dot{V}_E$(45))

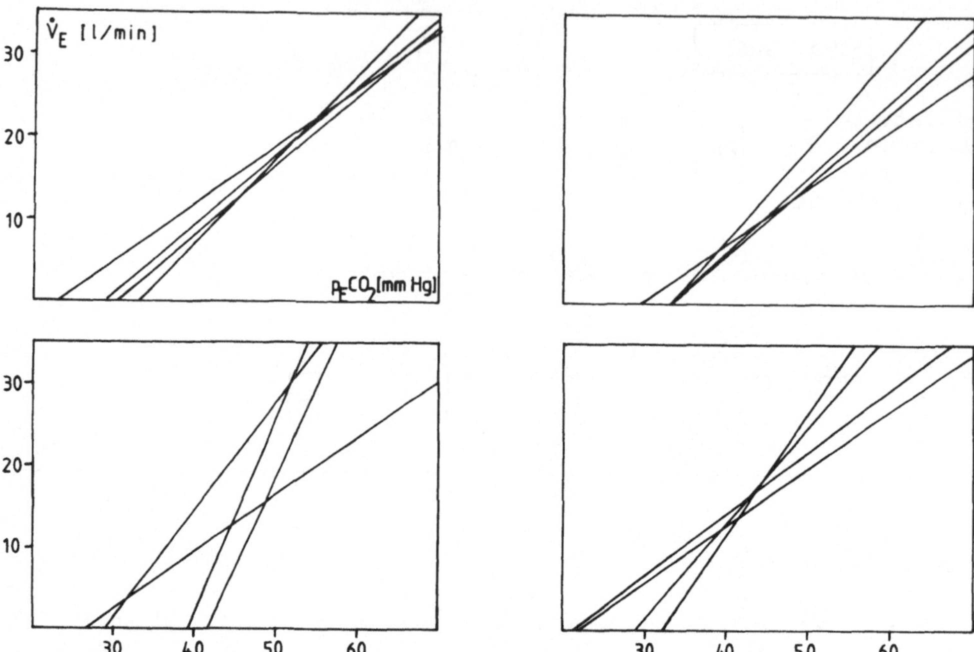

Abb.4. Beispiele für inter- und intraindividuelle Variationen von CO_2-Antwortkurven. Dargestellt sind die Kontrollkurven (vor Medikamentengabe) von vier willkürlich ausgewählten Probanden aus der hier vorgestellten Untersuchung, wie sie im Abstand von jeweils 14 Tagen gefunden wurden

Daß die Interpretation von CO_2-Antwortkurven nicht unproblematisch ist, soll vor der Darstellung der eigentlichen Ergebnisse Abb.4 verdeutlichen:

Dort sind von 4 Probanden die individuellen Kontroll-Kurven, wie sie im Abstand von 14 Tagen unter jeweils identischen Bedingungen gemessen wurden, dargestellt. Es lassen sich bereits hier erhebliche intra- und interindividuelle Variationen erkennen, was bei der Beurteilung aller aus solchen Ansätzen erhaltenen Daten unbedingt im Auge behalten werden muß.

Vergleicht man das gesamte Alfentanil-Kollektiv (n=40) mit allen bisher verfügbaren Ergebnissen aus der Fentanyl-Gruppe (n=34) (Abb.5), so fällt zunächst der signifikante Unterschied in der EMPFINDLICHKEIT des Atemzentrums auf. Unter Alfentanil wird die Steigung der CO_2-Antwortkurven praktisch nicht gegenüber der Kontrolle verändert, während Fentanyl eine deutliche Verminderung bewirkt, die sich selbst nach 60 min noch nicht normalisiert hat.

Dennoch beobachtet man auch nach Alfentanil eine deutliche Abnahme des Atemminutenvolumens, die sich 5 min nach der Injektion statistisch nicht signifikant von der der Fentanylgruppe unterscheidet und dafür spricht, daß die gewählten Dosen anfänglich in der Tat äquipotent sind. Die Norma-

170

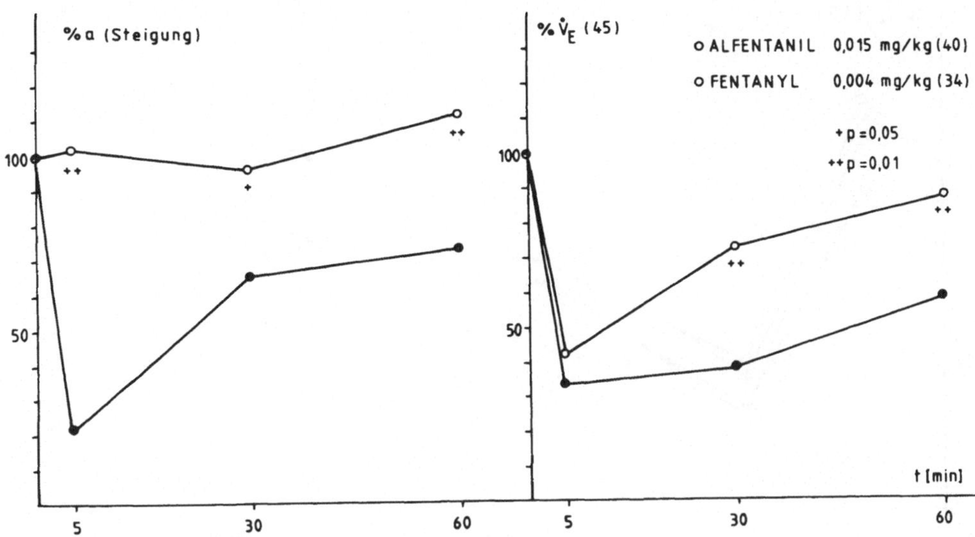

Abb.5. Gegenüberstellung der mittleren Veränderungen von %a und %V̇_E(45) bei den bisher ausgewerteten Einzeluntersuchungen (Gesamtkollektiv). Statistische Vergleiche mittels Student's t-Test für unverbundene Wertepaare

Abb.6. Mittlere Veränderungen der Kurvensteigungen von CO_2-Antwortkurven in % der Kontrolle (%a) nach i.v. Injektion von 15 µg/kg Alfentanil und unterschiedlicher Prämedikation bei je 10 Probanden. Statistische Vergleiche mittels Student's t-Test für unverbundene Wertepaare ergaben zu keinem Meßzeitpunkt signifikante Unterschiede zwischen den Teilkollektiven

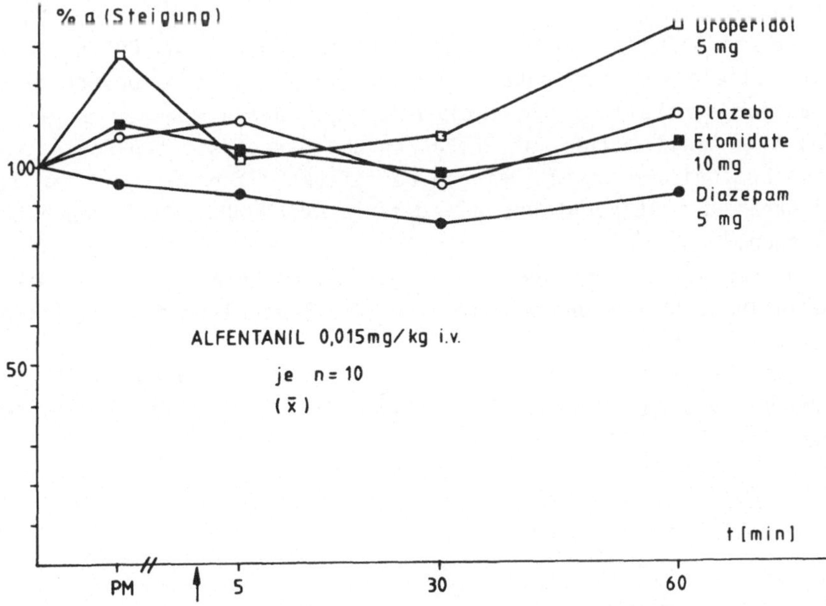

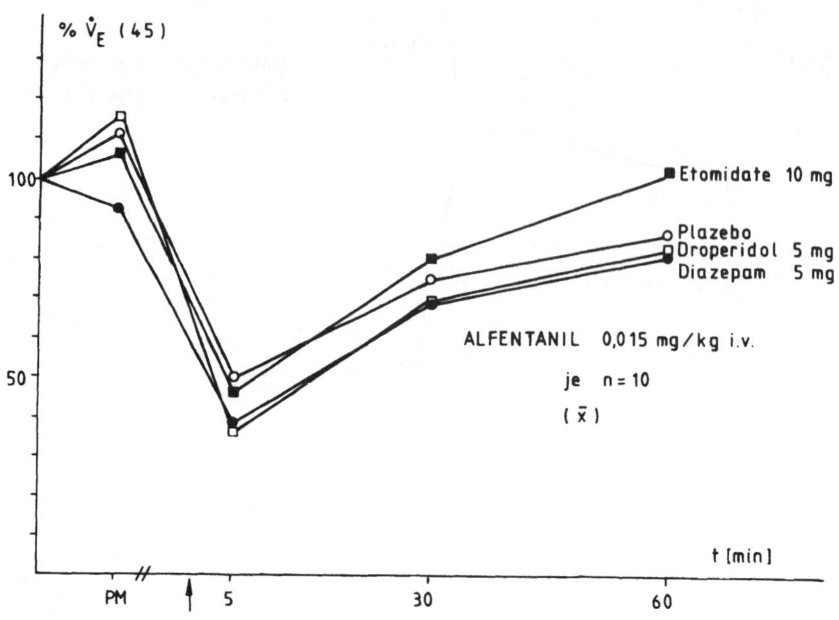

Abb.7. Mittlere Veränderungen des Atemminutenvolumens bei einem pCO_2 von 45 mmHG in % der Kontrolle (%$\dot{V}_E$(45) nach i.v.-Injektion von 15 µg/kg Alfentanil und unterschiedlicher Prämedikation bei je 10 Probanden. Statistische Vergleiche mittels Student's t-Test für unverbundene Wertepaare ergaben zu keinem Meßzeitpunkt signifikante Unterschiede zwischen den Teilkollektiven

lisierung der Atmung erfolgt dann jedoch signifikant schneller als nach Fentanyl.

Solche Befunde unterstreichen, daß Steigungen von CO_2-Antwortkurven für sich allein ein nur unbefriedigendes Maß für eine opiatbedingte Atemdepression darstellen. Sie entsprechen gut denen von Kay et al. [1-3], die bei Alfentanilstudien mit Probanden und narkotisierten Patienten zu ähnlichen Ergebnissen kamen. Demnach beeinflußt Alfentanil weniger die Empfindlichkeit des Atemzentrums als dessen ANSPRECHSCHWELLE gegenüber pCO_2-Anstiegen.

Dieser Trend wird auch durch eine unterschiedliche Prämedikation nicht beeinflußt. Abb. 6 und 7 schlüsseln die Ergebnisse für die Alfentanil-Einzelkollektive auf.

Zwischen den verschiedenen Kurven bestehen keine signifikanten Unterschiede, was auf erhebliche individuelle Streuungen zurückgeführt werden muß (vgl. Tab.1,2).

172

Tabelle 1. Veränderung der Steigungen von CO_2-Antwortkurven in % der Kontrolle (n= 10 für Einzelkollektive)

	$\bar{x}$	s	$\bar{x}$	s
	Placebo		Diazepam	
nach PM	106,83	44,02	94,68	48,17
5 min	111,14	50,50	93,07	44,91
30 min	94,58	55,60	84,96	38,76
60 min	112,71	62,10	93,46	56,17
	Droperidol		Etomidat	
nach PM	127,50	58,16	110,27	33,59
5 min	101,21	55,88	104,38	43,90
30 min	106,60	43,85	98,26	33,67
60 min	134,70	79,56	106,69	44,03
			Gesamtkollektiv	
nach PM			109,82	46,53
5 min			102,45	47,57
30 min			96,10	42,75
60 min			111,89	61,27

Tabelle 2. Veränderungen des Atemminutenvolumens bei 45 mmHg in % der Kontrolle (n= 10 für Einzelkollektive)

	$\bar{x}$	s	$\bar{x}$	s
	Placebo		Diazepam	
nach PM	100,76	15,99	92,34	19,41
5 min	49,73	25,91	38,34	23,18
30 min	74,86	15,54	68,69	21,41
60 min	86,50	23,46	80,84	21,98
	Droperidol		Etomidat	
nach PM	114,71	17,28	106,33	16,84
5 min	35,94	27,66	46,09	36,48
30 min	69,06	28,64	80,28	26,25
60 min	82,52	25,46	100,53	25,90
			Gesamtkollektiv	
nach PM			109,53	18,66
5 min			42,52	28,19
30 min			73,22	23,09
60 min			87,60	24,58

Als Gründe für diese überraschende Gleichartigkeit der Einzelkollektive ließen sich annehmen:

1. daß die verabreichten Prämedikationsdosen zu gering (bzw. das Zeitintervall vor der Opiatgabe zu lang) gewählt wurde, um noch signifikante Unterschiede zu finden, (dagegen spricht, daß zumal die Diazepam- und Droperidol-Probanden nach Versuchsende noch deutlich sediert wirkten), und/oder

2. daß die Reaktivität des bulbären Atemzentrums nach Opiaten - und nur diese wird durch den Meßansatz erfaßt! - durch die gewählten zentral dämpfenden Pharmaka grundsätzlich nicht wesentlich beeinflußt wird. Der klinische Eindruck, daß eine gute Prämedikation den atemdepressiven Opiateffekt z.B. bei der Narkoseeinleitung deutlich verstärkt, müßte dann in anderen Mechanismen gesucht werden, wobei sich eine Dämpfung zentraler Einflüsse auf das (eben nicht völlig autonome) Atemzentrum anbieten könnte.

In der Klärung dieser Fragestellung sehen wir eine wesentliche Aufgabe der kommenden Jahre.

LITERATUR

1. Kay B (1981) Alfentanyl, a short-acting analgesic supplement to anaesthesia.Proc 7th World Congress of Anaesthesiologists,Hamburg,September
2. Kay B, Stephenson DK (1980) Alfentanyl (R 39209):initial clinical experience with an new narcotic analgesic. Anaesthesia 35:1197
3. Kay B, Pleuvry B (1980) Human volunteer studies of R 39209,a new short-acting narcotic analgesic. Anaesthesia 35:952
4. Lehmann KA (1982) Opiate. Deutsche Akademie für Anaesthesiologische Fortbildung, Refresher Course Köln S 20
5. Lehmann KA, Freier J, Daub D (1982) Fentanyl-Pharmakokinetik und postoperative Atemdepression. Anaesthesist 32:111

Diskussion

Vorsitz: G. Hempelmann, H. Burchardi

- Burchardi -
Wenn ich Herrn Suttmann richtig verstanden habe, suchte er Einflüsse der
Vigilanzschwankungen in der CO_2-Antwortkurve. Ich könnte mir vorstellen,
daß wir dieses gar nicht erwarten dürfen und ich meine,daß man die Wirkung
des Wachheitsgrades in dem Einfluß auf die Atmung vielleicht auf einem
ganz anderen Gebiet zu suchen hat.Herr Lehmann kam ja nochmals darauf zurück. Meine klinische Erfahrung ist es, daß die Patienten postoperativ oft
genug dann in eine Atemnot geraten, wenn sie müde sind und ihre Reflex-
mechanismen in den oberen Luftwegen verlieren, wenn die Zunge zurücksinkt
und dann ganz plötzlich eine obere Atmungsobstruktion eintritt. Dieses hat
natürlich nichts mit der CO_2-Antwortkurve mit einer Atemdepression im
eigentlichen Sinne zu tun. Doch dieses ist oft genug das typische Problem
in der postoperativen Phase. Herr Suttmann, wollen Sie dazu etwas sagen?
- Suttmann -
Es tut mir leid, daß Sie mich so gründlich mißverstanden haben. Ich wollte
keine Korrelation zwischen Vigilanz und Atemdepression aufzeigen. Dieser
Zusammenhang ist von Nachtschlafuntersuchungen bestens bekannt. Ich wollte
auf den Widerspruch hinweisen, daß, obwohl die Probanden wach waren, es
bei ihnen zu einer ausgeprägten Atemdepression kam. Also genau das Gegenteil Ihrer Vermutung.
- Kettler -
Ich wollte nur noch mal auf eines hinweisen. Solche Begriffe wie Vigilanz
sind in der Anaesthesie nicht so selbstverständlich wie sie gebraucht wer-
den. Wir haben heute schon Riesenprobleme gehabt mit dem Wort Analgesie.
Könnten Sie alle vielleicht, wenn das Wort weiter benutzt werden sollte,
ganz genau sagen, was Sie eigentlich damit meinen.
- Suttmann -
Wenn wir von Vigilanz sprechen, d.h. die Münchner Arbeitsgruppe, dann hal-
ten wir uns an die von Kugler vorgeschlagene Sprachregelung.
- Kettler -
Ich habe die Sprachregelung nicht vor mir liegen.
- Suttmann -
Wenn wir über Partialdrücke oder über andere Parameter sprechen,können wir
doch auch nicht jedesmal bei der Definition beginnen.Den Begriff des Wach-
seins kennen wir im normalen Sprachgebrauch. Der Anaesthesist z.B. merkt,
ob sein Patient ansprechbar ist oder nicht. Die EEG-Analyse vermag diesen

Begriff noch sehr viel differenzierter darzustellen. Jenseits des Bewußt-
seinsverlustes, z.B. wenn ein Patient in tiefer Narkose liegt und nicht
mehr erweckbar ist,erlaubt sie eine differenzierte Einteilung. Ebenso gibt
es beim wachen Patienten Zustände mit unterschiedlicher Aktivität im EEG.
- Kugler -
Der Begriff Vigilanz kann nicht einheitlich definiert werden. Wenn man von
einer psychologischen Vigilanzdefinition ausginge, dann wäre Vigilanz lediglich das, was mit einem Vigilanztest gemessen werden kann. Das ist bei
der Intelligenz auch so. Intelligenz kann man nicht definieren, für die
Psychologen ist sie das, was man mit einem Intelligenztest messen kann.
Die etymologische Ableitung des Begriffes Vigilanz kommt von "Vigilia",
die Wache, setzt also einen Wachzustand mit Fähigkeit zur Kooperation voraus. Man kann den Begriff Vigilanz aber auch auf Schlafstadien ausdehnen.
Wenn man in der polaren Gliederung der Bewußtseinsgeschichten von "hell-
wach" bei gespannter Aufmerksamkeit ausgeht, dann kann ein Übergang von
Supervigilanz in Subvigilanz und in Schlafstadien mit noch stärker redu-
zierter Vigilanz erfolgen. Head hat 1923 den Organisationsgrad des aktuellen Verhaltens zur Bestimmung der Vigilanz benützt. Bente hat davon ausgehend 1977 Vigilanz als die Verfügbarkeit und den Organisationsgrad adap-
tiven Verhaltens in Abhängigkeit vom dynamischen Zustand der neuronalen
Gesamtaktivität definiert. Nach Koella (1982) ist Vigilanz der Grad der
Bereitschaft des Organismus, auf ein inneres oder äußeres Reizmuster mit
einem adäquaten, das heißt präzis auf das Funktionsziel ausgerichteten in-
nerem oder äußerem Verhalten zu reagieren.
Im Schlaf ist der Untersuchte allerdings nicht mehr in der Lage einen
Vigilanztest auszuführen. Das EEG ist aber Ausdruck einer gewissen Funk-
tionsbereitschaft. Die Erfahrung lehrt,daß es in den verschiedenen Stadien
der Supervigilanz und der Subvigilanz sowohl mit den Leistungsspektren gut
dokumentierbare unterschiedliche Frequenzgemische wie es auch im einfachen
EEG beurteilbare Alpha-Aktivitätsmuster gibt. Ich habe den Begriff "Vigi-
losomnographie" gewählt, um alles zu umfassen, was man von der gespannten
Wachheit bis zu den Schlafstadien im EEG bestimmen kann, wovon jedoch die
pathologischen Komaformen zu trennen sind.
Bei einer Narkose fällt es schwer, bloß von Vigilanz zu reden. Herrn Sutt-
manns Untersuchungen betreffen Atemschwankungen, bei denen sicherlich auch
Vigilanzschwankungen für geringe Atemantriebsänderungen eine Rolle spie-
len. Nur sind diese schwer im EEG zu beurteilen,weil sie von den spontanen
Variationen des Wachzustandes visuell kaum zu differenzieren sind. Man
müßte zu ihrem Nachweis die Powerspektren in Epochen von 2 s analysieren.
Was Herr Suttmann untersuchen wollte, waren geringfügige Zustandsänderun-
gen, bei denen die Atemantriebe sich parallel zur Vigilanz verändern,wobei
ihm die EEG-Analyse aber nicht zur Verfügung stand.
(Literaturhinweise: Bente D (1977) Vigilanz: Psychophysiologische Aspekte.
Verh Dtsch Ges Inn Med 83:945. - Head H (1923) The conception of nervous
and mental energy. II. Vigilance: A physiological state of the nervous system. Br J Psychol 14:125. - Koella WP (1982) Vigilanz - ihre Regulation

und die Rolle der Neurotransmittersysteme. In: Bente D, Coper H, Kanowski
S: Hirnorganische Psychosyndrome im Alter. Springer, Berlin Heidelberg New
York S 199)
- Hempelmann -
Herr Suttmann, auch wenn hier Korrelationen von 0,9 angegeben werden, kann
weder die transcutane pO_2, noch die transcutane pCO_2-Messung mit den arteriellen Messungen verglichen werden. Es ist bewiesen, daß diese Verfahren
nicht mit den arteriellen zu vergleichen sind, und man sollte eigentlich
dabei bleiben. Wir haben das einmal gemacht, das kann man nachlesen;andere
haben das auch untersucht. Herr Huch steht immer noch auf dem Standpunkt,
daß das vergleichbar wäre, das ist falsch. Das muß man ganz deutlich sagen. Das würde bedeuten eine Methode zu überfordern.
- Suttmann -
Ich glaube, die Methode wurde von den Untersuchern überfordert, weil sie
gehofft haben, durch die transcutane Messung die intraarterielle Messung
ersetzen zu können. Trotzdem gibt es experimentelle Situationen, in denen
es ausgezeichnete Korrelationen zwischen i.a. und tc. Blutgasen gibt. Eine
Bedingung ist z.B., daß die periphere Perfusion konstant bleibt. Neben der
tc. Messung haben wir bei unseren Untersuchungen kontinuierlich die Atemgase gemessen und i.a. Blutgase bestimmt. Jedes Verfahren hat seine Nachteile. Sie müssen daran denken, daß z.B. die intraarterielle Blutgaskon-
trolle keine kontinuierliche Messung zuläßt, dies geht jedoch mit der
transcutanen Methode. Damit bleibt die tc. Methode ein ausgezeichnetes
Instrument das nicht invasiv schnell reagiert und erstaunlich exakt ist.
- Hempelmann -
Ich wollte auch etwas dazu sagen. Qualitativer Hinweis ja, mehr nicht, es
gibt kontinuierliche Methoden auch über Stunden, die eine verläßliche
Genauigkeit haben, zumindestens sind diese dann besser als die transcutane
Methode. Ich halte diese Methode nicht für eine wissenschaftlich zulässige
genaue Methode; Ihre Prämisse ist mit nichts bewiesen, daß Sie keine Veränderungen in der Peripherie haben, Sie haben nicht die Durchblutung in
der Peripherie gemessen.
- Suttmann -
Da muß ich widersprechen, wir haben insgesamt über 200.000 einzelne Meßwerte. Jeder Atemzug wurde mit einer Frequenz von 20 Impulsen/s abgeta-
stet, es gibt keinen einzigen Seufzer der Probanden, der nicht erfaßt worden ist. Parallel zum Pneumotachogramm haben wir kontinuierlich die endexspiratorischen Konzentrationen von O_2 und CO_2 gemessen und festgestellt,
daß eine gute Korrelation in den tc. Partialdrücken besteht.
- Burchardi -
Es muß natürlich berücksichtigt werden, Herr Suttmann, daß Sie auch beim
endexspiratorischen pCO_2, den Sie ja meinen, unter Änderungen der Kreis-
laufsituation erhebliche Schwankungen feststellen können, die überhaupt
nichts mit der Atmung zu tun haben; insofern ist dieses also kein Eichpa-
rameter, den Sie hier heranziehen können, sondern auch nur eine Schätzung
unter bestimmten Prämissen.

- Suttmann -

Das ist sehr wohl bekannt. Wenn solche Veränderungen aber nicht auftreten,
dann korrelieren die endexspiratorischen zu den i.a. Werten sehr gut. Wenn
allerdings jemand in Schock gerät oder eine kardiale Insuffizienz entwik-
kelt, dann geht die Korrelation verloren, davon war ja nicht die Rede. Es
geht um gesunde Versuchspersonen unter konstanten Bedingungen.

- Kettler -

Darüber brauchen Sie eigentlich gar keine Experimente anzustellen. Daß es
eine Korrelation gibt, ist gar keine Frage, nur Sie messen etwas unterschiedliches. Physiologisch gesehen messen Sie Werte, die denen im arteriellen Blut entsprechen, d.h. nach dem der Gasaustausch in der Lunge
stattgefunden hat. Haben Sie dabei über dem Musculus Pectoralis gemessen?

- Suttmann -

Ja, transcutan über den Pectoralis.

- Kettler -

Dort messen Sie selbstverständlich bestenfalls die Kapillardurchblutung
des Pectoralis-Muskels, also über einem bestimmten Organabschnitt, der in
einem bestimmten Verhältnis zur Gesamtdurchblutung des Organismus steht.
Nur darum handelt es sich und deswegen korreliert es auch miteinander.

- Suttmann -

Man mißt nicht die Durchblutung des Pectoralis, sondern man mißt die Haut
über dem Muskel.

- Peters -

Das hat kürzlich Herr Kurz dargestellt. Es ist aber möglich, daß das pCO_2
sich mit der Durchblutung ändert, das werden Sie nicht bestreiten.

- Suttmann -

Das ist richtig, man muß dazu sagen, daß die Drücke konstant sind.

- Peters -

Ich möchte dazu noch ergänzend sagen, daß die Hautdurchblutung vor allem
vom Vegetativum abhängt z.B. vom Sympathikustonus, von der Prämedikation
mit Beta-Blockern, von Nitropräparaten. Sie kann daher nur unter bestimmten Voraussetzungen repräsentativ sein.

- Suttmann -

Es ist nicht meine Absicht gewesen, die Methode für den unbeschränkten
klinischen Einsatz zu propagieren. Die Einstellung der Beatmung nach tc.
Partialdrücken wäre sicher sehr gefährlich.

- Burchardi -

Herr Suttmann, noch eine andere Frage: Sie stellten anfangs die Hypothese
auf, daß eine feste Korrelation zwischen der Analgesie und der Atemdepression besteht. Nun ist "Atemdepression" auch nicht nur Reaktion des zentralen Nervensystems,sondern wir haben ja gerade beim Alfentanil einen erheblichen Anteil an Atemmechanik, denken Sie an die Thoraxrigidität. Berücksichtigt man, daß hier also mindestens zwei ganz unterschiedliche Effekte
vorliegen, dann wird mir Ihre Hypothese etwas fragwürdig. Meinen Sie wirklich, daß wir das so aufrecht erhalten sollten?

- Suttmann -
Ich möchte diese Hypothese so lange aufrecht erhalten, bis das Gegenteil
bewiesen ist. Der Wunsch, eine Substanz zu entwickeln, die frei ist von
dieser unangenehmen Nebenwirkung ist verständlicherweise sehr groß. Mit
Alfentanil konnte die Hypothese jedoch nicht widerlegt werden.Zur 2.Frage:
Daß die Rigidität ein wichtiger Faktor bei der Interpretation der Blutgase
ist, ändert nichts an der Aussage der Untersuchung. Ob die Veränderung der
Blutgase hervorgerufen wird durch Thoraxrigidität oder durch ein niedriges
Atemminutenvolumen, das ist völlig belanglos. Die Tatsache bleibt, daß die
pCO_2-Partialdrücke steigen und die Partialdrücke für Sauerstoff fallen.
Der Atemantrieb würde normalerweise für einen Ausgleich der Blutgase sor-
gen. Nach Gabe von Alfentanil findet dieser Ausgleich nicht statt, das ist
der Beweis für die atemdepressive Wirkung der Substanz.
- Burchardi -
Keine weiteren Fragen an Herrn Suttmann? Dann würde ich sagen,daß wir den
Vortrag von Herrn Zander und Herrn van Aken diskutieren sollten. Sind Fra-
gen hierzu?
- Dworzak -
Konnten Sie einen Zusammenhang oder eine Korrelation finden zwischen der
(relativen) Wachheit der Patienten und dem Eintritt einer Thoraxrigidität?
Oder ist das zufällig?
- Zander -
Wir haben keine Korrelation gefunden, wobei natürlich die Definition der
Wachheit oder Vigilanz, wie Sie sagen, eine Rolle spielt. Dazu kann ich
sagen, daß wir die Vigilanz testen wollten; wir hatten jedoch Schwierig-
keiten bei der Messung der Vigilanz. Wir konnten bisher routinemäßig keine
EEG-Untersuchung durchführen und die Vigilanztests,die uns vorlagen, haben
bei Probanden gezeigt, daß sie einfach eine zu große Streubreite hatten,
als daß wir daraus Schlußfolgerungen ziehen konnten. Deshalb haben wir den
Test nicht durchgeführt. Aber eine Korrelation nach dem Wachheitsgrad, wie
man ihn klinisch beurteilen kann, mit der Thoraxrigidität haben wir nicht
festgestellt.
- Hempelmann -
Herr Zander,Sie haben bei Ihren Untersuchungen sehr hohe Alfentanil-Dosierungen genommen und haben da, was man erwarten würde, eine deutliche Bradykardie oder zumindest eine deutliche Frequenzabnahme festgestellt. Das
steht im Gegensatz zu den Untersuchungen von Herrn Larsen. Herr Larsen hat
vergleichbare Dosierungen und Frequenzanstiege gehabt. Wir haben den Vortrag von Herrn Larsen noch gar nicht diskutiert,da gäbe es doch eine ganze
Menge Punkte, die man vielleicht erklären könnte.
- Burchardi -
Zunächst sollten wir die Herren Zander und Larsen über ihre Ansichten befragen, warum die Herzfrequenz in den Untersuchungen differieren.
- Zander -
Das können wir uns nicht erklären, weshalb auch Frequenzanstiege zu sehen
sind, außer, bei einigen Patienten, bei denen offensichtlich die Analgesie

nicht ausreichte, oder die Patienten kamen tachykard in den OP. Dabei mag
nicht zuletzt die Aufklärung über die Untersuchung eine Rolle gespielt haben. Aber die Bradykardie,die bei uns auftrat, war immer festzustellen und
war mehr oder weniger ausgeprägt. Bei der Gruppe, die zuerst Pancuronium
bekam, war sie deutlich geringer als bei der anderen Gruppe. Sie setzte
entweder sofort nach der ersten Injektion ein oder wurde deutlich im Laufe
der Operation oder trat erst am Ende der Narkose nach Abdrehen des Lachgases ein. Gesehen haben wir sie aber praktisch immer.

- Burchardi -

Herr Larsen, haben Sie eine Vorstellung?

- Larsen -

Ich würde das im Zusammenhang mit der Pancuronium-Injektion sehen, die vor
dem Alfentanil verabreicht wurde und zwar in relativ hoher Dosis, 8 mg in
der Regel.

- Zander -

Das haben wir bei dieser hohen Dosierung nie gesehen. Im übrigen waren die
Veränderungen in der Regel nicht signifikant. Der Mittelwert war zwar
leicht erhöht, aber signifikant waren die Veränderungen der Herzfrequenz
nicht.

- Larsen -

Es ist auch so, daß wir die Bradykardien wegen der bekannten hämodynamischen Wirkung nie als bedrohlich empfunden und im Gegenteil häufig begrüßt
haben, ein Vorteil der niedrigen gegenüber der hohen Herzfrequenz. Das hat
uns also nie beunruhigt.

- Huse -

Bei einer relativ tiefen Alfentanilnarkose ist das erstaunliche Ergebnis
herausgekommen, daß der Patient keine Senkung der Hirndurchblutung und des
zerebralen Sauerstoffverbrauchs hatte. Das widerspricht allen vorausgehen-
den Untersuchungen sowohl beim Menschen als auch bei Tieruntersuchungen.
Lag bei den Patienten nicht vielleicht eine Luxusperfusion vor, weil der
Kreislauf stimuliert war und außerdem eventuell die Katecholaminwirkung
eine Rolle spielte? Es ist bekannt, daß unter bestimmten Kreislaufbedin-
gungen eine verbesserte Hirndurchblutung eintreten kann, sodaß obwohl die
Sauerstoffaufnahme des Gehirns herabgesetzt ist, die Zirkulation und die
gesamte Messung falsche Werte oder wenigstens etwas andere Werte ergeben
können als eigentlich vorliegen. Man muß davon ausgehen, daß bei einem
Patienten, der in Narkose liegt, eine Senkung des Sauerstoffwechsels der
Hirnzelle besteht. Speziell wenn man sich an die Untersuchung von Larsen
erinnert, der das darstellen konnte und wo man beim Wachen z.B. bei bestimmten Funktionen, d.h. beim Lesen die Steigerung beobachten kann. Diese
bestimmten Zentren steigen unter Aktivität enorm im Stoffwechsel an und
können andererseits auch wieder zurückgehen. Dies ist doch vorauszusetzen,
daß bestimmte Zentren im Gehirn durch die Narkose wesentlich herabgesetzt
sind. Die 2. Frage ist, haben Sie den Sauerstoffgehalt im arteriellen und
im Bulbus gemessen, könnte man eventuell über die Autoregulationsänderung
unter dieser Narkose Aussagen machen?

180

- Larsen -
Zunächst haben wir die globale Hirndurchblutung mit dieser modifizierten
N_2O-Methode, der Argon-Aufsättigungsmethode gemessen und es ist keineswegs
so, daß die Meinung über die Auswirkungen der Opiate auf die Gehirndurch-
blutung konstant ist, z.B. Siesjö, der sich mit dieser Frage sehr eingehend beschäftigt hat, hat Fentanyl untersucht und keine Beeinträchtigung
der zerebralen Sauerstoffaufnahme gefunden und auch die Hirndurchblutung
blieb bei seinen Untersuchungen konstant. Einen Abfall der Hirndurchblutung hat Michenfelder gefunden beim Tier, wobei man aber sagen muß, daß
die Tierexperimente mit großer Vorsicht auf den Menschen übertragen werden
müssen, wir wissen z.B. daß bei der Ziege unter Morphin die Hirndurchblutung zunimmt. Also bei der jeweiligen Tierspezies liegt sicher ein ganz
wesentlicher Faktor.Einem anderen Punkt möchte ich widersprechen.Für viele
Anaesthetika, wobei ich jetzt das Alfentanil gar nicht als Anaesthetikum
bezeichnen möchte im klassischen Sinne, bestreite ich, daß man mit ihnen
bei jedem Patienten eine ausreichend tiefe Narkose für alle Patienten herbeiführen kann.Es gibt jedenfalls genug Anaesthetika bei denen eine Dissoziation also keine Stoffwechselsenkung des Gehirns trotz Bewußtseinsverlust, sondern sogar unter Umständen eine Steigerung auftritt. Ich denke an
das Ketamin mit einer Steigerung der Hirndurchblutung oder einer Entkoppe-
lung. Die Hirndurchblutung nimmt zu und der zerebrale Sauerstoffverbrauch
nimmt ab. Dabei denke ich an das Halothan. Siesjö hat extra darauf hingewiesen,daß man nicht dem Trugschluß unterliegen solle zu glauben, daß eine
Abnahme des Bewußtseins durch Medikamente in jedem Fall mit einer Verminderung der zerebralen Sauerstoffaufnahme einhergeht oder mit einer Abnahme
der Hirndurchblutung. Insofern braucht man das auch nicht zu erwarten.
- Burchardi -
Ist Ihre Frage soweit beantwortet?
- Huse -
Das schon, aber ich meine die Antwort ist eigentlich eine Repetition der
Frage,wir wissen daß es eine Luxusperfusion gibt. Sie haben klar und deut-
lich gesagt,daß mit Ihrer Methode darauf zu schließen ist,daß mit Alfentanil die Sauerstoffaufnahme der Hirnzelle nicht reduziert wird, das kann
man so nicht aufrechterhalten. Man kann nur sagen, daß mit der gegebenen
Methode, den gegebenen Verhältnissen und unter Berücksichtigung der Luxusperfusion Autoregulationsstörungen eintreten können, dies zeigt das Ergebnis, aber daraus kann man nicht schließen, daß es wirklich in der Zelle so
abläuft.
- Larsen -
Ich muß nochmal deutlich darauf hinweisen,diese Methode gibt Auskunft über
die globale Hirndurchblutung und den globalen Sauerstoffverbrauch des Gehirns, natürlich nicht über irgendwelche einzelnen Gehirnareale und darauf
habe ich auch deutlich hingewiesen, das kann die Methode nicht liefern,
das ist auch nicht ihr Ziel. Es ging darum zu klären, ob die Hirndurchblutung abnimmt und ob dieses Verhalten, das ja z.B. für bestimmte neurochirurgische Operationen als günstig angesehen wird,ob das für Alfentanil oder

für die Opiode allgemein zutrifft und das kann man auf Grund dieser Ergebnisse verneinen. Eine Luxusdurchblutung fand hier auch nicht statt, es war
eine klare Koppelung zwischen metabolischem Bedarf und Durchblutung vorhanden, wie ja aus der AvD zu ersehen war.Der Sauerstoffbedarf war in keiner Weise verändert,ebensowenig die zerebrale Sauerstoffaufnahme. Insofern
gibt es aus den Daten keinen Anhaltspunkt, um von einer Luxusdurchblutung
zu sprechen.
- Kettler -
Ich habe vielleicht noch eines hinzuzufügen,was Herr Michenfelder,als Ex-
perte auf einem der letzten ASA-Refresherkurse zu diesem Thema ausgeführt
hat. Er hat gesagt - es ging um die Gehirnprotektion - man kann nur gün-
stigenfalls den Energieanteil einsparen der für die "externe Arbeit" des
Gehirns aufgewendet wird. In Analogie zur Herzarbeit würde dem am Gehirn
der Energieaufwand für die Erzeugung der zerebralen elektrophysiologischen
Aktivität - also dem EEG - entsprechen. Mehr können wir nicht mit unseren
Anaesthetika am Hirnmetabolismus ändern.Nur solche Substanzen,die die EEG-
Aktivität reduzieren, um es ganz banal zu sagen, können hier etwas leisten
und das Ausmaß der Stoffwechselsenkung ist auch nur sehr gering.Herr Huse,
ich glaube, daß man mit Anaesthetika, nicht wirklich erheblich am zellulären Metabolismus durch Anaesthetika sparen kann.
- Kugler -
Wir hoffen, daß wir durch Gabe von Barbituraten den Sauerstoffbedarf so
reduzieren können, daß man damit in einem Notfall die Überlebensspanne
verlängern kann. Ich sehe im Prinzip keine triftigen Gründe, das auf einen
bestimmten Wert des Funktionsumsatzes oder auf eine bestimmte EEG-Tätigkeit zu beschränken.
- Kettler -
Herr Michenfelder hat gesagt, wenn das EEG nicht gegen Null gehen würde,
würde es überhaupt keinen Spareffekt der Barbiturate geben; z.B. an einem
anderen Organ; am Herzen helfen uns die Barbiturate bei der Kardioprotek-
tion leider nicht.
- Huse -
Wir müssen davon ausgehen,daß es sich nicht um einen normalen,gesunden Patienten, sondern um Patienten mit Schädel-Hirn-Traumen oder Zuständen nach
Herzstillständen handelt.Bei diesen Patienten haben Sie einen extremen Hy-
permetabolismus und dieser Hypermetabolismus führt durchaus zu einer Irre-
versibilität. Wenn Sie in diesem Falle eine Normalisierung des Stoffwech-
sels erreichen, ist es ein gewaltiger Schritt. Hierum geht es eigentlich.
- Kettler -
Sie kommen jetzt in den pathologischen Bereich.
- Huse -
Na ja, gut, das ist die Indikation, Sie nehmen ja auch kein Barbiturat.
- Kettler -
Ich nehme Fentanyl.
- Huse -
Beim Fentanyl sehen Sie dies ja auch nicht.

182

- Kettler -
Aber über diese Substanzen reden wir hier doch eigentlich.
- Huse -
Aber es geht darum, daß wir in bestimmten aktiven Zentren durchaus eine
Reduktion haben, denn Sie haben immer in Narkose eine Verlängerung der
Wiederbelebungszeit des Gehirns. Wenn Sie z.B. die Hirndurchblutung unter-
brechen, wird sicher die Zeit der Totalischämie beim wachen Patienten kür-
zer sein, als wenn sie in Narkose ist.
- Burchardi -
Ich glaube, Herr Peters kann uns eine Antwort darauf geben.
- Peters -
Wenn man schon darüber spricht, daß das Wegnehmen der elektrischen Aktivität eine Energieeinsparung bedeutet, dann kann man ziemlich weit zurück-
rechnen. Im Herzmuskel und im Gehirn in noch stärkerem Ausmaß wird Energie
für die Kompensation erregungsabhängiger Natrium- und Kaliumfluxe verbraucht. Und das ist immerhin ein Drittel bis die Hälfte des gesamten ATP-
Umsatzes der Zelle und damit erheblich.Ich weiß aus eigenen Untersuchungen
ischämischer Herzstillstände und Reanimation, daß man einen Muskel sozusa-
gen in einem optimalen Energiezustand bewegen kann, wenn man verhindert,
daß dieser Muskel großen elektrischen Aktivitäten unterliegt.Analog ist es
auch bei der Ischämie des Gehirns. Eine Wiederperfusion nach Ischämie gelingt am günstigsten, wenn man verhindert, daß in dieser Phase starke
elektrische Aktivitäten ablaufen, dann hat man eine recht gute ATP-Bilanz
zu Beginn der Wiederbelebung.
- Schüttler -
Herr Burchardi, ich habe eine Ergänzung und eine Frage im Zusammenhang mit
der Resistance-Erhöhung. Im Vorgriff auf den morgigen Vortrag unserer Arbeitsgruppe sieht es so aus, daß wir bei Alfentanil-Kurznarkosen mit Dosen
von 5-7 mg auf Grund der Erfahrung mit Bradykardien, die doch sehr ausgeprägt mit einer sehr hohen Inzidenz aufgetreten sind, neben der normalen
Atropin-Prämedikation von 0,5 mg i.m. zusätzlich 0,25 mg Atropin i.v. 5-10
min vor Narkoseeinleitung gegeben haben. Seit diesem Zeitpunkt, seit dem
wir praktisch die Atropin-Medikation durchführen, haben wir weder eine
Bradykardie noch eine Thoraxrigidität bei einem unserer Patienten gesehen.
Das Problem, das mir nicht ganz klar ist, ist die Frage: Ist das wirklich
eine Thoraxrigidität die durch das Alfentanil hervorgerufen ist, oder ist
das eine Resistance-Erhöhung im Sinne einer Bronchokonstriktion oder gar
ein anderer Mechanismus? Wenn man die Literatur durchschaut, dann ist bei
den Morphinomimetika bekannt, daß sie einerseits diese vagale Stimulation
und zum anderen eine Rigidität der Thoraxwand und auch der Abdominalwand
machen. Das ist durch myographische Untersuchungen und durch H-Reflex-Un-
tersuchungen nachgewiesen worden und zwar in den frühen 70iger Jahren. Und
hier jetzt meine Frage, in wieweit sind Sie, Herr Burchardi, mit Ihrer Methode in der Lage, zwischen der bronchial bedingten Resistance-Erhöhung zu
unterscheiden und einer Gesamterhöhung des Atemwegswiderstandes im Sinne
einer Thoraxrigidität?

- Burchardi -

Zunächst einmal aus der Sicht unserer Experimente mit Fentanyl:Es ist ganz
eindrucksvoll, wie klein die Dosis an Atropin sein kann, um diese Bronchokonstriktion zu antagonisieren: Atropin wirkt in diesem Zusammenhang schon
in der üblichen Prämedikationsdosierung,d.h. eine 3/4 h vorher i. m. injiziert. Die Frage, welchen Einfluß das Atropin auf die Compliance hat, kann
ich Ihnen nicht beantworten. Wir differenzieren in unserer Messung ganz
eindeutig zwischen Resistance und Compliance. Doch die gesamte Untersuchung wird gemessen unter totaler Relaxation mit 8 mg Pancuronium; die
gemessene Compliance ist also die Gesamtdehnbarkeit unter totaler Relaxation, somit kommt die muskuläre Tonisierung der Thoraxwand nicht mehr zum
tragen. Es ist jedoch bei dieser Methode so, daß die Resistance, die hier
gemessen wird, nicht der übliche Atemwegswiderstand ist, sondern ein Ge-
samtatemwiderstand ist, in den auch die nicht-elastischen Widerstände der
Thoraxwand (sogar auch die aus dem Bereich des Abdomens) eingehen. Auf
keinen Fall sind aber in dem Parameter "Resistance" irgendwelche elastischen Widerstände enthalten, wie sie unter dem Begriff der "Compliance"
subsummieren. Dieses wird streng getrennt.

- Stoeckel -

Ist es richtig, daß man mit Ihrer Methode, Herr Burchardi,nur die Bronchokonstriktion mißt, und kann es sein, daß die klinisch auftretende, klinisch relevante Thoraxrigidität, die wir unter diesen Medikamenten, über
die wir jetzt gesprochen haben, finden, aus beiden Komponenten einer Tho-
raxwandrigidität und einer Bronchokonstriktion besteht?

- Burchardi -

Das ist durchaus möglich, denn so, wie Sie klinisch die Rigidität wahrneh-
men, also am Atembeutel oder am Manometer des Respirators, können Sie natürlich nicht differenzieren zwischen elastischen und viskösen Atemwider-
ständen. Aber man muß dazu sagen,daß selbst,wenn dieser Resistance-Anstieg
meßbar ist, ist er natürlich noch gering, verglichen mit den Widerstandan-
stiegen,die wir bei obstruktiven Lungenveränderungen finden.Sie dürfen die
Höhe dieser Widerstände nicht überschätzen, ein wesentlicher Anteil dieser
Resistance besteht aus dem konstanten Widerstand des Tubus, (der immerhin
bei einem nasalen Portextubus bei etwa 12,5 cm $H_2O/l/sec$ liegt). Hatten
wir nun bei einem Patienten einen Widerstand von 16 cm $H_2O/l/sec$,so liegt
der eigentliche Atemwiderstand des Patienten völlig im Normbereich.

- Zander -

Es gibt eigentlich 3 Gründe, die dafür sprechen, daß es sich wirklich um
Thoraxrigidität handelt, die bei uns auch sehr häufig aufgetreten ist. 1.
Alle Patienten haben eine Prämedikation mit Atropin erhalten, die nach
Ihren Untersuchungen Herr Burchardi, ja eben den durch Bronchokonstriktion
bedingten Resistanceanstieg aufhebt. 2. Die Thoraxrigidität ist durch Suc-
cinylcholin sicher zu durchbrechen, wahrscheinlich auch (man streitet sich
ja darüber, ob das auf spinaler oder auf höherer Ebene stattfindet) durch
Halothan oder durch Thiopental. Stanley behauptet z.B., daß bei langsamer
Injektion von Alfentanil die Thoraxrigidität nicht auftritt, Lowenstein

184

behauptet, er sieht es auch dann. Darüber ist man sich also nicht ganz ei-
nig. Aber Sie können auch sicher feststellen, daß es sich um eine Stammri-
gidität handelt wenn Sie auf den Bauch fassen, denn die Patienten haben
auch eine ziemlich angespannte Bauchmuskulatur. Die Kombination aus der
Prämedikation, der Anspannung der Bauchmuskulatur und der prompten Aufhe-
bung durch Succinylcholin spricht doch dafür, daß es sich um eine echte
Thoraxrigidität handelt und nicht um ein von den Bronchien verursachtes
Phänomen.
- Burchardi -
Ich glaube, daß diese Argumente völlig richtig sind.
- Jost -
Ich kann nur in das gleiche Horn blasen: Wenn man mit Benzodiazepinen ein-
leitet, dann sieht man diese Rigidität überhaupt nicht, die Patienten sind
dann praktisch schon wie relaxiert, ohne daß man Muskelrelaxantien gegeben
hat.
- Burchardi -
Meine Damen und Herren, die Zeit läuft uns davon. Wenn Sie es mir nicht
übelnehmen, würde ich gerne hier unterbrechen, um auch Herrn Lehmanns Vor-
trag nochmal diskutieren zu lassen.
- Peters -
Ich habe eine Frage zu der Messung Ihrer Kontrollwerte. Ist da die Prämedikation erfaßt, ist da z.B. das Benzodiazepin schon mit drin?
- Lehmann -
Als Kontrollen dienten die beiden ersten Rückatmungen: Zu dieser Zeit waren außer der NaCl-Infusion noch keine weiteren Medikamente gegeben worden. Man kann darüber diskutieren, wie die Kontrollparameter von CO_2-Ant-
wortkurven der Gleichung $y=ax+b$ gemittelt werden, wenn 2 mal im Abstand
von 15 min rückgeatmet wurde. Wir waren der Meinung, alle Wertepaare der
beiden Kontroll-Rückatmungen gemeinsam in EINE lineare Regressionsanalyse
zu geben; die "Kontrollkurve" ist also aus zwei voneinander unabhängigen
Versuchen erstellt.
Die 3. Rückatmung diente dann der Ermittlung des Prämedikationseffektes;
sie wurde durchgeführt, nachdem die verschiedenen Präparate mit der restlichen Infusion zugeführt worden waren, jedoch noch vor der Injektion des
jeweiligen Opiates.

Streßfreie Anaesthesie durch hohe Opiatdosen?
Tierexperimentelle und klinische Untersuchungen

I. Hensel, F. Hasse, K. Husmann, D. Kettler

ZUSAMMENFASSUNG

In einer tierexperimentellen Studie wurde der zeitliche Verlauf von antinociceptiver Wirksamkeit und Fentanyl-Plasmaspiegel während periodischer
Injektion und konstanter Dauerinfusion von Fentanyl bestimmt. Es zeigte
sich eine deutlich erkennbare Korrelation zwischen dem erreichten Analge-
siegrad und dem aktuellen Plasmaspiegel von Fentanyl. Dabei erzielten
gleich große Mengen von Fentanyl durch konstante Dauerinfusion einen höheren analgetischen Effekt als periodische Einzelinjektionen.

In einer weiteren klinischen Untersuchung wurde der Frage nachgegangen,
ob die Wahl des Anaesthesieverfahrens einen Einfluß auf intraoperative
Streßreaktionen ausübt. Eine Erhöhung der Fentanyldosis auf 100 µg/kg KG
bei der Anaesthesie von koronarkranken Patienten führte im Vergleich zu
niedrigerer kontinuierlicher Fentanyldosierung bzw. einer Halothan-Anaesthesie zwar zur Reduktion der Cortisol- und Wachstumshormon-Werte,war aber
nicht in der Lage, die sympathoadrenerge Kreislaufreaktion z.B. auf die
Sternotomie zu unterdrücken. Da der Sauerstoffbedarf des Herzens überwiegend von hämodynamischen Größen wie Herzfrequenz und arteriellem Druck
abhängt, dürfte die Anaesthesietechnik keinen nennenswerten zusätzlichen
Schutz gegenüber cardiovaskulären Streßreaktionen, die durch den chirurgischen Eingriff ausgelöst werden, bieten. Wegen der möglichen Nebenwirkungen sollte deswegen auch künftig die Dosierung von Fentanyl in vernünftigen therapeutischen Bereichen liegen.

In den letzten Jahren hat die besonders in der angloamerikanischen Literatur propagierte Verwendung sehr hoher Fentanyldosen als sogen. Monoanaesthesie erhebliches Aufsehen erregt. Es wurde berichtet, daß bei der Erhöhung der bisher üblichen Fentanyldosierung um den Faktor 10 und mehr ein
sehr stabiles Kreislaufverhalten und eine Verhinderung der metabolischen
und hormonalen sympatho-adrenergen "Streßreaktion" während eines operativen Eingriffs erreicht werden könne [5,6,8-10]. Wir haben in den hier vorgelegten Untersuchungen diese Fragestellung tierexperimentell und klinisch
untersucht.
    Die Studie wurde zunächst mit Untersuchungen über die antinociceptive
Wirksamkeit bei periodischer Injektion und kontinuierlicher Infusion von
Fentanyl begonnen. Das Ausmaß der antinociceptiven Wirksamkeit, darge-

186

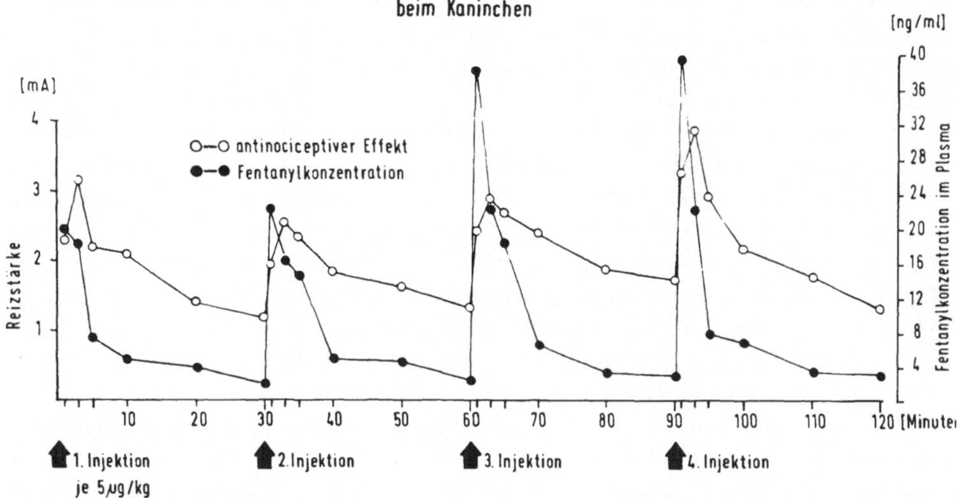

Abb.1. Antinociceptiver Effekt (O—O) und Fentanyl-Plasmakonzentration
(●—●) im Zahnpulpa-Test nach mehrfach wiederholter Injektion von 5 µg/kg
KG Fentanyl am Kaninchen

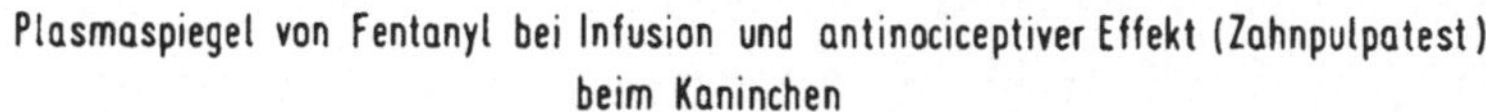

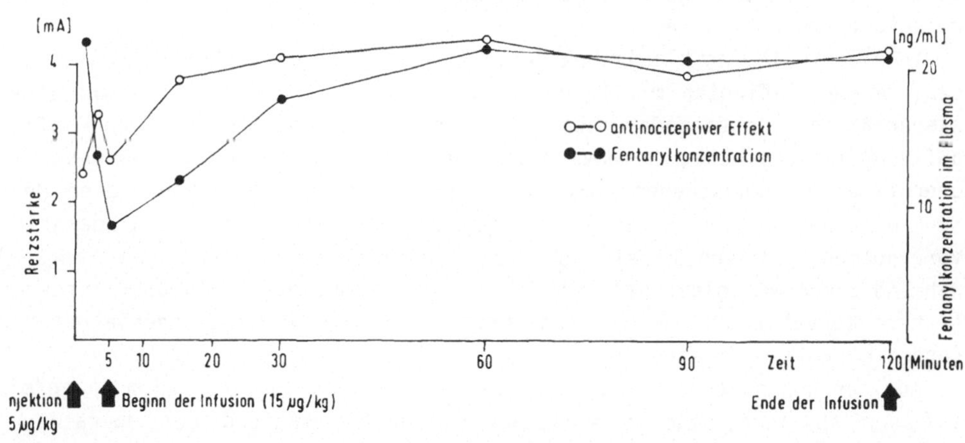

Abb.2. Antinociceptiver Effekt und Fentanyl-Plasmakonzentration im Zahnpulpa-Test nach einer loading dose von 5 µg/kg KG Fentanyl und anschließender
Dauerinfusion von 15 µg/kg KG für 115 min (Kaninchen)

stellt durch die elektrische Reizstärke im Zahnpulpa-Test (Kaninchen) in
Abhängigkeit von der Fentanyl-Plasmakonzentration bei periodischer Injektion von 5 µg/kg KG Fentanyl im Abstand von 30 min zeigt die Abb. 1. Be-

187

reits nach 1 min kam es zu einem deutlichen Anstieg der zur Leckreaktion
erforderlichen Reizstärke, die etwa bei 300% des Ausgangswertes lag. Das
Maximum des analgetischen Effekts wurde stets nach 3 min erreicht, danach
nahm die analgetische Wirksamkeit kontinuierlich ab und betrug 30 min nach
Injektion durchschnittlich nur noch 175% des Ausgangswertes.

Die Abb.2 zeigt den Zusammenhang zwischen der Fentanyl-Plasmakonzentration und dem antinociceptiven Effekt im Zahnpulpa-Test bei Kaninchen,denen
zunächst 5 µg/kg KG Fentanyl injiziert wurde und 5 min danach eine Dauerinfusion von 15 µg/kg KG Fentanyl für 115 min angelegt wurde. Es wurde
dieselbe Dosis kontinuierlich für die folgenden 120 min nach der 1. Injektion infundiert, die im vorhergehenden Versuch (Abb.1) in 3 fraktionierten
Injektionen im Abstand von 30 min appliziert worden war.Gleich nach Beginn
der Infusion stieg die Fentanyl-Konzentration stetig an, nach weniger als
60 min war ein steady state erreicht.

Bis zur Beendigung der Infusion lagen die Fentanyl-Plasmakonzentrationen relativ konstant etwa bei 20 ng/ml. Die Reizschwelle betrug für die
folgenden 105 min durchschnittlich 600% des Ausgangswertes und lag damit
erheblich höher als die Spitzenwerte des antinociceptiven Effektes bei periodischer Injektion. Aus diesen Befunden, die von Hess et al. [3] erhoben
wurden, wurde deutlich, daß gleiche Dosen von Fentanyl bei der Infusion zu
länger und konstanter andauernden analgetischen Effekten führten als bei
der periodischen Injektion. Darüber hinaus gelingt es offenbar, wie der
Vergleich der antinociceptiven Wirkung in beiden vorangegangen Abbildungen
zeigt,mit einer kontinuierlichen Fentanylinfusion die Besetzung der Opiatrezeptoren zu optimieren.

In einer weiteren klinischen Untersuchung sind wir der Frage nachgegangen, ob bei Patienten mit koronarer Herzkrankheit die Wahl des Anaesthesieverfahrens, insbesondere aber die Erhöhung der Opiatdosis einen Einfluß
auf die metabolische, hämodynamische und hormonale Reaktion während des
operativen Streßgeschehens hat. Sämtliche im folgenden aufgezeigten Messungen wurden während einer routinemäßigen aortokoronaren Bypass-Operation
vorgenommen. In Abb.3 ist der Plasmakonzentrationsverlauf von Fentanyl
während einer Neuroleptanalgesie mit moderater Dosierung als Dauerinfusion
(untere Kurve) und hoher Bolusdosierung zu Beginn der Anaesthesie gegeben
(obere Kurve) - dargestellt.

Auf der Ordinate ist an 2 Patienten die Fentanylkonzentration in ng/ml,
auf der Abszisse sind verschiedene Abschnitte während der Operation -
Wachzustand, Intubation, Sternotomie, extrakorporale Zirkulation und die
ersten Stunden im postoperativen Verlauf beispielhaft aufgetragen. Nach i.
v. Injektion von 7 µg/kg KG Fentanyl, 0,3 mg/kg KG Etomidat sowie Muskelrelaxation mit initial 0,1 mg/kg KG Pancuroniumbromid wurde den Patienten
über eine Fentanylinfusion bis zu Beginn der Bypass-Phase eine Dosis von 7
µg/ml/h zugeführt. Diese Dosis wurde während der Bypass-Phase auf 13 µg/
kg/h erhöht. Aus der unteren Kurve in der Abb.3 wird deutlich, daß während
des gesamten Narkosezeitraumes ein sehr konstanter Fentanyl-Spiegel im
Plasma nachweisbar war, der etwa bei 15 ng/ml lag. Bei dem Verfahren wie

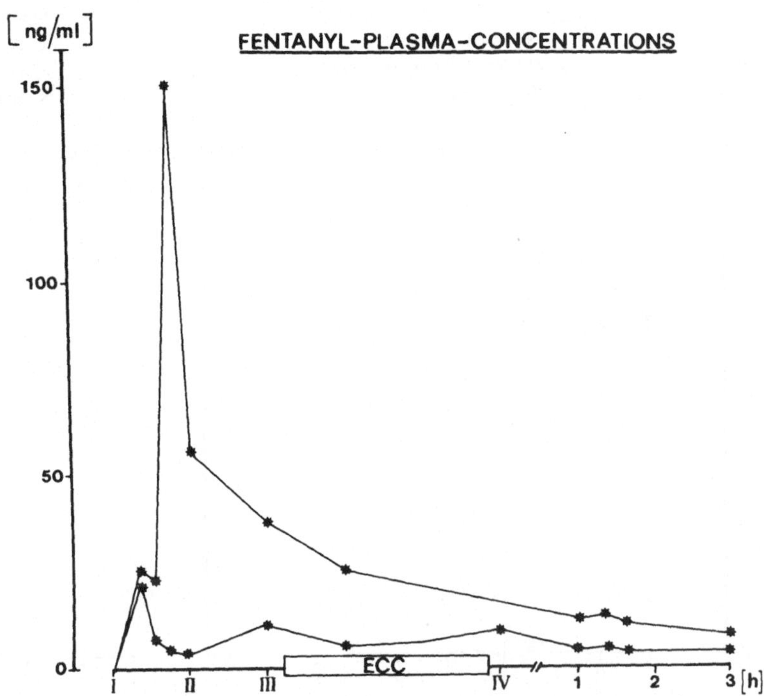

Abb.3. Fentanyl-Plasmaspiegel bei moderater Fentanyldosierung mittels kontinuierlicher Infusion und initialer loading dose (untere Kurve) und bei hoher einmaliger Applikation von 100 μg/kg KG Fentanyl (obere Kurve) bei jeweils einem Patienten. Die Zahlenangaben auf der Abszisse bedeuten: I. Ausgangswert (Wachzustand) II. nach Intubation, III. nach Sternotomie, IV. ECC, sowie 1, 2, 3 h nach Ende der nach ECC, sowie 1, 2, 3 h nach Ende der Anaesthesie

Stanley und andere es empfehlen [8], wird die gesamte Dosis von 100 μg/kg KG Fentanyl zu Beginn der Anaesthesie infundiert. Wie aus der oberen Kurve in der Abb.3 hervorgeht,wies nach der Kurzinfusion einer solchen Dosis der Fentanyl-Plasma-Spiegel einen Spitzenwert von etwa 150 ng/ml auf. In der Eliminationskinetik des Fentanyls stellten sich dann zwei Kompartimente dar: ein schnelles Kompartiment das den größeren Anteil des Fentanyls innerhalb von 20 min aus dem Intravasalraum eliminierte und ein langsames Kompartiment,das für etwa 3-4 h einen allmählich abfallenden Plasma-Spiegel von 50 auf 20 ng/ml zur Folge hatte. Insgesamt wurden 3 Gruppen von Patienten mit koronarer Herzkrankheit untersucht. Die Patienten hatten Stenosen bis zu an maximal 3 Koronararterien bei noch suffizienter linksventrikulärer Funktion. Die 3 Gruppen setzten sich wie folgt zusammen:hohe Fentanyldosis (n=5), moderate Fentanyldosis per infusionem (n=9) und Halothan (n=6). Alle Patienten wurden zusätzlich mit Lachgas/Sauerstoff im Verhältnis 2:1 kontrolliert beatmet. Die Änderungen in der Hämodynamik sind in der Abb. 4 beschrieben.

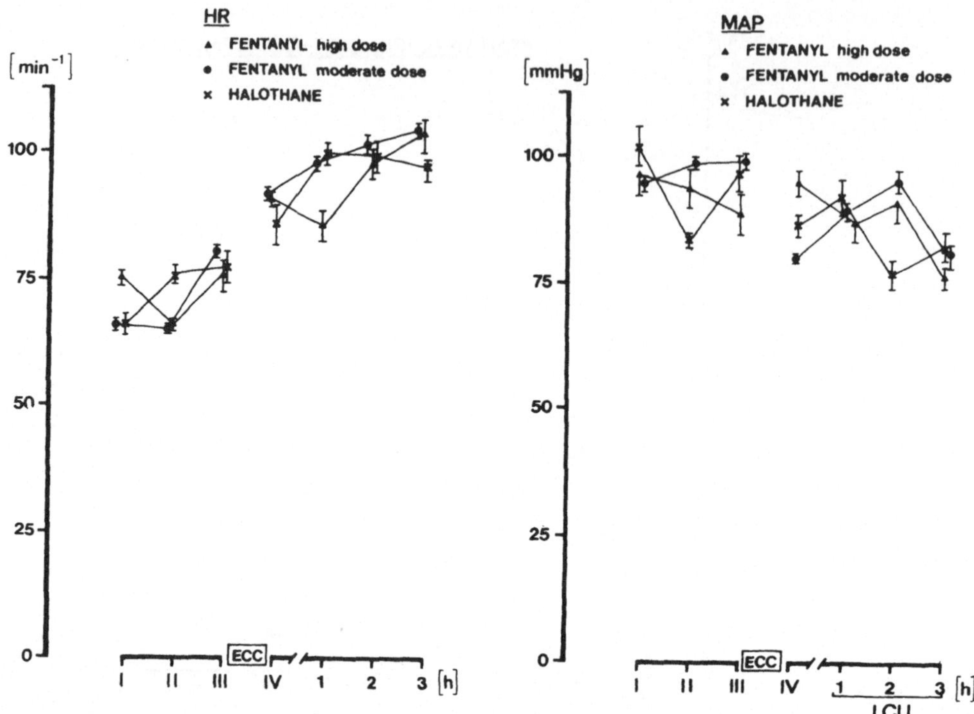

Abb.4. Verhalten von Herzfrequenz (linker Teil) und mittlerem arteriellen Druck (rechter Teil) unter moderater Fentanyldosierung (Infusion) sowie hoher initialer Dosierung von Fentanyl sowie Halothan-Narkose. Alle Anaesthesieformen wurden mit N_2O kombiniert

Die Herzfrequenz lag in allen 3 Narkosegruppen in einem vergleichbaren Bereich um 60-75/min und stieg nach Ende der extrakorporalen Zirkulation deutlich an (Abb.4, linke Seite). Ebenso fand sich zwischen den Patientengruppen kein relevant unterschiedliches Verhalten des arteriellen Mitteldruckes (Abb.4, rechte Seite). Die hier nicht wiedergegebenen Werte des Pulmonalisdruckes zeigten ebenfalls keine auffälligen Unterschiede und Änderungen.

In der Abb. 5 wird das Verhalten des peripheren Gesamtkreislaufwiderstandes (linke Seite) und des Herzindex (rechte Seite) beschrieben. Mit beiden Fentanyldosierungen (●—● und ▲—▲) konnte in der gesamten Phase vor der extrakorporalen Zirkulation (ECC) ein relativ stabiles Gleichgewicht im Verhalten des peripheren Kreislaufwiderstandes und des Herzindex beobachtet werden. Zum Zeitpunkt der Sternotomie fand sich unter moderater Fentanyldosierung ein geringfügiger Anstieg des Widerstandes.

Im Vergleich zu den Fentanylverfahren ist der Anstieg des peripheren Widerstandes bis zum Beginn der extrakorporalen Zirkulation unter Halothan-Narkose während der gleichen Phase verhältnismäßig stärker ausge-

190

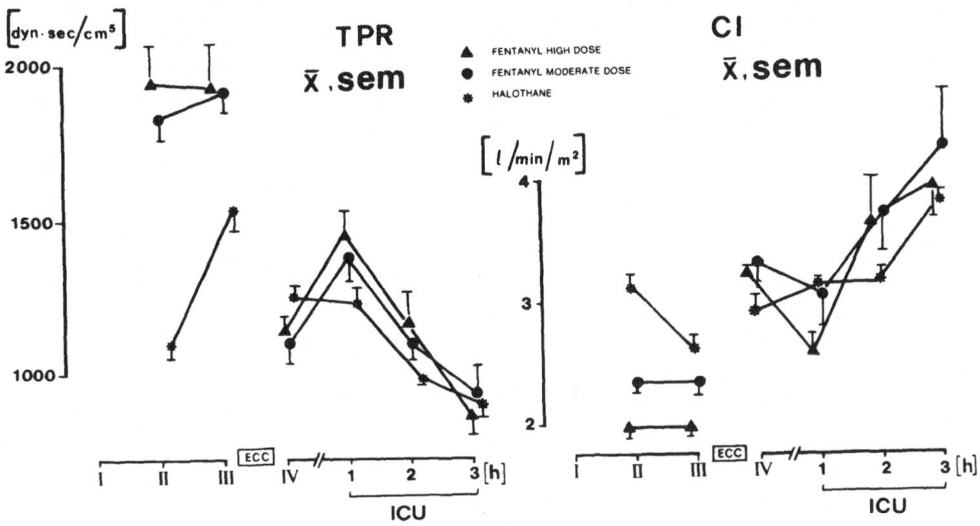

Abb.5. Verhalten von peripherem Gesamtwiderstand (TPR) und Herzindex (CI) während aorto-koronarer Bypass-Operation unter beiden Fentanyl-Dosierungen sowie Halothan-Narkose

prägt. Dabei müssen allerdings die signifikant niedrigeren Ausgangswerte in dieser Gruppe gegenüber den Fentanylgruppen berücksichtigt werden. Die Phase nach der extrakorporalen Zirkulation war für alle Anaesthesieverfahren durch einen relativ gleichförmigen Verlauf charakterisiert. Nach einem kurzfristigen Anstieg des peripheren Widerstandes kam es 1 h nach ECC zu einem kontinuierlichen Widerstandsverlust. Bei unverändertem arteriellen Druck nahm der Herzindex gleichzeitig dementsprechend stetig zu. In der postischämischen Phase stand die Hämodynamik offenbar ganz unter der Restwirkung des ECC-Einflusses,der sympatho-adrenergen Reaktion der Erholungsphase und dem Effekt der kontinuierlichen Aufwärmung. Narkosespezifische Effekte schlagen hier kaum noch durch. Ein ähnliches Verhalten ist auch bei anderen hämodynamischen Parametern wie Herzfrequenz und den Drucken im großen und kleinen Kreislauf zu beobachten.

Zur Untersuchung etwaiger operativer Streßeffekte auf den Metabolismus und den Hormonhaushalt wurden gleichzeitig mit den Kreislaufmessungen Blutentnahmen zur Analyse der Plasmakonzentrationen der freien Fettsäuren (FFA), Cortisol (C) und Wachstumshormon (HGH) vorgenommen. Es ist bekannt, daß neben den Katecholaminen und dem ADH diese Hormone wie auch die Fettsäuren in besonders typischer Weise unter einem Streßgeschehen ansteigen. Die Analyse der beiden Hormone erfolgte mit Hilfe eines spezifischen Radioimmuno-Essays im endokrinologischen Labor der Medizinischen Universitätsklinik Göttingen (Leiter: Prof. Köbberling). Die Bestimmung der freien Fettsäuren erfolgte gaschromatographisch.

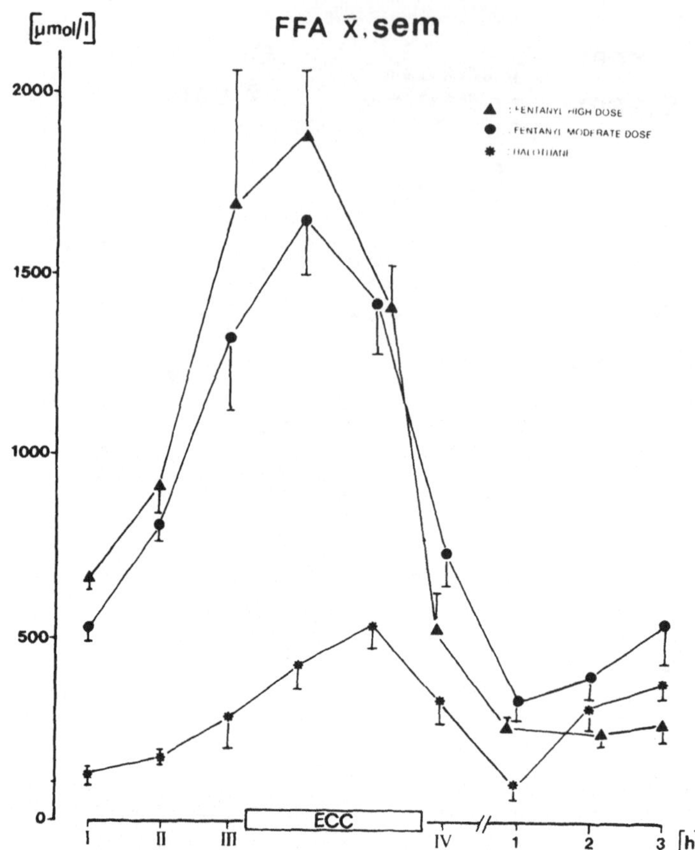

Abb.6. Veränderungen der Plasma-Konzentration der freien Fettsäuren (FFA) unter hoher und moderater Fentanyl-Dosierung sowie unter Halothan-Narkose

Die Hämodynamik verhielt sich unter beiden Fentanyldosierungen vor Beginn der extrakoporalen Zirkulation stabil und ausgeglichen. Dagegen stiegen die freien Fettsäuren im gleichen Zeitraum auf etwa das Doppelte des Ausgangswertes an (Abb.6). Demgegenüber erhöhte sich die Plasmakonzentration der freien Fettsäuren unter Halothan-Narkose nur unwesentlich und lag zum Zeitpunkt der Sternotomie sogar noch unter den Kontrollwerten der Analgetikagruppen. Während der extrakorporalen Zirkulation sind spezifische Effekte der Heparinisierung auf die Spiegel der freien Fettsäuren nicht auszuschließen, so daß hierüber keine sichere Interpretation möglich ist.Der später nach Beendigung des extrakorporalen Kreislaufes einsetzende rasche Abfall der Fettsäure-Plasmaspiegel dürfte Folge der zu diesem Zeitpunkt einsetzenden Utilisation der Metabolite im Rahmen der allgemeinen Kreislauferholung sein.Ein ähnliches Verhalten der freien Fettsäuren wurde auch von Walsh et al. [11] beschrieben.

Ähnlich wie bei den freien Fettsäuren zeigte sich auch beim Plasma-Cortisol-Spiegel ein gleichsinniges, in der Richtung jedoch umgekehrtes Verhalten unter beiden Fentanyldosierungen (Abb.7). Ausgehend vom Wachzustand

192

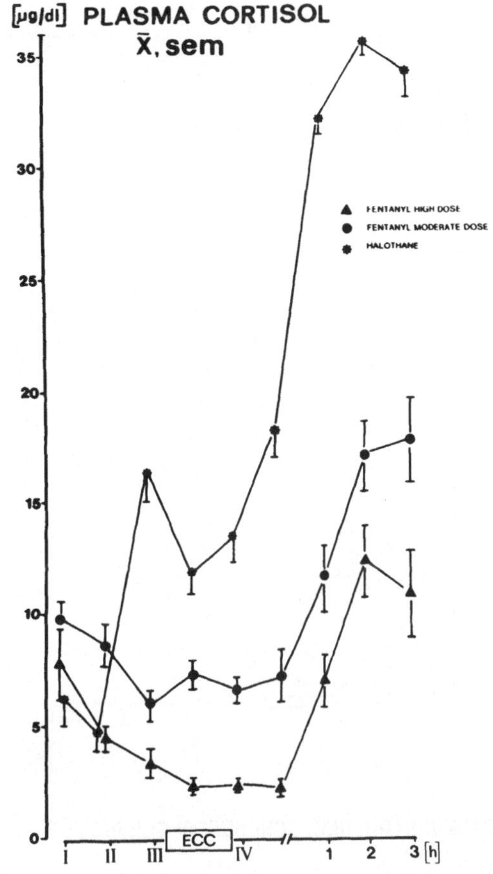

Abb.7. Veränderungen der Plasma-Cortisolspiegel unter den drei Anaesthesieverfahren

fallen die Konzentrationen für Cortisol in beiden Gruppen auf nahezu die Hälfte des Ausgangswertes. In der Halothan-Gruppe kommt es dagegen in umgekehrter Richtung zwischen dem Zeitraum von Intubation und Sternotomie zu einer erheblichen Zunahme der Cortisol-Plasma-Konzentration. In der postischämischen Phase erreichen die Plasma-Spiegel von Cortisol in der Halothan-Gruppe schließlich das 5fache ihres Ausgangswertes während in den Analgetikagruppen dieser Zuwachs lediglich den Faktor 2 ausmacht.

Die in der Abb. 8 dargestellten Verläufe der Wachstumshormonkonzentrationen zeigen, daß es bei allen 3 Narkoseverfahren unter dem operativen Streß zu einer Steigerung dieses Parameters kommt. Dabei ist der Anstieg des HGH-Spiegels unter hohen Dosen von Fentanyl am geringsten ausgeprägt. Ähnlich wie bei den Cortisol-Plasma-Spiegeln ist auch bei diesem Streßparameter der intraoperative Anstieg in der Halothan-Gruppe am größten. Die erhebliche Zunahme des HGH-Spiegels 3 h nach der letzten Analgetikagabe in der Gruppe mit moderater Fentanyldosis dürfte am ehesten durch die nachlassende Analgesie und möglicherweise ungenügender postoperativer Schmerztherapie bedingt sein.

193

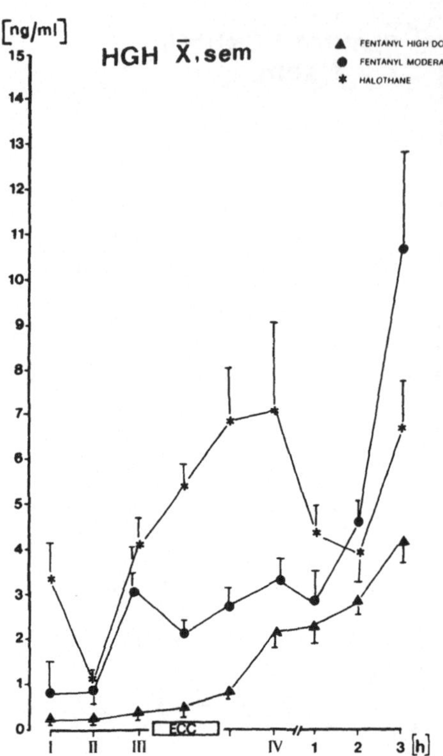

Abb.8. Veränderungen der Plasmaspiegel des Wachstumshormons (HGH) unter den drei Anaesthesieverfahren

DISKUSSION UND SCHLUSSFOLGERUNGEN

Die hier wiedergegebenen Befunde können wie folgt interpretiert und zusammengefaßt werden:

1. Die aus der täglichen Praxis bekannten und vielfach beschriebenen günstigen Kreislaufverhältnisse, sowohl unter Inhalationsanaesthesie als auch modifizierter Neuroleptanalgesie, z.B. mit der in Göttingen üblichen Infusionsapplikation moderater Fentanyldosen bzw. auch der einmaligen Gabe extrem hoher Fentanyldosen ("industrial doses") konnte von uns bestätigt werden. Es sollte dabei eingeräumt werden, daß es sich ausnahmslos um Patienten in gutem Allgemeinzustand und mit guter Herzfunktion handelte. Rückschlüsse auf die Brauchbarkeit der Anaesthesieverfahren bei Vorliegen schwerer cardiovaskulärer Komplikationen sind nur bedingt möglich.

Andererseits lassen sich die gefürchteten Blutdrucksteigerungen, die bei einzelnen Patienten nach Intubation, Sternotomie, während der Präparation bzw. auch postoperativ auftraten, nach unseren Erfahrungen allein durch extrem hohe Fentanyldosierungen bis zu 100 µg/kg KG nicht sicher unterdrücken. In einer kürzlichen Veröffentlichung [7] haben wir darüber hinaus eine Lactatumkehr im Koronarsystem während derartiger Druckbelastungen - Ausdruck einer globalen myocardialen Ischämie -

194

nachgewiesen. Diese Feststellungen stehen im Gegensatz zu anderen Berichten [2,6,8,9] über die zuverlässige streßverhindernde Wirkung hoher Opiatdosen.

2. Auch wir konnten relativ niedrige und von der Fentanyldosis abhängige Plasmawerte für die Streßhormone Cortisol und Wachstumshormon nachweisen. Halothan-Anaesthesie bedingte dagegen erheblich höhere Werte. Die Interpretation dieser Befunde ist jedoch außerordentlich schwierig, da spezifische zentrale Effekte der Anaesthetika und Analgetika auf die Hormonfreisetzung nicht hinreichend bekannt und deshalb nicht ausgeschlossen werden können [1].Eine Abgrenzung gegen den operativen Streßeffekt ist deshalb nicht leicht. Zum anderen ist bis zur Sternotomie eine - bezogen auf das typische Streßverhalten - gegensinnige Reaktion der freien Fettsäuren mit Höchstwerten in den Analgetikagruppen, die auf einen Streßeffekt hinweisen könnten nachweisbar. Korrelationen des Hormonverhaltens mit den verschiedenen Kreislaufgrößen sind ebenfalls nicht in jedem Fall nachweisbar.

3. Aus den hier vorgelegten Befunden lassen sich Rückschlüsse auf die Anaesthesieeffekte selbst allenfalls bis zum Anschluß der ECC ziehen. Während und nach der ECC-Phase dominieren offensichtlich die durch die ECC selbst hervorgerufenen metabolischen,hormonalen und hämodynamischen Veränderungen eindeutig über die der Anaesthetika, so daß es zu einem Angleich der meisten Kurvenverläufe kommt. Lediglich das Plasma Cortisol und in unveröffentlichten Untersuchungen auch der Verlauf der Konzentrationen von Homovanillinsäure und Vanillinmandelsäure im Plasma, bekannte Endprodukte des Adrenalins und des Noradrenalins, sind postoperativ nach Halothan-Anaesthesie wesentlich höher.Möglicherweise sind diese Befunde als Folge eines größeren Streßeffekts unter Halothan-Narkose zu interpretieren, ohne daß es jedoch zu einer klinisch kritischen Anaesthesiesituation gekommen wäre.Eine Abklärung der z.T. widersprüchlichen Befunde durch weitere metabolische und hormonale sowie klinische Untersuchungen steht noch aus.

4. Zum gegenwärtigen Zeitpunkt ist eine Klassifizierung in mehr oder weniger streßabschirmende Anaesthesieverfahren allein durch die Bestimmung von Hormonparametern nicht möglich. Hinzu kommt eine gewisse Unvereinbarkeit von hämodynamischen, metabolischen und hormonalen Einzelparametern. Stellt man gar die Herzfunktion bei Koronarsklerose in den Mittelpunkt der Streßdiskussion, so dürften vor allem hämodynamische, energetisch das Herz belastende Phänomene wie Hochdruck und Tachykardie, von entscheidenderer Bedeutung sein, als bestimmte Hormonveränderungen im Plasma. Unter dieser Bedingung schneidet die Halothan-Narkose wegen ihres energiesparenden negativ inotropen Effektes - wie wir zeigen konnten - außerordentlich günstig ab [4].

Solange keine eindeutigen Ergebnisse über die Frage der Streßbeeinflussung durch Anaesthesie und operativen Eingriff und ihre klinische Relevanz für den kranken Organismus vorliegen, dürfte die traditionelle Kombinationsnarkose (balanced anesthesia) mit spezifischen pharmakologischen Komponenten zur Erzielung der Trias von Hypnose, Analgesie und Muskelrelaxation in "normaler" Dosierung ihren Platz behaupten.

Die hier vorgelegten Ergebnisse rechtfertigen es keinesfalls, die bewährten Kombinationsnarkosen unter Verwendung von Inhalationsanaesthetika bzw. Sedativa und Analgetika in vernünftiger Dosierung zugunsten einer Opiat-Mono-Anaesthesie mit exzessiven und lang über das Anaesthesieende hinaus wirkenden Opiatdosen aufzugeben.

LITERATUR

1. George IM, Reier CE, Lanese RR, Rower IM (1974) Morphine anaesthesia blocks cortisol und growth hormone response to surgical stress in humans. J Clin Endocrinol Met 38:736
2. Hall GM, Young C, Hadcroft A, Alaghband-Zadek J (1978) Substrate mobilisation during surgery. A comparison between halothane and fentanyl anaesthesia. Anaesthesia 33:924
3. Hess R, Husmann K, Kettler D (1981) Blood levels of Fentanyl during multiple injections and intravenous infusion of low and high doses: approaching optimal conditions for "Stress free anaesthesia". Methods Find Exptl Clin Pharmacol 3:(Suppl 1) 107
4. Hilfiker O, Larsen R, Sonntag H (1983) Myocardial blood flow and myocardial O_2-consumption under Halothane/N_2O-anaesthesia for coronary artery surgery. Br J Anaesth 55:927
5. Lowenstein E, Hallowell P, Levine FH, Dagget WM, Austin G, Laver MB (1969) Cardiovascular response to large doses of intravenous morphine in man. N Engl J Med 281:1389
6. Sebel PS (1981) Fentanyl anaesthesia in cardiac surgery Dissertation, Amsterdam
7. Sonntag H, Larsen R, Hilfiker O,Kettler D,Brockschnieder B (1982) Myocardial blood flow and oxygen consumption during high-dose fentanyl anesthesia in patients with coronary artery disease. Anesthesiology 56:417
8. Stanley TH, Bermann L, Green O,Robertson D (1980) Plasma catecholamine and cortisol response to fentanyl-oxygen anaesthesia for coronary artery operations. Anesthesiology 35:250
9. Stanley TH, Lynn R, Webster LR (1978) Anesthetic requirements and cardiovascular effects of fentanyl-oxygen and fentanyl-diazepam-oxygen anesthesia in man. Anesth Analg (Cleve) 57:411
10. Waller IL, Hug CC, Nagele DM, Craver IM (1981) Hemodynamic changes during fentanyl-oxygen anesthesia for aortocoronary bypass operation. Anesthesiology 55:212
11. Walsh ES, Paterson IL,O'Riordan JBA,Hall GM (1981) Effect of high-dose fentanyl anaesthesia on the metabolic and endocrine response to cardiac surgery. Br J Anaesth 53:1155

Diskussion

Vorsitz: A. Doenicke

- Frey -
Ihr erstes Bild Herr Hensel, mit der antinociceptiven Wirkung beim Kaninchen sah so aus, als ob bei der 4.Injektion die Wirkungsdauer bereits kürzer wurde. Das wirft die Frage auf, ob wir es hier mit einer akuten Toleranz zu tun haben und wenn eine solche existiert, dann wird natürlich auch das Infusionsmodell zu irgendeinem Punkt zweifelhaft, dann kann man vielleicht die Konzentration glatt aufrechterhalten, muß aber damit rechnen, daß die Wirkung nachläßt. Wieweit das durch andere Pharmaka aufgefangen wird, steht dahin.

- Hensel -
Sie haben sicherlich auch persönliche Erfahrungen im Umgang mit solchen Modellen. Gemessen wird im Zahnpulpatest die Stromstärke,die zur Auslösung einer Leckreaktion erforderlich ist. Dazu werden vorher neben den Schneidezähnen zwei Löcher bis in den Bereich der Zahnpulpa gebohrt, in die die Nadelelektroden hineinkommen, schließlich wird mit Rechteckstrom gereizt, bis bei dem Tier eine Leckreaktion ausgelöst wird. Daß hier methodischerseits ganz klare Grenzen der Aussagefähigkeit vorliegen, das muß man von vornherein konzidieren und ich würde die Fragen, die Sie gerade angesprochen haben, für das Tiermodell als etwas zu schwierig ansehen. Die einzelnen Versuche zeigen untereinander eine zu große Streuung.

- Kettler -
Ich wollte folgendes hinzufügen. Das erste betrifft die Autorenschaft dieser Untersuchungen, die zusammen mit R. Hess und K. Hussmann durchgeführt wurden. Herr Hess ist ein ehemaliger Mitarbeiter von Herrn Herz in München, die die ersten Kinetikstudien über Fentanyl vorgelegt haben.
Die zweite Bemerkung betrifft den Fentanylverbrauch bei unterschiedlicher Applikationsart. Bei repetitiver Dosierung, wie sie von Henschel für die NLA vorgeschlagen wurde, bei der die Nachinjektionen von Fentanyl nach vegetativen Zeichen wie Puls- und Blutdruckverhalten oder Schwitzen der Patienten erfolgen, wird nach unseren Erfahrungen im Vergleich zu einer Infusionsapplikation von Fentanyl mit relativ konstanten Plasmaspiegeln offensichtlich mehr Fentanyl verbraucht.
Dies ist eine bei uns inzwischen alte Erfahrung und hat seit mehr als 14 Jahren zu einer routinemäßigen Anwendung von Fentanyl als Infusion (mittlere Dosis 7-10 mcg/kg/h) nach vorhergehender initialer Einzelinjektion von etwa 0,2-0,3 mg Fentanyl geführt.

- Hack -

Ich habe eine bzw. zwei methodische Fragen und eine prinzipielle an Herrn
Hensel: Handelte es sich um Eingriffe mit pulsatilem oder nicht pulsatilem
Flow,bei denen Sie HGH- und Cortisolmessungen durchgeführt haben? 2.Frage:
Wo liegt der obere Normbereich bei Ihrer Cortisol- und HGH-Bestimmungsme-
thode, und die 3., mehr prinzipielle Frage: Muß man nicht bei derartigen
Untersuchungen kritisch anmerken,daß anhand peripherer Plasmahormonbestim-
mung eine Differenzierung zwischen einer streßbedingten Freisetzung von
HGH und/oder Cortisol und einem substanzspezifischen Effekt von Fentanyl,
insbesondere hochdosiertem Fentanyl,u.U. unter Vermittlung der Endorphine,
auf die Freisetzung hypophysärer Hormone nicht möglich ist?

- Hensel -

Zunächst die Frage zum pulsativen Flow.Sie sprechen damit die Herz-Lungen-
Maschinen-Technik an, da hatten wir einen pulsativen Flow. Die Bestimmung
von Cortisol hat der Endokrinologe bei uns im Hause,Herr Prof. Köbberling,
vorgenommen. Er sagte, diese Werte lägen im Normbereich, zumindest präoperativ. Es kam uns ja auch nicht auf die Absolutwerte an, uns kam es auf
akute Veränderungen an.

- Hack -

Dazu wollte ich auch gerade Stellung nehmen. Es gibt ja bei einer ganzen
Reihe von Hormonen eine zirkadiane Rhythmik in der Freisetzung. Dies gilt
beispielsweise für das Renin, das gilt ebenso für das Aldosteron, und diesen Umstand muß man natürlich berücksichtigen. Ich hätte nur gerne gewußt,
ob die Anstiege des Cortisols, die Sie zeigen konnten, sich noch im Normbereich bewegt haben, oder ob sie als eindeutig überhöht bezeichnet werden
müssen?

- Hensel -

Die Anstiege von Cortisol und HGH in der postoperativen Phase waren ganz
deutlich erhöht. Während der Anaesthesie nicht und auch nicht präoperativ.

- Doenicke -

Darf ich dazu etwas sagen.Herr Hensel,ich meine Cortisol ist sehr nützlich
zu bestimmen in der postoperativen Phase, das haben Sie auch sehr schön
gezeigt.Wenn Sie aber eine Streßsituation wie gerade Intubation oder Sternotomie erfassen wollen,dann müssen Sie eben doch Noradrenalinbestimmungen
vornehmen. Sie sollten genau 2 min, 3 min maximal nach dem gesetzten Streß
Blut abnehmen und dann bestimmen. Dann haben Sie tatsächlich die momentane
Streßsituation erfaßt, denn die Halbwertszeiten von Noradrenalin und Adrenalin betragen nur einige Minuten.

- Kettler -

Also 1. zum letzteren: da kann ich nicht ganz zustimmen. Ich habe mich
kürzlich mit Rattenversuchen beschäftigt, bei denen durch kontrollierten
Blutentzug ein standardisierter hämorrhagischer Schock mit mittleren Blutdruckwerten um 50 mmHg erzeugt wurde.Die dabei gemessenen Plasma-Katechol-
amine blieben im Verlaufe des Schocks über längere Zeit und relativ konstant erhöht.
Im Vergleich zur klinischen Situation muß aber eingeräumt werden,daß akute

und schnell vorübergehende intraoperative Streßeffekte tatsächlich stärker
schwankende Katecholaminspiegel zur Folge haben können.
- Kugler -
Ich wollte eine Anregung von Herrn Kettler aufgreifen,die mir zu überlegen
gibt. Außer den zentralen Effekten des Fentanyls könnte Analgesie auch
durch periphere Effekte zustandekommen. Nun spricht aber die Beobachtung,
daß bei der Sternotomie die Reaktionen nicht ausgeschaltet werden, gegen
eine periphere Analgesie. Wir müssen annehmen,daß bei der Sternotomie über
die frei endenden Schmerzfasern oder die Dehnungsrezeptoren in der Pleura
über die oberen Grenzstranganteile Reaktionen ausgelöst werden. Das würde
heißen,daß wir keine genügende Wirkung in der Peripherie haben. Der Haupt-
wirkungsort wäre insofern interessant, als man sagen könnte, daß bei einem
Hauptangriff in den dienzephalen und mesenzephalen Strukturen der Effekt
bis in die Bereiche des Atemzentrums reicht, in denen es zu einer Enthem-
mung kommt. Das würde gut zu den Zander'schen Beobachtungen von den Bewe-
gungsformen passen,die enthemmt wirken, wenn der Hauptangriffsort der Substanz darüber liegt.Würde Ihre Beobachtung der Reaktionen bei solchen Eingriffen, diese Hypothese stützen? Oder gibt es dafür andere Erklärungen?
- Hensel -
Die Beobachtungen, die wir am Rande der Studie gesammelt haben, sprechen
eigentlich gegen eine Schmerzreaktion. Ich meine, man müßte zunächst fragen, wieweit soll man die Fentanyldosis denn noch steigern, um wirklich
alle Opiatrezeptoren zu besetzen.Es gibt sicherlich nur eine endliche Zahl
von Opiatrezeptoren und bei einem Plasmaspiegel von 200 ng/ml müßten die
alle besetzt sein. Wir haben aber häufig gesehen, daß mehr die epikriti-
sche Sensibilität Auslöser solcher Reaktionen war. Das Umlagern von einer
Trage auf den Op-Tisch kann z.B. eine Streßreaktion auslösen, ohne daß
große Schmerzen damit verbunden wären.
- Doenicke -
Darf ich Herrn Suttmann bitten, noch zu der angeschnittenen Frage von
Herrn Kettler Stellung zu nehmen.
- Suttmann -
Was die Geschwindigkeit der verschiedenen Katecholamine anbelangt, ist es
sicher so, daß das Noradrenalin - wir haben es in weit über 100 Fällen an
Probanden in experimentellen und bei Patienten in klinischen Situationen
geprüft - extrem schnell reagiert. Genau das, was Herr Hensel gesagt hat,
können wir bestätigen. Die Katecholamine reagieren eben nicht nur auf den
Operationsstreß, sondern auch auf ganz andere Ereignisse, z.B. auf Bewegungen des Patienten. Das Adrenalin ist ähnlich schnell, wesentlich langsamer ist das Cortisol. Während Sie eine Intubation mit Noradrenalin wun-
derbar in einer Kinetik verfolgen können, können Sie beim Cortisol überhaupt nichts nach der Intubation sehen. Erst wenn der Patient über viele
min operiert wird,d.h. 30, 40 min sehen Sie einen sukzessiven Anstieg.
- Dick -
Diese Diskussion erinnert mich ein bißchen an eine andere, zur Auswirkung
unterschiedlich hoher Periduralanaesthesien.Seeling und Kossmann haben vor

einiger Zeit eine vergleichende Studie bei Biforkations-Bypass-Operationen
gemacht in üblicher Anaesthesie, keine hochdosierte Fentanyl-Narkose. Im
Vergleich dazu eine hohe Periduralanaesthesie mit Sympathikusausschaltung
fast bis Th 1.Die hämodynamischen Reaktionen sind völlig identisch gewesen
und was vor allen Dingen auffällig war, die Stoffwechselreaktionen in der
unmittelbaren postoperativen Phase, die Stickstoffbilanzen sind ebenfalls
gleich gewesen. Wenn Stoffwechselreaktionen ausgeblieben sind, dann sind
sie 2 bis 3 Tage später in mindestens der gleichen Ausprägung entstanden
wie vorher.

- Schüttler -
Ich habe nur 3 kurze methodische Bemerkungen zu den Äußerungen von Herrn
Kettler. Die 1. ist, daß man sicher sehr vorsichtig sein muß mit der Über-
tragung von Rattenmodellen auf Menschen in Bezug auf die Katecholamine.
Das 2. ist, daß ich die Aussage von Herrn Suttmann unterstützen kann, daß
die Katecholamine in der Tat Halbwertszeiten von weniger als 10 min haben,
das gilt für Adrenalin,Noradrenalin und Dopamin. Das 3.ist,daß ich eigentlich davor warnen möchte, in eingefrorenen Plasmaproben die Katecholamine
zu bestimmen. Adrenalin beispielsweise, das haben wir bei unseren eigenen
Bestimmungsmethoden feststellen können, - wir verwenden eine HPCL-Methode
in Kombination mit einem elektro-chemischen Detektor - zerfällt so
schnell, daß es selbst bei -80°, innerhalb von 14 Tagen nicht mehr nachweisbar ist. Das Noradrenalin ist etwas stabiler, die Konzentration im Serum fällt aber auch im Laufe der Zeit ebenso ab, auch wenn sie es bei -80°
einfrieren. Die einzige Möglichkeit eine erhöhte Haltbarkeit zu erreichen,
die es meiner Meinung nach gibt, ist eine Stabilisierung mit Perchlorsäure
durchzuführen.

- Hempelmann -
Herr Hensel, wir sollten Herrn Hack nicht im Unklaren lassen. Sie haben
sich offensichtlich versprochen. Es handelt sich bei Ihrem Flow an der
Herz-Lungen-Maschine um einen NICHT pulsativen Flow; Sie hatten pulsativ
gesagt, das ist sicher verwechselt worden.
- Hensel -
Vielen Dank Herr Hempelmann, so war es.

- Kettler -
Noch ein Wort zur Methodik. Zur Haltbarkeit der Katecholamine Adrenalin
und Noradrenalin in eingefrorenen Plasma-Proben haben wir eine Reihe von
Untersuchungen gemacht. Dabei wurden die Katecholamine einmal sofort ana-
lysiert und zum anderen vergleichsweise in über drei Monaten bei ca. -80°C
eingefrorenen Proben.
Es fand sich eine recht gute Übereinstimmung beider Werte, obwohl in der
Tat das Adrenalin offensichtlich schneller verschwindet. Dabei wurden alle
Analysen mit Hilfe der HPLC-Methode unter Verwendung eines elektrochemischen Detektors vorgenommen.
Eine weitere Bemerkung möchte ich zur Fentanyl-Dosierung machen. Das Ziel
der von Herrn Hensel vorgetragenen Untersuchung war, die Verwendung unkon-

trolliert hoher Fentanyl-Dosen in Mißkredit zu bringen, da diese ohne
Zweifel für die Erzeugung einer ausreichenden Analgesie unnötig sind.
In den USA ist Fentanyl von vornherein in Riesendosen (industrial doses)
bis zu 100-150 µg/kg in der kardiovaskulären Anaesthesie eingeführt worden. Dabei wurde auf die Kombination mit Sedativa bzw. Lachgas verzichtet
und Fentanyl stattdessen als Monosubstanz gleichzeitig für den untaugli-
chen Zweck verwendet, auch eine Amnesie und eine sog. Streßabschirmung zu
erzielen.
Diejenigen, die in Deutschland und in Europa mit Fentanyl so erfolgreich
seit vielen Jahren arbeiten, sollten die Dinge wieder zurechtrücken und
verhindern, daß in einer allgemeinen USA-Gläubigkeit jetzt die nächsten
ins Haus stehenden Zwischenfälle produziert werden.
Derartige Zwischenfälle sind jedenfalls nach dem, was mir über die Pharmakokinetik mit seinen Umverteilungs- und Rückverteilungsphänomenen bekannt
ist, bei höherer Fentanyl-Dosierung wesentlich wahrscheinlicher als bei
niedrigeren Dosen. Schließlich ist zu sagen, daß wir keine so erheblich
unterschiedlichen hämodynamischen Reaktionen in den Gruppen mit niedriger
und exzessiv hoher Dosierung gesehen haben. Im Gegensatz dazu fanden sich
deutliche Differenzen in den Werten für das Wachstumhormon und das Cortisol in beiden Gruppen. Dabei ging es den Patienten - wie man so sagt -
klinisch gleichermaßen sehr gut.
Meine Interpretation ist, daß wir noch sehr wenig über die Bedeutung von
Hormonveränderungen für die Einschätzung von Anaesthesieverfahren wissen.
Wogegen ich mich wende ist, daß mehr und mehr Arbeiten erscheinen - auch
in der deutschsprachigen Literatur - die ein oder auch mehrere Hormone in
ihrem Verlauf während der Anaesthesie messen und daraus Qualitätsverglei-
che mit der Aussage treffen, daß das eine Anaesthesieverfahren aufgrund
der Veränderungen des einen oder anderen Hormons streßfreier als das andere sei. Es war das alleinige Ziel unseres Beitrags, die Problematik solcher Rückschlüsse aufzuzeigen.
- Doenicke -
Vielen herzlichen Dank, das war eigentlich ein sehr schönes Schlußwort,
ich kann mich eigentlich nur diesem anschließen. Die Amerika-Gläubigkeit
sollten wir ad acta legen. Man muß nicht unbedingt dorthin fahren, um die
Katecholaminbestimmungen oder eine Fentanyl-Narkose zu erlernen. Es ist
billiger in Deutschland zu bleiben, um dies zu erlernen.

Anwendung von Alfentanil bei Kurzeingriffen – Dosierungsvorschläge und klinische Aspekte

J. Schüttler, H. Stoeckel, R. Mück, H. Schwilden, P. M. Lauven

ZUSAMMENFASSUNG

Alfentanil wurde zu Narkosezwecken bei 43 Patienten angewendet, bei denen gynäkologische Kurzeingriffe oder endolaryngeale Mikrochirurgie unter Jet-Ventilation mit Sauerstoff vorgenommen wurden. Nach üblicher Prämedikation (Promethazin 50 mg oder Flunitrazepam 1 mg + Atropin 0,5 mg) wurde nach Applikation eines Einleitungshypnotikums (5 mg/kg Thiopental oder 20 mg Etomidat) 5-10 mg Alfentanil injiziert. Die pharmakodynamischen Effekte von Alfentanil bestanden primär in einer Atemdepression, die zur Apnoe noch während der Injektion führte. Die analgetische Wirkung setzte sofort nach der Injektion ein und war in allen Fällen für die vorgenommenen Eingriffe adäquat.Die Kreislaufwirkungen bei Dosierungen bis zu 6 mg Alfentanil können als gering bezeichnet werden. Bei höheren Dosen ist jedoch als opiatspezifischer Effekt bei ca. 50% der Patienten eine Bradykardie zu beobachten. Dies kann jedoch durch die Applikation von Atropin (0,25 ± 0,5 mg i.v.) behoben werden. Die wesentliche unerwünschte Wirkung von Alfentanil ist in dem Auftreten einer Thoraxrigidität zu sehen, die mit Succinyl-dicholin (20-30 mg) therapiert werden kann.

Appliziert man den Patienten 5-10 min vor Alfentanilinjektion 0,25 mg Atropin i.v. (zusätzlich zur i.m.-Prämedikation) so lassen sich unseren Erfahrungen nach sowohl Thoraxrigidität als auch Bradykardien verhindern.

Die Aufwachphase nach Alfentanil ist bis zu einer Gesamtdosis von 6 mg äußerst kurz. Die Patienten waren etwa 30 min nach Injektion bei einer durchschnittlichen OP-Dauer von 15-20 min bewußtseinsklar, atemsuffizient und voll orientiert.

Bei höherer Dosierung von mehr als 6 mg wurde eine verzögerte Aufwach-phase beobachtet, die bei 10 mg Alfentanil bis zu 80 min dauerte.

Aufgrund der pharmakokinetischen Parameter und des pharmakodynamischen Verhaltens von Alfentanil scheint dieses neue Opioid für den Einsatz bei chirurgischen Kurzeingriffen prädestiniert zu sein [1-4]. Wir wendeten Alfentanil zum Zweck der klinischen Erprobung bei Patienten an, bei denen gynäkologische Kurzeingriffe oder endolaryngeale Mikrochirurgie unter Jet-Ventilation vorgenommen wurden. Tab.1 zeigt das anaesthesiologische Vorge-hen bei den Patienten, die in 3 Gruppen eingeteilt wurden. Die 1. Gruppe stellt die Patientinnen dar,bei denen Curettagen durchgeführt wurden. Hier

Tabelle 1. Operative Eingriffe und verwendete Anaesthesietechnik bei den untersuchten Patientengruppen

Gruppe	I	II	III
Operation	Curettagen	Mikrolaryngoskopien	Mikrolaryngoskopien
Prämedikation	Promethazin 50 mg i.m. Atropin 0,5 mg i.m.	Flunitrazepam 1 mg i.m. Atropin 0,5 mg i.m. Dimenhydrinat 150 mg Supp.	Flunitrazepam i.m. Atropin 0,5 mg i.m. Dimenhydrinat 150 mg Supp. Atropin 0,25 mg i.v.
Anaesthesie Einleitung	Thiopental 5 mg/kg Alfentanil 5 mg	Etomidat 20 mg Alfentanil 100 µg/kg	Etomidat 20 mg Alfentanil 5 mg
Aufrecht- erhaltung		Etomidat 10 mg Alfentanil 1 mg	Etomidat 10 mg Alfentanil 1 mg
Beatmung	O_2/N_2O (3:3 l/min)	Jet-Ventilation O_2	Jet-Ventilation O_2
Relaxation	bei Bedarf Succinyldicholin	Alcurnonium 2 mg Succinyl.-Infusion	Alcuronium 2 mg Succinyl.-Infusion

Tabelle 2. Klinische Daten und pharmakodynamische Beobachtungen mit korrespondierenden Plasmaspiegel-
messungen von Alfentanil bei den untersuchten Patientengruppen (Mittelwerte ± Standardabweichung)

Gruppe	I	II	III
n	7	18	18
Alter (Jahre)	36±7,3	46±12,3	50±12,5
Gewicht (kg	61±6,5	77±13,1	77±12,0
Op-Dauer (min)	14±8,2	13± 3,8	16± 6,5
Alfentanil (mg; µg/kg)	5,0;82±9,0	7,0±2,2; 92±25,5	6,1±1,2; 80±15,4
Etomidat (mg)		28,9±10,5	30,3±8,5
Thiopental (mg)	320±24		
Aufwachphase			
Beginn (min)	24±5,0	30±15,9	27±7,6
Plasmaspiegel (mg/l)	0,12±0,02	0,20±0,07	0,16±0,04
Ende (min)	32±11	39±15,7	30±7,7
Plasmaspiegel (mg/l)	0,10±0,02	0,15±0,06	0,13±0,03
Rigor	n=5	n=9	Ø
Δ Puls	Ø	n=11	Ø
Δ RR	Ø	n=12	Ø

wurde auch das pharmakokinetische Verhalten von Alfentanil untersucht [3]. Die Prämedikation bestand aus 50 mg Promethazin und 0,5 mg Atropin, die 60 min vor OP-Beginn appliziert wurden. Zur Narkoseeinleitung diente eine Bolusinjektion von 5 mg/kg KG Thiopental und 5 mg Alfentanil, das 1-2 min später verabreicht wurde. Die Patientinnen wurden mit einem Lachgas-Sauerstoff-Gemisch (3:3 l/min) per Maske beatmet und erhielten bei Bedarf 25 mg Succinyldicholin zur Relaxation bei einer eventuell auftretenden Thoraxrigidität.

Die Patienten mit endolaryngealer Mikrochirurgie unter Jet-Ventilation mit Sauerstoff wurden in 2 Gruppen eingeteilt. Die Prämedikation beinhaltete für beide Gruppen 1 mg Flunitrazepam und 0,5 mg Atropin i.m. und 150 mg Dimehydrinat (Vomex A®) als Suppositorium. Die Patienten der Gruppe II erhielten zusätzlich 0,25 mg Atropin i.v. 5-10 min vor Narkoseeinleitung zur Vermeidung einer durch Alfentanil bedingten Bradykardie. Zur Narkoseeinleitung wurde eine Bolusinjektion von 20 mg Etomidat appliziert, die entweder von einer Injektion mit 100 µg/kg KG (Gruppe II) oder von 5 mg Alfentanil (Gruppe III) gefolgt wurde.Die Narkoseaufrechterhaltung erfolgte mit repetitiven Bolusinjektionen von 10 mg Etomidat und 1 mg Alfentanil. Es wurde bei Anzeichen von nachlassender Narkosetiefe zuerst Etomidat und danach bei Bedarf Alfentanil injiziert. Die Beatmung der Patienten erfolgte zuerst per Maske und danach mittels Jet-Ventilation (Injekt-Timer, Fa.Storz).Die neuromuskuläre Blockade erfolgte nach abgeschlossener Anaesthesie-Einleitung mit Alcuronium und einer Succinyldicholin-Infusion.

In Tab.2 sind die klinischen Daten und Beobachtungen bei den 3 untersuchten Gruppen aufgeführt. Insgesamt wurden 43 Patienten untersucht, der jüngste hatte ein Alter von 20 Jahren, der älteste war 69 Jahre. Das Gewicht zeigte eine Schwankungsbreite von 49-105 kg. Die Operationsdauer betrug im Mittel ca. 15 min. Die applizierten Alfentanil-Mengen betrugen 5 mg oder 82 ± 9,0 µg/kg KG für die Gruppe I, 7,0 ± 2,2 mg oder 92 ± 25,2 µg/kg für die Gruppe II und 6,1 ± 1,2 mg oder 80 ± 15,4 µg/kg für die Gruppe III.

Für Etomidat bzw. Thiopental ergab sich eine Gesamtdosis von 320 ± 24 mg (Thiopental, Gruppe I) oder 28,9 ± 10,5 mg (Etomidat, Gruppe II) oder 30,3 ± 8,5 mg (Etomidat, Gruppe III).

Die Einleitungsphase der Narkose war bei 5 Patienten der Gruppe I durch eine Thoraxrigidität gekennzeichnet,die eine Beatmung über Maske unmöglich machte und nur durch Succinyldicholin gelöst werden konnte. Dieser Effekt war ebenfalls bei 9 Patienten der Gruppe II zu beobachten, wobei hier zusätzlich erhebliche Bradykardien mit gleichzeitigem Blutdruckabfall auftraten, die neben der sofortigen Relaxation gleichzeitig eine Applikation von 0,5 mg Atropin i.v. erfolgreich machten. Aufgrund dieser Erfahrungen erhielten die Patienten der Gruppe III 5-10 min vor Narkoseeinleitung 0,25 mg Atropin i.v. Seitdem wir dieses Vorgehen praktizieren, haben wir weder bei den Patienten der Gruppe III noch allen anderen mit Alfentanil anaesthesierten Patienten Thoraxrigidität oder Bradykardien beobachten können.

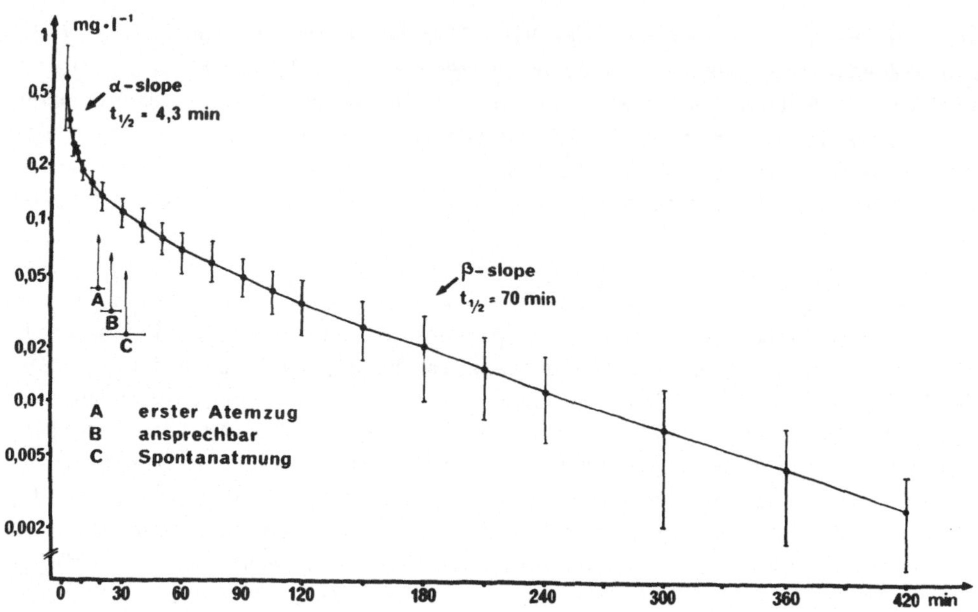

Abb.1. Plasmaspiegel von Alfentanil (Mittelwerte ± Standardabweichung) und Zeitpunkte (Mittelwerte ± Standardabweichung) des ersten Atemzugs, der Ansprechbarkeit und der suffizienten Spontanatmung bei 7 Patientinnen

Die Narkosetiefe war bei allen untersuchten Patienten der Gruppe I bis III für die genannten chirurgischen Eingriffe adäquat. Erhebliche Tachykardien oder hypertensive Zustände wurden in keinem Fall beobachtet.

Die Aufwachphase nach Operationsende war durch einen kontinuierlichen Verlauf gekennzeichnet.

So zeigten die Patientinnen der Gruppe I (Abb.1) die Phänomene "erster Atemzug", "Ansprechbarkeit" und "suffiziente Spontanatmung bei voller Orientierung", sukzessive bei interindividuell etwa vergleichbaren Alfentanil-Plasmaspiegel-Werten, wobei die zeitliche Varianz als gering bezeichnet werden kann.

Tab.2 zeigt im unteren Abschnitt die Zeiten und korrespondierenden Plasmaspiegel zum Beginn der Aufwachphase (definiert: als Auftreten der ersten Atemzüge und der Reaktion auf Kommandos) und zum Ende der Aufwachphase (definiert: als Zeitpunkt suffizienter Spontanatmung bei voller Orientierung). In Gruppe II und III wurden zu diesen Zeitpunkten ebenfalls die Plasmaspiegel von Alfentanil bestimmt. Vergleichbare Werte für die beobachteten Phänomene weisen am ehesten die Gruppen I und III mit der initialen Dosis von 5 mg Alfentanil auf. Die Gruppe II mit der körpergewichtsbezogenen Alfentanil-Dosierung zeigt insgesamt die höchsten Werte mit den größten Standardabweichungen. Dies ist auf die längeren Nachschlafzeiten der Patienten, die eine Gesamtdosis von mehr als 6 mg Alfentanil erhielten, zurückzuführen.

206

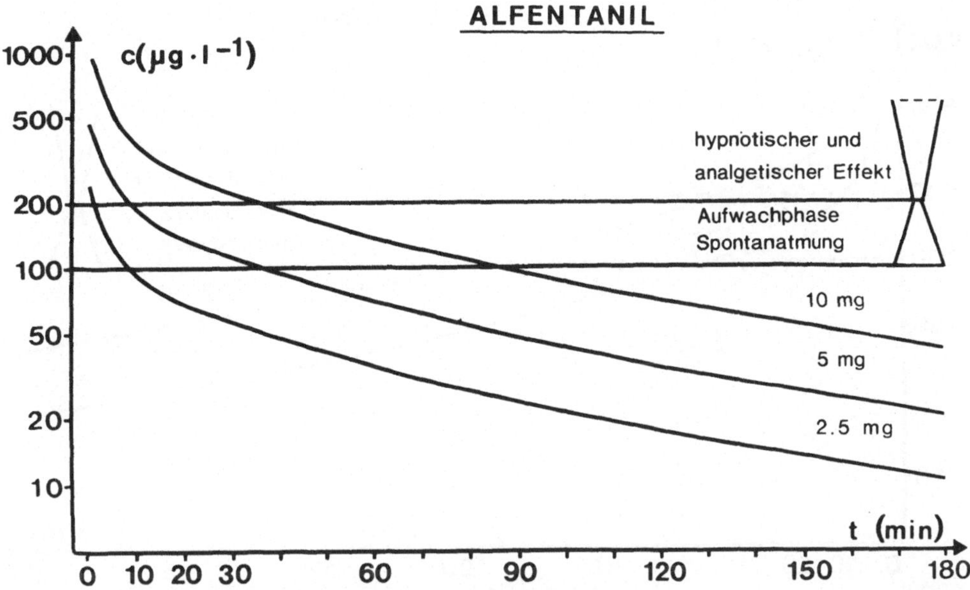

Abb.2. Theoretisch simulierte Plasmaspiegelverläufe bei 3 verschiedenen Alfentanildosierungen von 2,5 mg, 5 mg und 10 mg sowie minimale therapeutische Schwelle von Alfentanil (100-200 µg/l)

Unter der Prämisse, daß die pharmakodynamischen Effekte von Alfentanil mit dem Verlauf der Plasmaspiegel korreliert werden können,läßt sich diese Beobachtung pharmakokinetisch erklären.

In Abb.2 wird der theoretische Plasmaspiegel-Verlauf - berechnet aus unseren pharmakokinetischen Daten [3] - von verschiedenen Alfentanil-Dosierungen gezeigt. Weiterhin ist der Konzentrationsbereich von 0,2-0,1 mg/l dargestellt, in dem bei den meisten Patienten die beschriebenen Zeichen der Aufwachphase beobachtet wurden. Bezogen auf den unteren Schwellenwert von 0,1 mg/l erfolgt bei einer Alfentanil-Dosis von 2,5 mg die Terminierung der genannten Phänomene der Aufwachphase incl. Spontanatmung (pharmakodynamische Effekte) nach ca. 10 min. Aus einer Verdoppelung der Dosis auf 5 mg, sollte eine Wirkzeit von 30 min resultieren.Appliziert man schließlich 10 mg,so ist der Wirkungsverlust erst nach 90 min zu erwarten.

Betrachtet man nun den biphasischen Verlauf der Plasmaspiegel, so wird ersichtlich, daß bei geringer Dosis (2,5 mg) die schnelle Verteilungsphase mit kurzer Halbwertszeit für die Terminierung des pharmakodynamischen Effekts dominierend ist. Bei der mittleren Dosis (5 mg) sind sowohl die schnelle Verteilungsphase als auch die langsamere Eliminationsphase für die Beendigung der Wirkung verantwortlich. Bei der hohen Dosierung (10 mg) gewinnt die Eliminationsphase mit der im Vergleich zur Verteilungsphase langsameren Halbwertszeit für die Wirkdauer erhebliche Bedeutung.

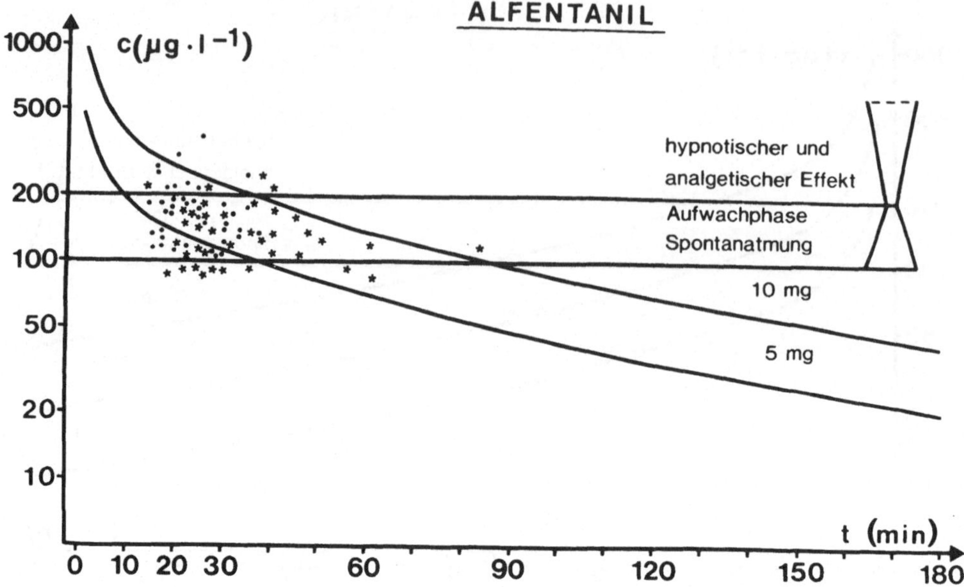

Abb.3. Theoretisch simulierte Plasmaspiegelverläufe bei 3 verschiedenen Alfentanildosierungen von 2,5 mg, 5 mg und 10 mg sowie minimale therapeutische Schwelle von Alfentanil (100-200 µg/l). Tatsächlich gemessene Plasmaspiegel von Alfentanil bei 43 Patienten zu Beginn der Aufwachphase (.) und Ende der Aufwachphase (*)

Trägt man nun die Plasmaspiegelwerte der einzelnen Patienten zu den entsprechenden Zeitpunkten des Beginns und des Endes der Aufwachphase in dieses Diagramm ein (Abb.3), so zeigt sich eine befriedigende Übereinstimmung des vorgestellten theoretischen pharmakokinetischen Konzepts mit den klinisch beobachteten pharmakodynamischen Effekten. Darüberhinaus zeigt dieses Diagramm am Beispiel Alfentanil deutlich, daß "kurze Wirksamkeit" als substanzspezifische Eigenschaft immer in Verbindung mit den pharmakokinetischen Eigenschaften des Pharmakons und der verwendeten Dosierung betrachtet werden muß.

Zusammenfassend resultieren aus unseren Untersuchungen folgende Schlußfolgerungen:

1. Alfentanil ist aufgrund seiner pharmakokinetischen Eigenschaften vor allem für Kurznarkosen besser geeignet als die bisher zur Verfügung stehenden Opioide. Diese Eigenschaften gewinnen zusätzliche Bedeutung bei Kurzeingriffen, wo die Applikation der heute gebräuchlichen volatilen Anaesthetika nur bedingt (Bronchoskopien) oder gar nicht (endolaryngeale Mikrochirurgie unter Jet-Ventilation) möglich ist.

2. Die kurze Wirkdauer von Alfentanil ist einerseits eine substanz-spezifische Eigenschaft, wird aber andererseits - wie bei jedem anderen

208

Pharmakon auch - relativiert in Abhängigkeit von der verwendeten Gesamtdosis und der minimalen therapeutischen Schwelle. Bei Gesamtdosie-
rungen, die einen Bolus von 6 mg Alfentanil überschreiten, muß man in
den meisten Fällen mit einer erheblich verlängerten Wirkung rechnen.
3. Vor der Anwendung von Alfentanil sollte zur Vermeidung einer Opiat-be-
dingten Bradykardie 0,25 mg Atropin i.v. zusätzlich zur i.m. Prämedikation von 0,5 mg Atropin appliziert werden, wodurch unseren Erfahrungen
nach, ebenfalls die Inzidenz einer Thoraxrigidität erheblich gesenkt
werden kann.

LITERATUR

1. Kay B, Stephenson DK (1980) Alfentanil (R 39209):Initial clinical experience with a new narcotic analgesic. Anaesthesia 35:1197
2. Schüttler J, Stoeckel H (1982) Alfentanil (R 39209), ein neues kurzwirkendes Opioid. Pharmakokinetik und erste klinische Erfahrungen. Anaesthesist 31:10
3. Spierdijk J, van Kleef J, Nauta J, Stanley TH, De Lange S (1980) Alfentanil: A new narcotic anesthetic induction agent. Anesthesiology 53:32
4. Van Leeuwen L, Deen L (1981) Alfentanil, a new, potent and very short-
   acting morphinomimetic for minor operative procedures. A pilot study.
   Anaesthesist 30:115

Alfentanil für Kurznarkosen

W. Dick, E. Traub, E. Knoche, W. Weindler

ZUSAMMENFASSUNG

An insgesamt 100 Patientinnen wurde im Rahmen kurzer gynäkologischer Eingriffe Alfentanil in die Kombinationsnarkose einbezogen. Bei 70 von 100
Patientinnen reichte eine einmalige Injektion von 25 µg/kg aus, bei den
restlichen Patientinnen mußte die ursprüngliche Dosis nachinjiziert werden. Klinisch hämodynamische Kriterien blieben bei 60% der Patientinnen
unverändert, bei 30% traten Blutdruckanstiege, gelegentlich Blutdruckabfälle auf.

Die Hälfte der Patientinnen atmete am Ende der Narkose ausreichend
spontan, die restlichen innerhalb von weiteren 10 min. Ebenfalls mehr als
die Hälfte der Patientinnen war 5 min nach Narkoseende ansprechbar. An
Nebenwirkungen imponierten insbesondere Thoraxrigidität, Übelkeit oder
Erbrechen. 90% der Narkosen wurden vom Anaesthesisten als gut bewertet,das
Pflegepersonal auf den Stationen registrierte jedoch die gegenüber den üblichen Kombinationsnarkosen erhöhte Inzidenz von Übelkeit und Erbrechen.

Die relativ kurze Eliminationshalbwertszeit von Alfentanil im Vergleich zu
Fentanyl macht die Substanz zur Ergänzung von Anaesthesien bei kurzen
diagnostischen und therapeutischen Interventionen interessant. Zwar wird
in der unmittelbaren Phase nach der Applikation von Alfentanil in Abhängigkeit von der gewählten Dosierung über kurzfristige (d.h. 5-10 min
dauernde) respiratorische Depressionen oder Apnoen berichtet, selbst bei
Kurznarkosen ist die Spontanatmung aber in der Regel am Ende der Anaesthesie wieder suffizient, die Patienten wachen in kürzeren Zeiträumen nach
Beendigung der Gaszufuhr auf. Nur in seltenen Fällen muß mit Naloxon antagonisiert werden [1,2,4,5].
Van Leeuwen et al. [6,7] fanden selbst nach einer Dosierung von 50 µg/
kg praktisch keine Atemdepression am Ende der Anaesthesie.Stockmann et al.
[5] machten die gleichen Beobachtungen bei 30 µg/kg. Als wesentliche Nebenwirkungen imponierten in diesen und anderen Untersuchungen die Muskelsteife, unwillkürliche Bewegungen sowie Nausea und Erbrechen in der postoperativen Phase. Dem standen eine exzellente Analgesie gegenüber, ein
rascher Wirkungseintritt und ein ebenso rasches Erwachen ohne wesentliche
Nebenwirkungen [2,3].
Gerade die unwillkürlichen Muskelbewegungen hingen wohl auch vom ge-

210

wählten Einleitungsmittel ab; so traten unwillkürliche Muskelbewegungen am wenigsten nach der Einleitung mit Thiopental auf, am häufigsten nach der Einleitung mit Etomidat oder Midazolam [4].

Relativ kurze gynäkologische Eingriffe wie Abrasiones mit den schmerzhaften Phasen der Zervixdilatation und Laparoskopien inklusive laparoskopischer Tubenkoagulationen mit den schmerzhafen Phasen der CO_2-Insufflation und der Koagulation schienen uns interessante Eingriffe zu sein, um im Rahmen der üblichen Narkosetechniken hämodynamische und sonstige Reaktionen auf diese schmerzhaften Phasen unter dem Einfluß von Alfentanil anstelle eines anderen Analgetikums zu untersuchen.

KRANKENGUT UND METHODIK

An insgesamt 100 Patientinnen, die sich kurzen gynäkologischen Eingriffen in Allgemeinanaesthesie unterziehen mußten, wurde Alfentanil in die Kombinationsnarkose einbezogen.

Die Patientendaten sind aus Tab.1 zu ersehen; die überwiegende Anzahl der Patienten gehörte den Risikogruppen ASA I oder II an. Alle Patientinnen wurden über die Untersuchung informiert und gaben mündlich unter Zeugen ihr Einverständnis.

Zur Prämedikation erhielten die meisten Patienten am Vorabend Dikaliumchlorazepat, gelegentlich Flurazepam oder Diazepam oral.Am Operationsmorgen wurde überwiegend Diazepam zwischen 10-15 mg i.m. verabreicht (Tab.2), in nahezu allen Fällen um 7.00 Uhr, unabhängig vom Zeitpunkt des geplanten Eingriffs.

Die Narkose selbst wurde bei der überwiegenden Mehrzahl der Patientinnen mit 100-300 mg Thiopental eingeleitet, nachdem zuvor Atropin 0,01 mg/kg i.v. injiziert worden war.Unmittelbar im Anschluß an die Thiopentalapplikation wurde mit Enfluran/N_2O/O_2 in Spontanatmung oder unter assistierter Beatmung fortgefahren; die Patientinnen, die endotracheal intubiert wurden, erhielten 2 mg/kg Succinylcholin, nachdem zuvor 2 mg Alcuronium vorinjiziert worden waren. Die Patientinnen, bei denen ohne Intuba-

Tabelle 1. Patientendaten

```
-------------------------------------------------

Alfentanil bei Kurznarkosen - Patientendaten

.................................................

n  =  100


Körpergewicht        60,4 kg      ( 45-100)
Körpergröµe         163,6 cm      (150-179)
Alter                37,4 Jahre   ( 15- 70)
Risikogruppe         ASA I-II

-------------------------------------------------
```

Tabelle 2. Übersicht über die verwendeten Prämedikations-
substanzen

Alfentanil bei Kurznarkosen

....

Prämedikation

Vorabend:	Dikaliumchlorazepat	(10-20 mg)	n = 71
Oral	Flurazepam	(15-30 mg)	n = 25
	Diazepam	(20 mg)	n = 4
Morgens:	Diazepam	(10-15 mg)	n = 67
i.m.	Pethidin	(50-75 mg)	n = 24
	Promethazin	(25-50 mg)	n = 24
	Sonstiges		n = 2
	keine Prämedik.		n = 7

Tabelle 3. Zusammenstellung der verschiedenen - zur Anaesthesie verwendeten - Kombinationen

---

Alfentanil bei Kurznarkosen - Kombinationen

....

Thiopental - Alfentanil	n = 17
Thiopental - Alfentanil - Succinylcholin (100-300 mg) + 0,8-1,5 Vol% Enfluran	n = 73
Etomidat - Alfentanil - Succinylcholin + 1,0-1,5 Vol % Enfluran	n = 7
Midazolam - Alfentanil - Succinylcholin	n = 3

---

tionsindikation nach der Applikation von Alfentanil eine Thoraxrigidität
auftrat, erhielten in den meisten Fällen 20-30 mg Succinylcholin i.v., dabei wurde die Technik der Maskennarkose jedoch beibehalten.

Im weiteren Verlauf wurde die Anaesthesie mit N_2O/O_2 Enfluran (0,8-1,5
Vol.%) - bei den Laparoskopien zusätzlich mit einem Succinylcholindauer-
tropf - unterhalten. Mit Operationsende wurde die Gaszufuhr abgeschlossen.
Von diesem Zeitpunkt an folgte die Registrierung des Zeitintervalls bis
zum Eintritt einer suffizienten Spontanatmung (Atemfrequenz ca. 12/min,
Atemminutenvolumen ca. 100 ml/kg), bzw. bis zum Eintritt der Ansprechbar-
keit oder vollen Orientierung (adäquate Reaktion auf folgende Fragen: 1.
Wie heißen Sie? 2. Wie alt sind Sie? 3. Welcher Tag ist heute? 4. Zeigen
Sie Ihren linken Daumen!) (Tab.3).

212

Abb.1 Intervalle zwischen morgendlicher Prämedikation und Narkosebeginn. Aufgetragen ist auf der Ordinate die jeweilige Häufigkeit, auf der Abszisse die Zeitintervalle

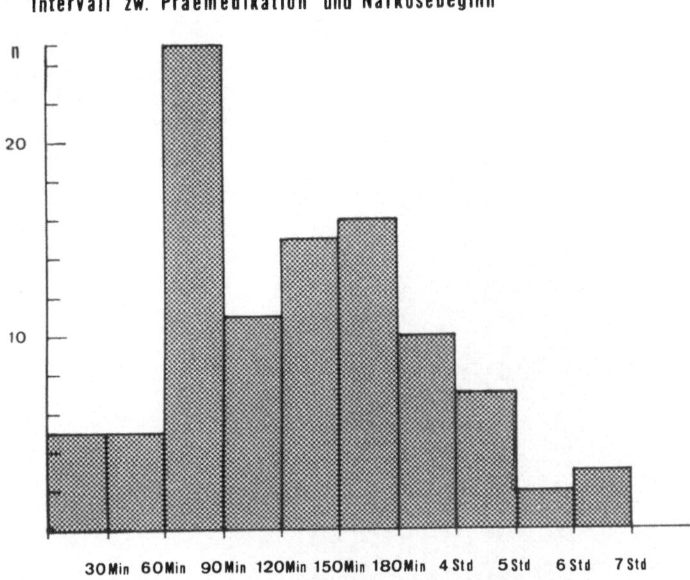

ERGEBNISSE

Bei den meisten Patientinnen (Abb.1) vergingen zwischen Prämedikation und Narkoseeinleitung - bedingt durch die bei uns übliche Praxis der frühzeitigen Prämedikation unabhängig vom Beginn des operativen Eingriffs - zwischen 1-4 h, in einigen wenigen Fällen weniger als 60 min und bei anderen mehr als 4 oder 6 h.

46 Laparoskopien wurden in Intubationsnarkose durchgeführt, 32 Abrasiones und 22 Probeexzisionen oder Narkoseuntersuchungen in Maskennarkose (Tab.4).

Die Narkose- bzw. Operationszeiten sind in Abb.2 nach ihrer jeweiligen Häufigkeit aufgetragen. Nur bei 6 Patientinnen betrug die Narkosedauer

Tabelle 4. Zusammenstellung der operativen Interventionen, bei denen Alfentanil zur Anwendung kam

Alfentanil bei Kurznarkosen		
Operationsdiagnosen	Maske	Intubation
Laparoskopie	-	46
Abrasio	32	-
Probeexzisionen, Narkoseuntersuchungen etc.	22	

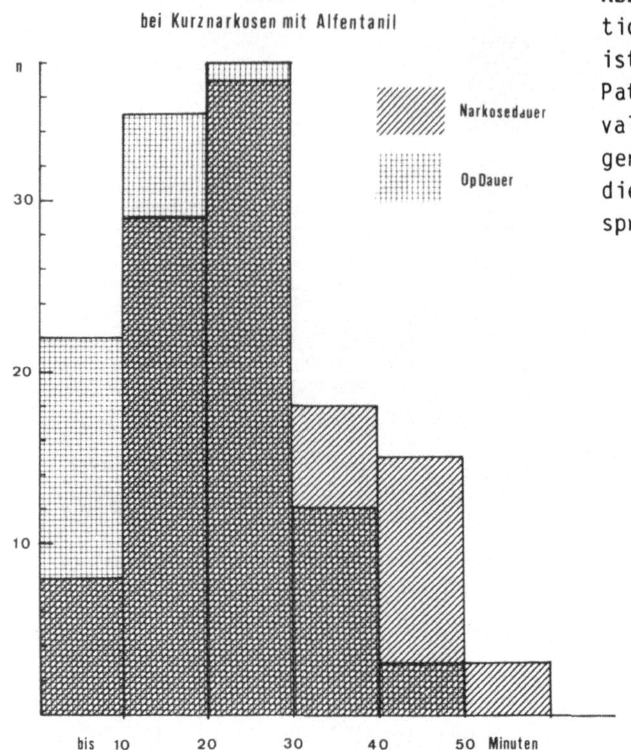

Abb.2 Narkose- und Operationszeiten. Auf der Ordinate ist die jeweilige Anzahl von Patienten zu den Zeitintervallen (Abszisse) aufgetragen. Die Narkosedauer bzw. die Operationsdauer sind entsprechend markiert

weniger als 10 min, während vergleichbar kurze Operationszeiten bei 22 Patientinnen zu verzeichnen waren. 15-20 min Narkosedauer fanden sich bei 29, vergleichbare Operationszeiten bei 35 Patientinnen. Die längeren Narkosezeiten von bis zu 30 min und mehr waren naturgemäß bei der Mehrzahl der Patientinnen zu finden, während Operationszeiten in diesen Größenordnungen nur noch selten auftraten (Abb.2).

70 von 100 Patientinnen kamen mit der einmaligen Injektion von 25 µg/kg Alfentanil aus (Tab.5). Bei 27 Patientinnen mußte 1/4 der ursprünglichen Dosis in Zeitintervallen zwischen 4 und 22 min nachinjiziert werden, für 3

Tabelle 5.Übersicht über die verwendete Alfentanildosierung sowie die Häufigkeit erforderlicher Nachinjektionen

```
-------------------------------------------------------------
         Alfentanil bei Kurznarkosen - Dosierung

.............................................................
     25 µg/kg                 n = 70
     25 µg/kg + 25%           n = 27      (   4 - 22 min)
     25 µg/kg + 25% + 25%     n =  3      (2 - 5 - 10 min)
-------------------------------------------------------------
```

214

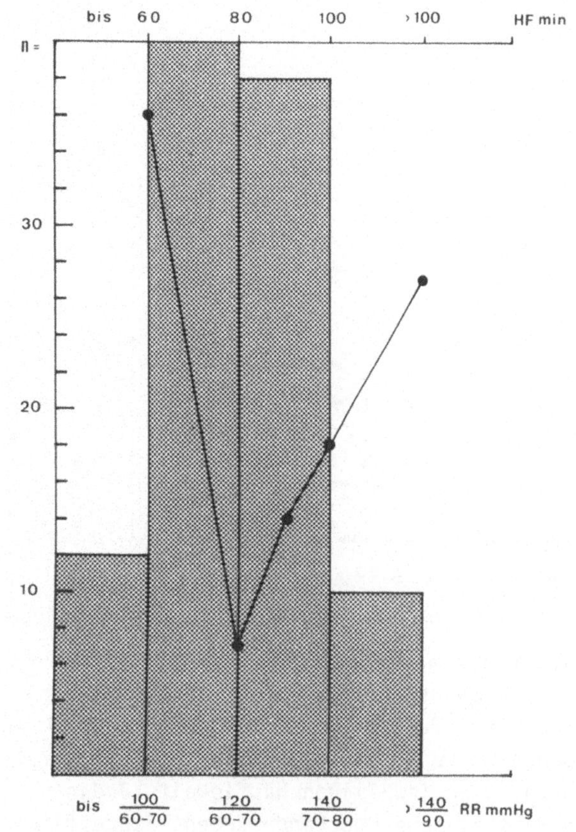

Verteilung der praeop. Blutdruck-und Pulswerte

Abb.3 Übersicht über die präoperativen Blutdruck- und Pulsfrequenzwerte. Auf der Ordinate ist die Häufigkeit für bestimmte Grenzwerte (Abszisse) wiedergegeben. Schraffierte Säulen = Häufigkeit der Blutdruckwerte. Punkte = Häufigkeit der Pulsfrequenzwerte. Untere Abszisse: Blutdruckwerte, Obere Abszisse: Pulsfrequenzwerte

Patientinnen erwies sich erst die zweimalige Nachinjektion von 1/4 der initialen Dosis als unzureichend; hier lagen die Nachinjektionszeitpunkte zwischen 2, 5 und 10 min nach der vorhergehenden Injektion.

Zum Verständnis der hämodynamischen Reaktionen unter diesen Kombinationsnarkosen ist in Abb.3 zunächst die Verteilung der Ausgangswerte von Pulsfrequenz, systolischem und diastolischem Blutdruck dargestellt. Man erkennt, daß 78% der Patientinnen Blutdruckwerte zwischen 120 und 140:70 oder 80 aufwiesen, nur 11 Patientinnen lagen unter 100:60 oder 70 und nahezu ebenso viele über 140:70 oder 80 mmHg.

Die Pulsfrequenzen zeigten eine ähnliche Verteilung; um 80/min lagen etwas mehr als 30% der Patientinnen, bis 100 weitere 45, unter 60 nur 4 und über 100 nur 13%.

Basierend auf diesen Ausgangswerten waren folgende maximale hämodynamische Reaktionen zu verzeichnen (als Reaktion auf die Intubation oder die schmerzhaften Operationsphasen) (Abb.4).

Keinerlei Veränderungen der systolischen bzw. diastolischen Blutdruckwerte gegenüber dem Ausgangswert waren bei rund 20% der Patientinnen zu

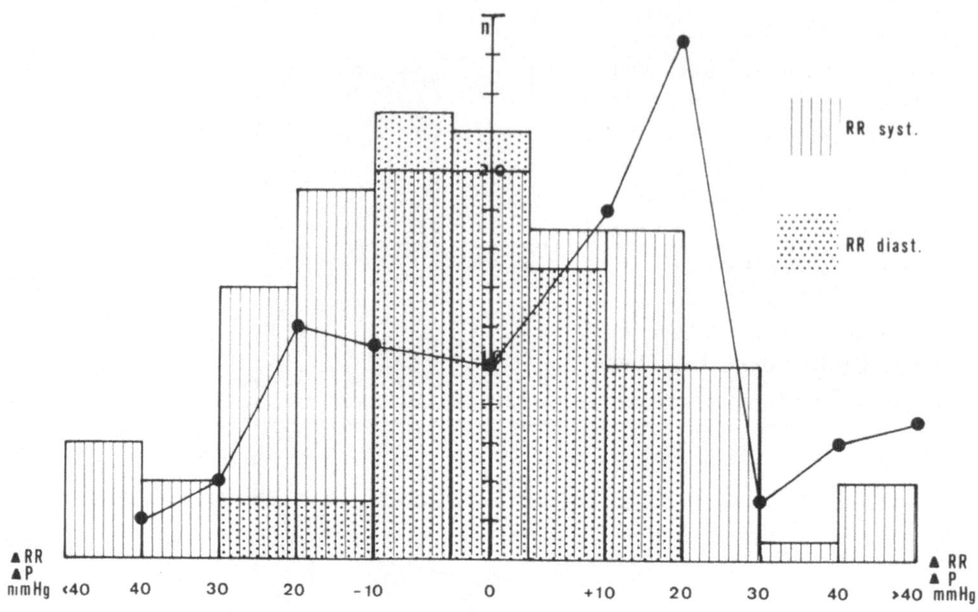

Verteilung d. max. Blutdruck- und Pulsfrequenzänderungen

Abb.4 Maximale Änderungen der Blutdruck- und Pulsfrequenzwerte gegenüber den Ausgangswerten. Vom Nullpunkt nach rechts sind Steigerungen von Blutdruck und Pulsfrequenz (Delta-T bzw. Delta-RR) auf der Abszisse vom Nullpunkt nach links Blutdruck- und Pulsfrequenzabfälle (Delta-T/Delta RR) nach ihrer jeweiligen Häufigkeit (Ordinate) aufgetragen. Punktierte Säulen = diastolische Druckänderungen. Schraffierte Säulen = systolische Druckänderungen. Punkte = Pulsfrequenzänderungen

verzeichnen (Abb.4). Nimmt man in den Begriff des "stabilen Kreislaufverhaltens" noch diejenigen Patientinnen mit auf, die Blutdruckänderungen von höchstens ± 10 mmHg gegenüber dem Ausgangswert zeigten, so bleiben 57% der Patientinnen in ihren systolischen Blutdruckwerten und 62% der Patientinnen in den diastolischen Druckwerten stabil. Blutdrucksteigerungen jenseits von 10 mmHg fanden sich überwiegend bei den systolischen Druckwerten (33%) gegenüber 24 Patientinnen, die diastolische Änderungen von mehr als 10 mmHg aufwiesen.

Hingegen trat bei 43% der Patientinnen irgendwann ein Blutdruckabfall von maximal mehr als 10 mmHg systolischer und bei 8 Patientinnen ein diastolischer Druckabfall von mehr als 10 mmHg auf.

Unveränderte Pulsfrequenzen zeigten rund 10% der Patientinnen, Pulsfrequenzänderungen von ± 10 Schlägen/min weitere 18 bzw. 11%. Bei 43 Patientinnen traten größere Zunahmen der Pulsfrequenz auf gegenüber ausgeprägteren Abnahmen bei nur 18 Patientinnen.

In der unmittelbaren Aufwachphase verhielten sich die Patientinnen folgendermaßen (Abb.5):

216

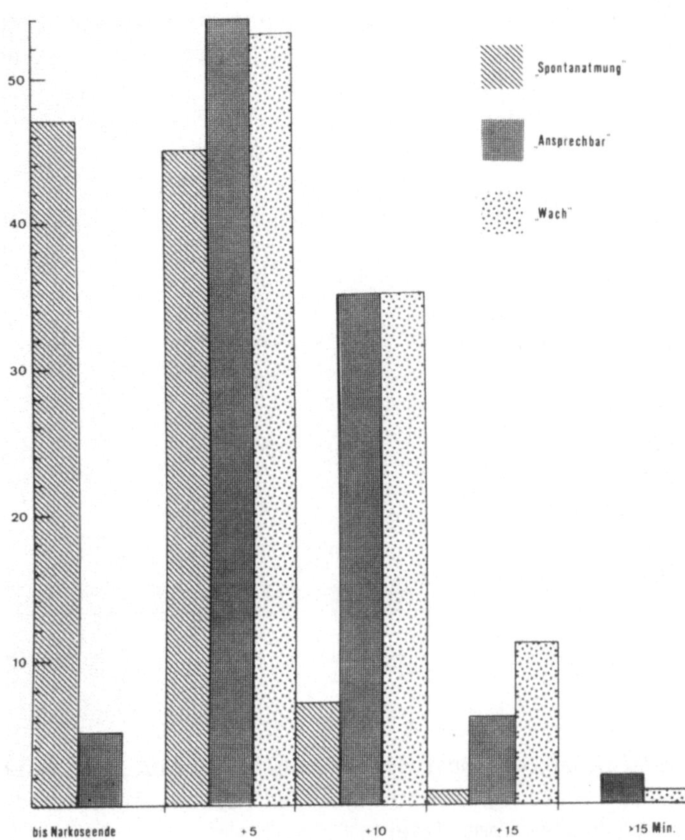

Abb.5 Verhalten der Patienten in der postoperativen Phase. Dargestellt sind die Zeitintervalle bis zum Auftreten einer suffizienten Spontanatmung, der Ansprechbarkeit bzw. der ausreichenden Orientierung (wach bis zum Narkoseende, 5, 10, 15 und mehr als 15 min nach Narkoseende). Auf der Ordinate ist wieder die jeweilige Häufigkeit zu den einzelnen Zeitpunkten dargestellt.

Bis zur Beendigung der Narkose atmeten 47% der Patientinnen ausreichend spontan (Atemfrequenz von mindestens 12/min und Atemminutenvolumen von mindestens 100 ml/kg KG). 5 min nach Beendigung der Narkose kamen weitere 45% der Patientinnen hinzu, nur 8 Patientinnen brauchten mehr als 5 min nach Narkoseende, um eine ausreichende Spontanatmung zu erreichen.

Mit Narkoseende waren 5% der Patientinnen ansprechbar, jedoch noch keine ausreichend wach.

5 min nach Narkoseende waren jedoch 54% der Patientinnen ansprechbar und 52% der Patientinnen im oben genannten Sinne als wach anzusehen. Weitere 33% benötigten bis zu 10 min, um ansprechbar zu werden, annähernd genauso viele um eine ausreichende Orientierung zu erreichen. 6 Patientinnen waren erst nach 15 min ansprechbar, die restlichen benötigten bis zu 1/2 h, um das Kriterium wach und orientiert als Maßstab zur Entlassungsfähigkeit auf die Station zu erreichen.

Folgende Nebenwirkungen wurden während oder nach der Anaesthesie beobachtet (Tab.6): Ungefähr die Hälfte der Patientinnen zeigte intra- oder postoperativ eine Miosis. 8 Patientinnen wiesen als Zeichen einer nicht ausreichenden Analgesie Abwehrbewegungen, Tränenfluß oder Schwitzen auf,

Tabelle 6. Übersicht über die während der Kombinationsnarkose
bzw. in der postoperativen Phase aufgetretenen Nebenwirkungen
in ihrer jeweiligen Häufigkeit

Alfentanil bei Kurznarkosen

....

Nebenwirkungen	intraoperativ	postoperativ
Miosis	47	
Schwitzen-Tränenfluß	3	
Abwehrbewegungen	5	
Muskelsteife	26	
Husten	3	
Müdigkeit		21
Schwindel		4
Kopfschmerz		2
Harnverhaltung		2
Übelkeit - Erbrechen		16

----

bei 26% war die Muskelsteife so ausgeprägt, daß Muskelrelaxantien zur adäquaten Beatmung injiziert werden mußten. 3 mal wurde die Narkoseeinleitung
durch Husten kompliziert.

In der postoperativen Phase klagten 16% der Patientinnen über Übelkeit
oder Erbrechen. Weitere Nebenwirkungen waren Schwindel, Kopfschmerz, Harn-
verhaltung.

Wurden die Patientinnen nach Eindrücken von der Prämedikation bis zum
Aufwachen auf der Station befragt, so konnten sich 80% an die Prämedikation,die Narkoseeinleitung und das Aufwachen auf der Station, nicht jedoch
an die Aufwachphase im OP erinnern. 10 Patientinnen hatten nur Eindrücke
von der Prämedikation und Narkoseeinleitung, 5 nur von der Prämedikation
und 5 von der Einleitung und dem Aufwachen auf der Station.In keinem Falle
wurde über unangenehme Erinnerungen geklagt.

Der jeweilige Anaesthesist fand die Narkoseform 6 mal ausgezeichnet, 82
mal gut, 8 mal zufriedenstellend, 6 mal schlecht, 4 mal waren keine Angaben gemacht worden. Bei den guten und ausgezeichnet beurteilten Fällen be-
fanden sich 31 Laparoskopien mit und ohne Tubenkoagulation,die bei anderen
Narkoseformen nicht selten postoperative Probleme verursachen; der Rest
waren Abrasiones oder Probeexzisionen. Die 8 mit befriedigend beurteilten
Anaesthesien waren zur Hälfte Abrasiones bzw. Laparoskopien mit Tubenkoagulation. Für den schlechten Eindruck waren überwiegend Muskelrigidität,
Abwehrbewegungen bzw. insuffiziente Analgesie bei vorgegebener Dosierung
maßgebend.

218

Das Pflegepersonal auf den Stationen registrierte anhand etwas häufige-
rer Fälle von Übelkeit und Erbrechen die Tatsache, daß eine Änderung der
Narkosetechnik vorgenommen worden war.

Bei den hier diskutierten Eingriffen war in der postoperativen Phase 91
mal kein Analgetikum erforderlich, 3 mal innerhalb der ersten 30-45 min, 2
mal innerhalb von 1,5 h nach Opertionsende, 1 mal nach 2,5 h, 2 mal nach
4,5 h sowie je 1 mal nach 9 und 12 h. Es handelte sich um Laparoskopien,
Interruptiones,Konisationen,Narkoseuntersuchungen, ohne daß eine bestimmte
Zuordnung zu einem operativen Eingriff erkennbar wurde. In der Regel wurden 15 mg Pentazocin i.v. oder 30 mg Pentazocin i.m. verabreicht. Ohnehin
verursachen aber derartige Eingriffe nur selten einen wesentlichen Bedarf
an postoperativer Analgesie.

DISKUSSION DER ERGEBNISSE

Zusammengefaßt kann aus diesen rein klinischen und offenen, nicht vergleichenden Untersuchungen gefolgert werden, daß Alfentanil ein Analgetikum
ist, das rasch und zuverlässig wirkt, allerdings auch nur eine sehr begrenzte Wirkdauer hat. Das führt dazu, daß bei unerwartet längerer Operationsdauer nachinjiziert werden muß. In einigen Fällen war auch die Dosierung von 25 µg/kg wohl eher an der unteren Grenze der Erfordernisse.

Die beobachteten maximalen Blutdruck- und Pulsfrequenzänderungen sind -
bei aller Gleichmäßigkeit der Verteilung - wohl nicht nur auf Alfentanil
sondern auf die gesamte Narkosetechnik zu beziehen und daher nur begrenzt
aussagefähig. So war in Einzelfällen die Applikation von Alfentanil sowohl
von Pulsfrequenzabfällen als auch von Blutdruckabfällen begleitet, sicher
ebenso oft auch von Anstiegen der gleichen Parameter oder von fehlenden
Änderungen.

Auch die Definition "Kurznarkose" bei zum Teil längeren OP-Zeiten, ist
problematisch, sie entspricht allerdings der klinischen Realität.

Die Sicherheit der postoperativen Phase ist unseres Erachtens - soweit
suffiziente Spontanatmung oder Orientierung der Patienten betroffen sind -
mit Alfentanil mindestens ebenso gut gewährleistet wie mit anderen Kombinationen. Übereinstimmend wurde von allen an der Untersuchung Beteiligten
vermerkt,daß die Alfentanilpatienten wesentlich rascher wach und ansprechbar werden als Patienten,bei denen andere Verfahren zur Anwendung kommen.

Das sollte nicht über die Tatsache hinwegsehen lassen, daß Muskelsteife
intraoperativ und Nausea und Erbrechen postoperativ Nebenwirkungen sind,
die auch bei niedriger Dosis Probleme verursachen und Zusatzmedikationen
bedingen können.

LITERATUR

1. Alfentanil R 39 209 : A potent, extremely short-acting and safe intravenous narcotic analgesic. Investigational New Drug Brochure. 1st ed Fa
   Janssen, Sept 1981
2. Kay B,Stephenson DK (1980) Alfentanil (R 39 209):Initial clinical experience with a new narcotic analgesic. Anaesthesia 35:1197
3. Kay B,Pleuvry B (1981) Human volunteer studies of alfentanil (R 39 209)
   a new, short-acting narcotic analgesic. Anaesthesia 35:952
4. Nauta J, De Lange S, Koopman D, Spierdijk L, Stanley TH (1981) Anaes-
   thetic induction with Alfentanil: comparison with Thiopental, Midazolam
   and Etomidate. ASA Abstract A 255
5. Stockman A, Caron D, Gallant J (1984) Alfentanil as an analgesic for
   operations of varying duration. Acta Anaesthesiol Belg
6. Van Leeuwen L, Deen L (1981) Alfentanil, a new, potent and very short-
   acting morphinomimetic for minor operative procedures. A pilot study.
   Anaesthesist 30:115
7. Van Leeuwen L,Deen L,Helmers JHJH (1981) A comparison of Alfentanil and
   Fentanyl in short operations with special reference to their duration
   of action and postoperative respiratory depression. Anaesthesist 30:397

Veränderungen der momentanen Herzfrequenz unter Alfentanil bei neurochirurgischen Eingriffen

K. Huse, M. Krämer

ZUSAMMENFASSUNG

Die klinische Untersuchung wurde an 14 neurochirurgischen Patienten durchgeführt. - Alfentanil wurde unter unterschiedlichen Bedingungen anstelle von Fentanyl zur Neuroleptanaesthesie verwendet. Nach einer Einleitungsdosis von 79 ± 29 mcg/kg erhielten die Patienten eine Erhaltungsdosis von 107 ± 55 mcg/kg/h Alfentanil. - Zur Erfassung der RR-Intervalle des EKG dient ein QRS-Detektor, der als Peripheriegerät an einen Rechner angeschlossen ist. Computerprogramme dienen zur Auswertung der zeitlichen Verläufe der momentanen Herzfrequenz. - Neben typischen Verlaufsformen konnten aus wählbaren Intervallen Mittelwerte und Standardabweichungen der Herzfrequenz und der momentanen Herzfrequenz bestimmt werden. - Alfentanil konnte komplikationslos bei den unterschiedlichen Methoden der kontrollierten Hypotension in Neuroleptanaesthesie Verwendung finden.

Die neurochirurgischen Operationen erfordern in aller Regel eine Anaesthesie mit tiefer Bewußtlosigkeit. Die Forderung nach Steuermöglichkeit der Narkose wird durch die Möglichkeit der kontinuierlichen Gabe von Alfentanil besonders gut erfüllt. Die Neuroleptanaesthesie bietet für die Neuroanaesthesie die folgenden Vorteile [5]:
1. Senkung des Hirndruckes bei raumfordernden intrazerebralen Prozessen.
2. Erhaltung der Autoregulation der Hirngefäße.
3. Reduktion der Hirndurchblutung bei Abnahme des Sauerstoffbedarfs.
4. Vegetative Stabilisierung.
5. Neurolepsie.
6. Schnelle postoperative Erholung mit möglicher Kontrolle des Therapieerfolges oder Mißerfolges nach Gabe von Morphinantagonisten (Naltrexone oder Narcan) [7].
7. Gute Kreislaufstabilität selbst bei außergewöhnlichen Positionen des Patienten [6].

In dieser Arbeit soll speziell das Verhalten der momentanen Herzfrequenz nach Alfentanilgabe unter besonderer Berücksichtigung der Kreislaufprobleme bei neurochirurgischen Operationen untersucht werden.

Besonders ist auf die zentralen Regulationsstörungen bei Tumoren in der Nähe kreislaufaktiver Hirnzentren hinzuweisen, sowie auf die erheblichen Modifikationen des physiologischen Kreislaufverhaltens durch die unterschiedlichen Methoden der kontrollierten Hypotension. Die computerunterstützte Überwachung der momentanen Herzfrequenz ist eine besonders gut geeignete Methode zur Bearbeitung dieser Fragestellung.

PATIENTENGUT

Die klinischen Untersuchungen wurden an 14 erwachsenen Patienten in Neuroleptanaesthesie durchgeführt (6 männlich, 8 weiblich). 6 Patienten kamen zur Krankenhausaufnahme mit einem intrazerebralen Aneurysma, während bei 7 Patienten ein Hirntumor vorlag. Bei einem Patienten wurde ein Sanduhrneurinom im Bereich der Halswirbelsäule operiert (Tab.1). Das Durchschnittsalter der Patienten betrug 46 Jahre (Bereich 13-67 Jahre).

Zur Prämedikation erhielten die Patienten am Vorabend Phenobarbital (Luminal®) 0,2 g. Nach der Prämedikation mit 2,5-5 mg Dehydrobenzperidol, 50-100 mg Pentobarbital (Nembutal®) und Scopolamin 0,4 mg wurden die Pa-

Tabelle 1. Allgemeine Angaben zum Patienten-
kollektiv

Anzahl der Patienten	14
Geschlechtsverteilung	6 w., 8 m.
Diagnose:	
Hirntumor	7
Aneurysma	6
Rückenmarktumor	1
Durchschnittsalter	46 ± 17 Jahre
Größe	168 ± 10 cm
Gewicht	65,9 ± 11,1 kg

Tabelle 2. Aufstellung der durchschnittlichen Alfentanildosen zur Einleitung und Erhaltung der Neuroleptananaesthesie bei 14 neurochirurgischen Patienten bei einer durchschnittlichen Narkosedauer von 4,27 h

----

Einleitungsdosis	79,8 ± 29,5 mcg/kg
Erhaltungsdosis	107,8 ± 53 mcg/kg/h
Gesamterhaltungsdosis	346 ± 193 mcg/kg
Gesamtdosis	439,9 ± 187 mcg/kg

222

tienten in den Vorbereitungsraum gebracht. Katheter und Kanülen wurden in
Lokalanaesthesie gelegt. Zur Einleitung der Narkose wurde Alfentanil mit
einer durchschnittlichen Dosis von 79,8±29,5 mcg/kg injiziert. Nach dem
Erlöschen des Lid- und Cornealreflexes erhielten die Patienten 75-100 mg
Succinylcholin, anschließend erfolgte die Intubation mit einem Woodbridge
Tubus Charriere 36-40 (12 - 13 1/2 mm Außendurchmesser).

Mit Hilfe eines stufenlosen Perfusors erhielten die Patienten eine
durchschnittliche Erhaltungsdosis von 107,8 ± 53 mcg/kg/h (Tab.2) Alfentanil. Zusätzlich erhielten 11 Patienten eine Gesamtdosis von 19 ± 5,8 mg
Dehydrobenzperidol.

Nach der Succinylcholin-Relaxation (1-2 mg/kg) zur endotrachealen Intubation wurde bei 4 Patienten zusätzlich zur Muskelrelaxation Pancuronium
gegeben. Die Patienten wurden nach Einleitung der Narkose mit einem Drä-
ger-Narkose-Spiromat 650 kontrolliert beatmet. Von den 14 Patienten wurden
4 in Bauchlage und 10 in Rückenlage operiert.

Die durchschnittliche Narkosedauer betrug 253 min (Bereich 182-330
min). 6 Patienten mit zerebralen Aneurysmen erhielten zeitweise über einen
stufenlosen Perfusor Althesin mit einer Dosierung von durchschnittlich 30
ml/h.

Bei der chirurgischen Versorgung der Aneurysmen wurde der Blutdruck
kurzfristig mit Nitroprussidnatrium gesenkt. Nach Beendigung der Operation
erhielten die Patienten zur Aufhebung der Alfentanilwirkung 0,4 mg Naltrexone und wurden anschließend extubiert.

METHODE

Erfassung der RR-Intervalle:
Das EKG des Patienten wird vom Textronix Physiological Monitor über eine
analoge, potentialgetrennte Übertragungsleitung in den Rechnerraum über-
tragen und dort von einem als Modul in einem Camac Crate ausgeführten QRS-
Detector verarbeitet. Die Zeit zwischen zwei QRS-Komplexen wird mit einer
Auflösung von 1 ms digital vermessen, und per Interrupt an den Rechner PDP
LSI 11/02 übertragen. Dieser faßt jeweils 256 Meßwerte zu einem Block zusammen und speichert ihn in einer Datei auf einem Plattenspeicher (RK 05
Kompitabel).Zur Markierung von besonderen Ereignissen dient eine spezielle
kleine Tastatur im Operationsraum.Die damit erzeugten Marken werden geson-
dert abgespeichert. Zur Auswertung werden die gespeicherten RR-Intervalle
in momentane Herzfrequenzen umgerechnet und auf dem als graphischer Dis-
play dienenden Speicheroszilloskop dargestellt.
1. Dazu dienen Programme zur Darstellung des gesamten zeitlichen Verlaufes
   oder wählbarer Zeitabschnitte der momentanen Herzfrequenz als einfache
   Verlaufskurve oder dreidimensionale Darstellung der Abfolge von Häufigkeitsverteilungen in Segmenten von jeweils 256 Werten.
2. Zur Darstellung der Zeit vor und nach einer Markierung.

3. Zur Darstellung der Rhythmik des Signals:
   Scattergramm; jeweils zwei aufeinanderfolgende Herzschläge ergeben die
   Koordinaten eines Punktes in einem Koordinatenkreuz, bei dem in beide
   Richtungen die Herzfrequenz aufgetragen ist. Diese Art der Darstellung
   ist einmal geeignet, um die Veränderung der Variabilität in Abhängigkeit von der Herzfrequenz darzustellen, zum anderen um wiederkehrende
   konstante Muster in der Herzfrequenz zu entdecken.

ERGEBNISSE

Bei 14 neurochirurgischen Patienten wurden die Herzfrequenz und die momentane Herzfrequenz ermittelt.Die Ergebnisse der Mittelwerte und Standardabweichungen der Veränderungen der Herzfrequenz und der momentanen Herzfrequenz wurden tabellarisch zusammengestellt (Tab.3).
   Zum Gesamtüberblick der Veränderungen der RR-Intervalle des EKG diente
eine dreidimensionale Darstellung der Abfolge der Häufigkeitsverteilungen.
   Scatterdiagramme ermöglichen eine Darstellung der Rhythmik der Signale.
   Neben den typischen Verlaufskontrollen konnten aus wählbaren Intervallen
Mittelwerte und Standardabweichungen der Veränderungen der Herzfrequenz
und der momentanen Herzfrequenz berechnet werden.

Tabelle 3. Mittelwerte und Standardabweichungen der Veränderungen von Herzfrequenz und momentaner Herzfrequenz (RR-Intervall in ms) bei 14 prämedizierten Patienten, während der Neuroleptanaesthesie bei kontinuierlicher
Medikation von Alfentanil und nach der Gabe des Morphinantagonisten Naltrexone

Erklärungen	Herzfrequenz Herzschläge . min^{-1}	momentane Herzfrequenz ms
prämedizierte Patienten	72 ± 15	902 ± 180
Narkoseeinleitung mit Alfentanil	69 ± 13	917 ± 171
NLA bei kontinuierlicher Gabe von Alfentanil	59 ± 9	1037 ± 181
nach Gabe von Naltrexone®	83 ± 14	882 ± 257

224

DISKUSSION

Die chronotrope Wirkung der verschiedenen Injektionsanaesthetika hat unterschiedliche Ursachen. Zum einen hat man die direkten Wirkungen auf das Reizbildungs- und Reizleitungssystem des Myokards zu beachten, zum anderen die indirekte Wirkung über die zentralnervösen autonomen Regulationen. Mögliche Angriffspunkte für die chronotrope Wirkung der Injektionsanaesthetika sind:
1. Die direkte Wirkung auf das Herz.
2. Indirekte Wirkungen durch:
   a. Änderungen des autonomen Gleichgewichts,
   b. Reflexänderungen (Baroreflexe),
   c. zentralnervöse Regulationsstörungen,
   d. periphere Angriffspunkte (Ganglien, adrenerge und cholinerge Rezeptoren).

Die Bradykardien nach Gabe von Fentanyl und wahrscheinlich auch Alfentanil sind auf zentrale vagale Aktivitätssteigerungen zurückzuführen, zumal die sympathische Aktivität sich im wesentlichen nicht verändert [1,9]. Das Herzfrequenzniveau ergibt sich aus dem Gleichgewicht zwischen efferent sympathischen und vagalen Herzefferenzen. Hierbei steht der Vagotonus gegenüber dem Sympathicotonus im Vordergrund [1,9].

Althesin ist ein Steroid-Narkotikum zum intravenösen Gebrauch. Bei dieser Untersuchung wurde Althesin zur kontrollierten Hypotension verwendet, zusätzlich erhielten die Patienten mit Aneurysmen der zerebralen Hirngefäße Nitroprussidnatrium für kurze Senkungsperioden.Die spezielle Indikation zur Gabe von Althesin für neurochirurgische Patienten ist die ausgezeichnete Senkung des intrakraniellen Druckes bei simultaner Senkung des zerebralen Sauerstoffverbrauchs [2,11,14,15].

Verschiedene Autoren beobachteten eine Zunahme der Herzfrequenz zwischen 14-20% nach Althesingabe [3,4,8,12,13].

Der positiv chronotrope Effekt des Althesins wird durch eine zentrale Vagolyse erklärt. Althesin führt auch bei Alfentanilgabe zu einer relativ starken Tachykardie, gleichzeitig können Blutdruckabfälle bei gehemmten Baroreflexen auftreten.Diese gehemmte Reflexaktivität durch Althesin ist deutlich nachweisbar, wenn zusätzlich Nitroprussidnatrium zur weiteren Drucksenkung gegeben wird. Infolge der gehemmten Barorezeptorreflexe wird eine zusätzliche Frequenzbeschleunigung nicht beobachtet.

Die schnelle postoperative Erholung nach Gabe des Morphinantagonisten Naltrexone war begleitet von einer positiv chronotropen Reaktion. Die unterschiedlichen Ursachen für diese Kreislaufreaktion wurden in einer vorhergehenden Untersuchung ausführlich diskutiert [7].

Bei den neurochirurgischen Patienten sollte zusätzlich berücksichtigt werden,daß vom Gehirn durch zentrale Stimulation über das autonome Nervensystem laufend Einflüße auf die Reizerregung und Reizleitung des Myokards ausgeübt werden. Bradykarde Reaktionen beobachtet man z.B. bei Operationen am Boden des IV.Hirnventrikels und bei Kleinhirnbrückentumoren mit zentraler Vagusstimulation.

Somit bestimmen eine Reihe von unterschiedlichen Faktoren das Herzfrequenzverhalten der neurochirurgischen Patienten. Unter diesen unterschiedlichen Bedingungen wurde Alfentanil getestet und anstelle von Fentanyl bei der Neuroleptanaesthesie für neurochirurgische Operationen eingesetzt. Es fand Verwendung bei der Einleitung und Erhaltung der Narkose und konnte komplikationslos bei den unterschiedlichen Methoden der kontrollierten Hypotension als Narkosemittel eingesetzt werden (Tab.3).Trotz der relativ hohen Dosis (Tab.2) konnte die atem- und kreislaufdepressorische Wirkung von Alfentanil mit dem Morphinantagonisten Naltrexone aufgehoben werden (Tab.2,3).

Veränderungen des Herzfrequenzniveaus konnten besonders bei der Beobachtung der momentanen Herzfrequenz unmittelbar nachgewiesen werden und erlaubten gleichzeitig einen detaillierten Einblick in die Variabilität des Herzfrequenzniveaus infolge unterschiedlicher Herzantriebe (Tab.3).

LITERATUR

1. Arndt JO, Mameghani F (1980) Die Funktion homöostatischer Kreislaufreflexe unter Etomidate, Fentanyl und Dehydrobenzperidol. Anaesthesist 29:200
2. Cohen RS, Creighton RE, Nisbet HJA, McDonald P, Steward DJ (1973) The effects of Althesin on cerebral blood flow and intracranial pressure. Can Anaesth Soc J 20:754
3. Coleman AJ, Downing JW,Leary WP,Moyes DG,Styles M (1972) The immediate cardiovascular effects of the Althesin (Glaxo CT 1341), a steroid induction agent, and thiopental in man. Anaesthesia 27:373
4. Du Cailar J (1972)The effect in man of infusions of althesin with particular regard to the cardiovascular effects. Postgrad Med J (June Suppl)
5. Etschenberger E (1973) Anaesthesie mit Droperidol und Fentanyl. Arzneimittel Forschg 23, Beiheft
6. Huse K (1977) Die kontrollierte Hypotension mit Nitroprussidnatrium in der Neuroanästhesie.In: Frey R,Kern F, Mayrhofer O (Hrsg) Anaesthesiologie u Wiederbelebung, B 107,Springer, Berlin Heidelberg New York
7. Huse K, Hartung E,Nadgmabadi MH (1974) Wirkungen von Naloxone (Narcan) auf Kreislauf und Atmung nach Neuroleptanaesthesie für neurochirurgische Operationen. Anaesthesist 23:493
8. Huse K, Krämer M (1980) Die Althesin-Fentanyl-Lachgas-Sauerstoffnarkose; ein Anaesthesieverfahren bei neurochirurgischen Patienten mit zerebralen Krampfanfällen. In: Opitz A, Degen R (Hrsg) Anaesthesie bei zerebralen Krampfanfällen und Intensivtherapie des Status epilepticus. Perimed, Erlangen
9. Inoue K, Samodelav LF, Arndt JO (1980) Fentanyl activates a particular population of vagal efferents which are cardio-inhibitory. Naunyn-Schmiedebergs Arch Pharmacol 312:57

10. Page JH, Corcoran AC,Dusten HP,Koppany T (1955) Cardiovascular actions
of sodium nitrousprussid in animals and hypotensive patients. Circulation 2:188

11. Pickerodt VWA, McDowall DG, Coroneos NJ,Keaney NP (1972) Effect of Althesin on cerebral perfusion, cerebral metabolism and intracranial
pressure in the anaesthetized Baboon. Br J Anaesth 44:75

12. Savege TM,Foley EI,Coultas RJ,Walton B,Strumin C,Simpson BR (1973) The
cardiorespiratory effects of Althesin and Ketamine - a comparison.
Anaesthesia 28:39

13. Sonntag H,Schenk HD,Regensburger D,Kettler D,Hellberg K,Knoll D,Donath
V, Becker H (1973) Effects of Althesin (Glaxo 1341) on coronary blood
flow and myocardial metabolism in man.Acta Anaesthesiol Scand 17:218

14. Takahashi T, Takasaki M,Namik A, Dolvi S (1973) Effects of Althesin on
cerebrospinal fluid pressure. Br J Anaesth 45:179

15. Turner JM, Coroneos NJ, Gibson RM,Powell D,Ness MA,McDowall DG (1973)
The effect of Althesin on intracranial pressure in man. Br J Anaesth
45:168

Klinische Erfahrungen mit Alfentanil bei abdominellen und kardiochirurgischen Eingriffen
Anaesthesiologische und hämodynamische Aspekte

J. Busse, H. Huttarsch, J. Jenke, T. Peuster

ZUSAMMENFASSUNG

Bei insgesamt 45 Patienten wurde zur Aufrechterhaltung der Narkose neben
Lachgas ausschließlich Alfentanil eingesetzt. Die Patienten erhielten zur
Narkoseeinleitung Alfentanil fraktioniert als Bolus in einer Dosierung von
50 µg/kg, mit einer Dauerinfusion in einer Dosierung von 0,5-7 µg/kg/min.
Mit Alfentanil wurde die Narkose aufrechterhalten. Die Untersuchungen
zeigten, daß die Herz- und Kreislaufparameter nur unwesentlich beeinflußt
werden.Bei schneller Injektion von Alfentanil entwickelte sich bei einigen
Patienten eine Thoraxrigidität, die sich durch langsame Injektion oder
vorherige Relaxansgabe vermeiden ließ. Bei den 29 Patienten,bei denen eine
Cholecystektomie mit Choledochusrevision durchgeführt wurde, ließ sich
keine Tonusveränderung der abführenden Gallenwege nachweisen. Die ersten
Erfahrungen mit Alfentanilnarkosen haben gezeigt, daß Alfentanil ein gut
steuerbares Analgetikum ist und sich als Monosubstanz in Kombination mit
Lachgas-Sauerstoff oder als Adjuvans bei Inhalationsnarkosen eignet.

Das neue, kurzwirkende Analgetikum Alfentanil wurde von uns in den letzten
Monaten erstmalig bei Narkosen eingesetzt (Tab.1). Insgesamt wurde Alfentanil bei 45 Patienten angewandt und zwar bei 29 Oberbaucheingriffen, bei
4 Gefäßoperationen, bei 8 aorto-koronaren Bypass-Operationen und bei 4
Patienten, bei denen ein Mitralklappenersatz durchgeführt werden sollte
(Tab.2). Das Durchschnittsalter der Patienten betrug 51 Jahre,das mittlere
Gewicht lag bei 72 kg, mit Extremwerten von 45 und 125 kg. Anlaß für die
vorliegende Untersuchung dieser neuen Substanz war die Feststellung, daß
bisher keine Erfahrungen über die Anwendung des Pharmakons in der Gallen-
blasenchirurgie und nur ungenügende Daten über Kreislaufwirkungen von
Alfentanil vorlagen.

METHODIK

Als Prämedikation erhielten die Patienten 60 min vor Narkosebeginn entweder Flunitrazepam (Rohypnol®) per os oder Pethidin- (Dolantin®) Atosil-
Atropin intramuskulär (Tab.3).

228

Tabelle 1. Art der Eingriffe bei den 45 Patienten

Oberbaucheingriffe	29
Gefäßeingriffe	4
Aorto-koronarer Bypass	8
Mitralklappenersatz	4

Tabelle 2. Patientendaten, Mittel- und Extremwerte

Alter	51 (17 - 73) Jahre
Gewicht	72 (45 - 125) kg
Länge	165 (146 - 182) cm

Tabelle 3. Zusammenstellung der bei der Prämedikation, der Einleitung und der Aufrechterhaltung der Narkose verwendeten Pharmaka und Gase

Prämedikation	Flunitrazepam	
	Pethidin - Promethazin - Atropin	
Einleitung	Flunitrazepam	7 - 14 µg/kg
	Etomidat	0,1 - 0,2 mg/kg
	Alfentanil	50 µg/kg
	Pancuronium	50 - 90 µg/kg
Aufrechthaltung	N_2O/O_2	2 : 1, 3: 1
	Alfentanil	2,5 µg/kg/min (0,5 7)

Vor Narkosebeginn wurde bei allen Patienten in Lokalanaesthesie ein zentralvenöser Katheter über eine V. jugularis interna mit Plazierung der Katheterspitze im rechten Vorhof gelegt. Bei den kardiochirurgischen Patienten wurde unter EKG- und Druckkontrolle ein Swan-Ganz-Thermodilutionskatheter in der Pulmonalarterie plaziert. Zur arteriellen Druckmessung wurde bei den letztgenannten Patienten zusätzlich eine A. radialis kanüliert. Der Pulmonaliskatheter diente der Messung des rechtsartrialen Druckes, des Pulmonalarteriendruckes und des pulmonalen Wedge-Druckes. Die Bestimmung des Herzminutenvolumens erfolgte mit einem Edwars-HZV-Computer nach der Thermodilutionsmethode unter Benutzung einer Injektionspistole, wobei stets der Mittelwert aus mindestens 3 Messungen zur Berechnung des Herzindex, des Schlagvolumenindex, des peripheren und des pulmonalen Gefäßwiderstands herangezogen wurde.

Nach Beendigung der Kanülierungen erfolgte nach einer Pause von 10-15 min die 1. Kontrollmessung. Die Patienten erhielten dabei Sauerstoff über eine Maske. Anschließend wurde die Narkose bei den ersten von uns untersuchten 8 Patienten in einer Kombination von 0,5 mg/70 kg Flunitrazepam und 50 µg/kg Alfentanil, fraktioniert als Bolus gegeben, eingeleitet. Die Narkoseeinleitung der übrigen 37 Patienten wurde ausschließlich mit 0,1-0,2 mg/kg KG Etomidat und 50 µg/kg Kg Alfentanil durchgeführt. Die weiteren Messungen erfolgten im Anschluß an die letzte Alfentanilgabe, ca. 1-2 min und ca. 12 min nach der Intubation. Die Patienten waren mit Pancuronium relaxiert und wurden kontrolliert beatmet. Aufrechterhalten wurde die Narkose mit einer Dauerinfusion von Alfentanil in einer Dosierung von durchschnittlich 0,5-7 µg/kg/min und einem Lachgas-Sauerstoff-Gemisch von 2:1 bzw. 3:1. Nach Operationsende wurden alle allgemeinchirurgischen Patienten extubiert auf die Station verlegt und bis zum späten Abend vom zuständigen Anaesthesisten noch mehrmals besucht. Ca. 30-60 min nach der Extubation wurde eine letzte Blutgasanalyse durchgeführt. Die kardiochirurgischen Patienten kamen intubiert auf die Intensivstation.

ERGEBNISSE UND DISKUSSION

Die Abb. 1 zeigt die Mittelwerte des systolischen und diastolischen Blutdrucks und der Herzfrequenz der Patienten, bei denen eine Laparotomie durchgeführt wurde. Der systolische und diastolische Blutdruck und die Herzfrequenz fielen nach der Einleitung nur geringfügig ab, und zwar unabhängig davon, ob nur Alfentanil allein oder in Kombination mit Flunitrazepam oder Etomidat eingeleitet wurde. Auffallend war bei diesen Patienten eine bemerkenswerte Stabilität aller Herz- und Kreislaufparameter über den gesamten Narkoseverlauf hinaus. Nur wenige Patienten reagierten im Verlauf des Eingriffs beim Einsetzen eines Rochard-Hakens am Sternum mit einem Blutdruckanstieg, der eine Erhöhung der Alfentanildosierung erforderlich werden ließ.

Die schon erwähnte Stabilität der Herz- und Kreislaufparameter der Patienten kommt auch in der Abb.2 zum Ausdruck. Sie zeigt die Mittelwerte der Sauerstoffsättigungen und der Sauerstoffpartialdrucke des gemischtvenösen Blutes. Zu erkennen ist, daß keine Veränderungen eingetreten sind, die auf eine ungenügende Versorgung des Gesamtorganismus mit Sauerstoff schließen lassen.

Die vorliegende Untersuchung diente auch der Prüfung inwieweit Alfentanil ähnliche periphere Wirkungen wie Morphin aufweist und z.B. eine Kontraktion des Sphincter Oddi auslöst. Routinemäßig wurde bei allen Cholecystektomien der freie Abfluß eines Röntgenkontrastmittels zunächst über ein Steigrohr und anschließend röntgenologisch kontrolliert. In keinem Fall ergaben sich Hinweise, die auf eine Erhöhung des Tonus der abführenden Gallenwege oder des Sphincter Oddi schließen ließen.

230

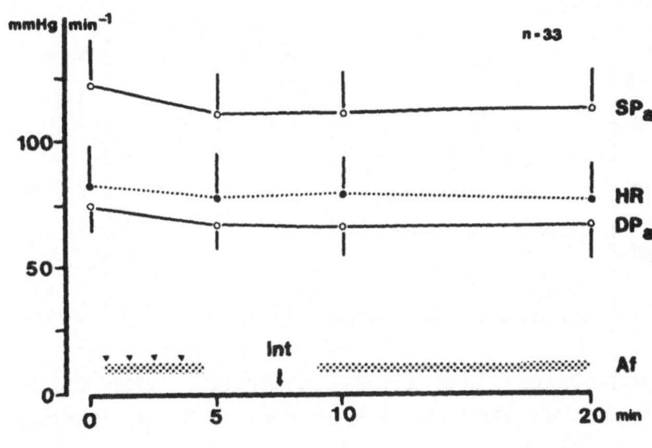

Abb.1. Darstellung der Mittelwerte des systolischen (SP$_a$) und diastolischen (DP$_a$) Blutdruck und der Herzfrequenz (HR) Int=Intubation, Af= Alfentanil

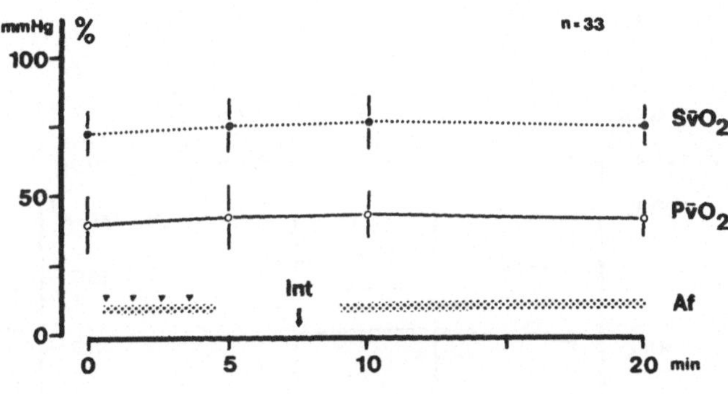

Abb.2. Darstellung der Mittelwerte der Sauerstoffsättigungen (SvO$_2$) und der Sauerstoffpartialdrucke (PvO$_2$) des gemischt-venösen Blutes

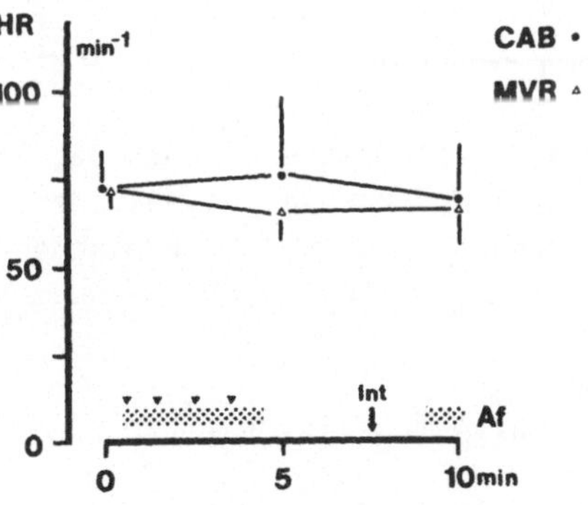

Abb.3. Darstellung der Herzfrequenz der kardio-chirurgischen Patienten. CAB=Aorto-koronarer-Bypass, MVR=Mitralklappen-ersatz

Die Betrachtung der hämodynamischen Parameter der 12 kardiochirurgischen Patienten zeigt ebenfalls eine Stabilität des arteriellen Blutdruckes und der Herzfrequenz (Abb.3). Die Herzfrequenz änderte sich bis zum Zeitpunkt der Intubation und auch im Anschluß daran nur geringfügig, der systolische Blutdruck fiel sowohl bei koronarchirurgischen Patienten wie auch bei den Patienten, bei denen ein Mitralklappenersatz vorgesehen war, im Vergleich zu den allgemeinchirurgischen, herzgesunden Patienten stärker

231

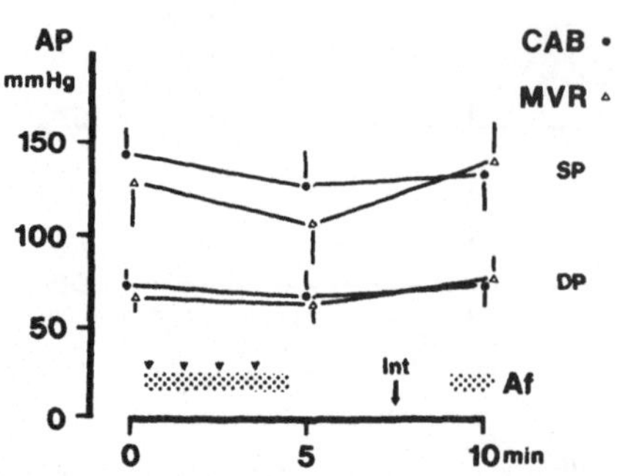

Abb.4. Darstellung des systolischen (SP) und diastolischen Blutdrucks (DP) der kardiochirurgischen Patienten

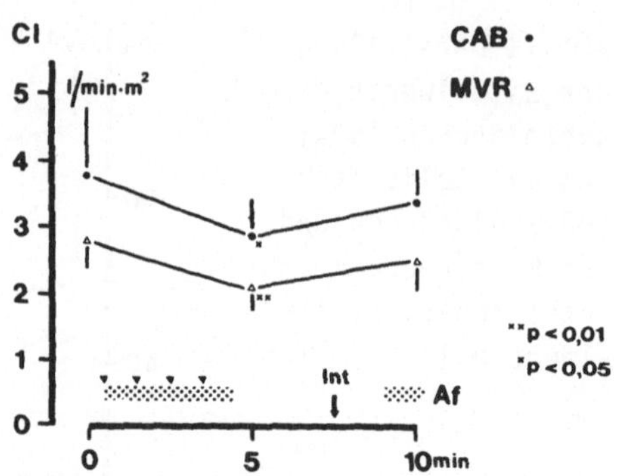

Abb.4a. Darstellung des Herzindex der kardiochirurgischen Patienten

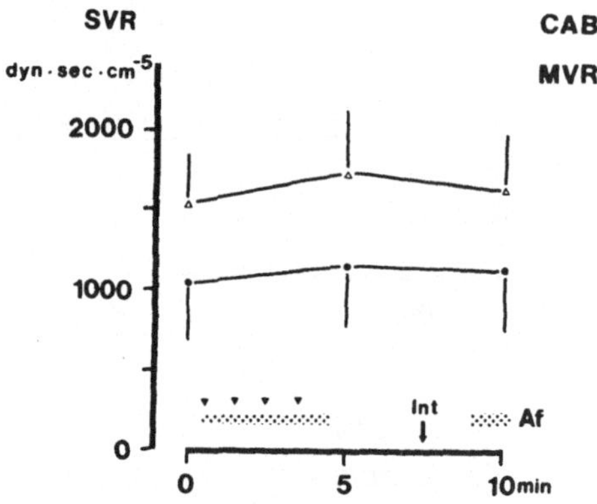

Abb.5. Darstellung des systemischen Gefäßwiderstandes (SVR) der kardiochirurgischen Patienten

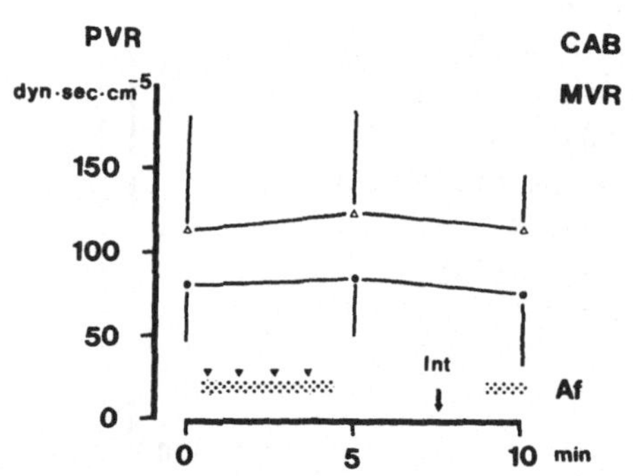

Abb.5a. Darstellung des pulmonalen Gefäßwiderstandes (PVR) der kardiochirurgischen Patienten

ab, erreichte aber nach der Intubation nahezu den Ausgangswert wieder (Abb.4 u. 4a).

Der Herzindex betrug bei den koronarchirurgischen Patienten vor der Alfentanilgabe 3,8 l/min/m² und fiel nach der Einleitung signifikant auf 2,9 l/min/m² ab. Bei den Mitralklappenpatienten lag der Herzindex schon vor Einleitung der Narkose mit 3,8 l/min/m² deutlich unter den Werten der Koronarpatienten und nahm auch hier nach der Alfentanilgabe signifikant bis auf 2,11 l/min/m² ab. Im Anschluß an die Intubation nahm der Herzindex in beiden Gruppen wieder zu, lag jedoch noch immer geringfügig unter dem Ausgangswert.

Sowohl der systemische periphere wie auch der pulmonale Gefäßwiderstand

232

Abb.6. Darstellung des mittleren pulmonalen Kapillardrucks (PCWP) und des mittleren rechts-atrialen Drucks (RAP) der kardiochirurgischen Patienten

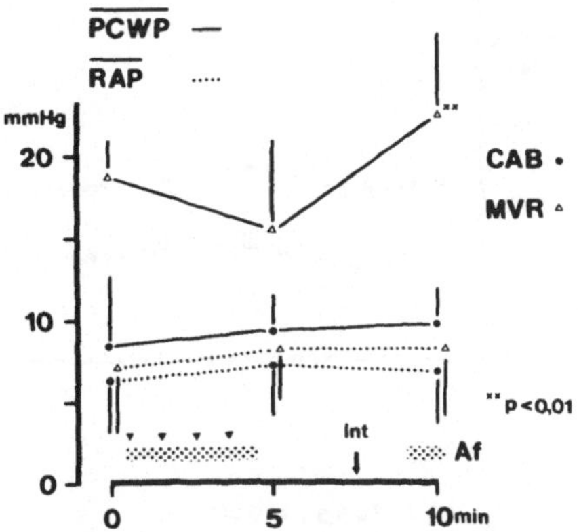

	S_vO_2	P_vO_2	P_vCO_2	BE_v	pH_v	
wach	76 ± 3	40 ± 5	44 ± 4	0.2 ± 2	7.37 ± 0.01	CAB
	67 ± 2	35 ± 2	43 ± 7	-0.3 ± 3	7.35 ± 0	MKE
nach Alfentanil	79 ± 4	43 ± 3	43 ± 4	-0.5 ± 1.1	7.37 ± 0.03	CAB
	75 ± 4	42 ± 4	46 ± 5	-1.2 ± 2.7	7.33 ± 0.03	MKE
nach Intubation	82 ± 7	50 ± 4	45 ± 3	-1 ± 1	7.35 ± 0.01	CAB
	74 ± 6	43 ± 7	47 ± 3	-1 ± 3	7.33 ± 0.03	MKE

Abb.7. Blutgasanalysen des zentral-venösen Blutes der kardiochirurgischen Patienten

veränderten sich bei beiden Patientengruppen nur unwesentlich (Abb.5 u. 5a). Nach der Alfentanilinjektion stiegen die Gefäßwiderstände leicht an und erreichten nach der Intubation wieder den Ausgangswert. Die Gefäßwiderstände bei den Mitralklappenpatienten lagen deutlich über denen der Koronarpatienten. Abb.6 gibt den rechtsatrialen Druck und den pulmonalen Kapillardruck wieder. Zu erkennen ist, daß bei den koronarchirurgischen Patienten weder der rechtsatriale noch der pulmonale Kapillardruck auffallende Veränderungen zeigte. Im Gegensatz hierzu fiel der schon im Augenblick deutlich erhöhte pulmonale Kapillardruck der Mitralklappenpatienten nach der Alfentanilgabe ab und stieg nach der Intubation signifikant auf Werte um 22 mmHg an.

Obwohl es, wie bereits erwähnt, zu einer deutlichen Abnahme des Herzindex nach der Alfentanilgabe kam, ergeben sich aus der Analyse der Blutgase keine Hinweise auf eine Minderperfusion des Gesamtorganismus (Abb.7).

Unsere Erfahrungen zur Narkoseführung mit Alfentanil (Abb.8) werden anhand des gesamten Verlaufs einer Narkose mit Alfentanil bei einer 30-jäh-

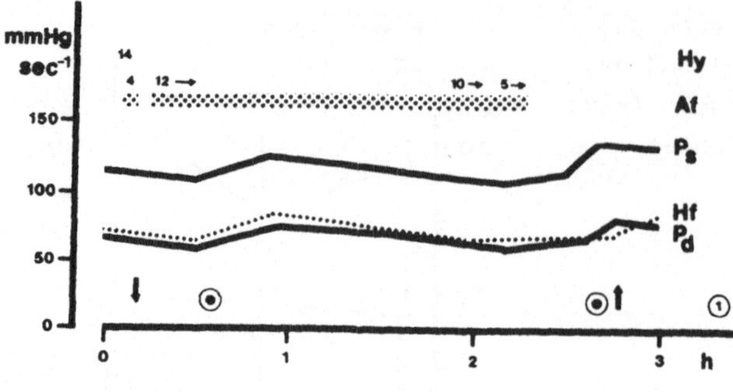

Abb.8. Darstellung des gesamten Verlaufs einer Narkose bei einer 30-jährigen Patientin. Hy= Hypnomidate; Af=Alfentanil; nP_s=systolischer Blutdruck; P_d=diastolischer Blutdruck; Hf= Herzfrequenz

rigen Patientin, bei der eine Cholecystektomie durchgeführt wurde, dargestellt.

Eingeleitet werden sollte die Narkose mit einem Hypnotikum, die Einleitung mit Alfentanil allein ist aufgrund des schnellen Wirkungseintritts dieser Substanz zwar möglich,die Dosis muß aber entsprechend höher gewählt werden. Die dabei auftretende,z.T. sehr ausgeprägte Thoraxstarre läßt sich durch langsame Injektion von Alfentanil oder durch Vorweggabe eines Muskelrelaxans vermeiden. Ein Problem stellte diese Thoraxrigidität nie dar.

Um Blutdruckschwankungen möglichst zu vermeiden, wurde von uns im Anschluß an die Intubation aufgrund bisheriger Erfahrungsberichte anderer Untersucher Alfentanil ausschließlich kontinuierlich und nie als Bolus appliziert. In den meisten Fällen war dann auch der Narkoseverlauf nahezu gleichmäßig. Unterdosierungen wurden von Frequenz- und Blutdruckanstiegen beantwortet, die sich mit höheren Alfentanildosierungen bei den chirurgischen Patienten im allgemeinen gut beherrschen ließen, bei den kardiochirurgischen dagegen wurden Blutdruckanstiege entweder mit Natriumnitroprussid oder mit einem Nitropräparat therapiert.

Bei Operationsende waren alle Patienten,bei denen die Narkoseeinleitung mit Etomidat erfolgte, wach sofern die Alfentanilzufuhr ca.20-30 min vor Operationsende unterbrochen wurde. Wenige Minuten nach Abstellen der Lachgaszufuhr konnten die Patienten extubiert werden,sie waren ansprechbar und atmeten ausreichend spontan. Der zentralvenöse PCO_2-Wert betrug im Mittel 47 mmHg (Abb.9). Antagonisiert wurden von uns 4 Patienten, bei 2 weiteren wäre eine Antagonisierung empfehlenswert gewesen.

<table>
<tr><td rowspan="2">Abb.9. pH-Wert, BE und pCO_2 des gemischt-venösen Blutes der allgemeinchirurgischen Patienten</td><td></td><td>pH_v</td><td>BE_v</td><td>pCO_{2_v} (mmHg)</td></tr>
<tr><td>wach</td><td>7.37 ± 0.05</td><td>-0.49 ± 2.5</td><td>42.6 ± 5.4</td></tr>
<tr><td></td><td>nach
Alfentanil</td><td>7.36 ± 0.05</td><td>-1.2 ± 2.4</td><td>42.7 ± 6.5</td></tr>
<tr><td></td><td>nach
Intubation</td><td>7.35 ± 0.05</td><td>-1.1 ± 2.4</td><td>42.6 ± 7.1</td></tr>
<tr><td></td><td>im steady
state</td><td>7.38 ± 0.05</td><td>-1 ± 2.5</td><td>40.8 ± 6.3</td></tr>
<tr><td></td><td>nach
Extubation</td><td>7.31 ± 0.06</td><td>-3 ± 2.1</td><td>47.3 ± 5.9</td></tr>
</table>

Unsere Erfahrungen mit Alfentanil werden wie folgt zusammengefaßt:

1. Die Narkoseeinleitung mit Alfentanil ist möglich, die Kombination mit einem Hypnotikum jedoch zwecks Dosisreduzierung zu empfehlen.
2. Die Herz- und Kreislaufparameter der Patienten zeigten unter Alfentanil eine bemerkenswerte Stabilität.
3. Alfentanil allein zur Narkoseeinleitung führte bei schneller Injektion und hoher Dosierung zu einer Thoraxrigidität, welche sich durch langsame Injektion oder vorherige Relaxansgabe vermeiden läßt.
4. Bei adäquater Dosierung von Alfentanil waren die Patienten direkt nach Operationsende und nach der Extubation verglichen mit den sonst bei diesen Eingriffen üblichen Narkosen mit volatilen Anaesthetika oder Fentanyl wesentlich früher bewußtseinsklar und kooperativ. Die Patienten empfanden diese Narkoseart als sehr angenehm. Sofern die Alfentanildosis an die zu erwartende Operationsdauer adaptiert wird, kann die postoperative Atemdepression auf ein Minimum reduziert werden. Allerdings erfordert die Steuerung der Narkose vom Anaesthesisten längere Erfahrung mit diesem neuen Opioid.
5. Im Vergleich mit anderen Narkosearten gaben die Patienten in der unmittelbaren postoperativen Phase Schmerzen in viel geringerem Maße an, Brechreiz und Erbrechen wurden selten beobachtet.
6. Alfentanil scheint keine Kontraktionen des M.Sphincter Oddi auszulösen.

Die ersten Erfahrungen mit Alfentanilnarkosen haben gezeigt, daß Alfentanil ein gut steuerbares und, wie angegeben, ein kurzwirkendes Analgetikum ist. Die Beeinflussung hämodynamischer Parameter ist gering, so daß unserer Ansicht nach Alfentanil als Monosubstanz in Kombination mit Lachgas-Sauerstoff oder als Adjuvans bei Inhalationsnarkosen mit gutem Erfolg angewendet werden kann.

Kontinuierliche Applikation von Alfentanil bei koronarchirurgischen Eingriffen – Anaesthesiologische und hämodynamische Aspekte

H. Murday, G. Hack, J. Schüttler, H. Stoeckel, A. Wenning

ZUSAMMENFASSUNG

Bei 23 Patienten mit selektiver Myokard-Revaskularisation wurden nach vorherigem informed consent die hämodynamischen Effekte von Alfentanil im
Vergleich zu Fentanyl unter kontinuierlicher Applikation vergleichend untersucht. Als Einleitungshypnotikum sowie zur weiteren Sedierung kam Flunitrazepam zur Anwendung, die Muskelrelaxation erfolgte ausschließlich mit
Pancuroniumbromid. Alle Patienten wurden nach Intubation mit einem O_2-
Luft-Gemisch (FiO_2=0,5) unter Verzicht auf Stickoxidul kontrolliert beatmet. Unsere Befunde lassen den Schluß zu, daß Alfentanil gegenüber Fentanyl aufgrund der fehlenden Beeinflussung des diastolischen arteriellen
Druckes, der geringen Abnahme des Herzminutenvolumens sowie einer nur mäs-
sigen Zunahme der Herzfrequenz und Kreislauf-Widerstände gewisse Vorteile
bei der Anaesthesie von Patienten mit koronarer Herzkrankheit bietet.

Über erste klinische Erfahrungen mit dem neuen Opioid Alfentanil (R 39209)
in der Koronarchirurgie berichteten De Lange et al.[2-4]. In diesen Untersuchungen wurde die Substanz mit Ausnahme der Einleitungsdosis (3 mg/min
bis zum Bewußtseinsverlust) in Form von Bolusgaben (2,5-5,0 mg) intermittierend verabfolgt. Aufgrund der sehr kurzen Eliminationshalbwertszeit [6]
erscheint allerdings anstelle repetitiver Einzeldosen die kontinuierliche
Applikation von Alfentanil bei langdauernden Eingriffen sinnvoll. Dies
gilt insbesondere für herzchirurgische Operationen mit extrakorporalem
Kreislauf, zumal hier in der Regel eine postoperative Nachbeatmung auf der
Intensivstation vorgesehen ist.
   Ziel der vorliegenden Studie war es, Alfentanil vergleichend mit Fentanyl unter Verwendung pharmakokinetisch begründeter Infusionsmodelle [5,7]
bei koronarchirurgischen Eingriffen zu untersuchen.

PATIENTENGUT UND METHODIK

Unsere Untersuchung erfolgte bei 23 Patienten (19 Männer und 4 Frauen) mit
einem Durchschnittsalter von 54 (40-64) Jahren, welche sich einer elektiven aortokoronaren Bypass-Operation bei koronarer Mehrgefäß-Erkrankung unterziehen mußten. 20 Kranke hatten bis zum präoperativen Tag Nitroglycerin

oder andere Vasodilatatoren erhalten, darüber hinaus standen 6 Patienten
unter einer Therapie mit Beta-Blockern. Nach vorherigem "informed consent"
wurden die Patienten ohne Rücksicht auf Art und Ausmaß vorbestehender hämodynamischer Veränderungen nach einem Randomisierungsplan 2 verschiedenen
Anaesthesieverfahren unterzogen (s.u).

Die Prämedikation erfolgte einheitlich mit Flunitrazepam (1,5-2,0 mg)
per os am Vorabend,sowie am Operationstag, 45 min vor Untersuchungsbeginn,
mit einer i.m. Injektion von Promethazin (50 mg) und Pethidin (1mg/kg).
Nach Venenpunktionen,Kanülierung der A. radialis in Lokalanaesthesie, Ein-
schwemmen eines 7 F-Thermodilutionskatheters in wedge-Position unter Bild-
wandler-Kontrolle sowie den übrigen Vorbereitungsmaßnahmen wurden 15 min
nach Erreichen eines steady state die Ausgangsmessungen vor Narkose-Beginn
durchgeführt. Unmittelbar anschließend kam eine der beiden folgenden
Anaesthesietechniken zum Einsatz:

Gruppe A - Fentanyl (10 Patienten): Initiale Schnellinfusion von 0,75
mg Fentanyl über 30 min als loading dose, anschließend Erhaltungsinfusion
von 0,3 mg/h kontinuierlich über ein Perfusor-E-Gerät. Als Einleitungshypnotikum und zur weiteren Sedierung verwendeten wir intermittierend Flunitrazepam (0,5-1,5 mg).

Gruppe B - Alfentanil (13 Patienten): Initiale Schnellinfusion von 15
mg Alfentanil über 15 min, anschließend kontinuierliche Applikation von 9
mg/h (Perfusor E). Aufgrund der im Vergleich zu Fentanyl deutlicher ausgeprägten hypnotischen Eigenschaften des Alfentanil war bei dieser Gruppe im
Rahmen der Anaesthesieeinleitung nur bei 5 der 13 Patienten eine zusätzliche, niedrig dosierte Gabe von Flunitrazepam (0,25-0,5 mg) erforderlich.

Als Muskelrelaxans kam bei beiden Gruppen ausschließlich Pancuroniumbromid (0,1 mg/kg), verteilt auf 2 Einzelgaben zum Einsatz (intraoperative
Repetitionsdosis: 0,05 mg/kg). Nach assistierender Maskenbeatmung über 7 -
10 min mit 100% Sauerstoff wurde intubiert und anschließend eine kontrollierte Beatmung mit dem Servo-Ventilator 900 B unter Verzicht auf Stickoxidul (FI O_2 = 0,5) eingeleitet. Während des Untersuchungszeitraumes
herrschten hinsichtlich der Körpertemperatur, der Blutgaswerte und des
Säure-Basen-Haushaltes konstante Bedingungen.

ERGEBNISSE UND DISKUSSION

Auf Abb.1 sind bei 6 Patienten die unter kontinuierlicher Alfentanilzufuhr
erzielten Plasma-Spiegel wiedergegeben. Bis auf eine kurzfristige dilu-
tionsbedingte Abnahme zu Beginn der extrakorporalen Zirkulation zeigten
die Spiegel mit Werten um 450 mcg/l eine konstante Höhe im therapeutischen
Bereich. Der beobachtete Verdünnungseffekt hatte keinerlei klinisch relevante Auswirkungen, zumal in diesem Zeitraum die Hypothermie mittels der
Herzlungenmaschine eingeleitet wurde. Unter Zugrundelegung des von Schüttler und Stoeckel [6] beschriebenen Zweikompartment-Modells ergibt sich für
Alfentanil ein Verhältnis von zentralem Verteilungsvolumen zu extrakorpo-

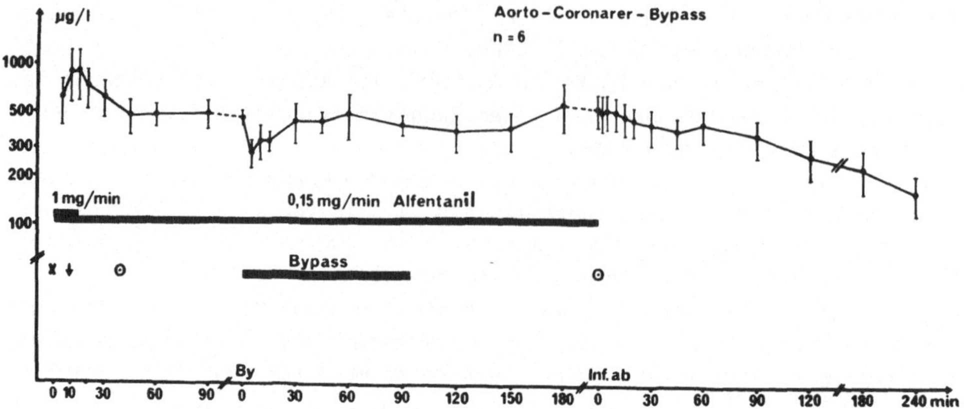

Abb. 1. Alfentanil-Plasmaspiegel unter einer initialen Schnellinfusion (15 mg/15 min) und unmittelbar sich anschließender Erhaltungsinfusion (9 mg/h) während koronar-chirurgischer Eingriffe

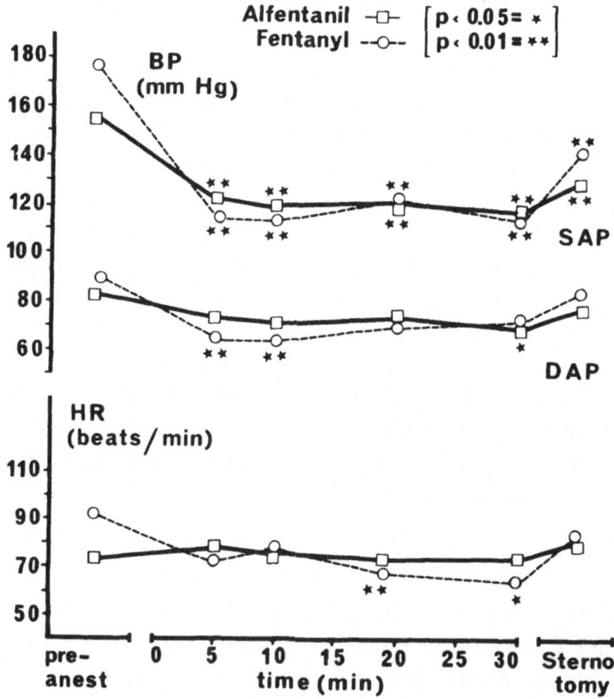

Abb. 2. Veränderungen des arteriellen systolischen (SAP) und diastolischen (DAP) Blutdrukkes sowie der Herzfrequenz (HR) während der 30-minütigen Einleitungsphase und zum Zeitpunkt der Sternotomie unter Infusionsdosierungen von Alfentanil im Vergleich zu Fentanyl

ralem Volumen der Herzlungenmaschine wie 4:1. Diese Relation erklärt im wesentlichen den nur geringgradigen und kurzfristigen Abfall der Werte mit Beginn der extrakorporalen Zirkulation.

Im Folgenden soll kurz auf einige hämodynamische Befunde eingegangen werden. Beide Anaesthesietechniken führten zu einer Abnahme des systoli-

238

schen arteriellen Druckes (SAP) um 20-30% unter den - bei Gruppe A (Fentanyl) mit einem Mittelwert von 175 mmHg deutlich erhöhten - Ausgangswert
innerhalb der ersten 5 min nach Beginn der initialen Schnellinfusion
(Abb.2).Im weiteren Verlauf ließen sich,auch in Verbindung mit der Intubation und dem Einführen der Magen- und ösophagealen Temperatursonde keine
Druckanstiege nachweisen. Erst bei der Sternotomie wurden erhöhte Werte
ermittelt, die allerdings nicht das Ausgangsniveau erreichten und bei
Gruppe A (Fentanyl) ausgeprägter waren. Bei den mit Fentanyl behandelten
Patienten mußte zu diesem Zeitpunkt ausnahmslos auf Supplementärmaßnahmen
wie die Gabe von Flunitrazepam (1-2 mg, 2 Patienten), Enfluran (0,8-2,0
Vol.%,8 Patienten) oder/und Nitroglycerin (10-50 mcg/min, 2 Patienten) zu-
rückgegriffen werden, um unerwünschte Druckanstiege über den Ausgangswert
zu verhindern. Bei der Alfentanil-Gruppe war dies bei 7 der insgesamt 13
Patienten erforderlich, wobei hier ausschließlich Enfluran in niedriger
Dosierung (0,5-1,0 Vol.%) über 10-15 min benötigt wurde. Der diastolische
arterielle Druck (DAP) blieb bei den mit Alfentanil behandelten Patienten
relativ konstant,während sich bei Gruppe A (Fentanyl) Abnahmen um teilweise über 20% unter das Ausgangsniveau nachweisen ließen.Auch Erniedrigungen
der Herzfrequenz waren hier ausgeprägter.

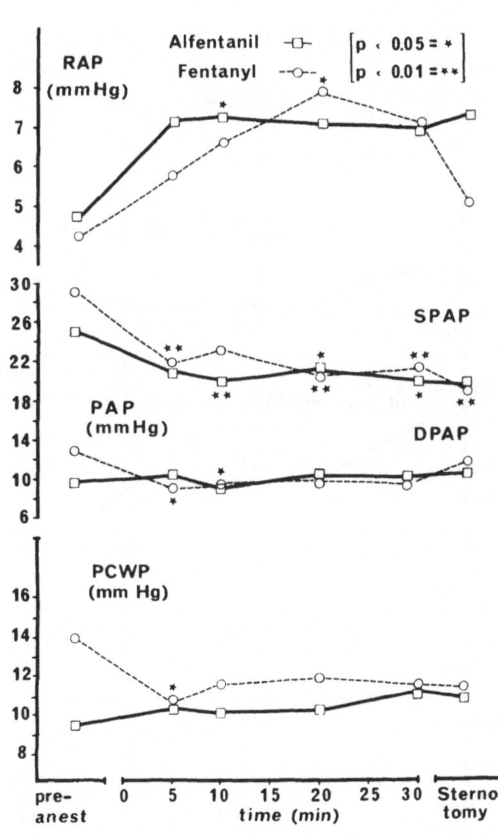

Abb.3. Verhalten des rechten
Vorhofdruckes (RAP), des systo-
lischen (SPAP) und diastolischen
(DPAP) pulmonal-arteriellen
Druckes (PAP) sowie des pulmo-
nal-kapillären Druckes (PCWP)

Die Mittelwerte für den rechten Vorhofdruck (RAP) zeigten unter kontrollierter Beatmung nur minimale, klinisch nicht relevante Anstiege um 3-4 mmHg (Abb. 3). Die unterschiedlichen Ausgangswerte für den pulmonal-arteriellen (PAP) und insbesondere pulmonal-kapillären Druck (PCWP) weisen auf eine Inhomogenität der beiden Gruppen hinsichtlich der linksventrikulären Funktion hin. Es ließen sich Abnahmen des systolischen pulmonal-arteriellen Druckes um 5-10 mmHg nachweisen, die diastolischen Werte zeigten dagegen keine klinisch relevanten Abweichungen vom Ausgangswert. Fentanyl führte zu einer Abnahme primär im oberen Normbereich liegender pulmonal-kapillärer Drucke. Nicht erhöhte pulmonale Verschlußdrucke blieben von Alfentanil (Gruppe B) unbeeinflußt.

Der Herzindex (CI) wies bei beiden Anaesthesietechniken den gleichen Trend auf, wobei Erniedrigungen in der 2.Hälfte des Beobachtungszeitraumes bei der Fentanyl-Gruppe ausgeprägter waren (Abb.4). Der pulmonale Gefäßwiderstand (PVR) fiel unter Alfentanil in der 20.-30. min deutlich ab, bei Fentanyl zeigte sich dagegen ein mäßiger Anstieg zum Zeitpunkt der Intubation. Die berechneten Mittelwerte für den systemischen Gefäßwiderstand (SVR) erbrachten für die Alfentanil-Gruppe nur minimale Abweichungen vom Ausgangsniveau, während unter Fentanyl sich in Verbindung mit der Sternotomie eine Zunahme der Werte um im Durchschnitt 500 x dyn x s x cm^{-5} nachweisen ließ.

Die Schlagarbeitsindices für den linken (LVSWI) und rechten (RVSWI) Ventrikel (Abb.5) wiesen bei beiden Gruppen vergleichbare Erniedrigungen

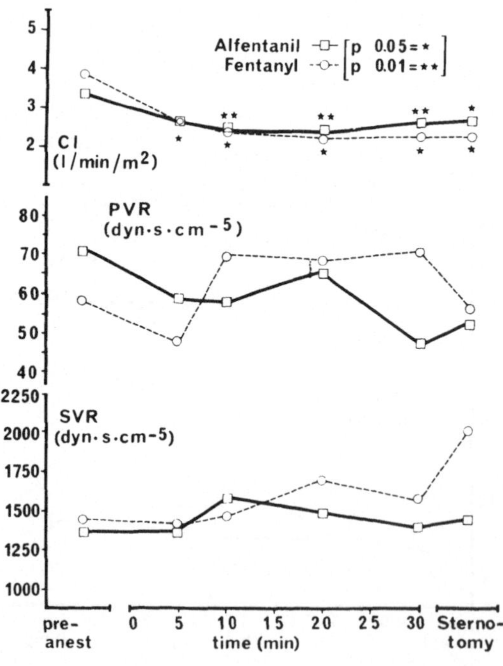

Abb. 4. Verhalten des Herzindex (CI) sowie des pulmonalen (PVR) und systemischen Gefäßwiderstandes (SVR)

240

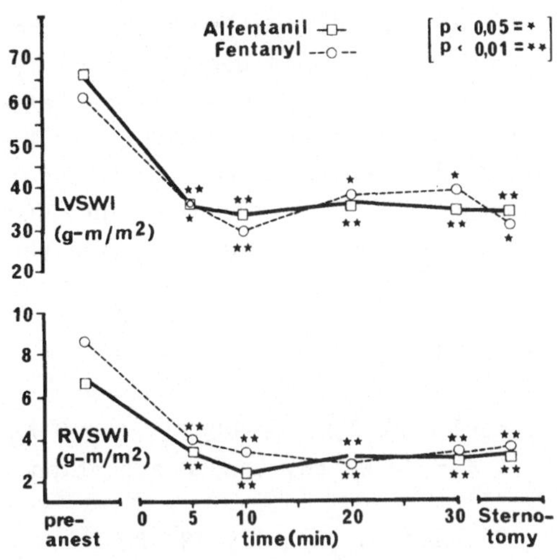

Abb. 5. Verhalten der Arbeitsindices für den linken (LVSWI) und rechten (RVSWI) Ventrikel

um im Mittel 30-40% vom berechneten Ausgangswert auf, welche statistisch abgesichert werden konnten.

Die hier vorgestellten,an einem kleinen Krankenkollektiv erhobenen Ergebnisse mit Alfentanil bei koronarchirurgischen Eingriffen bestärken uns, weitere klinische Erfahrungen mit dieser Substanz unter kontinuierlicher Applikation in der Kardioanaesthesie zu sammeln. Unser Verzicht auf Stickoxidul erfolgte im Hinblick auf die beschriebenen unerwünschten Interaktionen zwischen N_2O und Opiaten [8,9] sowie die hämodynamischen Reaktionen in Verbindung mit der Unterbrechung der Lachgaszufuhr am Ende des Eingriffs [1]. Die primär gehegte Vermutung, Alfentanil nach unserem Infusionsschema als Monoanaesthetikum einsetzen zu können, hat sich allerdings nur teilweise (bei 8 der 13 Patienten) bestätigt. Zwecks Vermeidung einer Thoraxrigidität mit ihren ungünstigen Auswirkungen auf den kleinen Kreislauf unter der initialen Schnellinfusion wurde Pancuroniumbromid relativ früh verabfolgt. Bei 5 Patienten ließ sich der Beginn des muskelrelaxierenden Effektes bereits vor dem vollen Bewußtseinsverlust nachweisen, sodaß hier mit Flunitrazepam supplementiert werden mußte. Blutdruckanstiege zum Zeitpunkt der Sternotomie bei 7 von 13 Patienten ließen sich im Gegensatz zu dem Fentanyl-Kollektiv ausschließlich mit niedrigen Enfluran-Konzentrationen vermeiden. Grundsätzlich kann auch durch die zusätzliche Bolusgabe kleiner Alfentanil-Dosen von 1-2 mg eine Narkosevertiefung erzielt werden.

Insgesamt sehen wir in der Erhaltung des diastolischen arteriellen Druckes auf einem höheren Niveau, der geringeren Abnahme des Herzindex sowie nur minimalen Beeinflussung der Widerstände des großen und kleinen Kreislaufes Vorteile von Alfentanil gegenüber Fentanyl. Hinzu tritt als weiterer positiver Aspekt die im Vergleich zu Fentanyl kürzere Aufwachphase und schneller einsetzende Vigilanz, welche sich insbesondere im

Hinblick auf die vielfach begrenzte Anzahl von Beatmungsplätzen auf der Intensivstation als günstig erweist. Bei der verwendeten Alfentanil-Infusionsdosierung verfügten unsere Patienten im Durchschnitt 2-3 h nach Unterbrechung der Alfentanil-Zufuhr über eine suffiziente Spontanatmung. Der Nachteil einer durch Alfentanil induzierten Thoraxrigidität in der Einleitungsphase läßt sich durch eine ausreichend hohe Pancuroniumbromid-Dosis vor Beginn der Alfentanilinfusion vermeiden.

LITERATUR

1. Karliczek G,Birks RJS,Brenken U,Agnew M (1980) Termination of anaesthesia - do we pay enough attention to its consequences? Anaesthesist 29: 370
2. De Lange S, Stanley TH, Boscoe MJ (1981) Alfentanil-oxygen anaesthesia for coronary artery surgery. Br J Anaesth 53:1291
3. De Lange S, Boscoe MJ, Stanley TH, De Bruijin N, Philbin DM (1982)Antidiuretic and growth hormone response during coronary artery surgery with sufentanil-oxygen and alfentanil-oxygen anesthesia in man. Anesth Analg 61:434
4. Nauta J, De Lange S, Koopman D, Spierdijk J,van Kleef J, Stanley TH (1982) Anesthetic induction with alfentanil: a new short-acting narcotic analgesic. Anesth Analg 61: 267
5. Schüttler J, Hack G, Baudoin C, Stoeckel H (1983) Ein pharmakokinetisch begründetes Infusionsmodell für Fentanyl bei koronarchirurgischen Eingriffen. (Unveröffentlichte Untersuchungen)
6. Schüttler J, Stoeckel H (1982) Klinische Pharmakokinetik von Alfentanil. Anaesthesist 31:10
7. Schüttler J, Stoeckel H,Schwilden H, Lauven PM (1985) Pharmakokinetisch begründete Infusionsmodelle für die Narkoseführung mit Alfentanil.In: Doenicke A: Alfentanil - ein neues kurzwirkenden Opioid. Springer, Berlin Heidelberg New York Tokyo (Sertürner Workshop Bd 4)
8. Thornburn JG, Smith G, Vance JP, Brown DM (1979) Effects of nitrous oxide on the cardiovascular system and coronary circulation in the dog. Br J Anaesth 51:937
9. Zimmermann G, Hess W, Johannsen H, Patschke D (1977) Der Einfluß der inspiratorischen N_2O-Konzentration auf das kardiovaskuläre System. Anaesthesist 26:257

Vergleich der analgetischen Potenz von Alfentanil und Fentanyl anhand von Katecholaminspiegeln und Kreislaufparametern bei experimentellen Intubationsnarkosen

H. Suttmann, A. Doenicke, N. Akenheil, D. Eppich, Ch. Bretz

ZUSAMMENFASSUNG

Die analgetische Potenz von Fentanyl und Alfentanil wurde am Modell einer experimentellen Intubationsnarkose untersucht.

6 Probanden erhielten insgesamt 0,2 mg/70 kg KG Fentanyl, weitere 6 Probanden 1,89 mg/70 kg KG Alfentanil. 1/4 der Dosis wurde 10 min vor Narkoseeinleitung verabreicht. Die restlichen 3/4 erhielten die Probanden kurz nach der Einleitung mit Etomidt (0,2 mg/kg KG), 2 min vor der Intubation. Die Relaxierung erfolgte mit 1,2 mg/kg KG Suxamethonium. Nach der Intubation wurde bis zum Erwachen mit Raumluft beatmet. Der Ermittlung der Plasmakinetik von Alfentanil bzw. Fentanyl dienten 7 Blutabnahmen während der 115-minütigen Monitoringphase.

Die Intubationsdauer richtete sich nach klinischen Zeichen und der Hirnstromaktivität. Neben dem Blutdruck und der Herzfrequenz wurden die Plasmaspiegel von Noradrenalin und Adrenalin zu 4 verschiedenen Zeitpunkten gemessen. Die Atemaktivität wurde mittels pneumotachografischer Registrierung und kontinuierlicher Analyse der Sauerstoff- und Kohlendioxydpartialdrücke während des gesamten Versuchs kontrolliert.

Das in einer vorangegangenen Dosisfindungsstudie ermittelte Wirkverhältnis zwischen Alfentanil zu Fentanyl von 9:1 konnte anhand der Streßreaktionen nach Intubation bestätigt werden. Allerdings zeigte sich, daß 1,89 mg/70 kg KG Alfentanil, bzw. 0,2 mg/70 kg KG Fentanyl nur in 2/3 der Fälle eine für die Intubation ausreichende Analgesie bewirken. Sowohl in der Fentanylgruppe als auch in der Alfentanilgruppe kam es bei jeweils 2 Probanden zu dramatischen Anstiegen der Katecholaminspiegel.In je einem der Fälle stieg der Adrenalinspiegel von etwa 45 ng/ml auf über 1100 ng/ml an (Faktor 25!)

Für alle Kreislaufparameter ergab sich eine ausgezeichnete Beziehung zu den Plasmakatecholaminen. Unter der Annahme eines linearen Zusammenhangs errechnete sich z.B. für die Korrelation zwischen der Herzfrequenz und dem Adrenalinspiegel ein Korrelationskoeffizient von r=0,89.

Die Dauer der Narkose betrug in beiden Gruppen im Mittel 14,5 min. Zum Zeitpunkt der Extubation wurde in der Alfentanilgruppe eine Plasmakonzentration von etwa 80 ng/ml gemessen. In der Fentanylgruppe betrugen die Plasmakonzentrationen zum gleichen Zeitpunkt 1,25 ng/ml.

Trotz der teilweise mangelhaften Analgesie konnte in einem Zeitraum von

1,5 h nach der Extubation für beide Substanzen eine atemdepressive Nachwirkung festgestellt werden.Die Abnahme der atemdepressiven Wirkung zeigte
zwischen der 30. und 150. min für Alfentanil einen steileren Verlauf als
für Fentanyl.

Bei der Schmerzempfindung handelt es sich um einen komplexen Vorgang, an
dem sowohl emotionale, als auch vegetative und nociceptive Vorgänge beteiligt sind. Entsprechend vielfältig sind die Methoden, die entwickelt wurden, um Schmerz und Schmerzausschaltung zu messen. In tierexperimentellen
Untersuchungen stützt man sich in der Regel auf nociceptive Reflexe wie
z.B., im "hot plate" Test oder im "tail withdrawel" Test usw. [10].
    Die experimentelle Messung von Schmerz und Schmerzschwellenveränderun-
gen beim Menschen gestaltet sich erheblich schwieriger, da 1. eine Trauma-
tisierung der untersuchten Person vermieden werden muß und 2. die unterschiedliche Einstellung und psychische Konstellation von Patienten und
Probanden kaum zu standardisierende Einflußgrößen darstellen [3,19].
    Beim Einsatz starker Analgetika zu Narkosezwecken vereinfacht sich die
Situation. Psychische Konstellation und subjektive Bewertung werden durch
Hypnotika ausgeschaltet. Nociceptive Reflexe können durch Muskelrelaxantien unterdrückt werden. Lediglich die vegetativen Reaktionen wie Herzfre-
quenzbeschleunigung und Blutdruckanstieg bleiben als Indikatoren für
Schmerzreize erhalten. Diese Parameter können kontinuierlich und exakt
gemessen werden.
    Wie in zahlreichen Untersuchungen belegt wurde,sind die Kreislaufverän-
derungen bei Schmerzreizen mit einem Anstieg der Plasmakatecholamine verbunden. Es liegt daher nahe, neben dem Kreislaufmonitoring die Bestimmung
der Adrenalin- und Noradrenalinkonzentrationen vorzunehmen [2,5,6,8,9,12,
13,14,18].
    Während sich die Messung vegetativer Reaktionen unter Narkosebedingun-
gen einfach gestaltet, ergeben sich Schwierigkeiten bei der quantitativen
Einschätzung von Streßreizen. Unterschiedliche Operationssituationen führen zu sehr variabler Schmerzbelastung.
    Ein Streßreiz, der bei allen Eingriffen in Narkose immer wieder gleich
ausfällt, ist die Intubation. In klinischen Untersuchungen konnte belegt
werden, daß die Kreislaufreaktion und der Katecholaminanstieg bei der
Intubation mit den Veränderungen wie sie durch den Hautschnitt oder die
Eröffnung des Peritoneums hervorgerufen werden gleichzusetzen sind [7].
    Potente Analgetika sind in der Lage, auch die durch den Intubationsreiz
hervorgerufenen Streßreaktionen zu unterdrücken [11,17,20]. Ausgehend von
dieser Erfahrung sollte die analgetische Potenz von Alfentanil im Vergleich zu Fentanyl am Modell einer experimentellen Intubationsnarkose bestimmt werden [4]. Zur Narkoseeinleitung wurde Etomidat verwandt, das
neben seiner hypnotischen keine analgetische Wirkung besitzt. Auf eine
Schleimhautanalgesie des Larynx durch Xylocainspray wurde verzichtet, um
die analgetische Potenz von Alfentanil und Fentanyl bei der Intubation
ungestört erfassen zu können.

244

MATERIAL UND METHODE

Design
Die Untersuchung wurde mit insgesamt 14 freiwilligen Versuchspersonen in
Form einer prospektiven Doppelblindstudie in zwei unabhängigen Gruppen je
6 Probanden durchgeführt. Zwei Experimentalnarkosen dienten als Pilotuntersuchung zur endgültigen Festlegung der methodischen Verfahrensweise.

Gruppe I (n = 6; Alfentanil 1,89 mg/70 kg KG)
Gruppe II (n = 6; Fentanyl 0,2 mg/70 kg KG)
Pilotuntersuchung (n = 2; Alfentanil und Fentanyl)

Probanden
Bei den Probanden handelte es sich um gesunde junge Männer im Alter von 18
- 36 Jahren. Das Gewicht lag zwischen 50 und 95 kg. Die Voruntersuchung
wurde in der Art einer gründlichen Narkosevorbereitung durchgeführt. Folgende Kriterien mußten erfüllt sein:Kein Hinweis auf eine körperliche oder
psychische Erkrankung in der Anamnese; EEG, EKG und Routinelabor ohne
pathologische Befunde; keine Behandlung mit Analgetika oder Psychopharmaka
während der letzten 3 Wochen; keine auffällige Allergieanamnese. Die frei-
willige Teilnahme erfolgte nach entsprechender Aufklärung und schriftli-
cher Einwilligung der Probanden (gemäß AMG und Deklaration von Helsinki).

Narkosemedikation
Da Etomidat vornehmlich hypnotische und keine analgetische Wirkung besitzt, wurde die Narkoseeinleitung mit diesem kurzwirksamen Induktionshyp-
notikum durchgeführt (0,2 mg/kg KG). Bei der Intubation wurde auf eine
lokale Schleimhautanalgesie des Larynx durch Xylocainspray verzichtet
(Befeuchtung des Tubus mit Kochsalzlösung)! Die Relaxation erfolgte mit
1,2 mg/kg KG Suxamethonium. Zur Vermeidung von Muskelschmerzen erhielten
die Probanden 3 min vor Narkoseeinleitung 2 mg Pancuronium. Die für die
Intubation erforderliche Analgesie wurde durch 1,89 mg/70 kg KG Alfentanil
bzw. 0,2 mg/70 kg KG Fentanyl erzielt. 1/4 dieser Dosis wurde 10 min vor
der Narkoseeinleitung als Prämedikation i.v. verabreicht (Unterdrückung
der Etomidat bedingten Myokloni). Die verbleibenden 3/4 erhielten die Probanden unmittelbar nach der Einleitung, etwa 2 min vor der Intubation über
einen venösen Zugang, der mit 250 ml Kochsalzlösung freigehalten wurde.

Narkosedauer und Hirnstromaktivität
Die Narkosedauer richtete sich nach den klinischen Zeichen wie Schluckbe-
wegungen und Abwehrreaktionen. Die Extubation erfolgte bei zunehmender Unruhe, unmittelbar vor dem Erwachen der Probanden. Der Zeitraum, in dem der
Tubus toleriert wurde, stellt ein Maß für die Wirkstärke und Wirkdauer des
verabreichten Morphinomimetikums dar.
 Zusätzlich wurde zur exakten Bestimmung der sedativ-hypnotischen Wirk-
komponente die Hirnstromaktivität abgeleitet und nach visueller Analyse

als Vigilosomnogramm dargestellt. Mit Hilfe der EEG-Parameter war es möglich, die exakte Schlaftiefe und die Dauer der Narkose zu bestimmen [16].

Atmung

Bis zum Erwachen aus der Narkose wurde maschinell mit Raumluft beatmet. Das Beatmungsvolumen konnte entsprechend der Atemgasanalysen auf Normoventilation eingestellt werden. Nach der Extubation erfolgte die Überwachung der Spontanatmung mit Hilfe eines Pneumotachographen und unter kontinuierlicher Registrierung der Atemgaskonzentrationen. Zur Beurteilung der postnarkotischen Dämpfung der Atemaktivität wurde nach der Extubation in festen Zeitabständen eine CO_2-Provokation vorgenommen. Neben dem Monitoring der Atemgase erfolgte die fortlaufende Registrierung der transkutanen Gewebspartialdrücke. Jeweils 1 Proband aus beiden Gruppen erhielt einen Radialiskatheter zur Validierung der nichtinvasiven Partialdruckmessungen [15].

Kreislauf

In 2-min Intervallen wurde der systolische-, diastolische- und arterielle Mitteldruck bestimmt. Die Messung erfolgte nicht invasiv nach der Oszillationsmethode (Dinamap). Die fortlaufende Registrierung des EKGs diente der allgemeinen Kreislaufüberwachung und zur Bestimmung der Herzfrequenz. Mit einem photooptischen Plethysmographen und der Messung der peripheren Temperatur wurde die Beurteilung der peripheren Durchblutung vorgenommen.

Katecholamine

Die Plasmaspiegel von Noradrenalin und Adrenalin wurden zu 4 verschiedenen Zeitpunkten bestimmt. Die 1. Abnahme erfolgte 15 min vor Narkosebeginn (Nullwert), die 2. Abnahme 2 min und die 3. 5 min nach der Intubation. Der Zeitpunkt der letzten Abnahme richtete sich nach der individuellen Narkosedauer. Diese Messung wurde 2 min nach der Extubation durchgeführt.

Die Bestimmung der Katecholamine erfolgte mittels Hochdruckflüssigkeitschromatographie und elektrochemischen Detektor [1].

Plasmakonzentration der Analgetika

Die Blutabnahmen zur Bestimmung der Plasmaspiegel von Alfentanil bzw. Fentanyl erfolgten aus einer zweiten Verweilkanüle. Der Ermittlung der kinetischen Parameter dienten 7 Blutabnahmen während der 115-minütigen Monitoringphase (Leerwert 15 min vor Narkosebeginn, Folgewerte 2, 4, 8, 16, 32, 64 min nach Gabe des Analgetikums; Tab.1).

Tabelle 1. Zeitplan der Intubationsnarkose mit Fentanyl bzw. Alfentanil

	Vorlauf	Prämedikation Narkose	Überwachung nach der Narkose
Medikation		Fentanyl 0,05 mg bzw. Alfentanil 0,6 mg Pancuronium 2 mg Etomidat 14 mg Fentanyl 0,15 mg bzw. Alfentanil 1,8 mg Lythenon 80 mg Intubation	
Minuten CO_2 Provo- kation mit 4%	-15 -11 bis -7	0 8 10 12 13 15 18 19 27 2 nach Extub.	35 bis 39 43 50 bis 54 65 bis 69 75 95 bis 99
Noradrenalin/ Adrenalin	1.	2. 3. 4.	
Plasmaspiegel	1.	2. 3. 4. 5.	6. 7.

ERGEBNISSE

Narkosedauer

Die mittlere Narkosedauer (von der Einleitung bis zur Extubation) betrug
sowohl in der Fentanylgruppe als auch und in der Alfentanilgruppe 15,5
min. Damit lag die Schlafdauer nach der kombinierten Gabe von Etomidat und
einem Morphinomimetikum deutlich über der Zeit wie sie für die alleinige
Gabe von Etomidat typisch ist (im Mittel 7,5 min bei 0,2 mg/kg KG). Die
kürzeste Narkose betrug 7 min, die längste 21 min. Ein Unterschied in der
mittleren Narkosedauer zwischen der Fentanylgruppe und der Alfentanilgruppe konnte nicht festgestellt werden (Abb.1).

Plasmaspiegel

3 min nach der Injektion, genau zum Zeitpunkt der Intubation betrugen die
mittleren Plasmaspiegel von Fentanyl 2,94 ng/ml. Die rasche Umverteilung
von Fentanyl bewirkte, daß die Plasmaspiegel 5 min später, also 8 min nach

Tabelle 2. Verlauf von Plasmakonzentrationen

Plasmakonzentrationen			Fentanyl (ng/ml)				
t (min)	Leerwert	3	4	8	16	32	64
Proband Nr. 1	0	2,74	1,54	1,19	0,97	0,83	fehlt
3	0	4,36	3,21	1,73	1,56	1,28	0,88
7	0,004	4,32	0,85	0,70	0,94	0,53	0,31
10	0,004	0,66	0,71	1,53	1,39	0,87	0,86
11	0,008	2,68	2,09	1,51	0,71	0,74	0,60
13	0,004	2,87	1,67	1,62	1,38	1,20	0,47
$\bar{x}$	0,003	2,94	1,68	1,38	1,16	0,91	0,62
s	0,003	1,36	0,91	0,38	0,33	0,28	0,25

Plasmakonzentrationen			Alfentanil (ng/ml)				
Proband Nr. 4	0,056	111,64	95,01	73,18	64,58	55,22	28,43
5	0,052	108,30	103,13	96,82	66,58	57,38	31,99
6	0,104	140,30	116,26	92,45	70,86	51,54	26,14
8	0,052	159,95	139,15	109,24	95,14	72,06	53,73
9	0,092	156,25	134,35	114,26	81,93	55,61	25,56
12	0,066	147,83	165,03	114,51	98.27	94,65	48,68
$\bar{x}$		137,3	125,4	100	79,56	64,41	35,75
s		22,31	25,84	16,01	14,6	16,43	12,28

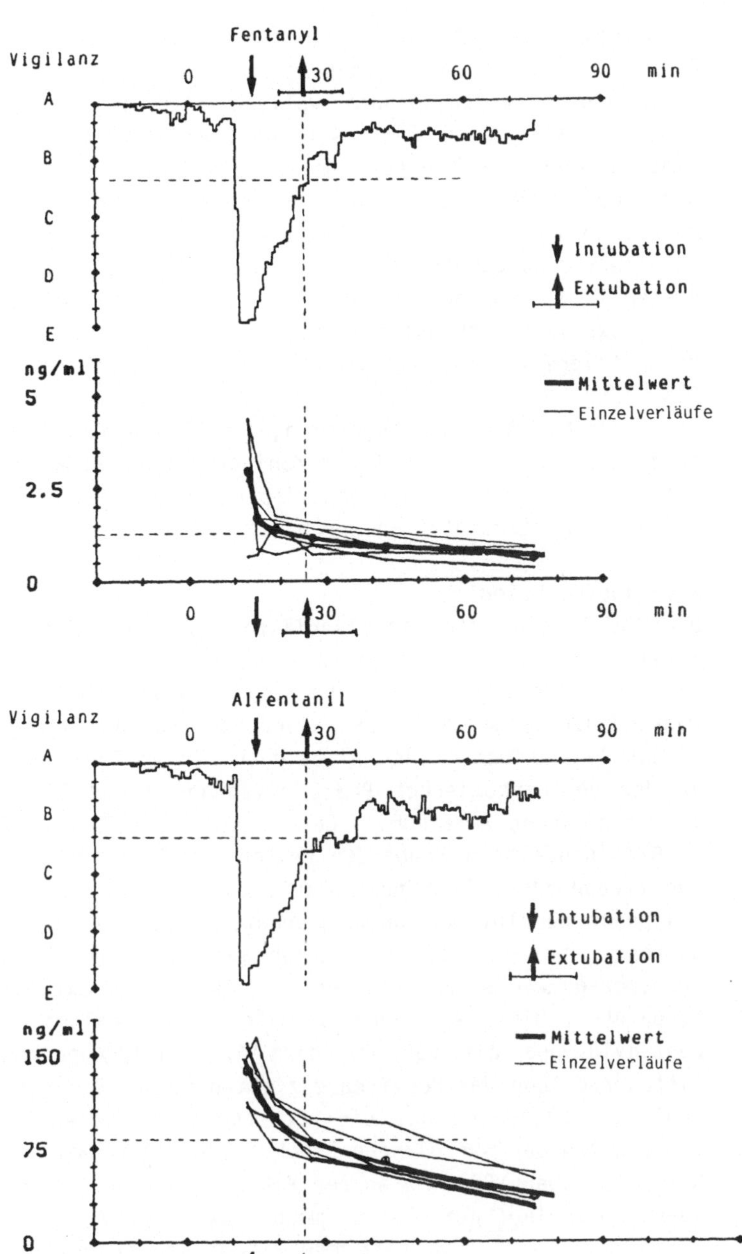

Abb.1. Gegenüberstellung der mittleren Vigilosomnogramme (n=6/Gruppe) und der Plasmakonzentrationen von Fentanyl bzw. Alfentanil (n=5/Gruppe). Trotz unterschiedlicher Umverteilungs- und Eliminationsgeschwindigkeiten ergeben sich für beide Morphinomimetika im Mittel gleichlange Narkosedauern (15,5 min von der Einleitung bis zu Extubation). Die Schlafdauer (EEG-Stadien tiefer CO) nach kombinierter Gabe von Etomidat und einem Morphinomimetikum liegt damit deutlich über der Schlafdauer nach alleiniger Gabe von Etomidat (im Mittel 7,5 min bei 0,2 mg/kg KG Etomidat)

der Injektion bereits auf 47% gesunken waren. 16 min nach Injektion, zum Zeitpunkt der Extubation (der mittlere Extubationszeitpunkt lag bei 15,5 min) war die Umverteilung nahezu abgeschlossen, die Plasmaspiegel betrugen im Mittel 1,16 ng/ml. Von diesem Zeitpunkt an fielen die Konzentrationen entsprechend der terminalen Eliminationszeit von Fentanyl deutlich langsamer ab als in der Initialphase (Tab.2 und Abb.1).

In der Alfentanilgruppe vollzog sich die Umverteilung der Substanz langsamer als in der Fentanylgruppe. Dafür zeichnete sich der Verlauf der Plasmaspiegel durch eine schnellere terminale Elimination aus. Zum Zeitpunkt der Intubation, 3 min nach Injektion betrug der mittlere Plasmaspiegel 137,3 ng/ml. 5 min später sanken die Plasmakonzentrationen im Mittel auf 73% vom Ausgangswert. In der Fentanylgruppe waren die Plasmaspiegel zu diesem Zeitpunkt bereits um über 50% abgefallen.16 min nach Injektion, also etwa 30 s nach Narkoseende (mittlere Extubationszeit 15,5 min) betrug der mittlere Alfentanilspiegel 79,56 ng/dl,das entpricht einem Abfall von 42%.

In der 64. min nach Injektion,also 50 min nach der Extubation waren die Konzentrationen der beiden Morphinomimetika etwa um den gleichen Betrag gefallen. Die mittleren Fentanylspiegel betrugen 21% vom Ausgangswert, die Alfentanilkonzentrationen waren auf 26% gefallen.

Kreislaufreaktion

Die Abb.2 zeigt die Einzelverläufe des arteriellen Mitteldruckes und der Herzfrequenz in beiden Narkosegruppen. Bei den Kreislaufreaktionen sind zwei typische Bilder zu beobachten. Bei 7 Probanden zeigte der Blutdruck während der gesamten Narkose keine oder nur geringfügige Veränderungen. In diesen Fällen betrug der Mitteldruck im Vorlauf, während der Narkose und in der postnarkotischen Phase zwischen 60 und 90 mmHg. Die Herzfrequenz lag im gleichen Zeitraum im Bereich zwischen 50 und 80 Schlägen pro min.

Bei insgesamt 5 Probanden traten zum Teil erhebliche Blutdruckanstiege und Frequenzbeschleunigungen auf. Diese Reaktion war besonders stark zum Zeitpunkt der Intubation ausgeprägt. 1 Proband reagierte erst am Ende der Narkose, kurz vor der Extubation mit einem Blutdruckanstieg. Bei 1 Versuchsperson war sowohl bei der In- wie bei der Extubation eine Reaktion zu beobachten. Diese Anzeichen unzulänglicher Analgesie wurden sowohl in der Fentanylgruppe als auch in der Alfentanilgruppe verzeichnet. Neben dem Mitteldruck und der Herzfrequenz stiegen auch der systolische und der diastolische Blutdruck an. Die höchsten Werte lagen deutlich über den Ausgangswerten.Der systolische Druck stieg von Vorwerten zwischen 110-120 auf Werte von über 190 mmHg an.Der Mitteldruck und die Herzfrequenz nahmen von 50-90 im Vorlauf auf 130-150 mmHg (bzw. Schläge/min) nach Intubation zu.

In der 5.-10. min nach der Extubation normalisierten sich bei diesen Probanden die Kreislaufwerte. 30 min nach Narkoseende wurden in allen 12 Fällen die gleichen Kreislaufwerte wie im Vorlauf gemessen.

Katecholaminverhalten

Die Tab.3 gibt die Einzelwerte für Noradrenalin und Adrenalin in den beiden Narkosegruppen wieder. Die Mittelwertverläufe unterscheiden sich in beiden Kollektiven nur unwesentlich voneinander. In der Alfentanilgruppe war ein mittlerer Noradrenalinanstieg vom ca. 80 µg/ml zu verzeichnen

Abb.2. Beim Vergleich von
Herzfrequenz und arte-
riellem Mitteldruck er-
geben sich zwischen den
beiden Narkosegruppen
(Gruppe II 1,8 mg/70 kg
KG Alfentanil, Gruppe I
0,2 mg/70 kg KG Fentanyl)
keine wesentlichen Unter-
schiede. An den Einzel-
verläufen fällt in beiden
Gruppen eine uneinheitli-
che Reaktion während der
Narkose auf. Bei einigen
Probanden werden weder
durch die Intubation noch
durch die Extubation Ver-
änderungen des Blutdrucks
und der Herzfrequenz her-
vorgerufen. Einige Pro-
banden reagieren mit ei-
nem starken Anstieg des
Mitteldrucks und der
Herzfrequenz auf die In-
tubation bzw. die Extuba-
tion

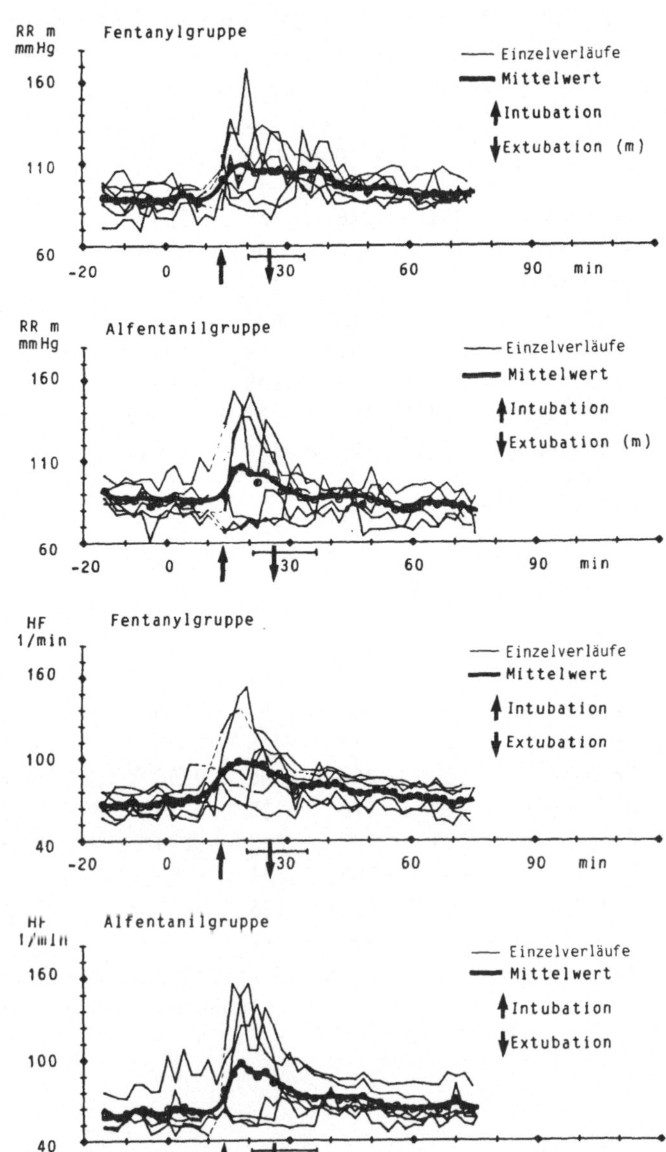

(Vorlauf=277; 2 min nach Extubation 360 µg/ml). In der Fentanylgruppe betrug der Anstieg 50 µg/ml (Vorlauf=205; 2 min nach Extubation 257 µg/ml).

   Der Anstieg der Adrenalinwerte war deutlich stärker ausgeprägt als der
Noradrenalinanstieg. Die Ausgangswerte betrugen in der Alfentanilgruppe im
Mittel 31 ng/ml und erreichten mit 273 ng/ml 5 min nach Intubation fast
den 10-fachen Wert. In der Fentanylgruppe kam es zu einer entsprechenden
Erhöhung von 36 auf 244 ng/ml. 2 min nach der Extubation fielen die Adrenalinwerte bereits wieder ab (Alfentanilgruppe=148,6; Fentanylgruppe=109,5
ng/ml).

Tabelle 3. Noradranalin- und Adrenalin Plasmaspiegel bei Kurznarkose

Alfentanil-Gruppe

	Noradrenalin				Adrenalin			
	1	2	3	4	1	2	3	4
Proband 4	314	246	229	280	22	48	49	86
Proband 5	240	229	194	284	36	14	30	60
Proband 6	302	533	762	663	39	428	1204	436
Proband 8	280	458	403	300	28	339	169	106
Proband 9	217	152	139	168	30	24	30	35
Proband 12	307	229	298	464	31	68	157	169
Mittelwert	276,6	307,8	337,5	359,8	31	153,5	273,1	148,6
Standardabw.	39,67	150,8	227	176,2	6	181,3	460,2	147,9

Fentanyl-Gruppe

	Noradrenalin				Adrenalin			
	1	2	3	4	1	2	3	4
Proband 1	154	197	202	323	20	62	40	114
Proband 3	95	261	97	139	54	37	26	97
Proband 7	218	213	455	380	55	333	1163	256
Proband 10	320	258	186	196	29	68	36	49
Proband 11	212	310	335	335	25	160	168	83
Proband 13	235	300	253	170	30	21	30	58
Mittelwert	205,6	256,5	254,6	257,1	35,5	113,5	243,8	109,5
Standardabw.	76,21	45,18	125,6	100,7	15,13	117,8	453,5	75,7

Meßzeiten: 1 = 1 min vor Narkosebeginn; 2 = 2 min nach Intubation;
3 = 5 min nach Intubation; 4 = 2 min nach Extubation

▶

Abb.3. Die Gegenüberstellung der Kreislaufparameter (systolischer und diastolischer Blutdruck, Herzfrequenz und arterieller Mitteldruck) und der Plasmaspiegel für Adrenalin und Noradrenalin belegt den engen Zusammenhang zwischen den Katecholaminkonzentrationen und dem Kreislaufverhalten. Bei Proband Nr. 10 ist die Wirkung von 0,15 mg Fentanyl ausreichend um eine Streßreaktion auf die Intubation zu verhindern. Alle Parameter bleiben im Normbereich. Bei Proband Nr. 7 reicht die gleiche Menge Fentanyl nicht

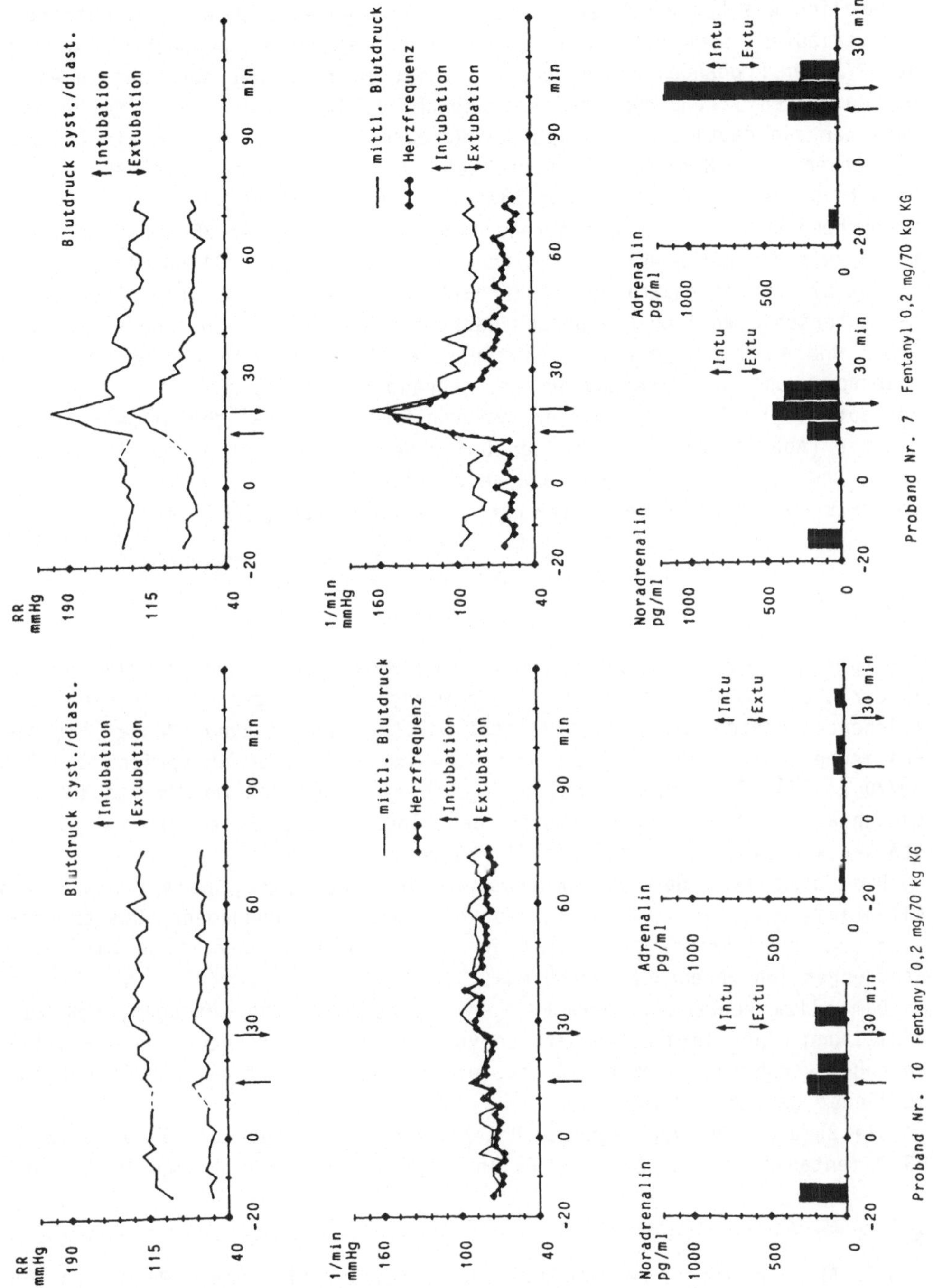

aus, es kommt zur Beschleunigung des Pulses von 60 auf 160/min, zum Anstieg des arteriellen Mitteldrucks von 85 auf 160 mmHg und zur Erhöhung
des Adrenalinspiegel um das 30 fache, von 40 auf 1200 pg/ml

253

Ähnlich wie bei den Kreislaufreaktionen konnten auch bei den Katechol-
aminverläufen zwei unterschiedliche Verhaltensmuster beobachtet werden.
Bei 2/3 der Probanden kam es trotz Intubation zu keiner oder nur zu einer
geringfügigen Veränderung der Katecholamine. In 1/3 der Fälle (4 Probanden) war ein deutlicher Anstieg der Noradrenalinwerte um mehr als 150 µg/
ml während der Narkose zu beobachten (Vorwerte zwischen 200-300 µg/ml,
höchste Werte 5 min nach Intubation zwischen 400-750 ng/ml). Bei denselben
Versuchpersonen stiegen die Adrenalinwerte um das 6 bis 25-fache an (Vorwerte zwischen 25-55 ng/ml, Spitzenwerte zwischen 168-1204 ng/ml)!

Sowohl von der Anzahl der Streßreaktionen als auch von deren Ausprägung
her unterschieden sich die beiden Narkosegruppen nicht voneinander. In den
Abb.3 und 4 wurden jeweils zwei typische Einzelverläufe aus der Alfentanilgruppe und der Fentanylgruppe gegenübergestellt. Ein gleichförmiger
Verlauf der Kreislaufparamerter war von konstanten Katecholaminwerten begleitet (Abb.3a,4a).In den Fällen bei denen es zum Anstieg der Blutdruckwerte und zur Beschleunigung der Herzfrequenz kam, war auch eine entsprechende Erhöhung der Katecholaminwerte zu beobachten (Abb.3b,4b).

DISKUSSION

Der hier vorgestellten Untersuchung ging eine Dosisfindungsstudie voraus,
in der die Menge Alfentanil ermittelt wurde, bei der gerade noch eine ausreichende Spontanatmung gewährleistet war.Für junge gesunde Männer lag die
kritische Dosis zwischen 0,02 und 0,04 mg/kg KG (das entspricht 1,4-2,8
mg/70 kg KG). 0,15 mg Fentanyl bewirkten einen mit 1,4 mg Alfentanil vergleichbaren Effekt. Daraus wurde geschlossen, daß Fentanyl etwa 9 mal
stärker wirksam ist als Alfentanil [15,16].

Die Ergebnisse der Dosisfindungsstudie legen nahe, beim Einsatz von
Alfentanil bzw. Fentanyl für Kurznarkosen die oben angegebenen Dosierungen
nicht zu überschreiten, da sonst in der postnarkotischen Phase mit einer
Atemdepression gerechnet werden muß.

Dem allzu sparsamen Gebrauch von Analgetika steht entgegen, daß zur
Einleitung einer Intubationsnarkose von vorneherein ausreichende Analgeti-
kamengen verabreicht werden müssen, um die Streßantwort auf die Intubation
möglichst gering zu halten.

Die Befunde der vorliegenden Untersuchungen zeigten, daß 1,89 mg/70 kg
KG Alfentanil nur in 2/3 der Fälle eine ausreichende Analgesie für die

▶

Abb.4. Ähnlich wie in der Fentanylgruppe reicht bei 2 von 6 Probanden die
Analgesie von 1,8 mg/70 kg KG Alfentanil nicht aus, um eine Streßantwort
auf den Intubationsreiz zu verhindern. In diesen Fällen kommt es zur starken Erhöhung der Katecholaminspiegel bei der In- bzw. Extubation, begleitet von einer heftigen Kreislaufreaktion (Proband Nr. 6). Bei 4 Probanden

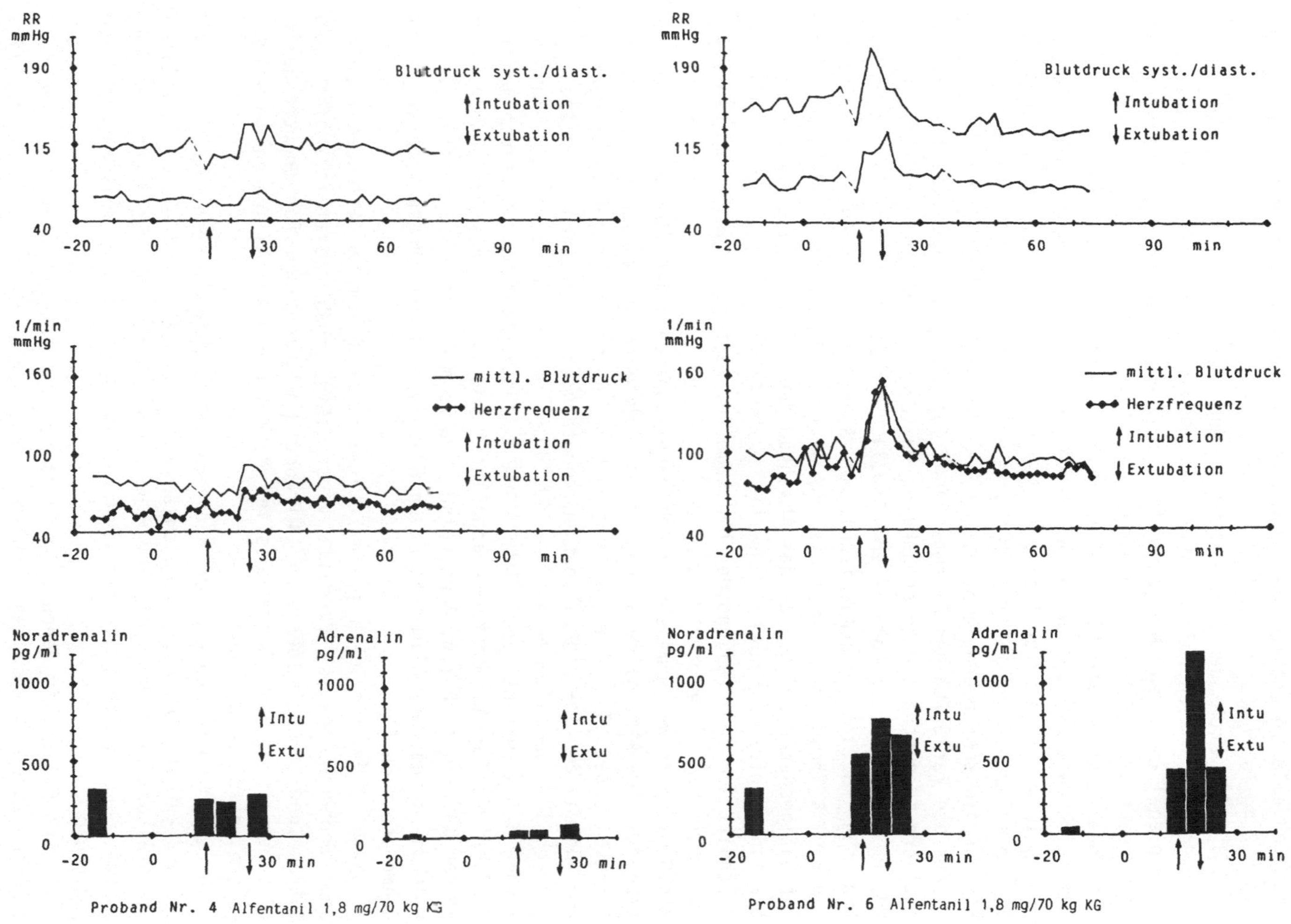

reicht die analgetische Wirkung der gleichen Alfentanilmenge aus, um die Intubation und Extubation ohne Streßreaktionen vornehmen zu können (z.B. Proband Nr. 4)

endotracheale Intubation bewirkten. Die gleiche Versagerquote ergab sich
bei 0,2 mg/70 kg KG Fentanyl.

1/3 aller Probanden reagierte mit einem ausgeprägten Anstieg der Herzfrequenz. In diesen Fällen wurden um ein vielfaches gesteigerte Katecholaminspiegel gemessen. Mit einer höheren Analgetikadosis wäre die Zahl der
Streßreaktionen sicher zu verringern gewesen. Andererseits nimmt bei höheren Opiatmengen zwangsläufig die Beeinträchtigung der Atmung in der postnarkotischen Phase zu. Da es bei den gewählten Dosierungen im Verlauf der
ersten 15 min nach Extubation bereits zur erheblichen Verschlechterung der
Blutgase kam, erscheint die Steigerung der Dosis zur Durchführung einer
Kurznarkose sehr bedenklich.

Aus den Verläufen der Plasmaspiegel für Alfentanil und Fentanyl war die
mittlere Konzentration zu entnehmen, bei der die Analgesie zu schwach wurde, um den Tubus zu tolerieren (Abb.1). Zum Zeitpunkt der Extubation betrug der mittlere Plasmaspiegel von Alfentanil etwa 90 ng/ml, der von
Fentanyl 1,25 ng/ ml. Die Beziehung zwischen Plasmaspiegelverlauf und der
Intubationsdauer zeigte,daß das Absinken der analgetisch wirksamen Konzentrationen unter die nötige Schwelle (Tolerieren des Tubus) vornehmlich im
Abschnitt der Umverteilung der Medikamente stattfand. Sowohl für Fentanyl,
als auch für Alfentanil betrug der Zeitraum optimaler Analgesie etwa 12
min.Diese Zeit war,gemessen an der nachweisbaren Gesamtwirkdauer (z.B.Ein-
fluß auf die Atmung) relativ kurz. Ein Unterschied zwischen Fentanyl und
Alfentanil bezüglich Narkosedauer und der Ausprägung vegetativer Reaktionen während der In- und Extubation konnte nicht festgestellt werden.

Auch bei den atemdepressiven Effekten war in der 1. postnarkotischen
Stunde keine wesentlichen Unterschiede festzustellen. In beiden Gruppen
verlief die CO_2-Antwortkurve abgeflacht und nach rechts verschoben. Erst
ab der 90. min nach i.v. Gabe, also etwa 75 min nach der Extubation zeigte
sich die schnellere Elimination von Alfentanil am rascheren Nachlassen der
Atemdepression [15].

Obwohl beim Vergleich pharmakokinetischer Parameter Alfentanil gegenüber Fentanyl gewisse Vorteile verspricht, ergab die pharmakodynamische
Betrachtung der analgetischen Wirkung (Toleranzdauer für endotracheale
Intubation) und der atemdepressiven Nebenwirkung keinen nennenswerten Unterschied für beide Substanzen.

Da zur Narkoseführung nur Medikamente verwandt wurden, bei denen der
Einfluß auf den Kreislauf vernachlässigt werden kann und während der Expe-
rimentalnarkose keine Volumenveränderungen auftraten, verdient der enge
Zusammenhang zwischen den Katecholaminspiegeln und dem Kreislaufverhalten
Beachtung.

In den Fällen, in denen keine Anstiege der Katecholaminspiegel zu verzeichnen waren, verhielten sich sämtliche Kreislaufparameter unauffällig.
Bei den Probanden, bei denen die Intubation von einem Anstieg der Katecholamine begleitet war, zeigten sich auch Veränderungen im Kreislaufverhalten. Für die Adrenalinwerte und die Herzfrequenz konnte z.B. ein statistisch gesicherter Zusammenhang ermittelt werden. Unter der Annahme einer

256

Abb.5. Zwischen den Kreislaufparametern und den Katecholaminspiegeln besteht ein enger Zusammenhang. Die Abb. zeigt die
Beziehung zwischen der Herzfrequenz und dem Noradrenalinspie-
gel von 12 Probanden (Alfenta-
nil- und Fentanylgruppe je n=6)
zu den vier Abnahmezeitpunkten
(15 min vor Narkose, 2 min und 5
min nach Intubation und 2 min
nach Extubation). Die Regressionsanalyse ergibt bei der Annahme eines linearen Zusammenhangs einen Korrelationskoeffizienten von r=0,89. Vergleichbare Beziehungen bestehen zwischen den Blutdruckwerten und den
Noradrenalin- bzw. Adrenalinspiegeln

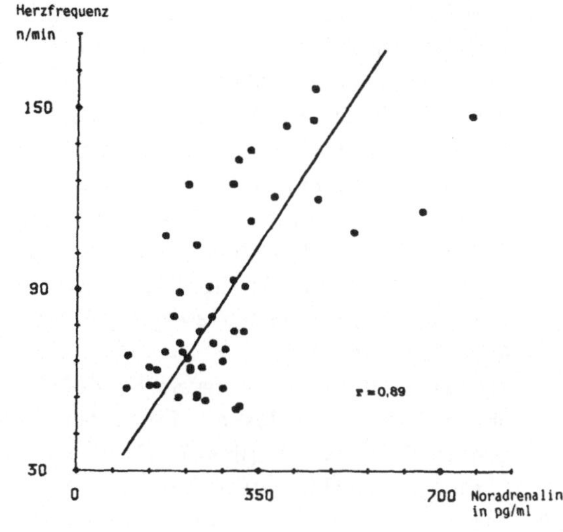

linearen Beziehung ergab die Regressionsanalyse zwischen der HF und dem
Adrenalinspiegel einen Korrelationskoeffizienten von r=0,89 (Abb.5). Ähnlich verhielten sich die Beziehungen zwischen dem systolischen Blutdruck
und dem arteriellen Mitteldruck. Aus diesen Befunden geht hervor, daß die
engmaschige Kontrolle der Kreislaufparameter - (1-2 min Intervalle) einen
sehr feinen Indikator für die Freisetzung von Katecholaminen darstellen
kann.

LITERATUR

1. Ackenheil M, Fröhler M, Goldig G, Rall G,Welter D (1982) Catecholamin-
   Bestimmung im Blut und Liquor mit Hochdruckflüssigkeitschromatographie
   und elektrochemischer Detektor. Arzneim Forsch Drug Res 32:893
2. Brandt MR(1978)Influence of morphine anaesthesia on the endocrine-me-
   tabolic response to open-heart surgery.Acta Anaesthesiol Scand 22:400
3. Bromm B (1984) Pain measurement in man. Elsevier,Amsterdam New York
   Oxford
4. De Castro J, Van de Water A, Wouters L, Xhonneux R, Reneman R, Kay B
   (1977) Comparative study of cardiovascular, neurological and metabolic
   side-effects of eight narcotics in dogs. Pharmaforschungsbericht Janssen N 15615
5. De Lange S, Stanley TH, Boscoe MJ (1983) Catecholamine and cortisol
   responses to sufentanil O_2 and alfentanyl O_2 anaesthesia during coronary artery surgery. Can Anaesth Soc J 30:248

257

6. D'Enfert J, Vernette M, Wintrebert R, Massif B, Campon A, du Cailar J
   (1983) Comparison of the endocrine response to surgery under two types
   of alfentanil anaesthesia. ZAK Zürich

7. Dorow R, Doenicke A, Suttmann H, Gräf KJ, Grote B, Bretz Ch, Sarafoff
   M, Ott H (1983) Einfluß verschiedener Narkosemethoden auf hormonelle
   Parameter und auf das sympathonervale System. In: Doenicke A, Koenig U
   (Hrsg) Immunologie in Anaesthesie und Intensivmedizin. Springer, Ber-
   lin Heidelberg New York (Sertürner Workshop Bd 3, S 97)

8. Göthert M, Bischoff D, Dreyer C (1975) Einfluß von Inhalationsnarkotika auf die Katecholaminsekretion aus dem Nebennierenmark in vivo.
   Anaesthesist 24:19

9. Hensel I, Hasse F, Husmann K, Kettler D (1985) Stressfreie Anaesthesie
   durch hohe Opiatdosen? Tierexperimentelle und klinische Untersuchun-
   gen.In:Doenicke A (Hrsg) Alfentanil - Ein kurzwirkendes neues Opioid.
   Springer, Berlin Heidelberg New York Tokyo (Sertürner Workshop Bd 4)

10. Janssen PAJ (1963) The inhibitory effect of fentanyl and other mor-
    phine-like analgesics on the warm water induced tailwithdrawal reflex
    in rats. Arzneim Forsch Drug Res 13:502

11. Kroh U, Lennartz H,Wesemann W,Göttmann D (1983) Alfentanil und Hypno-
    midate pro infusione - Einsatz bei Mikrolaryngoskopie und Tympanopla-
    stiken - Verhalten der Katecholamine und der zyklischen Nucleotide im
    Plasma. ZAK Zürich

12. Ngai SH (1974) Plasma catecholamines - their significance in anesthe-
    sia. Anesthessiology 34:356

13. Oyama T (1983) Endocrinology and the anaesthesist.In: Hunter AR,Healy
    TEJ (eds) Monographs in Anaesthesiology. Elsevier, Amsterdam New York
    Oxford Vol 11

14. Stanley Th, Bermann L, Green O, Robertson D (1980) Plasmacatecholamin
    and corticol response to fentanyl-oxygen anaesthesia for coronary ar-
    tery operations. Anesthesiology 53:250

15. Suttmann H,Doenicke A,Kriesmair J,Lehmann K,Bretz Ch (1985) Der Ein-
    fluß von Alfentanil und Fentanyl auf die Spontanatmung. In: Doenicke A
    (Hrsg) Alfentanil - ein neues kurzwirkendes Opioid. Springer, Berlin
    Heidelberg New York Tokyo (Sertürner Workshop Bd 4)

16. Suttmann H, Kugler J, Doenicke A, Laub M, Henning J, Eppich D, Kries-
    mair J, Bretz Ch (1985) Der Einfluß von Alfentanil und Fentanyl auf
    die EEG-Aktivität und auf psychometrische Parameter. In: Doenicke A
    (Hrsg) Alfentanil - ein neues kurzwirkendes Opioid. Springer, Berlin
    Heidelberg New York Tokyo (Sertürner Workshop Bd 4)

17. Takki S, Tammisto T, Nikki P, Jäättelä A (1972) Effect of laryngoscopy
    and intubation on plasma catecholamine levels during intravenous in-
    duction of anaesthesia. Br J Anaesth 44:1323

18. Walsh ES, Paterson JL, O'Riordan JBA, Hall GM (1981) Effect of high-
    dose fentanyl anaesthesia on the metabolis and endocrine response to
    cardiac surgery. Br J Anaesth 53:1155

19. Walther H (1979) Klinische Pharmakologie. Grundlagen der Arzneimittel-
    anwendung. VEB Verlag Volk und Gesundheit, Berlin
20. Zsigmond EK, Kumar SM (1980) Endotracehal intubation on catecholamines
    after anesthetic induction. In: Rügheimer E, Wawersik J, Zindler MP
    (Hrsg) 7 th World Congress of Anaesth, Hamburg. Excerpta Med Int Congr
    Ser 533:997

Diskussion

Vorsitz: R. Purschke, R. Larsen

- Zander -
Herr Schüttler, Sie haben gesagt, daß die Thoraxrigidität durch Atropin in
Ihrem Kollektiv vermieden werden konnte. Sind Sie davon überzeugt, daß das
wirklich durch Atropin bedingt war?
- Schüttler -
Dies war für uns ein Überraschungsbefund. Nachdem wir die 1. Gruppe, mit
den Mikrolaryngoskopien untersucht hatten, aufgrund der hohen Inzidenz der
Bradykardien zusätzlich zur Prämedikation 0,25 mg Atropin i.v. vorweggege-
ben haben, konnte in der 2. Gruppe nie wieder eine Bradykardie und nie
wieder eine Thoraxrigidität beobachtet werden. Wir haben auch außerhalb
dieser Gruppe bei Alfentanil-Narkosen mit vorheriger intravenöser Gabe von
Atropin,wobei wir dann immer abwarten bis die Herzfrequenz ansteigt, keine
Thoraxrigidität gesehen. Warum das so ist, ist zum jetzigen Zeitpunkt
schwierig zu erklären. Wenn man sich mit der Literatur beschäftigt, dann
sieht man, daß Atropin bis 1940 beim Parkinsonismus eingesetzt wurde, wo
man ähnliche Rigiditätszustände beobachten kann. Dort greift Atropin in
die dopaminerge, cholinerge Rezeptorsteuerung der zentralen Motoriksteue-
rung ein. Auf der anderen Seite existieren Veröffentlichungen, die über
Effekte von Atropin im spinalen Bereich, im Sinne der Unterdrückung einer
Aktivierung der Alphamotorneuronen, eine Rolle spielen. Da muß m. E. für
die von uns beobachteten Phänomene irgendwo in diesem Bereich eine Erklärung liegen. Aber aufgrund der klinischen Ergebnisse und der klinischen
Beobachtung sieht es am ehesten so aus, daß Atropin scheinbar im Bereich
der durch Alfentanil gestörten cholinergen-dopaminergen Neurotransmitter-
regulation des ZNS eine Rolle spielt. Ein anderes Indiz für die zentrale
Auslösung einer Rigidität durch Alfentanil ist,wenn wir uns die Geschichte
der klinischen Prüfung von Alfentanil betrachten, die Senkung der anfänglich hohen Inzidenz der Thoraxrigidität von 70-80% durch den Einsatz von
Benzodiazepinen in der Prämedikation; das hat Spierdijk 1980 auf dem ASA-
Meeting zum ersten Male vorgetragen. Die Benzodiazepine sind ja auch ein
zentrales Muskelrelaxans - also irgendwie ein zentraler Mechanismus muß
sicherlich diskutiert werden. Aber, das ist zum jetzigen Zeitpunkt schwer
zu erklären, das gebe ich zu.
- Zander -
Daß zentrale Mechanismen eine Rolle spielen, ist sicherlich klar. Es geht
aus mehreren Arbeiten hervor, daß nicht die spinalen Zentren verantwortlich sind, sondern offensichtlich höhere Zentren, weil man unter Umständen
auch durch Thiopental oder Halothan die Rigidität völlig beseitigen kann.

Auch kann durch die Zugabe von Lachgas unter Umständen die Rigidität deutlich erhöht werden. Aber in Ihrem ersten Erfahrungsbericht über gynäkologische Operationen haben Sie durch repetitive Dosen von Succinylcholin die
Thoraxrigidität beseitigt. Haben Sie da vorher kein Atropin gegeben?
- Schüttler -
Um das noch einmal klarzustellen, die Studie in der Gynäkologie, bei der
wir mit Thiopental eingeleitet und dann 5 mg Alfentanil gegeben haben, war
praktisch die erste Studie, die wir überhaupt durchführten. Da hatten wir
mit dem Medikament noch keine Erfahrung und konnten uns nur auf wenige,
spärliche Literaturangaben beziehen. Wir sind dann hinterher auch umge-
schwenkt auf die Kombination von Etomidat und Alfentanil. Die zur i.m.
Atropin-Prämedikation zusätzlich applizierte i.v. Gabe von 0,25 mg Atropin
hat sich mit wachsender klinischer Erfahrung mit diesem neuen Präparat und
nach dem Überraschungsbefund bei den Mikrolaryngoskopien so entwickelt.
Das ist der natürliche Verlauf einer klinischen Prüfung eines neuen Phar-
makons.
- Zander -
Auch wir haben beobachtet, daß die Gabe von Benzodiazepinen zur Prämedika-
tion die Thoraxrigidität deutlich herabsetzt.
- Peters -
Herr Schüttler darf ich noch einmal ganz kurz nachfragen. Wenn Sie von
Thoraxrigidität sprechen, ist das klinisch so, daß Sie eine allgemeine
Muskelrigidität oder eine allgemeine Tonuserhöhung am Auffälligsten beob-
achten, wie man sie auch bei extrapyramidal-motorischen Erscheinungen hat.
Oder ist es tatsächlich eine scharf umschriebene Angelegenheit, die prak-
tisch nur den Thorax betrifft und damit die Möglichkeit der Beatmung
stört?
- Schüttler -
Das ist bei der Narkoseeinleitung ein bißchen schwierig zu differenzieren.
Aber wir haben den Eindruck, daß primär die Stammrigidität im Vordergrund
steht, und daß die Extremitäten nicht so eine Rolle spielen. Allerdings
haben wir das nicht präzise untersucht. Was uns interessiert, ist die Be-
atembarkeit, die steht im Vordergrund, und wenn man sich daran orientiert,
dann haben die Patienten eine Thoraxrigidität, zum Teil auch eine abdomi-
nelle Rigidität.
- Hempelmann -
Herr Stoeckel, Herr Schüttler und auch Herr Dick, würden Sie heute dieses
Verfahren als praktikabel ansehen? Es kommt in 1/4 der Fälle zur Thoraxrigidität, in 1/5 der Fälle zu Übelkeit und Erbrechen. Die Phase im Aufwachraum betrug bei Ihnen ca. 1 h. Wenn Sie 15 oder 20 Curettagen in Narkose
durchführen, was ja nicht selten in der Frauenheilkunde an einem Vormittag
hintereinander zu geschehen hat, dann blockieren Sie sich damit die ganze
Klinik. Bin ich da richtig in meiner Annahme?
- Stoeckel -
Herr Hempelmann ich möchte Ihre Frage direkt beantworten, aber gleichzeitig auch auf einige wichtige Statements eingehen, die gestern in den Vor-

trägen von Herrn Niemeegers und Herrn Heykants angeklungen sind, und die
die Vorteile von Alfentanil verglichen mit Fentanyl darlegen sollen. Es
ist gestern gesagt worden, daß die vier wesentlichen Vorteile von Alfentanil darin bestehen,daß es 1. kurzwirkend ist, 2. eine rasche Recovery vorliegt, 3. die Reduktion der postoperativen Atemdepression beachtlich ist,
und 4. daß die Substanz nicht kumuliert. Alle diese vier Statements können
wir voll bestätigen, aber man muß sagen, und da komme ich jetzt auf Ihre
Frage, Herr Hempelmann, daß das nur richtig ist, wenn man gleichzeitig
dazu einerseits die Gesamtdosis und andererseits den zeitlichen Verlauf
der Dosis,also das Dosierungsschema in Beziehung setzt. Wenn wir von Kurznarkosen, Kurzeingriffen ausgehen, so ist das alles richtig,natürlich auch
in Abhängigkeit von der gesamten Dosis, die man wählt. Wir haben besonders
bei den gynäkologischen Patientinnen relativ hohe Dosen genommen, weil wir
in dieser Serie die Plasmaspiegelverläufe möglichst lange messen wollten.
Eine Dosis von 5 mg als Einzelbolus ist für einen gynäkologischen Kurzein-
griff eine relativ hohe Dosis und daraus erklärt sich auch die relativ
lange Nachwirkung hinsichtlich der Recovery-Periode. Bei längeren Eingriffen, bei der man mit einer einzigen Bolusinjektion nicht auskommt, muß man
nachrepetieren oder ein Infusionsschema anwenden. Dann relativieren sich
diese vier Vorteile, die ich vorhin genannt hatte, dahingehend, daß die
Recovery-Periode verlängert ist, daß dann unter bestimmten Umständen die
Gefahr der postoperativen Atemdepression klinisch relevant wird und in
Abhängigkeit von einem nicht optimierten Dosierungsschema eine Kumulation
auftritt.
Das Statement, "Alfentanil kumuliert nicht",ist so nicht richtig.Es hängt
immer davon ab, wie die Gesamtdosis über die Zeit verteilt ist; d.h., man
kann so dosieren, so hohe Repetitionsdosen geben oder ein Infusionsschema
so wählen, daß es eben doch zur Kumulation und damit mit entsprechender
Verlängerung der Wirkung, und zu nicht gewünschter Atemdepression in der
Aufwachphase kommt. Das sind im wesentlichen die absoluten und die relativen Vorteile dieser neuen Substanz und vor allem in Beziehung zum Fentanyl
aufgrund der pharmakokinetischen Eigenschaften. Also wenn man sagt, "kurzwirkend", dann ist das nicht unbedingt in jeder Situation richtig, es kann
auch eine lange Wirkung vorhanden sein in Abhängigkeit vom Dosierungsschema.
Die Nachteile von Alfentanil sind in erster Linie die Thoraxrigidität und
auch die Übelkeit ist nicht zu vernachlässigen. Ohne daß wir hier Ver-
gleichsstudien mit dem Fentanyl haben, ist doch der klinische Eindruck
der, daß diese beiden genannten Nachteile stärker ausgeprägt sind als beim
Fentanyl, aber sie sind, wie Herr Dick gesagt hat, und hier können wir uns
den Ausführungen von Herrn Dick voll anschließen, durch eine Zusatzmedika-
tion vermeidbar, in dem Sinne, daß man eben ein Antiemetikum und Atropin
vorgibt. Das sind ja Maßnahmen, die wir ohnehin bei der Anaesthesie anwenden und insofern kein echter Nachteil. Im übrigen kann man auch überlegen,
ob man nicht Droperidol einsetzen kann, vor allem bei den nicht mehr ganz
kurzen Eingriffen. Das ist das, was wir heute aufgrund einer ca. 1 1/2-

jährigen Erfahrung bei in der Zwischenzeit ungefähr 120 Fällen in verschiedenen Kollektiven sammeln konnten. Bei einer solchen Synopsis können
wir doch, glaube ich, sagen, daß das Alfentanil deutliche absolute und
relative Vorteile gegenüber dem Fentanyl bringt und da hauptsächlich bei
Kurzeingriffen, während bei länger dauernden Eingriffen diese Vorteile
sich relativieren, verglichen zum Fentanyl.
- Larsen -
Herr Jost möchte zu diesem Problem Stellung nehmen und über seine Erfahrungen bei Curettagen berichten.
- Jost -
Herr Hempelmann darf ich Ihnen einen praktikablen Vorchlag (sh.Tab.3) machen: Die Patientinnen sind prämediziert mit Atropin, Triflupromazin und
Pethidin und dann hat man keinerlei Probleme, da kann man auch 20 in 3 h
machen, wenn der Operateur mitspielt.
- Dick -
Ich wollte gerne zur Atropinfrage noch etwas sagen. An sich hätten wir ja
dann in keinem Falle, wenn das so apodiktisch zutreffen würde, eine Tho-
raxrigidität beobachten dürfen, denn wir geben grundsätzlich 5 min vor der
Narkoseeinleitung diese Dosis von 0,01 mg/kg KG.Wir haben trotzdem, in 1/4
der Fälle diese Thoraxrigidität gehabt, gerade bei den Narkosen die man
mit der Maske durchgeführt hat und wo wir vor Gabe des Alfentanil ein-
wandfreie Spontanatmungs- oder Beatmungsverhältnisse gehabt haben; mit
Einsetzen der Alfentanilwirkung kam dann die Thoraxrigidität.
- Schüttler -
Was mir bei Ihrem Vortrag aufgefallen ist, Herr Dick, daß trotz der Atro-
pinprämedikation Bradykardien aufgetreten sind. Hier stellt sich die Frage, ob vielleicht das zeitliche Intervall zwischen Atropin und Alfentanilapplikation zu kurz oder die Atropindosis zu gering war. Haben Sie bei
jedem Patienten abgewartet, bis sich auf die Atropininjektion eine Erhöhung der Herzfrequenz gezeigt hat?
- Dick -
Es gehört zur Routine, 5 min abzuwarten bei jedem Patienten der Atropin
bekommen hat. Ich bin sicher, daß das Intervall nicht zu kurz und auf keinen Fall zu lang gewesen ist, denn die Alfentanilapplikation hat sich
innerhalb der ersten 10 min nach Einleitung der Narkose abgespielt. Ich
wollte nur noch zur Frage der postoperativen Übelkeit etwas sagen. Wir haben keine vergleichenden Untersuchungen,wir haben nur vor kurzer Zeit vergleichende Untersuchungen mit verschiedenen Narkosekombinationen bei Laparoskopien und Tubenligaturen abgeschlossen und haben da auch die postoperative Inzidenz von Nausea und Erbrechen mitregistriert bei Kombinationen,
die weder Fentanyl noch Alfentanil beinhaltet haben. Da ist die Inzidenz,
wenn man diese limitierten Zahlen und die limitierten Erfahrungen zugrunde
legt, doch deutlich niedriger gewesen. Wie gesagt, das sind Beobachtungen,
die nur ganz begrenzte Aussagen zulassen. Aber auch die Rückmeldungen des
Pflegepersonals, sind immer recht feine Indikatoren dafür, daß plötzlich
etwas geändert wurde.

- van Aken -
Eine Frage an Herrn Dick. 2/3 Ihrer Narkosen waren Kombinationsnarkosen
mit Enfluran und Alfentanil. Was ist der wesentliche Vorteil von dieser
Kombination anstatt Enfluran allein zu benutzen?
- Dick -
Wir haben vor einiger Zeit Untersuchungen gemacht über die hämodynamischen
Reaktionen im Rahmen der Intubation bzw. bei den initialen operativen
Schmerzreizen bei Maskennarkosen und haben verschiedene Analgetika in die-
ser Phase ausprobiert. Dieses Schema haben wir für diese Untersuchungen
beibehalten. Wir haben auch Kurznarkosen, mit der Kombination Thiopental-
Alfentanil-Sauerstoff allein gemacht und sind in keinem Fall mit dieser
Dosierung ausgekommen, mit diesen 25 µg, das war eine Vorgabe, die wir uns
selbst gesetzt haben.
- Stoeckel -
Eine ganz kurze Zusatzbemerkung. Ihre Dosierung, Herr Dick, beträgt nur
etwa 1/3 unserer Dosierung und das erklärt vielleicht auch, daß Sie da
eine geringere Frequenz von Thoraxstarre hatten. Sie haben ja auch Atropin
gegeben. Und die Dosierung von Herrn Jost ist noch niedriger als die von
Herrn Dick.
- Suttmann -
Nebenwirkungen wie z.B. Atemdepressionen sind ja nicht allein auf die Eliminationshalbwertszeit zurückzuführen. Bei einem Vergleich von Alfentanil
und Fentanyl spielt die Frage der Dosis eine wesentliche Rolle. In einer
niedrigen Dosierung sind beide Substanzen klinisch vertretbar; die atemdepressive Nebenwirkung von Fentanyl und Alfentanil unterscheidet sich in
den ersten 30-60 min erstaunlich wenig. Unsere Untersuchungen wurden mit
niedrigen Dosen und mit sehr empfindlichen Nachweismethoden durchgeführt.
Die erhobenen Befunde entziehen sich möglicherweise dem klinischen Blick.
Ich könnte mir vorstellen, daß es nach Alfentanil bei Patienten, die an
einer chronischen Ateminsuffizienz leiden, zu den gleichen Zwischenfällen
kommen wird, wie sie vom Fentanyl bekannt sind.
- Larsen -
Dazu habe ich eine Frage an Herrn Dick. Im Angesicht dieser Erläuterung
von Herrn Suttmann, gilt dann Ihre Aussage, daß man keinen Aufwachraum
braucht, uneingeschränkt oder muß man das modifizieren?
- Dick -
Nein, ich hoffe, daß ich nicht völlig mißverstanden worden bin. Ich habe
nur gesagt, in dem Bereich, in dem wir diese Narkosen gemacht haben, hatten wir keinen Aufwachraum und umso mehr haben wir darauf geachtet, daß
diese Patienten wirklich eine ausreichende Spontanatmung haben ohne sie
dauernd zu wecken. Das scheint mir ein wesentliches Kriterium zu sein.
Vielleicht eine kurze Zusatzbemerkung noch, wir haben bei High Frequency
Ventilation in der HNO-Klinik auch versucht, allerdings mit den 50 µg/kg
KG Repetitionsdosen, auszukommen und haben da verhältnismäßig schlechte
Erfahrungen gemacht.

- Hempelmann -
Eine Bemerkung zu Herrn Busse. n=4, und dann eine Statistik? Also 5 ist
die kleinste Zahl.Und dann wollte ich Herrn Jost fragen. Er hat sicherlich
eine ganze Menge an klinischen Erfahrungen, wie aus seinen Diapositiven
hervorgeht und aus seinen Anmerkungen im Laufe dieser beiden Tage erkennbar war. Wie ist die Komplikationsrate bei Ihnen bezüglich Übelkeit und
Thoraxrigidität?
- Jost -
Die Thoraxrigidität haben wir auch gesehen. Bei unserer Dosierung ist es
aber nicht so dramatisch gewesen. Am Anfang haben wir, weil wir wußten was
die Bonner erlebt hatten, auch 20 mg Succinyldicholin gegeben und damit
war es gut, aber im Prinzip waren wir damit nicht zufrieden. Für eine
Curettage relaxieren, das hat uns auch nicht gefallen und deswegen betonen
wir unsere Prämedikation, daß wir sie zusätzlich gegeben haben. Darüber
hinaus ist es eine Sache der Erfahrung und der Übung, daß man in einen
gewissen steifen Thorax eben auch assistiert hineinbeatmen kann. Mit Übung
kommt man dann ohne Succinylcholin aus. Das ist das eine.
Postoperatives Erbrechen ist bei uns etwas schwierig zu differenzieren,
ich habe das einmal aufgestellt, 90% der Frauen, die nach einer Curettage
erbrachen, hatten vom Gynäkologen Methergin bekommen. Der hatte darauf bestanden, obwohl ich versucht hatte,ihm das auszureden und da weiß ich eben
nicht, wie ich das auseinanderhalten soll, auf welche Substanz das zurückzuführen ist. Zur Akzeptanz kann man aber vielleicht sagen, daß unseren
Schwestern in der Frauenklinik auch aufgefallen ist, daß wir etwas anderes
machen und die waren eigentlich begeistert davon, weil sie nämlich mit
diesen Patienten überhaupt keine Last mehr hatten, die standen dann schon
recht bald auf und haben sich selber versorgt, sodaß also von der Schwe-
sternseite und auch von der Patientenseite das Verfahren sehr geschätzt
wurde.
- Hartung -
An Herrn Hack die Frage: Nach meinen bisherigen Kenntnissen war im Tier-
versuch die analgetische Potenz Fentanyl zu Alfentanil 4:1. Sie haben jedoch beim Menschen eine wesentlich höhere analgetische Potenz von 30:1
gewählt. Kann davon ausgegangen werden, daß diese Relation beim Menschen
anders als beim Tier ist?
- Hack -
Hierzu sollte Herr Schüttler Stellung nehmen,da wir bei unseren klinischen
Untersuchungen dieser Frage nicht nachgegangen sind.
- Schüttler -
Es stellt sich wieder die Frage, in wieweit tierexperimentelle Untersuchungen, die ja doch, wie wir gestern diskutiert haben, auch in der Methodik ihre Schwierigkeiten haben, auf den Menschen übertragen werden können,
vor allen Dingen in Bezug auf die analgetische Potenz verschiedener Analgetika. Wir haben beispielsweise diese Jet-Ventilationen früher mit Fentanyl analysiert und haben dann nach dem Eingriff antagonisieren müssen.
Dort haben wir den Eindruck, daß bei Kurznarkosen ein Verhältnis von 10:1

in der Dosis einzuhalten ist, um Alfentanil äquipotent zu applizieren. Zusätzlich muß man bedenken, daß bei längeren Eingriffen zwei Faktoren eine
Rolle spielen, einmal die geringere analgetische Potenz des Pharmakons und
zum zweiten sicherlich auch die kürzere Eliminationshalbwertszeit von
Alfentanil. Wenn man beide Faktoren zusammennimmt, dann ergibt sich schon
wieder ein ganz anderes Bild, als wenn man nur die analgetische Potenz von
Alfentanil und Fentanyl per se betrachtet.Man muß dann beispielsweise eine
10fach höhere Dosis Alfentanil wählen, um einen äquipotenten analgetischen
Effekt zu erzielen, und dann muß man 3 mal soviel Alfentanil pro Minute
geben, um einen steady state aufrecht zu erhalten.
- Larsen -
Wir sollten eine gewisse Systematik beibehalten und auch die anderen Bei-
träge diskutieren.
- Hempelmann -
Herr Hack, muten Sie der Substanz nicht zuviel zu, wenn Sie Mononarkosen
machen? Ich bin natürlich der Meinung, daß man eine neue Substanz auch
unter diesem Gesichtspunkt prüfen sollte, aber ich glaube nicht, daß das
Alfentanil so viel hergibt, daß es als Mononarkotikum die ideale Substanz
sein wird.
- Hack -
Ich würde Ihnen zustimmen, daß man der Substanz nicht zuviel zumuten
sollte, aber uns hat es einfach interessiert, dieser Frage nachzugehen,
zumal Alfentanil ausgezeichnete hypnotische Qualitäten aufweist. Herr Karliczek hat kürzlich bei Etomidat-Opioid-Kombinationen (Etomidat-Fentanyl
und Etomidat-Piritramid) ohne Verwendung von Lachgas über sehr gute Erfahrungen berichtet. Diese Befunde waren für uns der Anlaß zu überprüfen, inwieweit man beim Alfentanil auf ein zusätzliches Hypnotikum im Rahmen der
Anaesthesie-Einleitung verzichten kann.
- Larsen -
Zur Hypnose möchte ich eigene Erfahrungen kurz beisteuern. Wir haben mehrfach erlebt, daß die Patienten unter 3 µg/kg KG aufgewacht sind. Hierbei
handelte es sich um kardiochirurgische Patienten.
- Hack -
Dieser Auffassung kann ich mich nicht ganz anschließen. Bei den Patienten
der Alfentanilgruppe, die in der Einleitungsphase zusätzlich 0,5 mg Flunitrazepam erhalten hatten, war die Maßnahme wegen der unerwartet rasch
einsetzenden Muskelrelaxation (Pancuroniumbromid) bei noch nicht ausreichender Alfentanilhypnose erforderlich. Zu diesem Zeitpunkt waren also die
"loading dose" des Alfentanil noch nicht vollständig appliziert und die
hypnotische Wirkungsqualität unvollständig.
- Hempelmann -
Ihre Narkoseführung war gut, wesentlich besser als die präoperative Situation, denn Ihre Ausgangswerte von systolisch 180 mmHg bei Koronarpatienten, das ist ein bißchen happig. Deswegen ist die Narkose, die Sie geführt
haben, mit systolischem Wert so um 120 mmHg dazu im Vergleich natürlich
wesentlich besser.

- Hack -

Natürlich ist die hämodynamische Ausgangssituation von Herzzentrum zu Herzzentrum unterschiedlich, vor allen Dingen im Hinblick auf den präoperativen Einsatz und das Absetzen von Betablockern. Hierzu kann Herr van Ackern vielleicht etwas sagen.

- van Ackern -

Bei der Beurteilung einer Narkose muß man auch davon ausgehen, was für Operationen durchgeführt werden. Wenn der Thorax bei den Herzoperationen eröffnet ist, ist es nicht mehr schmerzhaft. Dann brauchen Sie keine hohe Analgesie und Sie brauchen auch keine hohe Sedierung, noch dazu, wenn er an der Herz-Lungen-Maschine ist. Ich glaube, deshalb funktioniert es in diesem Falle auch sehr gut mit einer Mononarkose, mit dem Alfentanil. Das ist bei einer Gallenblasenoperation, bei einem Oberbaucheingriff sicherlich anders.

- Hensel -

Noch ein Wort zu Ihrer Bemerkung, Herr Hack, zur Erhöhung der Fentanyldosen während der Bypass-Phase. Wir geben eine Repetitionsdosis von Fentanyl und Pancuronium unter der Vorstellung, daß mit dem Volumen der Herz-Lungen-Maschine ein zusätzliches Volumen in den Körperkreislauf eingeschleust wird, das den aktuellen Spiegel von Fentanyl und Pancuronium herabsetzt. Zu Beginn der Bypass-Phase nehmen wir daher regelmäßig eine Nachrelaxation vor und erhöhen auch die Fentanyldosis kurzfristig. Sie haben ja an Ihren eigenen Ergebnissen sehen können,daß nach Anschluß der HLM der Spiegel von Alfentanil von ungefähr 500 ng/ml um ca. 100 Einheiten absank. Das ist so ein Effekt gewesen und den wollen wir mit einer Nachdosierung auffangen.

- Hack -

Die von uns nachgewiesene kurzfristige Erniedrigung der Alfentanil-Plasmaspiegel war ein statistisch signifikanter, aber sicher kein klinisch relevanter Effekt,und zwar deswegen, weil eben, wie ich zu erklären versuchte, doch offensichtlich das extrakorporale Volumen relativ klein ist verglichen zum zentralen Verteilungsvolumen beim Alfentanil. Für Fentanyl gilt das sicher nicht, weil hier die Relation der Verteilungsvolumina völlig anders ist. Vielleicht kann Herr Stoeckel zu dieser Frage Stellung nehmen.

- Stoeckel -

Zur Frage der Verdünnungseffekte beim Anstellen des extrakorporalen Kreislaufs ist die Situation von Substanz zu Substanz unterschiedlich zu bewerten. Der Verdünnungseffekt kann so groß sein wie z.B. bei den Muskelrelaxantien, daß die Wirkung aufhören kann. Das kommt daher, weil das zentrale Verteilungsvolumen bei den Muskelrelaxantien,die wir verwenden, sehr klein ist. Somit ist auch das Verhältnis von zentralem Verteilungsvolumen zum Volumen des extrakorporalen Kreislaufs bei den Muskelrelaxantien wesentlich kleiner als bei Alfentanil und der Verdünnungseffekt demnach größer. 4 1 : 2 1/2 1 ist anders als 10 1 : 2 1/2 1 wie beim Alfentanil. Man kann also nicht generell sagen, weil es bei den Muskelrelaxantien so ist, muß es bei anderen Substanzen genau so sein.

- Larsen -
Wir gleiten mehr und mehr in die Schlußdiskussion ein, wir sollten aber
noch einmal zu den einzelnen Beiträgen zurückkommen, vielleicht jetzt zunächst zum Beitrag von Herrn Huse. Sind dort Fragen oder Kommentare?
- Hensel -
Herr Huse,Sie hatten einen interessanten Befund. Sie fanden unter anderem,
daß unter Alfentanil der Blutdruck absenkbar ist, ohne daß eine wesentliche Steigerung der Herzfrequenz daraus resultiert. Wenn man einen gängigen
Vasodilatator wie Nitroprussid einsetzt, erreicht man zwar eine Drucksenkung, muß den Frequenzanstieg dann aber häufig mit Betasympatholytika auffangen. Wie erklären Sie diesen Effekt, den Sie beschrieben haben?
- Huse -
Da ist ein kleines Mißverständnis, die Patienten haben primär im Perfusor
Alfentanil bekommen. Darauf Althesin und nach den Untersuchungen von Arndt
konnte ja nachgewiesen werden, daß die Barorezeptorenreflexe unter Neuroleptanaesthesie erhalten bleiben. Damit zeigen die Patienten in Neuroleptanaesthesie eine Tachykardie in dem Moment, wenn sie den Blutdruck senken.
Wenn Sie jetzt aber Althesin geben, das Althesin hat einen zentralen baro-
lytischen Effekt und auch einen sympathikolytischen Effekt, das bedeutet,
daß der Patient 1. einen Blutdruckabfall hat und 2. eine Tachykardie. Als
Nebenwirkung des Althesins sind nach den tierexperimentellen Untersuchungen die Barorezeptorreflexe unterdrückt, sodaß, wenn Sie Natriumnitroprussid in dieser Situation geben, Sie wohl den Blutdruckabfall sehen, aber
nicht die Tachykardie; d.h. diese Wirkung ist in 1. Linie auf die Wirkung
von Althesin zurückzuführen, wobei das Alfentanil mehr eine Hintergrunds-
wirkung hat und sicher nicht dafür verantwortlich ist.
- Doenicke -
Herr Huse, Sie haben die Frequenzsteigerung des Althesin sehr schön erklärt, nur vergessen Sie dabei, daß Althesin der beste Histaminliberator
ist neben Propanidid und die Frequenzsteigerung einer der sichersten Parameter einer Histaminfreisetzung.Sie haben es nicht gemessen, aber ich kann
Ihnen sagen, Althesin ist so klassisch und die Frequenzsteigerung paßt so
hervorragend dazu, wie Sie es gezeigt haben, daß sicherlich Sie auch diesen Parameter mit berücksichtigen müssen. (Nachtrag: Aufgrund zahlreicher
anaphylaktoider Reaktionen hat Glaxo 1984 Althesin - in Cremophor-EL gelöst - weltweit aus dem Handel zurückgezogen. Bayer hatte diesen Schritt
mit Propanidid zum 1.4.84 getan).
- Larsen -
Ich glaube, das ist eine klare Aussage.
- Kugler -
Ich möchte zurückkommen zu dem Problem der Phase mit extremer Stabilisierung des Kreislaufs, gemessen am Puls. Vielleicht könnte diese Phase ein
Schlüssel zum Verstehen der Muskelspannung sein, die wir als eine tonische
Spannungszunahme am Rumpf ohne Muskelspannung in den Extremitäten werten
können. Hatten Sie beobachten können, daß zeitlich übereinstimmend die
Thoraxspannung zunahm?

- Huse -
Wenn ich das an dem Beatmungsdruck ablesen könnte, so hätten wir natürlich
sofort Pancuronium gegeben, wenn wir diesen Eindruck gehabt hätten. Ich
kann das damit nicht beantworten. Ich will nur sagen, die Stabilität der
RR-Intervalle ist sicher sehr typisch für die Neuroleptanaesthesie. Wenn
Sie aber in diesem Falle Pancuronium geben, stellen Sie ein neues Niveau
dar, die Herzschlagfolge ist vielleicht um 10 höher und Sie bekommen dieselben Bilder. Und hier kann sicher keine Thoraxrigidität eine Rolle spie-
len.Diese Herzschlagfolge hat sicher etwas zu tun mit der zentralen Steuerung. Ich habe auch einen Fall gezeigt, wo das nicht gewährleistet war und
die Patientin praktisch über den gesamten Verlauf der Narkose,obwohl sie
sicher narkotisiert war, eine Instabilität zeigte.
- Larsen -
Wir kommen zum Beitrag von Herrn Busse. Sind dazu Fragen?
- Hensel -
Ich habe eine Frage zu den hämodynamischen Parametern. Wir haben bei den
Patienten von Herrn Busse einen leichten Abfall des pulmonalen Wedge pressure gesehen, bei denen von Herrn Hack ist er ungefähr gleich geblieben,
aber bei den Befunden, die gestern Frau Kramer vorgetragen hat, sahen wir
einen erheblichen Anstieg des pulmonalen Wedge pressure. Sie haben auch
als einzige die Druckwerte im linken Ventrikel gemessen und es sieht so
aus, als ob der pulmonal-kapilläre Druckanstieg etwas mit der Kontraktilität zu tun hat.
- Hempelmann -
Das sind unterschiedliche Serien: Das verwechseln Sie möglicherweise. Dieser eklatante Anstieg war bei den spontanatmenden Patienten vor Beginn der
Narkose.Wir sind der Meinung, daß das aufgrund der Apnoe und somit der Hy-
poxie wohl entstanden ist. Es ist vielleicht nicht deutlich genug herausgekommen, aber es sind ja drei verschiedene Serien vorgestellt worden:
Eine unter Spontanatmung vor der Narkoseeinleitung nur mit Prämedikation,
eine unter Basis-NLA mit Messung der linksventrikulären Parameter und die
dritte Serie am Bypass. Sie kennen unsere üblichen Schemata; da sind die
Daten vielleicht verwechselt worden.
- Busse -
Bei uns waren es ja auch nur diese 4 Patienten bei denen Mitralklappenersatz durchgeführt werden sollte, bei den anderen änderte sich ja nichts,
bei den Koronarpatienten entsprachen sie mehr den Befunden von Herrn Hack.
- Doenicke -
Herr Busse, Ihr Nebenbefund erscheint mir aber doch so wichtig, daß unter
Alfentanil der Choledochus keinen Spasmus aufzeigte. Es ist schade, daß
Sie nicht einen direkten Vergleich, einen echten Doppelblind zu Fentanyl
haben, Sie kennen ja die Arbeiten von Radnay, der festgestellt hat, daß
eigentlich nur Pentazocin anzuwenden sei. Dies müßte dringend nachgeholt
werden, denn dieser Befund müßte ja erhärtet werden.
- Jost -
Es tut mir leid, das ist jetzt ein Vorgriff auf den eigentlichen Vortrag.
Aber wir haben unter Midazolam-Alfentanil bei Choledochus-Eingriffen und

Revisionen gesehen, daß es zu einem deutlich verschlechterten Kontrastmittelabfluß kam und der Operateur ins Schwitzen geriet. Wir haben dann das Spasmolytikum Hymocromon gespritzt und daraufhin erst eine Normalisierung des Gallenabflusses gefunden. Das muß dringend in größeren Kollektiven gut untersucht werden.

- Larsen -

Ich habe eine Frage an Herrn Busse und Herrn Hack. Wir haben ebenfalls Koronarpatienten untersucht unter Alfentanil/N_2O/O_2 Kombination, alle Patienten hatten Betablocker per os genommen und wir haben bei einem Teil der Patienten hypertone Reaktionen gehabt mit systolischen Blutdruckwerten über 200, wobei die Herzfrequenz sich nicht wesentlich geändert hat. Haben Sie so etwas auch gesehen?

- Busse -

Nein.

- Larsen -

Waren Hypertoniker bei Ihren Patienten dabei?

- Busse -

Nein.

- Larsen -

Und bei Herrn Hack,haben Sie Vasodilatatoren einsetzen müssen oder nicht?

- Hack -

Bei unserem Kollektiv waren zwar Patienten mit erhöhten systolischen Ausgangswerten, aber wir haben in der Einleitungsphase unter der Intubation derartige Druckanstiege nicht beobachten können, wohl vereinzelt bei der Sternotomie.

- Stoeckel -

Ich glaube, bei Ihnen Herr Larsen sind diese hypertonen Reaktionen hauptsächlich dadurch zu erklären, daß Ihre Anfangsdosierung sehr viel niedriger liegt als bei uns.

- Dick -

Ich wollte nochmal nach der transcutanen CO_2-Messung fragen. Wir haben Probleme mit dieser Methode gehabt, sobald wir an den Erwachsenen gegangen sind. Beim Kind funktioniert die transcutane O_2 und CO_2-Messung gut. Aber sobald man die Untersuchung beim erwachsenen Patienten in Narkose gemacht hat, bekommt man sehr verspätete Reaktionen. Haben Sie ein anderes Gerät, oder sind da bestimmte Dinge zu berücksichtigen? Wir haben das HP-Gerät vor einiger Zeit gehabt und schlechte Erfahrungen damit gemacht.

- Suttmann -

Wir benutzen das Gerät von Radiometer. Wir haben die Messungen zunächst mitlaufen lassen, um das Gerät zu testen. In einer definierten Situation konnten wir über Referenzmethoden dieses Verfahren überprüfen. Zunächst haben wir einige negative Erfahrungen machen müssen. Wenn man sich ausreichend Zeit nimmt und einige Punkte beachtet, dann lassen sich ausgezeichnete Ergebnisse erreichen. Interessant ist z.B., daß auf der Haut auf engstem Raum völlig unterschiedliche Verhältnisse herrschen. Manchmal hilft es, wenn man die Elektrode um 2 cm versetzt. Als Kriterium für die Ankoppelung haben wir die Anstiegsflanke des Einschwingvorgangs gewählt. Nach-

dem die Elektrode plaziert ist, muß 4-5 min noch ein Anstieg um 20 mmHg
erfolgen; dann läuft die Messung gut. Liegt der Anstieg darunter, muß die
Elektrode neu aufgelegt werden. Man kann durch eine Apnoe, die man vorher
vor der eigentlichen Untersuchung durchführen läßt, prüfen, wie gut die
Koppelung der Elektrode an das System ist. Wir haben die pharmakologische
Untersuchung erst dann begonnen, wenn die Koppelung unseren Kriterien ent-
sprochen hat. Das ist eine mühsame und langwierige Prozedur, mit einem
Zeitverlust von 20-40 min. In experimentellen Situationen ist das vertretbar, in der Klinik wahrscheinlich nicht. Ich glaube, daß Kliniker oft auf-
geben, weil sie zulange aufgehalten werden und den Nutzen geringer ein-
schätzen als den Effekt.

- Dick -

Noch eine Zusatzfrage, haben Sie Verbrennungen gesehen mit der Elektrode?
Wir haben intraoperativ vorsichtshalber am Bein angelegt und haben bei einem 16-jährigen Mädchen eine Gott sei Dank nur oberflächliche Verbrennung
gehabt. Und das 2., Sie haben relativ hohe pCO_2-Werte gehabt, so in der
Größenordnung als Normwerte 60. Sind da bestimmte festgelegte Differenzen
korreliert mit den arteriellen Werten?

- Suttmann -

Man kann nicht eine allgemeingültige Umrechnungsformel angeben. Für jede
Person muß die individuelle Regression ermittelt werden. Interzeps und
Steilheit sind für jede Elektrodenplazierung und für jedes Meßintervall
unterschiedlich. Wenn man die Ergebnisse mehrerer Messungen zu einer
Regressionsanalyse zusammenzieht,wird man enttäuscht sein. Die Korrelation
von tc-Partialdrücken und i.a. Partialdrücken von einem Individium ist jedoch ausgezeichnet. Um die Probanden vor Verbrennungen zu bewahren, haben
wir vorher und während des Nachtschlafs eine geeignete Elektrodentempera-
tur über den Pectoralis gewählt und es gab nach 7 h 44°C nur eine starke
Rötung der Haut. In einer von 15 Nächten trat eine leichte Blasenbildung
auf. Bei über 100 Probandenversuchen haben wir mit 44° über 2 h keinerlei
Komplikationen gesehen.

- Burchardi -

Herr Suttmann! Wenn Sie sagen, daß es tatsächlich regionale Plazierungs-
schwierigkeiten gibt, dann wird dieses wahrscheinlich an den regionalen
Durchblutungsverhältnissen liegen. Sind Sie sicher, daß während einer längeren Applikation und einer längeren Meßperiode sich diese regionalen
Durchblutungsverhältnisse nicht ändern? So haben Sie vielleicht am Anfang
mit vielen Versuchen eine gute Plazierung gefunden; im weiteren Verlauf
wird sich aber möglicherweise die Durchblutung an dieser Stelle zugunsten
einer anderen verändern und dann werden Sie einer Fehlmessung auflaufen.

- Suttmann -

Das ist sicher ein wesentlicher Nachteil der Methode. Die Gefäßregulation
in der Haut ist beim Erwachsenen sehr differenziert. Wenn während eines
Versuchs konstante Bedingungen herrschen, stellt das jedoch kein Problem
dar. Die Mittelwerte, als auch die Einzelwerte der CO_2-Partialdrücke, liegen wegen des Gewebsmetabolismus deutlich über den arteriellen Werten.

Alfentanil und ophthalmologische Kurzoperationen

R. Purschke, D. Schemmann, J. Kammann

Kurze Wirkdauer kombiniert mit hoher analgetischer Potenz bei nur geringer
Beeinflussung der Herz-Kreislauf-Funktion sind die hervorstechenden Eigenschaften, die dem Alfentanil zugeschrieben werden.

Wegen der relativen Kürze von Anaesthesie und Operation und des hohen
Lebensalters der Patienten schien uns diese Substanz daher eine interes-
sante Alternative zum bisher benutzten Fentanyl bei augenchirurgischen
Eingriffen.

METHODIK

Im wesentlichen fünf anaesthesiologisch wichtige Charakteristika kennzeichnen das Patientengut,das dem folgenden Bericht zugrundeliegt (Tab.1).

Es handelt sich durchweg um alte Patienten mit zum Teil gravierenden
Begleiterkrankungen. Das Durchschnittsalter liegt bei 70 Jahren, die Zahl
der Begleiterkrankungen im Mittel bei drei mit einer Schwankungsbreite von
eins bis fünf. Dabei handelt es sich überwiegend um Hypertonien, coronare
Herzkrankheit, rekompensierte Herzinsuffizienz, insulinpflichtigen Diabe-
tes oder eine Niereninsuffizienz.

Die Operationszeiten sind kurz mit einer Schwankungsbreite zwischen 14
und 41 min.

Tabelle 1. Patientengut und relevante Anaesthesiedaten

n = 50	Mittelwert	Schwankungsbreite
1. Alter	70,6 Jahre	(58-78)
2. Gewicht	71,0 kg	(61-85)
3. Begleiterkrankungen	2,8	(1-5)
4. OP-Dauer	25,4 min	(14-41)
5. Narkosedauer	37,8 min	(25-52)
6. Zeit Alfentanil - OP-Beginn	8,8 min	(3-16)
7. Kombinationsanaesthesie	(Hypnomidate/Enfluran/Halothan)	

Während der Operation wird eine relativ ausgeprägte,aber nur sehr kurzzeitige Hypotension notwendig, um eine möglichst optimale intraoculare
Drucksenkung zu erreichen, da es sich ausschließlich um intraoculare Eingriffe - Linsenextraktionen, zum überwiegenden Teil mit Implantation einer
neuen künstlichen Linse - handelt. Dazu wird für einen wiederum sehr kurzen Zeitraum eine verhältnismäßig tiefe Narkose erforderlich. Eine weitere
wichtige Information zur Methodik ist folgendes: Obwohl es sich hier um
eine Untersuchung zur Wirkung eines Medikaments handelt,war es ein gleich-
rangiges Ziel, dennoch eine gute, dem Patienten und der Operation ange-
paßte Narkose zu machen. Bei dieser Narkose handelte es sich nach Prämedikation mit Dehydrobenzperidol, Pethidin und Atropin um eine Kombinationsanaesthesie von Alfentanil mit Enfluran oder Halothan nach Induktion mit
Hypnomidate. Eine Relaxation erfolgte nur zur Intubation mit Succinylcholin. Die Patienten wurden während des Eingriffs kontrolliert beatmet.

Die Dosierung von Alfentanil betrug einheitlich nur 1 mg anstatt des
sonst bei diesem Anaesthesieverfahren verwendeten Fentanyl, das in der
Dosierung von 0,1 mg verabreicht wird.

ERGEBNISSE

Die folgenden Tabellen zeigen zusammengefaßt die wesentlichen Beobachtungen:

Atmung

Bis auf zwei zeigten alle Patienten innerhalb von 30 s bis 1 min einen
praktisch kompletten Atemstillstand. Bei 2 Patienten war der Atemstillstand erst während der Injektion des Hypnomidate komplett (Tab.2). In der
Hälfte der Fälle kam es bereits unter der Operation wieder zu spontaner
Atmung, die dann bis zum Ende der Operation assistiert wurde. Unmittelbar
nach Narkoseende hatten alle Patienten bis auf zwei Ausnahmen eine ausreichende spontane Atemfrequenz, die auch im weiteren postoperativen Verlauf
bestehen blieb. Bei 2 Patienten war auch 10 min nach Beendigung der Anaesthesie noch keine Tendenz zur Spontanatmung erkennbar, so daß Naloxon in

Tabelle 2. Verhalten der Atemfrequenz nach Alfentanil
mit Mittelwert und Schwankungsbreite

Atemfrequenz	Atemzüge/min	
vor Alfentanil	16,8	(12-21)
30 s nach Alfentanil	3,5	(0-10)
Narkoseende	13,6	(10-17)
1/2 h nach Narkoseende	13,8	(11-17)

der Dosierung von 0,04 mg verabreicht wurde. Danach setzte prompt eine
ausreichend frequente Spontanatmung ein.

Herzfrequenz
Die Herzfrequenz zeigte nach Gabe von Alfentanil im Mittel einen leichten
Abfall, der sich auf den Intubationsreiz hin voll zurückbildete (Tab.3).
Auffällig waren hier 3 Patienten mit einer Ausgangsfrequenz vor der Alfentanilgabe von über 100 Schlägen/min: Hier kam es unter Alfentanil zu einem
deutlichen Abfall der Herzfrequenz, der durch Hypnomidate noch weiter verstärkt wurde. Nach Intubation schnellte bei 2 dieser Patienten die Herzfrequenz praktisch wieder auf die Ausgangsfrequenz hoch, fiel aber in den
folgenden 5 min kontinuierlich auf Werte um 80 Schläge/min ab.

Blutdruck
Der Blutdruck fiel unter Alfentanil deutlich ab, stieg aber unter der Intubation wieder auf annähernd das Ausgangsniveau an, ein Phänomen, das unter Fentanyl nur ausnahmsweise zu beobachten ist (Tab.4). Hier muß weiterhin als auffällig angemerkt werden, daß bis auf 2 Patienten alle anderen
auf die Intubation mit einem wenn auch nur leichten und kurzandauernden
Husten reagierten. Um das angestrebte Blutdruckniveau zu erreichen, war
eine höhere Dosierung von Ethrane bzw. Halothan notwendig, obwohl die
Dosierung von Alfentanil hinsichtlich der analgetischen Potenz mindestens
doppelt so hoch war wie bei Fentanyl, wenn man davon ausgeht, daß Fentanyl
drei- bis viermal stärker wirkt.

Offensichtlich ist die Wirkdauer einer einmaligen Gabe kürzer, als für
einen 15-minütigen Eingriff benötigt wird.Ein weiterer Hinweis darauf ist,
daß fast 80% der Patienten bei bzw. unmittelbar nach der Extubation huste-
ten, eine Beobachtung, die unter Fentanyl ebenfalls nur ausnahmsweise
gemacht werden kann. Offensichtlich war die gewählte Dosierung für dieses
Patientengut und diese Operation zu niedrig.

Postoperative Phase
Interessant sind die Beobachtungen hinsichtlich einer schnellen postoperativen Aufwachphase, insbesondere, weil die Spontanatmung mit ausreichender
Atemfrequenz praktisch bei allen Patienten sehr frühzeitig wieder einsetz-
te. Das Verhalten der Kohlensäurepartialdrucke 1/2 h nach Narkoseende
sowie - bei 5 Patienten - auch noch 2 h nach Narkoseende sind in der Tab.5
dargestellt. Überraschenderweise bestand bei diesen 5 Patienten auch noch
nach 2 h nach Anaesthesieende eine zwar nicht bedrohliche, aber doch so
merkliche Atemdepression, ausgedrückt an der Erhöhung des arteriellen Kohlensäurepartialdruckes bis 52 torr, daß diese Patienten nach den Regeln
unseres Aufwachraums nicht zur Station entlassen wurden.

Diese Beobachtung ist um so bemerkenswerter,als die Atemfrequenz selbst
in durchaus befriedigender Größenordnung lag, und zwar deutlich über der
von Patienten nach entsprechender Fentanylmedikation.

Tabelle 3. Verhalten der Herzfrequenz nach Alfentanil
mit Mittelwert und Schwankungsbreite. Im unteren Teil
der Tabelle 3 Einzelbeispiele (Erläuterung im Text)

Herzfrequenz	Schläge/min		
vor Alfentanil	84,6	(62-138)	
1 min nach Alfentanil	69,8	(56-103)	
nach Intubation	87,8	(62-141)	
vor Alfentanil	136	138	105
1 min nach Alfentanil	92	103	60
nach Intubation	140	141	70

Tabelle 4. Verhalten des arteriellen Blutdruckes (Riva-Rocci)
nach Alfentanil mit Mittelwert und Schwankungsbreite

Blutdruck	mmHg	
vor Alfentanil	148/83	(125/70 - 190/110)
1-2 min nach Alfentanil	108/66	(85/40 - 140/ 90)
nach Intubation	144/79	(110/75 - 185/ 90)

Tabelle 5. Verhalten des Kohlensäurepartialdruckes nach Alfentanil mit Mittelwert und Schwankungsbreite

PCO_2			
vor Alfentanil	38	torr	(32-44)
1/2 h nach Narkoseende	44,4	torr	(38-52)
2 h nach Narkoseende (n = 5)	49	torr	(47-52)

Während die meisten Patienten sehr schnell wieder voll wach waren, fiel
bei diesen genannten 5 Patienten darüber hinaus auf, daß sie zwar gut
ansprechbar, aufweckbar waren, aber über die nächsten 4 h eine ausgeprägte
Schlafneigung zeigten.

SCHLUSSFOLGERUNG

Die bisherigen Beobachtungen lassen zusammengefaßt folgende Schlußfolgerungen zu:

1. Die Atemdepression nach Alfentanil tritt unangenehm schnell, fast über-
   fallartig und annähernd total ein. Die deswegen notwendige frühzeitige
   Beatmung über eine Maske wird dabei erheblich gestört durch einen zum
   Teil ausgeprägten Rigor des Thorax, der sich unter Succinylcholin
   allerdings vollständig löst.
2. Es besteht der Eindruck, daß der Eintritt der Atemdepression und der
   Eintritt der analgetischen Wirkung zeitlich um etwa 2 bis 3 min entkop-
   pelt sind, so daß eine Intubation innerhalb dieses Zeitraums mit Stimu-
   lationseffekten einhergeht.
3. Die Aufwachphase ist im allgemeinen deutlich verkürzt, die Spontanatmung sehr schnell wieder restauriert, jedoch zumindest in Kombination
   mit halogenierten Kohlenwasserstoffen scheint eine sichere Vermeidung
   einer postoperativen Atemdepression nicht eindeutig möglich. Inwieweit
   durch die Narkosedämpfe bedingte Störungen des Metabolismus von Alfentanil unter Umständen eine Rolle spielen, bleibt zu diskutieren.

Erfahrungen mit Alfentanil bei HNO-Kurznarkosen

H. Dworzak, R. Sobotka

ZUSAMMENFASSUNG

Auch bei kurzen HNO-Operationen wie TE/AT's und SR bietet sich Alfentanil in Dosen von 20 µg/kg KG an, eine gute Prämedikation und Hypnotikaeinleitung vorausgesetzt. Bei diesen Operationen entfällt dann meist die Notwendigkeit der Nachrelaxierung. Das Erwachen ist schlagartig, eine klinisch manifeste Atemdepression tritt nicht auf.

Bei Höherdosierung muß mit einer linearen Wirkungsverlängerung gerechnet werden, die maximal 30 min anhält. Bei längeren Operationen und mit kombinierter Fentanyl-Alfentanilgabe sollte die letzte Alfentanilrepetitionsdosis ca.15-20 min vor dem erwarteten OP-Ende verabreicht werden.Bei alleiniger Alfentanilanalgesie während 1/2 bis höchstens 1-stündigen Narkosen sollte das Mittel großzügig primär gegeben werden, um exzitatorische Reaktionen wie Hypertension, Husten und Unruhe zu vermeiden. Als Monoanalgetikum für längere Narkosen eignet es sich (auch wegen der emetischen Eigenschaft) nicht. Bei ausreichender Dosierung ist stets ein deutlicher, aber ungefährlicher Blutdruck- und Pulsabfall um ca.20% zu bemerken.

Alfentanil ist eine vorzügliche Bereicherung, gerade für kürzere und schmerzhafte Eingriffe. Seine Anwendung bei ambulanten Narkosen ist fraglich.

Unsere Erfahrungen bei 37 HNO-Kurznarkosen, davon 14 Narkosen bei Kindern zwischen 2 und 11 Jahren,sollen zur Diskussion gestellt werden. Der geübte HNO-Operateur erwartet von der Narkoseführung gerade bei kurzen Operationen eine absolute Ruhigstellung und ein bluttrockenes Op-Gebiet (z. B. durch Blutdrucksenkung).

Die Narkosedauer betrug zwischen 15 min bei den 20 TE/AT's, 30 min bei Septen und Ohrmuschelplastiken sowie ca. 2 h bei Kieferhöhlen und Siebbein-, Keilbeinoperationen bzw. eine Tympanoplastik Typ III.

Die Patienten wurden sämtlich mit Thalamonal in der Dosierung 0,5-0,6 ml/10 kg KG prämediziert. Mit dieser Dosis, 30 min präoperativ gegeben, hat der Patient eine gute analgetische und neuroleptische Basis.Die Gefahr einer klinisch relevanten Atemdepression ist zumindest bei Patienten mit geringem Narkoserisiko nahezu ausgeschlossen. Atropin wurde gewichtsabhängig mitinjiziert. Die Anwendung von Alfentanil zur Narkose erschien uns auch im Hinblick auf die gute präoperative Sedierung interessant.

Die Narkoseeinleitung erfolgte mit 3-4 mg Thiopental/kg KG, die Relaxation erfolgte mit 0,8 mg/kg KG Succinylcholin. Alfentanil selbst dosierten
wir bei voraussichtlicher Narkosedauer von 15 min nicht höher als 20 µg/
kg, bei längeren Narkosen ca. 50 µg/kg. Kinder erhielten grundsätzlich die
halbe Alfentanildosis. Repetitionsdosen waren nach ca. 20-30 min nötig und
waren ca. 33% niedriger als die Einleitungsmenge. Die Injektion des Alfentanils VOR dem Thiopental ist nicht empfehlenswert,da die Addition mit den
Prämedikationsmitteln eine akute Atemdepression auslösen kann, die zu
raschem Handeln zwingt. Beatmet wurde mit O_2/N_2O im Verhältnis 2:4.

Der Narkoseverlauf war stets durch den erwünschten ca. 20-minütigen Abfall des systemischen Blutdrucks und der Pulsfrequenz um ca. 20% des Ausgangswertes geprägt. Eine Nachrelaxierung (wiederum mit Succinylcholin)
war die seltene Ausnahme. Ebenso war die Tubustoleranz ungewöhnlich gut!
Die Extubation erfolgte allermeist ca. 2-4 min nach Narkoseende bei guter
Spontanatmung und mit einer Ausnahme durch die Hand des Anaesthesisten
selbst. Die Patienten waren wach und orientiert, die Kontrollfragen wurden
prompt beantwortet.

Nach Umlagerung und durch die postoperative Ruhe schliefen die Patienten - leicht erweckbar - bis in den Nachmittag; dies darf als DHB-Wirkung
bezeichnet werden.

Den Anaesthesieverlauf können wir daher in 52% als ausgezeichnet,in 28%
als gut, in den übrigen 20% als zufriedenstellend oder auch schlecht bezeichnen. Dabei spielt die vorläufige Unerfahrenheit mit der neuen Droge
die größte Rolle: z.B. zu niedrige Prämedikation, zu geringe Hypnotikado-
sierung, zu späte Repetitionsdosis mit entsprechendem Nachschlaf etc.

Ein auf einmalige Alfentanilgabe zurückzuführendes intra- oder postoperatives Erbrechen bemerkten wir nicht, häufiger freilich nach Wiederho-
lungsdosen. Drei Kinder mußten wegen postoperativer Agitiertheit noch sediert werden (0,5 ml Thalamonal i.v. bzw.1 Kindersupp. Adumbran[®]). Es handelte sich dabei um eine zu flache Narkoseführung,was sich auch an intra-
operativem Husten zeigte. In allen übrigen Fällen freilich fiel die optimale Tubustoleranz, selbst bei heftiger Provokation und der fehlende Wür-
gereflex innerhalb der Wirkungszeit des Alfentanils auf.

Von ca. 30% der Erwachsenen wurde eine anterograde Amnesie vom Prämedi-
kationszeitpunkt bis max. 6 h postoperativ angegeben. Dies könnte ein
Alfentanil-Effekt sein.

Die schon referierte Thoraxrigidität nach schneller i.v. Gabe haben wir
in der HNO-Studie nur einmal erlebt. Die Thoraxstarre trat bei einer sehr
oberflächlich geführten Narkose ein. (Anmerkung: wir können mittlerweile
die Thoraxstarre bei zu flach geführten Narkosen allgemein bestätigen).
Die von Wauquier vertretene Zuordnung des Alfentanils zu den exzitatori-
schen Anaesthetika, erklärt unserer Meinung nach diese Reaktion; sie hat
Ähnlichkeit mit der bekannten Thoraxstarre nach zu niedriger DHB-Gabe. So
ist die Anwendung von Alfentanil nur zusammen mit einer ausreichenden Hyp-
notikagabe sinnvoll.

Nach unserer Erfahrung besteht eine Dosis-Wirkung-Korrelation im Dosis-

bereich von 20 µg - 50 µg/kg KG, die meist linear ist. Wir konnten diese
Beziehung sowohl in der HNO-Studie, wie auch bei vielen augenärztlichen
und urologischen Narkosen bei stationären, prämedizierten Patienten feststellen.

Bei ambulanten bzw. nicht prämedizierten Patienten beträgt die Wirkungszeit nur 10 min unabhängig von der Dosis. Bei zusätzlichem Analgeti-
ka- oder Alkoholabusus eignet sich Alfentanil als alleiniges Analgetikum
für die Narkose bei ambulanten Narkosen in der Regel nicht.

Das wesentlich raschere Erwachen des Patienten nach einer Alfentanil-
Narkose,auch bei vorheriger Fentanylgabe hat Ähnlichkeit mit einer antagonistischen Wirkungsweise im Sinne einer Rezeptorkonkurrenz zwischen Fentanyl und Alfentanil.

Fallbeispiel: Während einer 2-stündigen Narkose (Tympanoplastik Typ III)
erhielt ein 50-jähriger Patient 0,4 mg Fentanyl und 17 min vor der Extubation 1,5 mg Alfentanil. Nach der Extubation war der Patient hell wach, atmete auf Aufforderung 1,5 l als AZV und beantwortete exakt die gestellten
Fragen. Er schlief jedoch schlagartig im Satz ein und hatte eine akute
Atemdepression (nach 0,08 mg Naloxon war die - wie wir meinen - Fentanyl-
Wirkung wieder antagonisiert).

Die postoperative Phase nach Kurznarkosen mit Alfentanil und Etomidat bei unfallchirurgischen Patienten

P. Hoffmann, B. Schockenhoff

ZUSAMMENFASSUNG

Untersucht wurden 42 unfallchirurgische Patienten, die nach ausschließlicher Prämedikation mit Atropin 0,01 mg/kg KG zunächst 0,025 mg/kg KG Alfentanil langsam i.v. injiziert bekamen. 1 min später wurde 0,3 mg/kg KG Etomidat ebenfalls langsam i.v. gegeben und nach dem Einschlafen der Patienten unter assistierender Maskenbeatmung mit O_2/N_2O 30:70% sofort mit dem operativen Eingriff begonnen.

Intraoperativ sahen wir eine ausgezeichnete Kreislaufstabilität mit Blutdruckabfällen um maximal 10% unter dem Ausgangswert und Senkungen der Herzfrequenz um 12-20%. Thoraxrigidität trat bei frühzeitigem Beginn der Maskenbeatmung nicht störend in Erscheinung.

Postoperativ zeigte sich im Blutdruck- und Herzfrequenzverhalten, sowie vor allem auch hinsichtlich der Atemfunktion ein ausgesprochen stabiles Verhalten. Die Aufwachphase war unkompliziert, alle Patienten waren wenige Minuten nach Operationsende völlig wach und kooperativ und zeigten eine ausgezeichnete, bis weit in die postoperative Phase hineinreichende Analgesie. Postoperative Übelkeit oder Erbrechen trat bei dieser Patientengruppe nur in 7% auf. Eine postoperative Atemdepression,die therapeutische Konsequenzen erfordert hätte,trat in keinem Fall auf.Die Anaesthesie wurde von Patient, Operateur und Anaesthesist in über 90% der Fälle als gut bzw. sehr gut bezeichnet.

Bei der Vorbereitung und Durchführung von Anaesthesien für kurzdauernde Operationen, vor allem auch bei ambulanten Patienten, gelten die gleichen Grundsätze,wie bei Anaesthesien im stationären Bereich,nämlich ein Höchstmaß an Sicherheit für den Patienten und gute Voraussetzungen zur Durchführung des operativen Eingriffes für den Chirurgen zu gewährleisten.

In vielen Fällen sind Operationsdauer und Operationsrisiko im Gegensatz zum Anaesthesierisiko begrenzt. Darüber hinaus sind oft die personellen, räumlichen und zeitlichen Gegebenheiten begrenzt, sodaß Wartezeiten bis zum Erreichen eines operationsfähigen Zustandes oder bis zur Entlassungsfähigkeit aus der Obhut des Anaesthesisten möglichst gering gehalten werden sollten.

Anaesthetika und Anaesthesieverfahren für den Bereich der Kurznarkose sollten daher folgende Bedingungen erfüllen

- sichere und einfache Handhabung
- rascher Wirkungseintritt und ausreichende Narkosetiefe innerhalb kurzer
  Zeit
- schnelle An- und Abflutung sowie völlige Reversibilität durch kurze bio-
  logische Halbwertszeit der verwendeten Anaesthetika
- keine unangenehmen Neben- oder Nachwirkungen
- rasche Wiederkehr der Straßenfähigkeit.

Es gibt derzeit praktisch kein Anaesthesieverfahren, das allen diesen Forderungen entspricht, einige Formen der i.v. Kurznarkose kommen der Ver-
wirklichung aber oft recht nah.

Aus der großen Zahl der zur Verfügung stehenden Medikamente (Tab.1) kombinierten wir wegen der günstigen pharmakokinetischen und pharmakodynamischen Eigenschaften das neue Opiat-Analgetikum Alfentanil und das bereits
bekannte und bewährte Ultrakurzhypnotikum Etomidat zur Kurznarkose, unter-
stützt durch assistierende Maskenbeatmung mit N_2O/O_2 im Verhältnis 2:1.

In unserer Studie werden aus einer Gesamtzahl von über 100 durchgeführten Anaesthesien 42 unfallchirurgische Patienten im intra- und vor allem
postoperativen Verhalten untersucht. Die Patientendaten gehen aus Tab.2
hervor. Hinsichtlich ihrer Vorerkrankungen und des präanaesthesiologischen
Zustandes gehörten die Patienten den ASA-Gruppen I und II an.

Die durchgeführten Operationen zeigt Tab.3. Die durchschnittliche Operationsdauer betrug 13 min, mit Schwankungen zwischen 8 und 21 min.

Tabelle 1. Intravenöse Kombinationsnarkosen

Hypnotikum, Sedativum, Tranquillizer	Analgetikum
Thiopental (5mg/kg KG)	Fentanyl (0,0025 mg/kg KG)
Methohexital (1,5 mg/kg KG)	Pentazocin (0,75 mg/kg KG)
Etomidat (0,3 mg/kg KG)	Tilidin (1 mg/kg KG)
(Diprivan)	
Diazepam (0,25 mg/kg KG)	Piritramid (0,02 mg/kg KG)
Flunitrazepam (0,025 mg/kg KG)	Alfentanil(0,025 mg/kg KG)
(Lorazepam)	Buprenorphin (0,004 mg/kg)
(Lormetazepam)	
(Midazolam)	(Ketamine 2 mg/kg KG)

Tabelle 2. Patientendaten (n = 42)

Durchschnittsalter :	44 Jahre (22 - 75)
Durchschnittsgewicht:	68 kg (49 - 92)

Tabelle 3. Durchgeführte Operationen (n = 42)

```
------------------------------------------------------
Schulterluxation, Reposition              3
Unterarm-Reposition, Spickung             4
Weichteil-Tumor-Exstirpation              6
Ender-Sorg-Nagelung                       4
Metallentfernung n. Osteosynth.           8
Osteomyelitis, PMMA-Ketten-W.            15
Fremdkörperentfernung                     2
------------------------------------------------------
```

Tabelle 4. Kurznarkose mit Alfentanil/Etomidat

```
-----------------------------------------------------------------------
Prämedikation:     30-45 min vor Op-Beginn Atropin 0,01 mg/kg KG i.m.

Einleitung:        Alfentanil (R 39 209) 0,025 mg/kg KG i.v.
                → 2 min Wartezeit
                   Etomidat 0,3 mg/kg KG i.v. N₂0/0₂ 4:2 l/min
                   sofortiger Op-Beginn

Repetitionsdosen:  1/3 der Ausgangsdosis
-----------------------------------------------------------------------
```

In Einleitung: Etomidat 0,3 mg/kg KG i.v. N_2O/O_2 4:2 l/min

METHODIK

Wie aus Tab.4 hervorgeht, erhielten alle Patienten 30-45 min vor Anaesthesiebeginn 0,01 mg/kg KG Atropin i.m. Danach wurde zu Anaesthesiebeginn 0,025 mg/kg KG Alfentanil langsam über 30 s i.v. injiziert. Nach einer Wartezeit von 1-2 min gaben wir 0,3 mg/kg KG Etomidat langsam über 30 s i.v. Nach dem Einschlafen der Patienten, das in der Regel ruhig, ohne erkennbare Atemdepression und ohne Auftreten von Myokloni oder Unruhe erfolgt, wurde über die Narkosemasken mit 2 l O_2 und 4 l N_2O assistierend beatmet. Gleichzeitig wurde mit der Operation begonnen.

Nachinjektionen wurden bei Etomidat nach 4-6 min notwendig, bei Alfentanil nach 8-12 min und erfolgten in einer Dosis von 30% der Initialdosierung. Nach Beendigung der Operation waren alle Patienten noch etwa 2 min mit Sauerstoff über die Maske beatmet.

ERGEBNISSE

Auf das intraoperative Kreislaufverhalten wird hier nur kurz eingegangen. Wir sahen die auch von anderen Autoren beschriebenen Blutdruckabfälle um etwa 10% unter den Ausgangswert, sowie Senkungen der Herzfrequenz zwischen

282

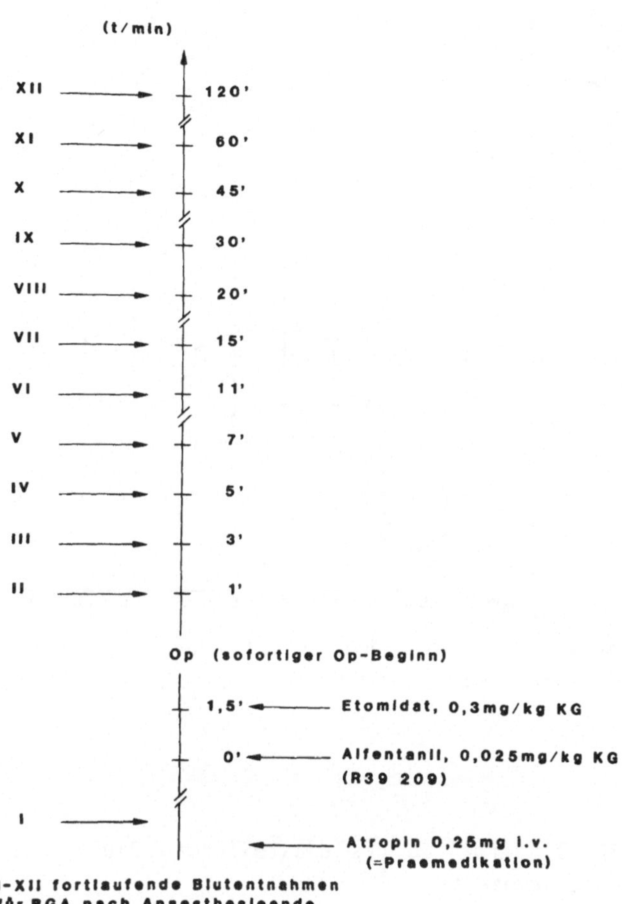

Abb.1. Untersuchungs- und Blutentnahmezeitpunkte in der präoperativen und postoperativen Phase

12 und 20%, die aber keine therapeutischen Maßnahmen notwendig machten. Wenn früh genug mit der assistierenden Beatmung mit Sauerstoff/Lachgas begonnen wurde, hatten wir keine Probleme mit Rigidität des Thorax, die bei uns in etwa 6-8% in leichterer Form auftrat. Den Schwerpunkt unserer Untersuchungen bildete die Kontrolle des postoperativen Verhaltens des Herz-Kreislauf-Systems und der Atmung, wobei wir,wie das Schema in Abb.1 zeigt, innerhalb sehr enger Zeitspannen über 2 h Kreislaufparameter und Blutgasanalysen untersuchten.

In Abb. 2 und 3 wird das Verhalten des systolischen und diastolischen Blutdrucks aufgezeigt, beide Parameter liegen im postoperativen Verlauf zunächst noch geringfügig unter dem Ausgangswert, um sich später dem vor Anaesthesiebeginn gemessenen Wert wieder anzunähern. Auch die Herzfrequenz (Abb.4) liegt postoperativ noch unter dem Ausgangswert, bleibt auch über die Meßperiode von 2 h um etwa 10-12% niedriger. Aufgrund der gleichsinnigen Veränderungen von systolischem Blutdruck und Herzfrequenz zeigt das rate-pressure-product (RPP) im postoperativen Verlauf eine Senkung um etwa 20% (Abb.5).

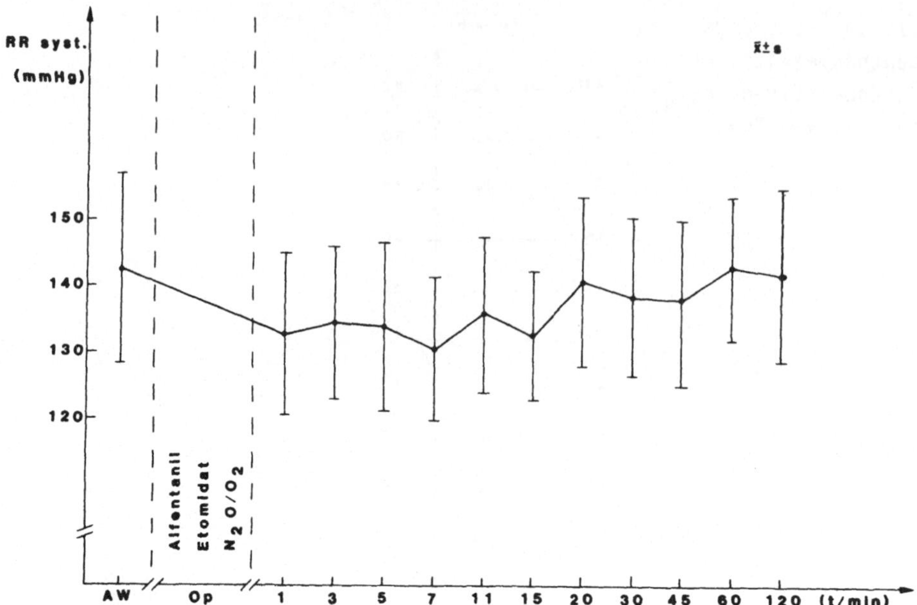

Abb.2. Verhalten des systolischen Blutdruckes nach Alfentanil/Etomidat-Kurznarkosen

Abb.3. Verhalten des diastolischen Blutdruckes nach Alfentanil/Etomidat-Kurznarkose

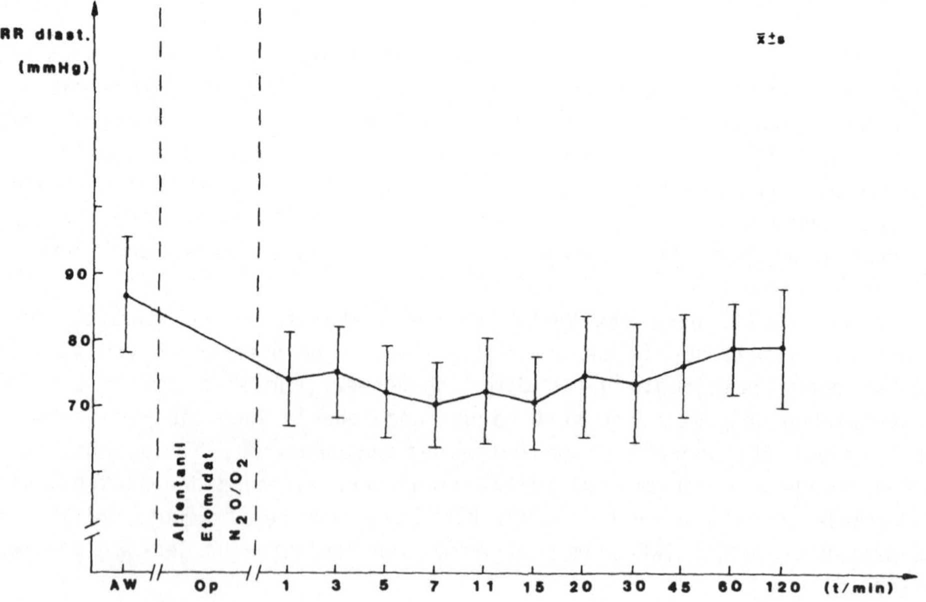

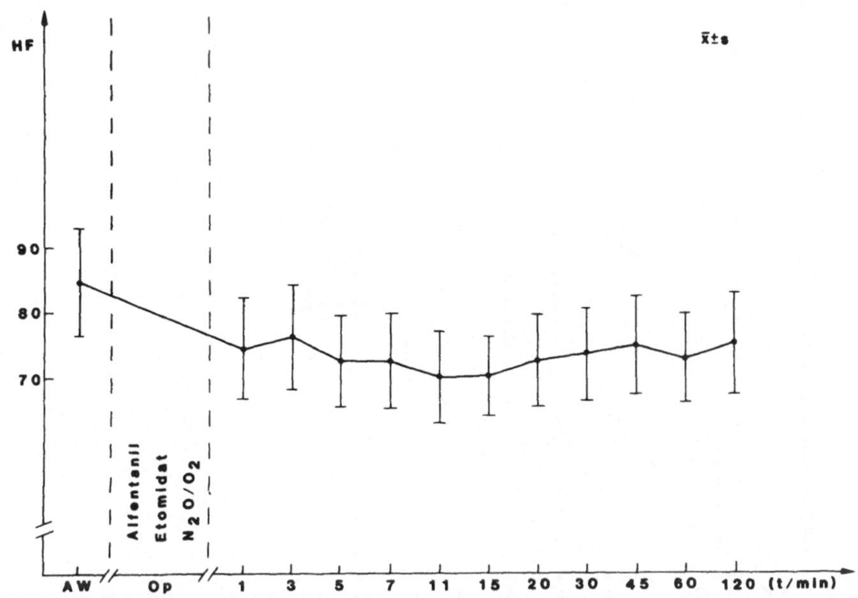

Abb.4. Verhalten der Herzfrequenz nach Alfentanil/Etomidat-Kurznarkose

Abb.5. Verhalten des rate-pressure-product (RPP) nach Alfentanil/Etomidat-Kurznarkose

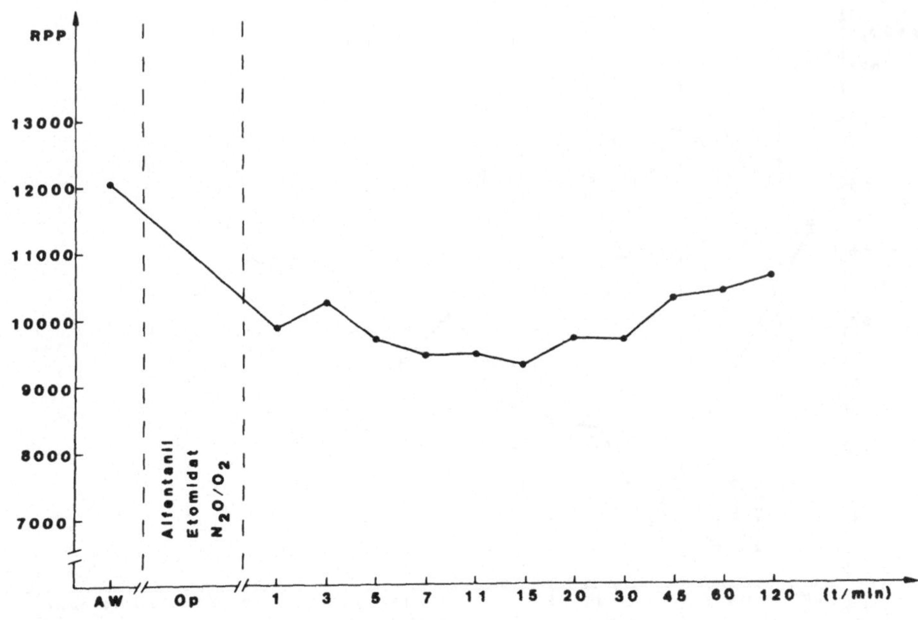

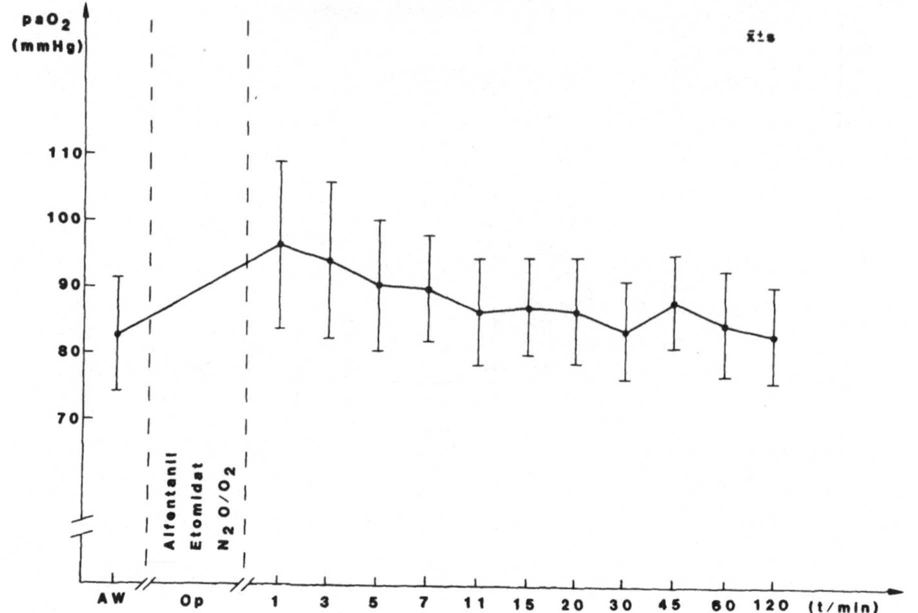

Abb.6. Verhalten des arteriellen pO_2 nach Alfentanil/Etomidat-Kurznarkose

Abb.7. Verhalten des arteriellen pCO_2 nach Alfentanil/Etomidat-Kurznarkose

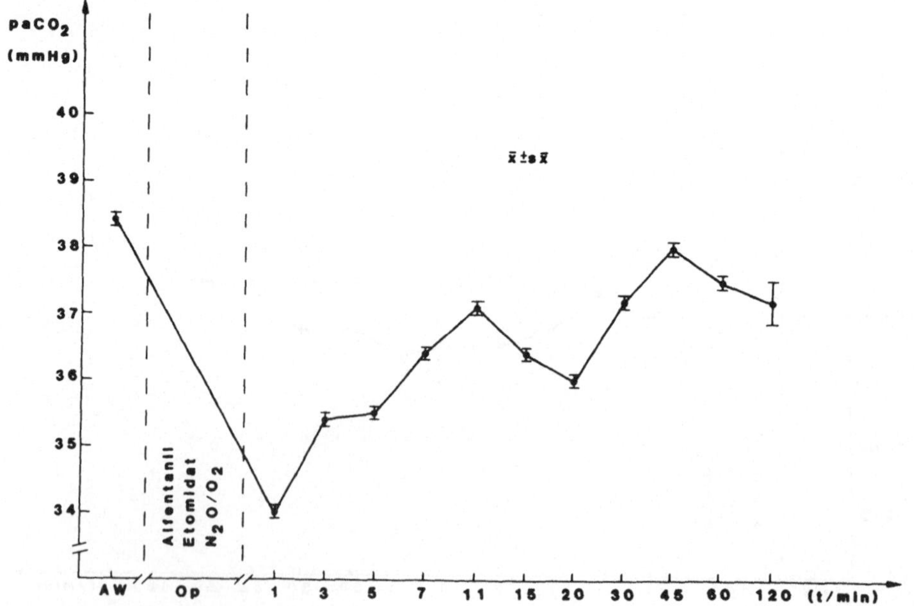

286

Der aus der Abb.6 zu ersehende arterielle pO2 zeigt in der frühen postoperativen Phase eine Erhöhung von etwa 10-15% über den Ausgangswert, was zunächst durch die vorausgegangene assistierende Beatmung mit 33% Sauerstoff zu erklären ist. Auch im weiteren postoperativen Verlauf bis zur 120. min bleibt der paO2 aber noch höher, als der präanaesthesiologische Wert. Abb.7 zeigt das Verhalten des paCO2, wobei ebenfalls die beiden ersten postoperativen Werte durch die vorausgegangene assistierende Beatmung erniedrigt sind. Auch hier zeigt sich im weiteren postoperativen Verlauf ein Verbleiben des paCO2 innerhalb des physiologischen Bereiches zwischen 35 und 38 mmHg.

Das Verhalten des Bicarbonat-Spiegels geht aus Abb. 8 hervor. Auch hier ist ein Verbleiben im physiologischen Bereich erkennbar, mit einer Tendenz zur Alkalose. Ähnliches ist auch aus Abb.9 zu entnehmen, die das Verhalten des base excess zeigt. Auch hier ist eine Veränderung aus dem leicht sauren Bereich vor Anaesthesiebeginn in den leicht alkalischen Bereich postoperativ feststellbar.

Da wir bei der höher dosierten Anwendung von Alfentanil für längerdauernde Operationen Blutzuckeranstiege sahen, ist in Abb.10 das Verhalten des Blutzuckerspiegels dargestellt. Es kommt zunächst postoperativ zu einem leichten Anstieg, dem sich nach 120 min ein geringer Abfall anschließt, wobei allerdings die Meßwerte sämtlich im physiologischen Bereich bleiben.

Abb.8. Verhalten des Standard-Bicarbonat nach Alfentanil/Etomidat-Kurznarkose

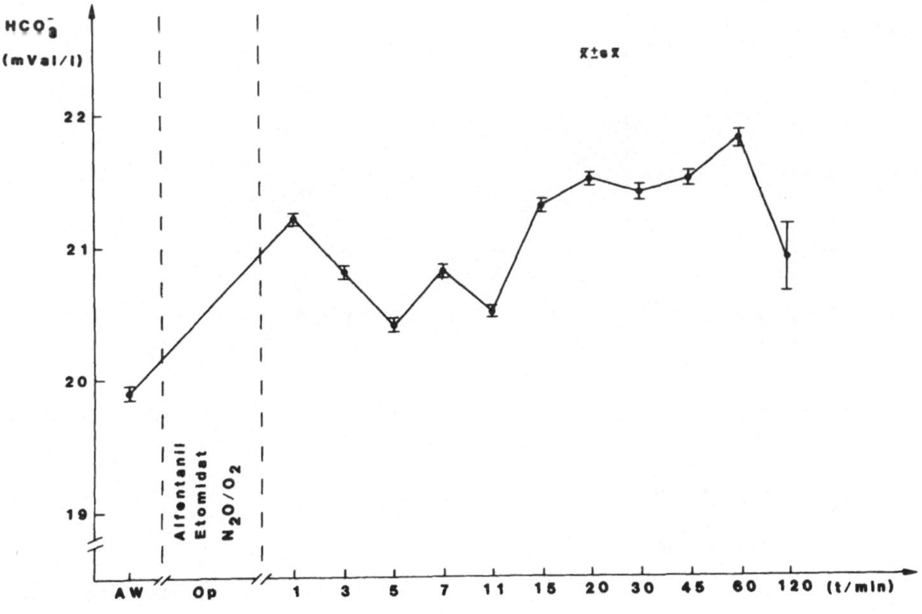

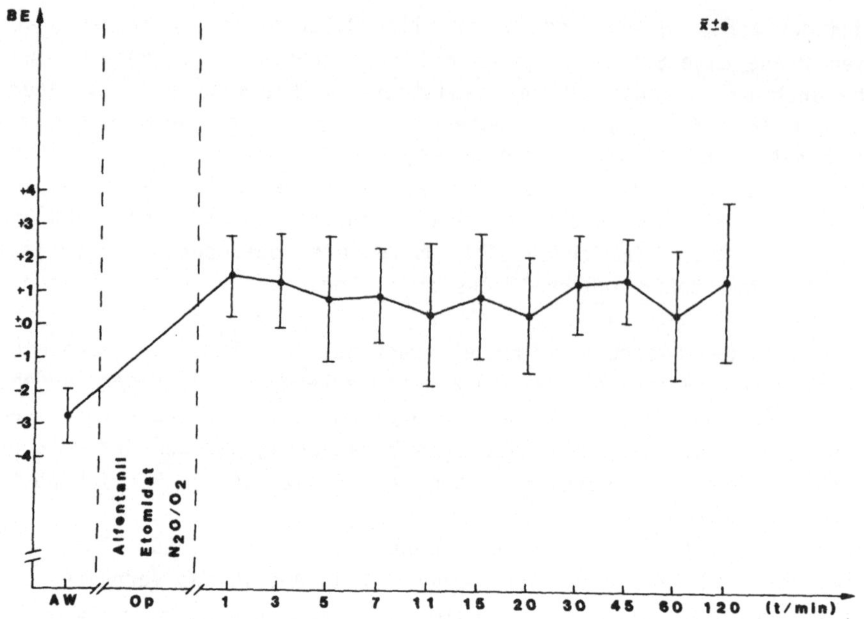

Abb.9. Verhalten des base-excess nach Alfentanil/Etomidat-Kurznarkose

Abb.10. Verhalten des Serum-Blutzuckerspiegels nach Alfentanil/Etomidat-Kurznarkose

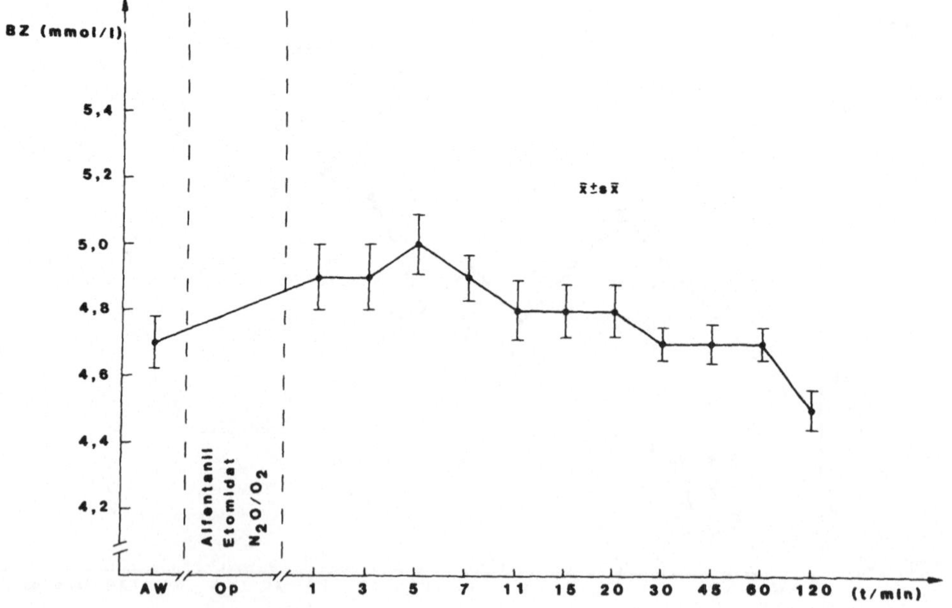

DISKUSSION

Aufgrund unserer Beobachtungen läßt sich sagen, daß sowohl im Blutdruck-
und Herzfrequenzverhalten wie auch hinsichtlich der Atemfunktion postoperativ eine ausgesprochene Stabilität gewährleistet ist. Die Aufwachphase
war bei diesem Kollektiv gesunder, unfallchirurgischer Patienten unkompliziert. Alle Patienten erwachten innerhalb weniger Minuten nach Operationsende und waren völlig wach und kooperativ, ohne aber über Schmerzen zu
klagen. Postoperative Übelkeit und Erbrechen traten bei dieser Patientengruppe nur bei 7% auf. Eine postoperative Atemdepression, die eine erneute
Beatmung erfordert hätte, trat in keinem Fall auf. Die Anaesthesie wurde
von Patient, Operateur und Anaesthesist in über 90% der Fälle als gut bzw.
sehr gut bezeichnet. Aus Tab. 5 gehen die Nebenwirkungen der Kombinationsanaesthesie mit Alfentanil und Etomidat bei unserem unfallchirurgischem
Krankengut hervor. Demgegenüber stehen die Vorteile des Alfentanil in der
Kombination mit Etomidat, dargestellt in Tab. 6.

Tabelle 5. Nebenwirkungen (n = 100)

Thoraxwandrigidität		6%
Myokloni	lokalisiert	4%
	generalisiert	2%
Übelkeit		5%
Erbrechen		2%
Venenschmerz, -reizung		3%
postop. Atemdepression		-

Tabelle 6. Vorteile von Alfentanil

Sichere Analgesie
Kurze Wirkdauer
Geringe, zeitlich begrenzte Nebenwirkungen (Atemdepression)
Hohe Kreislaufstabilität
Rasches postoperatives Erwachen
Kaum Venenreizungen
Kaum vegetative Nebenreaktionen (Übelkeit, Erbrechen)

Kurze gynäkologische Operationen und diagnostische Eingriffe am Kniegelenk in Alfentanil-Etomidat-Narkose

E. Hartung, W. Haag, M. Milutinovic, A. Klatte, J. Abel

ZUSAMMENFASSUNG

Mit der kombinierten intravenösen Gabe von Alfentanil und Etomidat lassen sich gut steuerbare Narkosen durchführen. Die Nebenwirkungen sind nicht gravierend und lassen sich durch die Prämedikation, Lachgaszufuhr und Reduktion von Alfentanil- und Etomidat-Dosen auf ein übliches Maß reduzieren. Eine Antagonisierung oder längere Nachbeatmung sind dann nicht erforderlich. Auffallend ist das frühzeitige Einsetzen einer ausreichenden spontanen Atmung, verbunden mit einer raschen Ansprechbarkeit und voller Orientierung nach Narkoseende bei gleichzeitig noch länger anhaltender Analgesie. Die Domäne dieser Narkosetechnik liegt unserer Auffassung nach bei kurzzeitigen, schmerzhaften Eingriffen, bei intraoperativ rasch und kurzfristig notwendiger Analgesievertiefung und bei Verlängerung der Analgesie am Operationsende bei bereits abflachender Anaesthesie.

Da Alfentanil erst in höherer Dosierung hypnotisch wirkt [7], scheint die zusätzliche Gabe eines zentral sedierenden Medikamentes für Narkosen sinnvoll. Wegen der annähernd gleichen Wirkzeiten und der sich ergänzenden analgetisch-hypnotischen Effekte entschlossen wir uns, Alfentanil in Kombination mit Etomidat zu geben. Ziel der Untersuchungen war:
1. bei einmaliger Gabe die klinische Praktikabilität dieser Narkosetechnik für kurzzeitige, schmerzhafte Eingriffe zu beurteilen und
2. bei mehrfacher Applikation die reine Medikamentenwirkung zu erfassen und zu prüfen, welche Beziehung zur Plasmakonzentration bestehen.

SINGLE-SHOT ALFENTANIL-ETOMIDAT-ANAESTHESIE

Methode

34 nach Gewicht mit Dolantin, Atosil und Atropin prämedizierte Patientinnen erhielten für eine Abrasio 70 µg/kg Alfentanil und unmittelbar danach 200 µg/kg Etomidat i.v. Sie wurden mit einem $N_2O:O_2$-Gemisch im Verhältnis 4:2 über Maske beatmet. Gemessen wurde Blutdruck (Riva-Rocci) und Pulsfrequenz sowie die Dauer der chirurgischen Analgesie, Atemdepression, nicht Ansprechbarkeit und Desorientiertheit. Da in 4 Fällen die Operation länger als die Analgesie dauerte, mußte Alfentanil in halber Dosierung nachinji-

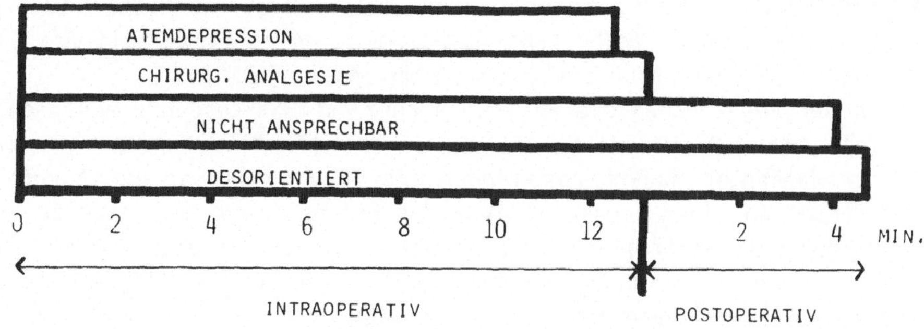

Abb.1. Wirkdauer von Alfentanil (0,07 mg/kg) - Etomidat (0,2 mg/kg) - Lachgas (66%) - Anaesthesie bei gynäkologischen Operationen (Abrasio; n = 30)

ziert werden, sodaß für die Auswertung 30 Narkosen verfügbar waren. Alle Patientinnen hatten einen Allgemeinzustand ASA-Gruppe I. Ihr mittleres Alter betrug 27,2 (14-60) Jahre, das mittlere Gewicht 57,9 (49-76) kg und die mittlere Größe 163,5 (154- 176) cm.

Ergebnisse

Im Mittel dauerten die Einriffe 13,1 (4-24) min (Abb.1). Über diesen gesamten Zeitraum, beginnend 30 s nach der Injektion, war die Analgesie ausreichend, was durch das Fehlen von Schmerzreaktionen gesichert war. Die chirurgische Analgesie hielt jedoch nur solange an, als noch Lachgas zugeführt wurde. Postoperativ waren die Patientinnen bis zu 2 h schmerzfrei.

Gleichzeitig mit der Analgesie trat eine Bewußtlosigkeit und Atemdepression ein. Dies machte in jedem Fall eine Beatmung erforderlich. Eine

Tabelle 1. Häufigkeit von Nebenwirkungen nach einmaliger i.v.-Gabe von Alfentanil (0,07 mg/kg) und Etomidat (0,2 mg/kg) bei gynäkologischen Operationen (Abrasio; n = 30)

Systolischer Blutdruckabfall
(% des Ausgangswertes)   < 10% ...13; 10-25% ...4

Pulsfrequenzabnahme
(% des Ausgangswertes)   < 10% ... 2; 10-25% ...1

Rigidität   11
Nausea   7
Müdigkeit   6
Erbrechen   4
Urticaria   1

----

klinisch ausreichende, spontane Respiration trat im Mittel 1/2 min vor
Narkoseende, jedoch frühestens nach 3 min und im Einzelfall bei einer 19
min währenden Operation erst nach 23 min ein.

In der Regel waren die Patienten kurz nach Narkoseende ansprechbar (im
Mittel nach 3,9 min) und voll orientiert (im Mittel nach 4,9 min). Bei
keiner Patientin dauerte es länger als 10 min bis sie auf Anruf gezielt
reagierte. In einem Einzelfall war die Orientierung erst nach 20 min wie-
derhergestellt. Auffallend war, daß es sich hier - ebenso wie in dem Fall,
wo eine ausreichende Spontanatmung später eintrat - um ältere Patientinnen
(59 und 60 Jahre) handelte.

Bedrohliche Kreislaufveränderungen, die ein therapeutisches Eingreifen
erfordert hätten, wurden nicht beobachtet. Lediglich nach Narkosebeginn
kam es in 13 Fällen zu einem systolischen Blutdruckabfall bis zu 10% und
in 4 Fällen bis zu maximal 25% des Ausgangswertes (Tab.1). Ebenfalls trat
2 mal eine Abnahme der Pulsfrequenz bis zu 10% und 1 mal bis zu maximal
25% des Ausgangswertes auf.

In 11 Fällen beobachteten wir eine Muskelrigidität. Diese äußerte sich
dadurch, daß die Patienten schwerer als gewöhnlich zu beatmen waren. 5 mal
war die Rigidität so ausgeprägt, daß dadurch das operative Vorgehen erschwert war. Eine einmalige Relaxation mit Succinylcholin durchbrach diese
stets prompt. Nausea trat 7 mal, davon 4 mal mit Erbrechen auf. Zusätzlich
beobachteten wir in 6 Fällen Müdigkeit nach dem Eingriff und bei einem
Patienten ein urticarielles Exanthem nach Narkoseeinleitung.

Diskussion

Mit der beschriebenen Narkosetechnik können problemlos Kurznarkosen durchgeführt werden. Die breite Streuung der Wirkzeit (4-24 min) läßt sich mit
der individuellen Verteilung und dem Abbau erklären. Die mittlere Wirkzeit
scheint bei kombinierter Gabe von Alfentanil und Etomidat jedoch länger,
als wenn beide Pharmaka alleine gegeben werden [5,9]. Mit Ausnahme der
erhöhten Frequenz von Nausea und Erbrechen sind die Nebenwirkungen als
gering einzustufen. Für Kurzeingriffe ist die i.v. Gabe von Alfentanil und
Etomidat den anderen Narkoseverfahren durchaus gleichwertig. Im Gegenteil
sind wir der Auffassung, daß sie gegenüber der dafür bisher angewandten
Methohexital (1 mg/kg)-Halothan (1 - 3 Vol%)-Lachgas (66%)-Narkose von
Vorteil ist. Diesen sehen wir in der schnelleren Einleitung mit stärkerer
Analgesie, dem raschen Erwachen mit subjektiven Wohlbefinden und der län-
ger andauernden Schmerzfreiheit nach Narkoseende.

MEHRFACHGABE VON ALFENTANIL

Methode

Die Daten der 22 untersuchten Patienten sowie die Operationsdauer sind aus
Tab.2 ersichtlich. Die nicht prämedizierten Patienten erhielten zur Narkoseeinleitung 3 mg Curare, 100 µg/kg Alfentanil sowie 300 µg/kg Etomidat

292

Tabelle 2.Mittelwerte und Standardabweichung von Patientendaten und Operationszeit (n = 22)

Alter	$\bar{x}$ = 31,3	SD 8,5
Gewicht (kg)	$\bar{x}$ = 73,4	SD 5,0
Größe (cm)	$\bar{x}$ = 175,4	SD 8,5
ASA-Gruppe	$\bar{x}$ = 1,2	
Geschlecht (n)	männlich 17, weiblich 5	
OP-Dauer (min)	$\bar{x}$ = 101	SD 64

i.v. Zur Aufrechterhaltung der Narkose wurde unmittelbar nach der Intubation Etomidat über einen Perfusor (20 µg/kg/min) und zusätzlich alle 15 min 20 µg/kg Alfentanil als Bolus injiziert. Etomidat wurde in der neuen galenischen Zubereitung (125 mg in 1 ml 70% Alkohol gelöst) gegeben.

Die Beatmung erfolgte maschinell mit 100% Sauerstoff. Die letzte Alfentanilgabe erhielten die Patienten 5-48 min vor Narkoseende, das mit der Beendigung der Etomidat-Zufuhr festgelegt wurde. Ab diesem Zeitpunkt wurden die Dauer der Atemdepression und die Zeit bis zur vollständigen Orientierung gemessen. Außerdem entnahmen wir zu festgelegten Zeiten zentralvenöse Blutproben zur gaschromatischen Bestimmung der Plasmakonzentration von Alfentanil und Etomidat.

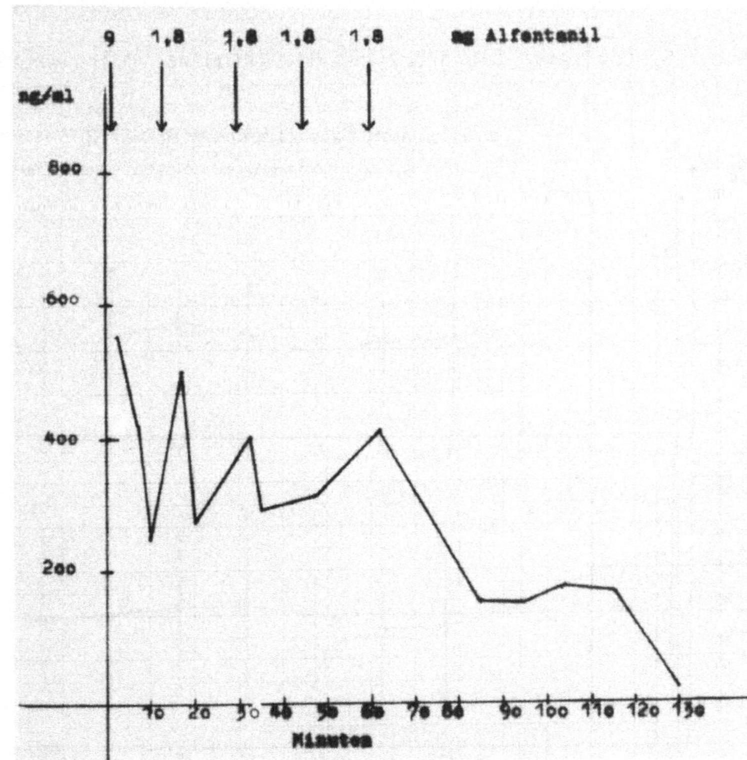

Abb.2.Alfentanil-Plasmaspiegel nach einer Bolusinjektion von 100 µg/kg und Gabe von 20 µg/kg alle 15 min

293

Ergebnisse

Das Verhalten des Alfentanil-Plasmaspiegels sei an einem Einzelbeispiel demonstriert (Abb.2). Nach der Einleitungsdosis von 9 mg Alfentanil wird eine Plasmakonzentration von 540 ng/ml gemessen, die nach 10 min auf 250 ng/ml abfällt. Die Analgesie ist zu diesem Zeitpunkt ausreichend. Die nachfolgenden Injektionen führen zu Gipfelwerten in ähnlicher Höhe, wonach die Konzentration jeweils rasch abfällt.

Die Spontanatmung der Patienten setzte genau 40 min nach der letzten Alfentanilgabe bei einem Plasmaspiegel von 160 ng/ml ein.Die präoperativen Ausgangswerte von Atemminutenvolumen und -frequenz wurden 76 min nach der letzten Alfentanilgabe bei einer Plasmakonzentration von unter 100 ng/ml wieder erreicht.

Die Kreislaufverhältnisse blieben bei 12 Patienten während der Narkose bemerkenswert stabil (Abb.3). Der präoperativ gemessene systolische Blutdruckwert fiel bis zur 25. min um max. 15%, der diastolische Wert zeigte keine Veränderungen. Die Herzfrequenz ging von präoperativ 68 Schlägen/min auf 57 Schläge/min in der 20. min nach der Einleitung zurück. Bei den übrigen Patienten wurden Blutdruckanstiege beobachtet, die bei 4 Patienten mindestens um 25% über den Ausgangswerten lagen und nicht in jedem Fall mit einem Abfall der Alfentanil-Serumkonzentration korreliert werden konnten. So reagierte z.B. 1 Patient mit einem systolischen Blutdruckanstieg von präoperativ 160 mmHg auf 240 mmHg unmittelbar nach der Einleitung.

Abb.3. Systolischer Blutdruck und Herzfrequenz: Mittelwerte und Standardabweichungen

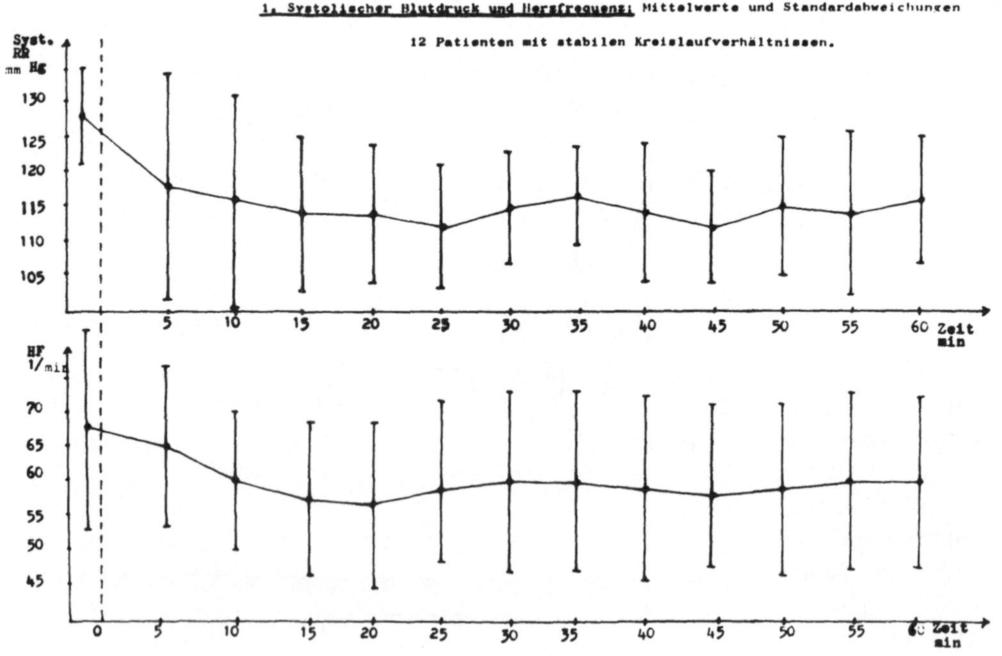

Tabelle 3. Häufigkeit von Nebenwirkungen nach Alfentanil-Etomidat-Mononar-
kosen nach Einleitung mit Alfentanil (100 µg/kg) und Etomidat (300 µg/kg)
und Aufrechterhaltung mit Alfentanil (20 µg/kg alle 15 min) und Etomidat
(20 µg/kg/ min) bei unprämedizierten Patienten, die sich einer orthopädischen Operation unterzogen (n = 22)

	Nebenwirkungen	(n) Patienten	Davon stark
Intraoperativ	Blutdruckanstieg	10	4
	Thoraxrigidität	18	
	Muskelbewegungen	17	4
Postoperativ	Übelkeit/Erbrechen	10	3
	Stupor	6	
	Angst	1	
	Euphorie	5	

Auch eine zusätzliche Alfentanilgabe konnte bei diesem Patienten keine
Blutdrucknormalisierung bewirken.

Nach der Einleitungsdosis Alfentanil beobachteten wir bei 18 Patienten
eine ausgeprägte Thoraxrigidität, die durch die nachfolgende Succinylgabe
sofort aufgehoben wurde. Im Verlauf der Narkosen sahen wir in 10 Fällen
leichte, in 3 Fällen mittelstarke und in 4 Fällen ausgeprägte klinische
Muskelbewegungen, die in 3 Fällen eine Relaxierung erforderlich machten.

Die Spontanatmung setzte durchschnittlich 10,8 (0-28) min nach dem Ende
der Etomidat-Zufuhr und durchschnittlich 24 (0-68) min nach der letzten
Alfentanilgabe wieder ein (Tab. 3). Bei 6 Patienten wurde unmittelbar nach
Narkoseende keine Atemdepression beobachtet. Eine Korrelation zwischen der
Alfentanil-Gesamtdosis und der Apnoezeit konnte nicht nachgewiesen werden.
Jedoch zeigte sich eine deutliche Abhängigkeit der Atemfrequenz vom Grad
der Vigilanz. Wiederholt konnten wir beobachten, daß die Atmung sistierte,
wenn die Patienten erneut einschliefen. Die präoperativen Ausgangswerte
der Atemfrequenz und des Atemminutenvolumens wurden durchschnittlich nach
43 (0-72) min erreicht. 40 (6-72) min nach Narkoseende waren 16 Patienten
soweit ansprechbar, daß sie auf einfache Befehle adäquat reagieren konnten. Nach 58 (12-202) min waren die Patienten zur eigenen Person sowie
örtlich und zeitlich voll orienteriert.

Postoperativ beobachteten wir bei 6 Patienten einen stupurösen Zustand,
der 5-60 min andauerte: die Patienten reagierten auf Geräusche und Anruf,
indem sie die Augen öffneten und den Kopf in Richtung des Lärmursprungs
drehten, waren aber zu keiner adäquaten Reaktion fähig. Bei 5 Patienten

trat in der postoperativen Phase eine euphorische Stimmungslage ein. Demgegenüber äußerte 1 Patientin postoperativ heftigste Angst, die möglicherweise auf die umfassende präoperative Narkoseaufklärung zurückzuführen
war. Übelkeit und Erbrechen trat bei 10 Patienten auf. Erste Schmerzen
wurden nach 115 (33-265) min nach Narkoseende geäußert. Auf unser Befragen
beurteilte die Mehrzahl der Patienten die Narkose als angenehm.

Diskussion

Für Alfentanil wird eine Einleitungsdosis von 40-150 µg/kg, für die Narkoseunterhaltung bis zu 150 µg/kg/h von den Herstellern angegeben. Unsere
Alfentanil-Dosierung entspricht der von Loneux et al.[7] und Stockman [10]
empfohlenen Menge.Durch die regelmäßige Nachinjektion wollten wir stärkere
Blutspiegelschwankungen vermeiden und einen gleichmäßigen Anaesthesieverlauf gewährleisten. Bei der Mehrzahl der Patienten war das Kreislaufverhalten stabil. Ein geringfügiger Abfall des systolischen Blutdrucks nach
der Injektion von Etomidat und Alfentanil wird auch von Loneux et al. [7]
beschrieben. Mögliche Ursachen dafür sind die vasodilatatorischen Effekte
von Alfentanil und Etomidat [1,4].

Demgegenüber traten bei 10 Patienten intraoperativ Blutdrucksteigerungen auf. Loneux et al. [7] fanden nach der Reduktion der Alfentanil-Dosierung von 150 auf 87 µg/kg/h einen Anstieg der Plasmakatecholamine, die mit
einem Blutdruckanstieg verbunden waren. Unsere Alfentanil-Plasmabestim-
mungen lassen bei diesen Patienten keinen Konzentrationsabfall unter 400
ng/ml erkennen. Diese hypertonen Reaktionen sind demnach nicht auf eine
Alfentanil-Unterdosierung zurückzuführen, da die Alfentanil-Plasmakonzentration im sicher ausreichend analgetischen Bereich lagen [8].

Aus der Praxis der NLA ist bekannt, daß es trotz ausreichend hoher Fentanyl-Plasmakonzentration zu erhöhten Katecholaminausschüttungen mit entsprechenden Kreislaufreaktionen kommen kann, die sich teilweise nur durch
die Gabe zusätzlicher Medikamente normalisieren lassen. Eine ausreichende
Erklärung für dieses unterschiedliche Kreislaufverhalten gibt es bislang
nicht. Möglicherweise benötigen die einzelnen Patienten trotz gleicher
Schmerzreize einen unterschiedlich hohen Opiatplasmaspiegel [2].

Nach unseren Untersuchungen besteht keine gute Korrelation zwischen dem
Beginn der Spontanatmung und der Plasmakonzentration von Alfentanil.
Schüttler u. Stoeckel [9] beobachteten, daß die Spontanatmung bei einer
Plasmakonzentration zwischen 100 und 200 ng/ml eintritt und bei unter 100
ng/ml klinisch stets ausreichend ist.Vermutlich konnten wir dies nicht bestätigen, da die atemdepressorische Schwellenkonzentration von Alfentanil
durch die hypnotische Wirkung von Etomidat verändert wurde. Erst bei einer
Alfentanil-Plasmakonzentration von unter 50 ng/ml beobachteten wir keinen
Anstieg des arteriellen Kohlendioxid/Partialdruckes. Der erhebliche Einfluß der Vigilanz auf die Atmung zeigte sich u.a. darin, daß die Atemfrequenz der Patienten bei Weckreizen sofort anstieg und nach erneutem Einschlafen wieder auf Werte unter 10 min zurückging.Es erscheint wahrscheinlich, daß die atemdepressorischen Eigenschaften des Alfentanils durch die

296

hypnotische Wirkung des Etomidat verstärkt wird [3]. Postoperativ wurden unsere Patienten während 6 h engmaschig überwacht. Das Wiederauftreten einer Atemdepression im Sinne eines Reboundphänomens haben wir nie beobachtet; dies ist auch aufgrund der pharmakokinetischen Eigenschaften von Alfentanil äußerst unwahrscheinlich [9].

Die von uns beobachteten intraoperativen Muskelbewegungen sind mit Sicherheit spinalen Ursprungs und auf die kontinuierliche Zufuhr von Etomidat zurückzuführen [6].

LITERATUR

1. Brückner JB, Gethmann IW, Patschke D, Tarnow J, Weymar A (1974) Untersuchungen zur Wirkung von Etomidate auf den Kreislauf des Menschen. Anaesthesist 23:322
2. Ehehalt V, Rupp D (1982) Adrenerge Kreislaufreaktionen bei Neuroleptanalgesien. Anaesthesist 31:77
3. Hartung E, Merten G, Haag W (1981) Beeinflussung der Atmung durch die kombinierte Gabe von Alfentanil und Etomidat. Zentraleurop Anaesthesiekongress, Berlin
4. Hempelmann G, Hempelmann W, Piepenbrock S, Oster W, Karliczek G (1974) Die Beeinflussung der Blutgase und Hämodynamik durch Etomidate bei myokardial vorgeschädigten Patienten. Anaesthesist 23:423
5. Heykants J, Doenicke A (1973) On the pharmacokinetics of etomidate in human volunteers:plasma levels, metabolism and excretion. Janssen Clinic Research Report N 1
6. Hoffmann P, Schockenhoff B (1982) Die Gabe von Etomidat zur Langzeitsedierung. Anaesthesist 31:68
7. Loneux Y, Dincq P, Royer Ph, Moerman E, Keersmaker R, Driesens F (1980) Alfentanil, a new very short-acting analgesic during anesthesia. 7th World Congress of Anaesthesiologists, Hamburg
8. Schüttler J (1981) Neue intravenöse Anaesthetika: Opioide und Hypnotika. Zentraleurop Anaesthesiekongress, Berlin
9. Schüttler J, Stoeckel H (1982) Alfentanil (R 39209) ein neues kurzwirkendes Opioid. Anaesthesist 31:10
10. Stockman A (1980) Alfentanil as an analgesic for operations of varying duration. Round Table Discussion: Alfentanil, Beerse

Anaesthesiologische Erfahrungen mit Midazolam und Alfentanil

U. Jost

ZUSAMMENFASSUNG

Im Gegensatz zur Midazolam-Fentanyl-Narkose ist die Kombination aus Midazolam und Alfentanil deutlich besser zu steuern und zu antagonisieren.
Nach unseren klinischen Eindrücken machen jedoch Interaktionen mit Benzodiazepinen ein Kombinationsverfahren mit Alfentanil nur für mittellange
Eingriffe akzeptabel. Der Vorteil der Substanz Alfentanil bei kurzdauernden Eingriffen, z.B. Curettagen, Biopsien im kleinen Becken und vergleichbaren urologischen und proktologischen Interventionen kommt eher zum Tragen bei einer Kombination mit einem kurzwirksamen Hypnotikum (vorzugsweise
Methohexital). Nach Beendigung der Lachgas-Sauerstoff-Beatmung waren diese
Patienten prompt wach.

Längere Narkosen waren erforderlich, wenn der Operateur (Gynäkologe)
keine definitive Aussage über das Ausmaß des zu erwartenden Eingriffes machen konnte und diesen z.B. unter dem Titel: Narkoseuntersuchung, evtl.
Biopsie, evtl. Curettage, evtl. Pelviskopie, evtl. Laparotomie anmeldete.
Hier erwies sich die kurze Halbwertszeit der Substanz für die Steuerung
der Narkose als ausgesprochen positiv.

Für Inzisionen, Punktionen, Repositionen und Harnröhrenschlitzungen ergibt beim prämedizierten Patienten die alleinige Applikation von 20 µg/kg
Alfentanil eine adäquate Analgesie. Der Patient bleibt dabei ansprechbar
und kann gegebenenfalls zum Atmen aufgefordert werden. Veränderungen der
Blutgase aus dem Normbereich heraus konnten wir nicht feststellen.

Der rasche Wirkungseintritt, die kurze Wirkdauer und der definierte Wirkungsmechanismus des Morphinomimetikums Alfentanil an spezifischen Rezeptoren, führte uns zu der Überlegung, die Substanz mit dem neuen wasserlöslichen Benzodiazepin Midazolam, welches ebenfalls über eine kurze Halbwertszeit verfügt, zu kombinieren. Auch Benzodiazepine üben ihre Wirkung
über spezifische Rezeptoren aus und entsprechende Antagonisten sind bereits in der klinischen Erprobung. So schien uns die Beschäftigung mit
dieser Art von Anaesthesie lohnenswert. Nach unseren Erfahrungen mit der
Midazolam-Fentanyl-Kombinationsnarkose, über die wir bereits berichteten,
mußten wir uns darauf einstellen, daß Morphinomimetika und Benzodiazepine
im Sinne einer verlängerten Anaesthesiedauer interagieren [1-4].

PATIENTEN UND ANAESTHESIEVERFAHREN

Ausgewertet wurden die Anäesthesieverläufe bei 28 Patienten im Alter von
18-77 Jahren, dabei handelte es sich um 25 Frauen und 3 Männer. Die durchgeführten Eingriffe schlüsseln sich wie folgt auf: 7 Hysterektomien,8 Cholecystektomien, 4 Strumektomien, 2 Eingriffe an der Niere und 7 an den
Extremitäten. Alle Patienten wurden mit N_2O/O_2 im Verhältnis 2:1 kontrolliert beatmet und erhielten Muskelrelaxantien entsprechend den klinischen
Gegebenheiten. In Tab.1 ist unsere Prämedikation aufgelistet.

Midazolam wurde in der standardisierten Dosis von 0,15 mg/kg als Ein-
schlafhypnotikum appliziert. Innerhalb von 1 min nach Midazolamgabe erfolgte die Applikation von Alfentanil, ohne daß abgewartet wurde, ob nach
Midazolam eine Apnoe oder ein Erlöschen des Lidreflexes eintrat. Als mittlere initiale Alfentanildosis wurde 50 µg/kg gewählt. Es wurden im Einzelfall in Abhängigkeit von Alter, Gesamtzustand des Patienten und erwarteter
Operationsdauer von 30 - 30 µg/kg appliziert. Aufrecht erhalten wurde die
Anaesthesie durch fraktionierte Gaben von 0,5 - 1,5 mg Alfentanil nach
klinisch geschätztem Bedarf (Tab.2).

Tabelle 1. Praemedikationsschema für vorgesehene
Alfentanilnarkosen
```
----------------------------------------------------------------
                           Prämedikation
................................................................
```
Atropin	0,01 mg/kg (max. 0,5 mg)
Triflupromazin	0,04 mg/kg (max. 30 mg)
Alternativ Promethazin	1 mg/kg (max. 50 mg)
Pethidin	1 mg/kg (max. 75 mg)

Tabelle 2. Dosierungsschema für eine Alfentanil-
Midazolam-Kombinations-Narkose

Alfentanil	46-185 µg/kg
Midazolam	0,15 mg/kg
Muskelrelaxans	nach Bedarf
N_2O/O_2	2 : 1
40-220 min Kombinationsnar kose	n = 28

ANAESTHESIEVERLÄUFE

Für die Anaesthesiedauer von 40-220 min kamen wir auf eine Alfentanildosis
von 46-185 µg/kg.Der Schwankungsbereich lag zwischen 0,6-2 µg/kg/min,wobei
aber 25 von den 28 Patienten in dem Schwankungsbereich von 0,7-1,3 µg/kg/
min lagen. In 6 Fällen war eine postoperative Antagonisierung mit Naloxon
erforderlich. Diese erfolgte nach Wirkung mit fraktionierten Gaben von
40 µg.

Bei 9 der 28 Anaesthesieverläufe war eine Antagonisierung der Muskelrelaxantien bei Operationsende erforderlich. Diese erfolgte durch fraktionierte Gabe von Atropin/Prostigmin nach klinischem Effekt bis zu einer
Maximaldosierung von 3 mg Prostigmin. Bei 7 von 9 Fällen, in denen eine
Antagonisierung der Muskelrelaxation erforderlich war, war diese durch
Pancuronium erfolgt. Durchwegs war die Wahl in diesen Fällen auf Pancuronium gefallen, da mit einer längeren Operationsdauer als tatsächlich eingetreten, gerechnet wurde. Die Dosis von 0,1 mg/kg Pancuronium führte in
Kombination mit dem Benzodiazepin Midazolam bei operativen Eingriffen
unter einer Dauer von 120 min immer dazu,daß eine überhängende Muskelrelaxation antagonisiert werden mußte. Dabei war es unerheblich, ob der Eingriff an den Extremitäten, im kleinen Becken oder im Oberbauch erfolgte.
Auch läßt sich keine Beziehung zum Lebensalter des Patienten aufzeigen.

Eine Beziehung zwischen Lebensalter des Patienten und Alfentanil bedarf
auf der einen und postoperativ notwendiger Antagonisierung auf der anderen
Seite.

Die beiden Patienten mit übergewöhnlich hohem Alfentanilbedarf benötigten auch postoperativ keine Antagonisierung und sind dem höheren Lebensalter zuzuordnen. Der Patient mit dem niedrigsten Alfentanilbedarf war ein
junger Mann.

Die Prämedikation kann bei allen Patienten als dem Allgemeinzustand
entsprechend gleichwertig betrachtet werden.

Ein deutlicher Zusammenhang zwischen Lebensalter und Empfindlichkeit
auf Midazolam scheint jedoch zu bestehen. Die älteren Patienten zeigten
postoperativ einen viel ausgeprägteren Sedierungseffekt als Patienten bis
zum 40. Lebensjahr. Bei 2 jungen Frauen erforderte der Anaesthesieverlauf
nach 2 h die Nachinjektion von Midazolam in der Hälfte der Einleitungsdosis. Dabei handelte es sich um eine Thyreoidektomie und eine Choledochusrevision. Bei einer Patientin hatten wir wegen des in der Körperperipherie
gelegenen Operationsgebietes und der zu erwartenden Operationszeit von
deutlich unter 1 h nur die Hälfte der üblichen Midazolamdosierung appliziert. Die Patientin hatte den höchsten Alfentanilbedarf von dem doppelten
der gewohnten Dosis.

Im Anaesthesieverlauf ergab sich eine deutliche Abhängigkeit der hämodynamischen Parameter von der Art des Eingriffes.Die beschriebene Alfenta-
nil-Midazolam-Kombinationsnarkose unter Muskelrelaxation führte zu sehr
stabilen Kreislaufverhältnissen, wenn der Eingriff im kleinen Becken oder
an den Extremitäten erfolgte. Nach Beendigung der Lachgaszufuhr waren all

diese Patienten gut wach, eventueller Überhang an Muskelrelaxantien oder Morphinomimetika ließ sich problemlos antagonisieren. Demgegenüber schirmt dieses Kombinationsverfahren, ähnlich der modifizierten Neuroleptanalgesie mit niedrig dosierten Neuroleptika und Barbiturateinleitung, den Patienten gegen gewisse Stimuli nur unzureichend ab.

Dies wurde besonders eindrucksvoll im Blutdruck und Pulsverlauf bei einigen Cholecystektomien, Thyreoidektomien und bei den Eingriffen an der Niere. Operative Manipulationen am Nierenstiel führten zu hypertonen Blutdruckregulationen, die den Einsatz von Antihypertensiva erforderlich machten. In der Hälfte der Verläufe bei Thyreoidektomien erforderten im Verlauf der Manipulationen auftretende Pulsanstiege die Gabe von Betablokkern, um die Effekte der operativ ausgelösten Hormonfreisetzung abzublokken. Offensichtlich ergibt das Narkoseverfahren nicht eine vegetative Dämpfung, bei der solche Reaktionen unterblieben.

Deutlich wurde diese unzureichende vegetative Blockade auch bei einigen Eingriffen an den Gallenwegen. Dabei war besonders auffällig, daß gerade die zügige und forsche Exploration des Oberbauches durch einen bestimmten Operateur, mehr als dies bei anderen der Fall war, zu hypertonen Regulationen führte. Zusätzlich zur Gabe von Antihypertensiva wurde in diesen Fällen die Narkose durch Alfentanilgabe vertieft. Dies hatte aber zur Folge, daß sich offensichtlich funktionelle Änderungen bei 3 von 8 Cholecystektomien negativ auf die Beurteilbarkeit des Kontrastmittelabflusses über die Papilla Vateri (Sphincter Oddi) bemerkbar machten.

Durch Gabe des Spasmolytikums Hymecromon konnten in allen Fällen die differentialdiagnostischen Überlegungen zu einem verwertbaren Ergebnis kommen.

SCHLUSSFOLGERUNGEN

Im Gegensatz zur Midazolam-Fentanyl-Narkose ist die Kombination aus Midazolam und Alfentanil deutlich besser zu steuern und zu antagonisieren. Auch bei dieser Kombination machen sich Interaktionen zwischen Benzodiazepinen und Morphinomimetika bemerkbar. Diese Interaktion führt bei älteren Patienten eher als bei jüngeren zu einer verlängerten postoperativen Müdigkeit. Bei Eingriffen an den Gallenwegen, an der Niere oder an der Schilddrüse führt in nicht seltenen Fällen das Anaesthesieverfahren zu keiner ausreichenden vegetativen Blockade gegenüber operativen Stimuli. Ähnlich gestaltete Anaesthesieverläufe sehen wir bei der modifizierten Neuroleptanalgesie mit Einleitung durch ein kurz wirksames Barbiturat. Inwieweit dies im Einzelfall als negativ zu werten ist, muß dahingestellt bleiben. Eine begleitende medikamentöse Therapie ist in den meisten Fällen angebracht und erscheint ebenso sinnvoll wie eine tiefere Narkose bei Eingriffen, welche durch die gesetzten Stimuli denen im Oberbauch und an der Niere gleichkommen.

Der amnestische Effekt des Benzodiazepins führte immer zu einer ausrei-

chenden Einschlaftiefe, so daß auch bei den Patienten,bei denen kein Erlöschen des Lidreflexes auftrat, keine Erinnerungen an die Intubation
bestanden. Die Patientenakzeptanz der beschriebenen Anaesthesie war sehr
gut. Alle Patienten stimmten einem gleichen Anaesthesieverfahren für eventuelle zukünftige Eingriffe vorbehaltlos zu.

Die jüngeren Patienten waren 2-3 min nach Beendigung der Lachgaszufuhr
sehr wach, zum Teil euphorisch und durchweg lange schmerzfrei. Spätestens
1 h postoperativ waren auch die ältesten Patienten in einem guten Wachheitszustand. Zur postoperativen Analgesie erhielten die Patienten nach
etwa 4-6 h Buprenorphin i.m., dabei sahen wir keine unerwünschten Wechselwirkungen.

Nach unseren klinischen Eindrücken machen Interaktionen mit Benzodiazepinen ein Kombinationsverfahren mit Alfentanil nur für mittellange Eingriffe akzeptabel. Dabei scheinen nicht nur Eliminationshalbwertszeiten,
sondern auch Rezeptoraffinitäten für die Wirkdauer entscheidend zu sein
[4].

Der Vorteil der Substanz Alfentanil scheint bei der Anwendung zu kurzdauernden Eingriffen zu liegen.

Die Tab. 3 und 4 zeigen solche Anwendungsbeispiele auf. Bei den "Kurz"-
Narkosen stellten vorwiegend Curettagen, zum Teil Biopsien im kleinen Bek-
ken und vergleichbare urologische Interventionen den Eingriff dar. "Klet-
ter"-Narkosen waren erforderlich, wenn der Operateur (Gynäkologe) keine

Tabelle 3. Dosierungsvorschlag für Kurznarkosen mit
Alfentanil

Alfentanil	20-30 µg/kg
Methohexital	1 mg/kg
N_2O/O_2	2 : 1
ca. 10-20 min "Kurz"Narkose	n = 75

Tabelle 4. Dosierungsvorschläge für zeitlich nicht
absehbare Narkosen unter Verwendung von Alfentanil

Alfentanil	20-100 µg/kg
Droperidol	2,5 mg
Methohexital	1 mg/kg
Muskelrelaxans	nach Bedarf
N_2O/O_2	2 : 1
5-90 min "Kletter"Narkose	n = 7

----

definitive Aussage über das Ausmaß des erwartenden Eingriffes machen konnte und diesen z.B. unter dem Titel: Narkoseuntersuchung, eventuell Laparotomie anmeldete.

Für Inzisionen, Punktionen, Repositionen und Harnröhrenschlitzungen ergibt beim prämedizierten Patienten die alleinige Applikation von 20 µg/kg
Alfentanil eine adäquate Analgesie. Der Patient bleibt dabei ansprechbar
und kann gegebenenfalls zum Atmen aufgefordert werden. Veränderungen der
Blutgase aus dem Normbereich heraus konnten wir nicht feststellen.

LITERATUR

1. Jost U, Popp KI, Putz G, Hirschauer M, Ruppert M (1981) Midazolam -
   Klinische Erfahrungen mit dem neuen wasserlöslichen Benzodiazepin bei
   der Prämedikation, Sedierung während Regionalanaesthesie und bei der
   Einleitung einer Kombinationsnarkose. Vortrag ZAK Berlin. In: Brückner
   J (Hrsg) Anaesthesiologie und Intensivmedizin, Bd 157. Springer, Berlin, Heidelberg, New York
2. Lauven PM, Stoeckel H, Ochs H, Greenblatt DJ (1981) Pharmakokinetische
   Untersuchungen mit dem neuen wasserlöslichen Benzodiazepin Midazolam.
   Anaesthesist 30:280
3. Schüttler J, Stoeckel H (1982) Alfentanil ein neues kurzwirkendes
   Opioid. Anaesthesist 31:10
4. Wüster M, Duka T, Herz A (1980) Diazepam - Induced release of opoid acti-
   vity in the rat brain. Neurosci Lett 16:335

Klinische Aspekte von Alfentanil. Eine Übersicht

G. Vanden Bussche, H. Noorduin

In dieser Übersicht werden die klinischen Erfahrungen behandelt, die an
1106 Patienten im Rahmen von 28 klinischen Prüfungen in 5 Ländern (Nieder-
lande, Belgien, Großbritanien, U.S.A., Irland) mit Alfentanil erzielt wurden [1-28].

Davon waren 24 Studien offen und 4 Doppelblindstudien [6,12,13,28], wobei 148 Patienten Fentanyl als Referenzsubstanz erhielten. In Deutschland
ausgeführte Untersuchungen wurden nicht in diese Übersicht aufgenommen, da
sie auf diesem Workshop bereits ausführlich besprochen worden sind.

Die genannten 1106 Patienten sind folgendermaßen zu charakterisieren:
363 Männer und 743 Frauen, der jüngste Patient war 1 Jahr alt, der älteste
92 Jahre, das mediane Alter betrug 34 Jahre. Das Gewicht lag zwischen 9
und 122 kg, mit einem Median von 63 kg. Insgesamt 275 Patienten gehörten
zu den ASA-Gruppen II und III. Die Dauer der Eingriffe lag zwischen 5 und
410 min.

Tab.1 beschreibt die Art der operativen Eingriffe: etwa die Hälfte der
Patienten unterzog sich gynäkologischen oder orthopädischen Operationen.
In 105 Fällen wurde Alfentanil als Analgetikum bei diagnostischen Eingrif-
fen, z.B. Bronchoskopie und Gastroskopie, verwendet.

In 953 Fällen [4-7,9-17,20-22,24-28] wurde Alfentanil während der Operation als narkotisches Analgetikum, meist im Rahmen einer N.L.A.-Technik,
eingesetzt, in 153 Fällen,[1-3,8,18,19,23] meist bei Herzchirurgie, diente
es jedoch als Einleitungsagens. Beide Gruppen werden im weiteren separat
besprochen.

Wurde Alfentanil WÄHREND der Operation als Bolus verabreicht, so ging
in den meisten Fällen eine Prämedikation mit Atropin und Benzodiazepinen
voran. Der Schlaf wurde mit Thiopental, Etomidat oder Althesin eingeleitet
und vor der Intubation wurde Suxamethonium, eventuell später Pancuronium,
als Muskelrelaxans gegeben.

Während der Erhaltungsphase wurden die Patienten meist mit einem Lachgas-Sauerstoffgemisch beatmet. Bei Bedarf wurde Alfentanil verabreicht,
entweder als Zusatzinjektion oder als Infusion. Bei ungenügender postoperativer Atemfunktion erhielten die Patienten Naloxon. Die Muskelrelaxation wurde gegebenenfalls mit Neostigmin + Atropin antagonisiert.

Obwohl große Unterschiede zwischen den einzelnen Prüfzentren bestehen,
läßt sich letztlich doch eine große Einheitlichkeit bei den verabreichten

Tabelle 1. Art der Eingriffe	
Angiographie	6
Endoskopie	99
Kopf und Hals	61
Brust	27
Abdominal	
- oberes Abdomen	53
- Gynäkologie	428
- Urogenital	54
- Appendektomie	45
- andere Unterabdom.Eingriffe	85
Orthopädie	142
Gefäßchirurgie	
- Kleine	4
- Koronararterielle	58
- Herzklappen	9
Neuroperipher	13
Verschiedene	22

Tabelle 2. Verwendete Alfentanildosen	
Erster i.v. Bolus	
spontan atmende Patienten:	0,007 - 0,012 mg/kg
beatmete Patienten:	0,020 - 0,100 mg/kg
Inkremente	0,007 - 0,015 mg/kg
Infusion	0,0005- 0,001 mg/kg/min

Alfentanil-Dosierungen erkennen (Tab.2). Das Maximum des ersten i.v. Bolus, bei dem noch Spontanatmung möglich war, betrug 12 µg/kg [4,9,17]. Intubierte Patienten erhielten in Abhängigkeit von der erwarteten Dauer des Eingriffs 20-100 µg/kg. Außerdem wurden zwei verschiedene Techniken angewandt: entweder folgte dem relativ niedrigen Anfangsbolus von 20-30 µg/kg eine Anzahl von Zusatzdosen, oder es wurde ein höherer Anfangsbolus von etwa 100 µg/kg verwandt, dann waren oft keine weiteren Supplemente erforderlich. Die letztgenannte Technik hat den Vorteil der ausgesprochen schnellen Erholung, doch läßt sie sich nur bei Eingriffen von mindestens 45 min Dauer anwenden und kann bei älteren Patienten mit instabilen kardiovaskulären Verhältnissen zu Blutdruckabfall und Bradykardie führen.

Die Dosisinkremente lagen zwischen 7 und 15 µg/kg und hatten eine Wirkungsdauer von jeweils 10-15 min.

Bei längeren Eingriffen sind jedoch sowohl unter praktischen als auch pharmakokinetischen Gesichtspunkten Infusionen zur Analgesieerhaltung vorzuziehen. Die Erfahrung hat gezeigt, daß die Infusionsgeschwindigkeit zwi-

Tabelle 3. Verhältnis zwischen Operationsdauer und Alfentanil-Gesamtdosis

Dauer (min)	Gesamtdosis (mg/kg)
< 15	0,015 - 0,020
15 - 30	0,030 - 0,040
10 - 45	0,040 - 0,050
45 - 60	0,050 - 0,080
60 - 120	0,080 - 0,150
> 120	± 0,180

schen 0,5 und 1 µg/kg/min liegen muß, wenn der vorangegangene Bolus genügend hoch war. Wurde nicht gleichzeitig Lachgas verabreicht, so waren bei
einer Anzahl von Fällen in schmerzhaften Momenten kleine Alfentanil-Inkre-
mente zusätzlich zur Infusion erforderlich. Günstiger war noch, die Infusionsgeschwindigkeit auf 1-3 µg/kg/min zu erhöhen.

Die Alfentanilgesamtdosis, d.h. Bolus + Inkremente, ist in Tab.3 als
Funktion der Operationsdauer dargestellt.

Für sehr kurze Eingriffe genügen meist 20 µg/kg, mit Ausnahme bei Kindern [20], die meist etwas höhere Dosen benötigen. Für Eingriffe mit einer
Dauer bis zu 1 h beträgt die Menge 80 µg/kg, für noch längere Eingriffe 80
- 150 µg/kg. Wie bereits erwähnt, liegen die Dosen in der Pädiatrie an der
oberen Grenze der Erwachsenendosen. In der Geriatrie hingegen waren Dosen,
die 30% unterhalb derer bei jungen Erwachsenen lagen, ausreichend [10].

Während der Anaesthesie wurden folgende charakteristische Eigenschaften
von Alfentanil deutlich sichtbar:

- Alfentanil hat einen sehr schnellen Wirkungseintritt; die Erfahrung hat
  gezeigt, daß infolgedessen bei höheren Dosen das Muskelrelaxans entweder
  kurz vor, gemeinsam mit oder sofort nach Alfentanil injiziert werden
  muß, um Muskelrigidität zu vermeiden. Weiter ergab sich, daß eine Bradykardie seltener auftritt, wenn Atropin in der Prämedikation nicht i.m.
  sondern vor dem Alfentanilbolus i.v. gegeben wird. Die belgische Studie
  von Piette bei Kindern z.B. zeigt: 35% der Patienten, die in der Prämedikation Atropin i.m. erhalten hatten, zeigten Bradykardien, während es
  nach i.v. Verabreichung bei der Induktion nur 2% waren. Außerdem setzt
  nicht nur die analgetische Wirkung, sondern auch die Atemdepression
  schneller ein. Der schnelle Wirkungseintritt hat den außerordentlichen
  Vorteil, daß die Reaktion des Patienten auf eine Zusatzdosis, z.B. eine
  Erhöhung der Infusionsgeschwindigkeit im Falle von Blutdruck- oder Puls-

306

frequenzanstieg, beinahe unmittelbar und viel schneller als nach Fentanyl wahrzunehmen ist. Das macht die Alfentanil-Analgesie besonders gut
steuerbar.

- Die KARDIOVASKULÄRE STABILITÄT während einer Alfentanil-Analgesie ist
  mindestens ebenso gut wie mit Fentanyl, und vielleicht sogar besser, wie
  aus einer Doppelblindstudie mit Alfentanil und Fentanyl an Frauen bei
  gynäkologischen Eingriffen hervorgeht [28]. Die einzige kardiovaskuläre
  Veränderung ist eine kurze und passagere Bradykardie unmittelbar nach
  der Induktion. Sie ist bei älteren Patienten, hohen Dosen und ungenügender Vagolyse etwas stärker. Das kardiovaskuläre System reagiert praktisch unmittelbar auf jede neue Alfentanilverabreichung.

- Nebenwirkungen treten bei einer Alfentanil-Narkose selten auf und entsprechen dem klassischen Bild starker Opiate.

- In keinem der berichteten Fälle kam es zu CHIRURGISCHEN KOMPLIKATIONEN

- Die meisten Untersucher wurden gebeten, ein allgemeines Urteil über den
  Gesamtverlauf der Narkose zu geben. Dabei bedeutete "gut" keinerlei Probleme, "genügend" kleine und leicht zu behebende Schwierigkeiten und
  "schlecht" ernsthafte Probleme. Bei einer Gesamtzahl von 680 Patienten
  wurde der Narkoseverlauf in 84,9% als gut, in 13,6% als genügend und in
  nur 1,5% der Fälle als schlecht bezeichnet.
  Diese Beurteilung wird natürlich auch noch durch Beobachtungen beeinflußt, die nicht direkt mit Alfentanil zusammenhängen. Daher erfolgte
  auch noch eine Beurteilung der Analgesie. Dabei bedeutete "gut", daß
  während der gesamten Narkose weder Blutdruck- noch Herzfrequenzanstiege
  von mehr als 25% oberhalb der Kontrollwerte unmittelbar vor der Inzision
  und auch keine sonstigen schmerzinduzierten Symptome auftraten. "Genügend" bedeutete, daß zwar gelegentlich Blutdruck- und Herzfrequenzanstiege, jedoch keine schmerzinduzierten Symptome auftraten. "Schlecht"
  bedeutete, daß Blut- und Herzfrequenzanstiege häufig oder ständig und/
  oder schmerzinduzierte Symptome wie Tränen- und Speichelfluß sowie
  Schwitzen, auftraten. Auf dieser Basis wurden 769 Eingriffe beurteilt.
  Die Analgesie war in 80,1% der Fälle gut, bei 14,1% genügend und bei 5,8%
  schlecht.

- Alfentanil hat eine KURZE und dosisabhängige WIRKUNGSDAUER. Dies wird
  nicht nur durch die Tatsache belegt, daß im Vergleich zu Fentanyl viel
  kürzer vor dem Operationsende Zusatzdosen verabreicht werden können,
  ohne daß postoperativ Atemdepression eintritt, sondern auch durch die
  Geschwindigkeit und Qualität der postnarkotischen Erholung:

  . Bei 683 diesbezüglich beurteilten Patienten trat die Spontanatmung
    zwischen 0 und 7 min nach Ende des Eingriffes ein;

. nur 8,2% der Patienten atmeten ungenügend und erhielten Naloxon;

. bei 2 Doppelblindstudien mit Fentanyl [12,28] als Vergleichssubstanz
  ergab sich,daß 82 von 90 Patienten (91,2%) der Alfentanilgruppe 5 min
  nach Eingriffsende ausreichend atmeten, während es in der Fentanylgruppe zu diesem Zeitpunkt nur 56 von 90 Patienten (62,2%) waren.

. Das Erwachen aus der Alfentanil-Narkose ist schnell, plötzlich und
  vollständig.

. Sowohl das Einsetzen der Spontanatmung als auch das Erwachen scheinen
  sowohl nach Droperidolvorbehandlung als auch nach Alfentanil-Etomi-
  dat-Kombinationen etwas verzögert zu sein.

. Übelkeit und Erbrechen während der Aufwachphase traten in der Alfentanilgruppe etwas häufiger als erwartet auf. Dies kann sowohl damit
  zusammenhängen, daß sich die Hälfte der Patienten gynäkologischen
  Eingriffen unterzog, wobei bekanntlich Übelkeit und Erbrechen häufiger als bei anderen chirurgischen Eingriffen sind. Außerdem wurden
  bei klinischen Prüfungen die Patienten postoperativ sorgfältiger als
  in der Routineanaesthesie überwacht.
  Es ist interessant,daß vor allem Übelkeit und in geringerem Maße auch
  Erbrechen durch Droperidol-Prämedikation zu unterdrücken sind(Tab.4).

. KEINER der untersuchten Patienten konnte sich an den Eingriff ERIN-
  NERN.

. Die POSTOPERATIVE ANALGESIE, gemessen anhand der Dauer, bis der Patient postoperative Analgetika verlangt, war nach Aussage der meisten
  Untersucher länger, als man bei einer kurzwirksamen Substanz erwarten
  sollte. Sie haben den Eindruck, daß die Dauer der postoperativen
  Analgesie nicht wesentlich von der nach Fentanyl verschieden ist.

Tabelle 4. Häufigkeit von postoperativer Übelkeit und Erbrechen

```
------------------------------------------
              ohne          mit
           Droperidol    Droperidol
            (n=362)       (n=199)
..........................................
Übelkeit    84 (23,2%)    9 (4,5%)
Erbrechen   23 ( 6,4%)   11 (5,5%)
------------------------------------------
```

Wie eingangs gesagt, läßt sich ALFENTANIL auch als INDUKTIONSAGENS verwenden. Diese Technik hat besonders in den Vereinigten Staten [8,23] Interesse gefunden, und wurde an der Universität Leiden [1-3,18,19] ausführlich an koronarchirurgischen Patienten untersucht.

Hier zeigte sich, daß Alfentanil in Dosen von etwa 120 µg/kg Schlaf induziert. Bei einer Injektionsgeschwindigkeit von 3 mg/min verliert der Patient nach ungefähr 135 s das Bewußtsein. Bemerkenswert ist, daß mit Lorazepam prämedizierte Patienten nur die Hälfte der Dosis benötigten (± 41 µg/kg) und bereits nach 47 s einschliefen [19]. Die Induktion mit Alfentanil ist nach Aussage der Untersucher schmerzlos, einfach und glatt, wenn rechtzeitig für Muskelrelaxation gesorgt wird.

Die kardiovaskuläre Stabilität während der Intubation und der Gesamtdauer des Eingriffes ist bemerkenswert, wenn man beachtet, daß Patienten mit beschränkten kardiovaskulären Reserven in die koronarchirurgischen Untersuchungen einbezogen wurden.

Es zeigte sich, daß während Alfentanil-Infusion [1], auch die stärksten Schmerzstimuli, z.B. Sternotomie und Sternumeröffnung, ohne nennenswerte Blutdruckanstiege ausgeführt werden konnten. Zusätzliche Maßnahmen, z.B. Beigabe von Lachgas oder Zusatzmedikationen, z.B. mit Nitroprussid waren sogar nach dem Bypass überflüssig.

Weitere Untersuchungen, besonders aus den U.S.A. werden erwartet, um beurteilen zu können, ob sich Alfentanil auch für die Induktion länger- und kurzdauernder Eingriffe eignet.

Inzwischen können wir aber feststellen, daß mit Alfentanil ein potentes, schnell- und kurzwirksames narkotisches Analgetikum verfügbar geworden ist, das alle Eigenschaften zur Anwendung bei kurzdauernden und, als Infusion, auch bei langdauernden Eingriffen in sich vereinigt. Dabei wird eine schnellere, besser steuerbare und kürzere Wirkung erzielt, so daß sogar ambulante Patienten behandelt und die postoperativen Überwachungsmaßnahmen erheblich vereinfacht werden können.

LITERATUR

1. de Lange S, de Bruijn N, Stanley TH (unveröffentlicht) Alfentanil-oxygen anaesthesia: Clinical effects and plasma concentrations during continuous intravenous infusion for coronary artery surgery
2. de Lange S, Stanley TH, Boscoe MJ (1981) Alfentanil-oxygen anaesthesia for coronary artery surgery. Br J Anesth 53:1291
3. de Lange S, de Bruijn N, Stanley TH, Boscoe MJ (1981) Alfentanil-oxygen anesthesia: Comparison of continuous infusion and frequent bolus techniques for coronary artery surgery. Anesthesiology 55:A 42
4. Demoulin R (unveröffentlicht) Anesthesia with diazepam, alfentanil and local prilocaine in eye surgery
5. Duret JH (unveröffentlicht) Intravenous anesthesia and analgesia with alfentanil und etomidate for operations of short to median duration

6. Fragen R, Booij LHDJ (unveröffentlicht) Total intravenous anesthesia with etomidate plus alfentanil for short operations: a double-blind comparison with etomidate plus fentanyl

7. Geortay P (unveröffentlicht) Alfentanil in microsurgery of the ear

8. Gooding JM, Tappan B (unveröffentlicht) Alfentanil, when used with pancuronium. Looks good!

9. Haesaert G, Billiet G (unveröffentlicht) Intravenous diazepam and alfentanil for endoscopic procedures

10. Helmers JHJH (unveröffentlicht) Anesthesia with alfentanil,droperidol, etomidate,muscle relaxants,and nitrous oxide in elderly patients

11. Helmers JHJH (unveröffentlicht) Intravenous anesthesia and analgesia with alfentanil, droperidol, and etomidate in gynecologic surgery

12. Helmers JHJH, Van Leeuwen L, Adam AA, Giezen J, Deen L (1982) Acta Anaesthesiol Belg 1, March

13. Kay B (unveröffentlicht) Anesthesia for laparoscopy: a double-blind comparison of alfentanil with fentanyl

14. Kay B (unveröffentlicht) Clinical Assessment of Alfentanil as the analgesic component of anesthesia for surgery of medium duration

15. Lamy M, Chichoyan K (unveröffentlicht) Anesthesia and analgesia with intravenous alfentanil, droperidol and etomidate in minor gynecologic surgery

16. Loneux Y (unveröffentlicht) Anesthesia for appendectomy with alfentanil, etomidate, succinylcholine and nitrous oxide

17. Molyneux D, Browne L (unveröffentlicht) Analgesia and sedation for neurological angiography with a bolus injection of alfentanil followed by an infusion of both alfentanil and althesin : A comparison with successive injections of fentanyl, droperidol and diazepam

18. Nauta J, de Lange S, Koopman D, Spierdijk J, van Kleef J, Stanley TH (1981) Anesthetic induction with Alfentanil: Comparison with thiopental, midazolam and etomidate. Anesthesioloy 55:A 255

19. Nauta J, de Lange S, Koopman D, Spierdijk J, van Kleef J, Stanley TH (1982) Anesth Analg 61:267

20. Piette Ch (unveröffentlicht) Alfentanil as an analgesic for pediatric use

21. Piette CH (unveröffentlicht) Anaesthesia with etomidate and alfentanil in surgical procedures of medium duration

22. Regaert P (unveröffentlicht) Anesthesia and analgesia with etomidate and alfentanil in minor routine surgery

23. Stanley TH, Pace N, English JB, Wen-Shin Liu, Westenskow DP (unveröffentlicht) Clinical evaluation and comparison of alfentanil and thiopental sodium as anesthetic induction agents

24. Steegers PA, Booij LHDJ, Pelgrom R (unveröffentlicht) Continuous infusion of alfentanil for basic analgesia during maintenance

25. Van Leeuwen L (1981) Alfentanil, a new potent and very short-acting morphinomimetic for minor operative procedures. A pilot study. Anaesthesist 30:115

26. Van Leeuwen L (unveröffentlicht) Analgesia with alfentanil during surgical procedures of medium und long duration
27. Van Leeuwen L (unveröffentlicht) Successive bolus injection and infusion of alfentanil in anesthesia for long-lasting surgical procedures
28. Van Leeuwen L, Denn L, Helmers JHJH (1981) A comparison of alfentanil and fentanyl in short operations with special reference to their duration of action and postoperative respiratory derpression. Anaesthesist 30:397

Diskussion

Vorsitz: K. van Ackern, K. Busse

- Stoeckel -

Herr Purschke erwähnte,daß er in seinem Kollektiv 5 Fälle hatte, bei denen eine verlängerte Aufwachphase festzustellen war. Ich wollte in diesem Zusammenhang darauf hinweisen, daß hier vielleicht als Ursache, da es sich um Kombinationsnarkosen gehandelt hatte, wobei unter anderem Enfluran gegeben wurde und natürlich auch eine Prämedikation mit verschiedenen Substanzen durchgeführt wurde, daß hier als Ursache für dieses Phänomen ein zentral-anticholinerges Syndrom vorliegen könnte. In solchen Fällen sollte man versuchen, Physostigmin einzusetzen. Auch wir hatten solche Fälle. In einem Fall haben wir 2 h nach Ende der Operation, die 2 1/2 h gedauert hat und die Patientin nicht wach geworden war, Physostigmin gegeben und 10 min nach der Injektion eine voll wache Patientin erhalten.

- Purschke -

Ich habe eigentlich eine Frage zu meinem eigenen Vortrag. Es ist mir nämlich nicht ganz klar, warum gerade bei den von mir dargestellten Patienten eine ausgesprochen gute, ausreichende Atemfrequenz bestand bei einem deutlich angehobenen Level des Kohlensäurepartialdruckes im arteriellen Blut, und das über einen langen Zeitraum. Hier sehe ich einen deutlichen Unterschied zu den Patienten, die Fentanyl erhalten hatten, die also, wenn sie noch schläfrig waren, auch in der Atemfrequenz deprimiert waren, in der Regel mit Atemfrequenzen zwischen 8 und 10 min. Dies war eigentlich der deutlichste Unterschied. Vom ersten klinischen Aspekt her wären diese Patienten nicht als gefährdet identifiziert worden.

- Lehmann -

Ich möchte meinen, daß dies recht genau den atemphysiologischen Befunden entspricht, die ich gestern hier vorgestellt habe.

Wenn man einmal die Referate dieses Workshops Revue passieren läßt, dann haben wir beim Vergleich von Alfentanil mit Fentanyl eigentlich nur diesen einen pharmakodynamischen Unterschied gefunden: Daß offensichtlich die Atemdepression unter Alfentanil nach einem anderen Mechanismus erfolgt. Es scheint doch so zu sein, daß beim Fentanyl die Verminderung der Empfindlichkeit des Atemzentrums, beim Alfentanil jedoch die Erhöhung der Ansprechschwelle gegenüber CO_2 von besonderer Bedeutung ist. Dies würde erklären, warum bei Alfentanil-Patienten höhere pCO_2-Werte gefunden werden, die in üblicher Weise (d.h. mit einer normalen Frequenz) abgeatmet werden, während unter Fentanyl und einer vergleichbaren Hyperkapnie die Stimulier-

312

barkeit des bulbären Atemzentrums nicht in der ursprünglichen Form erhalten ist; die CO_2-Antwortkurven sind hier ja abgeflacht.
- Zander -
Ich kann das nur unterstützen was Herr Lehmann gesagt hat.Auch bei unseren CO_2-Antwortkurven ergibt sich dieser Befund d.h. die Patienten haben eine normale Reaktion auf die CO_2-Antwort, aber die Kurven sind nach rechts verschoben, d. h. bevor die Patienten anfangen zu atmen,brauchen sie einen stärkeren Stimulus. Es gab eine Ausnahme: Eine Patientin in unserem Kollektiv, das ist die,die anscheinend ein anticholinerges Syndrom hatte, die also ingesamt 6 h im Aufwachraum gelegen hat und kaum ansprechbar war, obwohl sie eine der niedrigsten Dosierungen von Alfentanil bekommen hat. Wir können leider die Blutspiegel nicht bestimmen, sodaß wir nicht wissen, wie hoch die Blutspiegel von Alfentanil in diesem Fall waren, ob es sich also um einen Alfentanileffekt oder einen Kombinationseffekt handelte.Die klinische Situation besserte sich innerhalb von 5 min nach Physostigmingabe. Aber das ist die einzige Patientin bei der die CO_2-Antwort nicht so ausgefallon ist, wie wir es sonst beobachtet haben.
- Stoeckel -
Herr Dworzak erwähnte einen fraglichen Fall von Remorphinisierung.Wenn ich es richtig verstanden habe, so hatten Sie vorher 0,4 mg Fentanyl gegeben und anschließend 1 mg Alfentanil. Sodaß, wenn man überhaupt diskutieren müßte, ob es nicht doch ein Fentanyleffekt war bzw. eine Addition von beiden und damit auch an den Rezeptoren ein Kombinationswirkung.
- Dworzak -
Beunruhigend an dem Fall war die schnelle Erweckbarkeit des Patienten nach den üblichen Prüfkriterien am Narkoseende und dann das nahezu blitzartige Wieder-Einschlafen mitten im Satz. Bei der Anwendung von Fentanyl allein sind wir doch ein viel trägeres Erwachen gewohnt und auch eine etwaige Remorphinisierung läuft langsamer ab.
- Lehmann -
Wir dürfen nicht vergessen, daß es auch noch andere Ursachen gibt, wenn jemand immer wieder einschläft.
- van Ackern -
Wie würden Sie denn die Frage von Herrn Dworzak beantworten, Herr Lehmann?
- Lehmann -
Wirklich befriedigend erklären kann dies zur Zeit wohl niemand.In der Praxis der sekundären Atemdepression nach Fentanyl wird fast regelmäßig beschrieben, daß die Patienten plötzlich einschliefen oder doch zumindestens sehr viel müder als zuvor waren. In meinen Augen ist das aber wohl kein typischer Fentanyleffekt.Möglicherweise sind Arzneimittelinteraktionen mit anderen Medikamenten, die während der Narkose gegeben wurden, verantwortlich zu machen; vielleicht handelt es sich um kurzfristige zerebrale Minderperfusionen, die ja auch gut bekannt sind. Ich glaube aber vor allem, daß ein Wiedereinschlafen bei vorhandenem Opiatüberhang,der im Wachzustand noch gerade toleriert wird, manche klinisch manifeste Atemdepression nach Opiaten provozieren könnte.

- Dworzak -
Ich stimme Ihnen zu, Herr Lehmann! Der Verbrauch von insgesamt 0,4 mg Fentanyl und schließlich 17 min vor dem OP-Ende 1,5 mg Alfentanil während einer gut zweistündigen Tympanoplastik Typ III (wobei wir die Opiate ja vor allem zur intraoperativen RR-Senkung nützen) passen nicht zu der erwähnten plötzlichen Atemdepression.
- van Ackern -
Was hat der Patient zusätzlich an Medikamenten bekommen?
- Dworzak -
Der Patient war 45 min präoperativ mit 4 ml Thalamonal prämediziert und er erhielt zur Narkoseeinleitung 4 mg/kg KG Thiopental. Relaxiert wurde er bei Bedarf mit Succinyl. Außerdem gaben wir zur perioperativen Infektionsprophylaxe Vibravenös.
- Doenicke -
Vielen Dank, daß Sie noch einmal die Einleitung mit Thiopental erwähnt haben. Wir wissen aus unseren Untersuchungen mit Herrn Frey, daß es durchaus schon allein nach Thiopental - auch nach 200 oder 300 mg - wieder zu Nachschlafstadien kommen kann, insbesondere auch über die Desulfurierung zum Pentobarbital. Also, wenn Sie Thiopental geben, ist es durchaus möglich, daß Nachschlafstadien allein von einer höheren Pentobarbital- aber auch von einer erhöhten Thiopentalkonzentration auftreten können. Das haben wir vor 20 Jahren und in vielen anderen Untersuchungen immer wieder mit Herrn Kugler festgestellt. Wenn es dann auch noch zu Interaktionen kommt, d.h. wenn durch Hypoxin mit einer pH-Verschiebung das an Protein-gebundene Thiopental wieder frei wird, kann es dadurch zu weiteren Nachschlafstadien kommen.
- Lehmann -
Ich meine,wir müßten neben den Arzneimittelinteraktionen,die Herr Doenicke angesprochen hat, auch den aktuellen Schmerzzustand des Patienten berücksichtigen. Man weiß heute recht gut, daß Schmerzen zu den wirksamsten Antagonisten einer opiatbedingten Atemdepression gehören. Hank und Twycross berichteten in den Literatur über einen Patientn mit chronischen Tumorschmerzen, der unglaublich hohe Morphindosen benötigte, ohne je ein Atmungsrisiko zu bieten. Nachdem die behandelnden Ärzte sich schließlich zu einer chemischen Neurolyse entschlossen hatten, glaubte man, dem Kranken zumindest kleine Morphindosen weitergeben zu müssen, um ihn nicht in ein Entzugssyndrom kommen zu lassen. Prompt trat eine bedrohliche Atemdepression ein!
- Dick -
Es war gestern vom explosionsartigen Aufwachen die Rede.Wir haben den Eindruck gehabt, daß unsere Patienten schneller wach waren als andere. Kann man so weit spekulieren und sagen, daß die Kombination von Thiopental und Alfentanil z.B. vigilantere Patienten, und das aber jetzt bitte in Anführungszeichen zu nehmen, postoperativ erzeugt also solche, die nur Thiopental hatten, oder ist das eine abenteuerliche Spekulation.Manchmal verführt ja der Eindruck eines ganz wachen Patienten am Ende der Operation oder der

314

Narkose dazu, diesen umso schneller auf seine Station zu transportieren.
Oder ist das Risiko genauso hoch wie bei Fentanyl?
- van Ackern -
Wer meldet sich für die Beantwortung dieser interessanten Frage?
- Dworzak -
Diese Vermutung deckt sich mit unseren Erfahrungen, daß Alfentanilpatien-
ten bei gleicher Narkosepraxis (und Prämedikation) schneller wach sind als
Fentanylpatienten. Als Erklärung kann ich nur die These von Wauquier an-
bieten,daß Alfentanil zu den excitatorischen Medikamenten zu zählen sei.
- Frey -
Ich wollte nur sagen, pharmakologisch kann man es nicht erklären. Pharmakologisch ist das kaum vorstellbar, auch das exzitatorische Medikament ist
ja eine ganz grobe Geschichte, ich meine exzitatorisch sind, wenn Sie so
wollen, alle Morphinomimetika. Das unterscheidet sie ja von den Narkotika
im engeren Sinne.
- Purschke -
Vielleicht gibt es eine Erklärung dafür. Wir haben nämlich die ähnliche
Beobachtung gemacht, daß Patienten nach Kombination von Fentanyl und Halothan bzw. Ethrane am Ende der Narkose ausgesprochen ruhig waren, gut atmeten aber noch nicht wach waren und dann plötzlich schlagartig wach wurden
und sich sogar selbst den Tubus herausnehmen wollten. Es könnte sein, daß
die Aufwachphase bei dieser Kombinationsanaesthesie im Vergleich z.B. zur
reinen Dampfnarkose sehr viel ungestörter erfolgt bei weitgehender
Schmerzfreiheit, so daß ohne größere Stimulation die zusätzlich dämpfenden
Medikamente wie Halothan oder Ethrane gut abgeatmet werden können und dann
plötzlich ein schlagartiger Wachzustand eintritt. Das wäre eine Erklärung,
die in das Konzept passen könnte.
   Larsen
Abruptes Erwachen haben wir auch bei Alfentanil gesehen; z. B. bei der
Mononarkose bei Koronarpatienten und dem Griff zum Tubus mit extrem hohen
Blutdruckanstiegen, das haben wir bei der Fentanyl-Mononarkose mit den 100
Gamma/kg nicht gesehen. Es war sehr auffällig.
- Zander -
Ja ich möchte aber davor warnen, die gute Vigilanz einiger Patienten als
Schutz vor Atemdepression zu betrachten. Ich kann Ihnen über zwei Fälle
berichten bei Männern im mittleren Alter, die beide völlig wach und gut
orientiert waren, Auskunft über Geburtsdatum geben konnten und adäquate
Fragen gestellt haben. Bei dem Einen war das ganz besonders interessant.
Dieser Patient wurde in den Aufwachraum gefahren, war zyanotisch und wir
haben bei ihm sofort eine Blutgasanalyse abgenommen, obwohl er vorher ausreichend mit Sauerstoff beatmet wurde, nachdem das Lachgas ausgedreht worden war. Der Patient hatte zu diesem Zeitpunkt dann einen pCO_2 von über 50
und einen pO_2 von knapp über 40. Der Anaesthesist, der neben ihm stand,
sagte: Hören sie mal Herr sowieso, was haben Sie mir eigentlich versprochen, woran wollten Sie denken; er antwortete: Durchatmen. Da sagte der
Anaesthesist: Dann tun Sie es doch bitte auch. Der Patiet hat sofort wie-

der angefangen zu atmen und es war alles in Ordnung. Das heißt, der Patient war völlig wach und orientiert, atmete aber überhaupt nicht.
- van Ackern -
Wie hoch war die Dosierung?
- Zander -
Der Patient, um den es ging, hat soweit ich mich erinnern kann 1,36 µg/kg/min erhalten. Also eine relativ niedrige Dosierung.
- Dick -
Ich bin zu diesem Gedanken gekommen auch auf der Basis der Bilder die Herr Kugler gestern gezeigt hat. Die Patienten waren nach Alfentanil sehr wach. Das könnte zu dem Gedanken verführen, daß Alfentanil in dieser Hinsicht besser wäre. Aber ich glaube auch, wir sollten lieber daran festhalten, daß Alfentanil genau so atemdepressorisch in der Kombination wirksam ist wie alle anderen auch.
- Huse -
Herr Hoffmann, gibt es den Begriff generalisierte Myokloni, was versteht man darunter?
- Hoffmann -
Das sind Myokloni, die wir gesehen haben, wenn wir unprämedizierte Patienten mit Etomidat eingeleitet haben. An einigen schlafenden Patienten traten unkoordinierte Extremitätenbewegungen auf, keine Abwehrbewegungen oder etwa gezielte Bewegungen, sondern unkoordinierte Muskelkontraktionen an den Extremitäten.
- Doenicke -
Noch eine Zusatzfrage: Waren diese Myokloni direkt nach Alfentanil aufgetreten oder in Zusammenhang mit Etomidat?
- Hoffmann -
Das kann man zeitlich schlecht auseinanderhalten, weil wir die Anaesthesieeinleitung mit Alfentanil begonnen haben und dann 60 - 90 s später das Etomidat injiziert haben. Die Myokloni traten bei den beschriebenen Fällen nach Gabe des Etomidat auf.
- Zander -
Dazu haben wir beobachtet, daß nach der Injektion von Alfentanil allein leichtere Myokloni zu sehen waren. Auffällig waren bei vielen Patienten vor allen Dingen Augenbewegungen. Dies trat aber auch nach der Injektion von Etomidat auf. Ich glaube schon, daß das Alfentanil selbst auch deutliche extrapyramidale-motorische Symptome hervorruft.
- van Ackern -
Herr Zander, kann man denn nicht durch Vorgabe von Alfentanil, wie man das beim Fentanyl macht, die Myokloni die durch Etomidat induziert sind, vermindern oder verhindern?
- Zander -
Das weiß ich nicht, das haben wir nicht probiert.
- Doenicke -
Mit unserer Versuchsanordnung, haben wir eben keine Myokloni gesehen, ich glaube leichtere in 1 oder 2 Fällen. Wir sind zu der Überzeugung gekommen,

daß das Alfentanil genauso wie Fentanyl kurz vorher gegeben, durchaus die
Myokloni unterdrücken kann.
- Weber -
Das kann ich nur unterstützen, wir hatten auch 10 µg/kg Alfentanil vorweg
gegeben vor der Initialdosis Etomidat und keinen Myoklonus gesehen.
- Hartung -
Auch wir haben Etomidat-Alfentanil-Narkosen gemacht. Sofern Etomidat kontinuierlich gegeben wurde, haben wir gelegentlich Myokloni,die nicht durch
eine Vorweggabe von Alfentanil zu verhindern waren,beobachtet. Wir meinen,
daß dies eine Frage der Etomidat-Plasmakonzentration ist. In einigen Fäl-
len haben wir zusätzlich das EEG registriert und keine pathologischen Ver-
änderungen beobachtet. Wir sind daher der Auffassung, daß die Myokloni
rein auf spinaler Ebene entstehen und durch Etomidat verursacht werden.
- Huse -
Welche typischen EEG-Veränderungen sehen Sie bei Myokloni?
- Hartung -
Wir haben keine Krampfpotentiale gesehen.
- Huse -
Ich will dazu nur sagen, daß Myokloni keine Krämpfe sind.
- Doenicke -
Vielen Dank, Herr Huse für diese Klarstellung, denn das Wort Krampf sollte
nicht im Zusammenhang mit Etomidat aufkommen.
- Jost -
Es war keine Frage, sondern eine Bemerkung. Ich habe bei den 120 Alfenta-
nil-Narkosen, bei denen ich kein Etomidat genommen habe, keine Myokloni
gesehen und bei den 20 mit Etomidat habe ich 2 gesehen.
- van Ackern -
Vielen Dank, aber wir wollen ja hier über Alfentanil und nicht über Etomi-
dat reden. Der nächste Vortrag war der von Herrn Hartung. Sind hierzu
Fragen?
- Lehmann -
Keine Frage - eine Bemerkung. Im Referat von Herrn Hartung ist erstmals
ein Indikationsbereich angeklungen, den ich für ganz bemerkenswert halte,
nämlich die Anwendung von Alfentanil als sog. "final drug", d.h. als letzte
Opiatdosis am Ende einer konventionellen Neuroleptanalgesie mit Fentanyl.
In Aachen mache ich das schon seit einiger Zeit so und möchte auch nicht
mehr darauf verzichten: Üblicherweise versucht man doch, gegen Ende der
Narkose kein Fentanyl mehr zu geben, dabei kann es aber durchaus vorkom-
men, daß der Patient vor den letzten Hautnähten noch einmal ein Analgetikum benötigt. In diesen Fällen ist Alfentanil sofort wirksam; weil dessen
Atemdepression nur kurz anhält, kann man es relativ gefahrlos geben. Somit
kann auf Halothan zur finalen Narkosevertiefung verzichtet werden,die Aufwachphase bleibt die einer Neuroleptanalgesie.
- Hempelmann -
Ist es sicher, daß die Rezeptoren die gleichen sind, die durch Fentanyl
oder Alfentanil besetzt werden?

- Lehmann -

Wirklich untersucht hat das meines Wissens noch niemand. Nach allem, was
wir bisher wissen, scheint Alfentanil aber ebenso wie Fentanyl an den µ-
Rezeptoren anzugreifen. Wenn Fentanyl am Narkoseende nicht mehr wirkt,
sollten diese µ-Rezeptoren folglich nicht mehr ausreichend besetzt sein,
Alfentanil würde dann in die gleiche Kerbe schlagen.

- Schüttler -

Ich habe noch eine kurze Bemerkung zu den Äußerungen von Herrn Lehmann.
Ich frage mich ob es wirklich erstrebenswert ist, bevor man nicht die ad-
ditiven Effekte von Fentanyl und Alfentanil genau untersucht hat, während
der Narkose Polypragmasie mit Opiaten zu betreiben.

- Stoeckel -

Eine Ergänzung dazu. Das ist natürlich eine Möglichkeit, aber weil wir die
Interaktion zwischen Opiaten nicht kennen, ist es für mich sicherer und
bei uns auch Anweisung am Institut, daß wir dann lieber die Narkose mit
einem volatilen Anaesthetikum vertiefen, um die Schwierigkeiten in der
postoperativen Phase zu minimieren.

- van Ackern -

Eigentlich müßten wir ja fairerweise Herrn Lehmann noch das Wort geben,
aber das sieht so aus, als wenn das länger gehen würde und wir haben ja
noch nach dem Essen Zeit.

- Dick -

Herr Hartung hatte auch Nausea und Erbrechen in etwa mit 30%, die Muskelrigidität ungefähr in der gleichen Größenordnung. Ich möchte gerne noch
einmal eine Spekulation loslassen: Könnte es sein, daß dadurch, daß wir
diese rigiden Thoraxe versuchen zu beatmen, dem Patienten aber dann teilweise Luft in den Magen pumpen, sodaß wir vielleicht artifizielles Nausea
und Erbrechen bei diesen Patienten erhöhen. Das ließe sich natürlich umge-
hen, indem man die Reihenfolge der Injektion umdreht, das Succinylcholin
vor dem Alfentanil spritzt, vielleicht kann man das in künftigen Untersuchungen mal mit berücksichtigen.

- Busse -

Wir haben dieses Phänomen sehr viel seltener gesehen und alle unsere Patienten bekamen direkt nach der Intubation einen Magenschlauch. Vielleicht
wäre das die mögliche Erklärung.

- Hartung -

Ergänzend möchte ich sagen: Eine höhere Inzidenz von Nausea und Thoraxri-
gidität trat bei unprämedizierten Patienten, die intraoperativ auch kein
Lachgas erhielten,auf. Unmittelbar nach der Narkoseeinleitung wurden diese
Patienten intubiert, sodaß der Magen sicherlich nicht mit Luft aufgepumpt
wurde. Bei den prämedizierten Patienten war die Inzidenz von Übelkeit und
Erbrechen geringer; sie lag bei 10%.

- Busse -

Bei Herrn Hartung klang an, daß diese Patienten eine bemerkenswerte postoperative Analgesiedauer hatten. Die verlangten also nicht wie bei anderen
Narkosearten, bei gleichartigen Eingriffen nach Analgetika. Gibt es Beobachtungen von anderen Mitgliedern des Auditoriums?

318

- Dworzak -

In meinem Vortrag habe ich es bereits erwähnt, daß die postoperative Analgesie nach Alfentanil 4-5 h anhielt und daß danach die Patienten in aller
Regel mit opiatfreien Analgetika zufrieden zu stellen waren. Bei Kindern
war eher eine motorische Unruhe auffällig, die freilich mit Sedativa zu
beherrschen war.

- Dick -

Ich hatte kurz darauf hingewiesen, daß unsere Patienten sehr wenig und
wenn, dann in sehr wechselnden Abständen etwas bekommen haben, ich glaube
nur, man muß vorsichtig mit der Interpretation dieser Befunde sein. Ich
erinnere mich nur an die Zusammenstellung von Crawford, bei postoperativen
Sectio-Narkosen mit epiduralem Morphin und epiduralem Kochsalz. Die Patienten mit epiduralem Kochsalz waren besser analgesiert als die mit Morphin. Ich glaube, das zeigt deutlich, was postoperative Analgesie u.U.
heißen kann.

- Schüttler -

Die Ergebnisse der weltweiten Forschung, die Herr vanden Bussche hier vorgetragen hat, decken sich in weiten Bereichen mit dem, was wir in den
letzten 2 Tagen hier in Einbeck gehört haben. Einem Aspekt kann ich jedoch
absolut nicht zustimmen, daß man versucht, wie in den USA propagiert,
Alfentanil zu einem reinen Induktions-Anaesthetikum zu machen. Das geht
zurück auf die Untersuchungen von Nauta, die er 1981 auf dem ASA-Meeting
in New Orleans vorgetragen hat. Diese Untersuchungen erscheinen mir doch
recht ungeeignet,Alfentanil zu einem Induktions-Anaesthetikum zu erklären.
Er vergleicht Midazolam, Thiopental, Etomidat und Alfentanil. Die werden
in den üblichen Dosen gespritzt, er mißt dann einerseits die Zeit bis zum
Einschlafen, wobei Etomidat die kürzeste Zeit einnimmt, mit fast 2 min,
und Alfentanil die längste Zeit, dann wird intubiert und da ist beim
Alfentanil, weil es ein Analgetikum ist, der Blutdruckanstieg während der
Intubation am geringsten,verglichen mit den anderen. Daraus nun zu entnehmen, daß sich Alfentanil als Induktions-Hypnotikum eignet, halte ich für
gewagt.Wir haben bei der alleinigen Anwendung von Alfentanil nicht so gute
Erfahrungen machen können. Der hypnotische Effekt tritt erst nach 1-2 min
ein, meistens ist die Atemdepression vorher da, die Patienten sind noch
wach,zyanotisch und haben stellenweise eine Muskelrigidität. Also da würde
ich persönlich davor warnen,das ist eine amerikanische Tendenz, die glaube
ich auch wieder von Stanley propagiert wird, weil eben neben Thiopental in
Amerika kein anderes Induktions-Hypnotikum zur Verfügung steht.

- Busse -

Ja Herr Schüttler, ich kann Ihnen da nur zustimmen. Möchten Sie dazu etwas
antworten?

- Vanden Bussche -

Ich möchte gerne folgendes sagen: Es stimmt,daß es die Schuld einer Studie
von Nauta ist, aber die ist schon etwa 1 1/1 bis 2 Jahre alt, in der Zwischenzeit sind dieselben Leute, d.h. vor allem De Lange in Leiden sowie
Bovill und Syebel in Amsterdam, zu viel besseren Ergebnissen gekommen,aber

mit einer ganz anderen Methode als derjenigen,die Nauta damals angewendet
hat. Sie machen es nun so, daß mit 3 mg/min Infusion bis zum Bewußtseinsverlust induziert wird, daß danach unmittelbar eine Infusion von etwa 7-12
µg/kg/min bis zum Bypass läuft und nach dem Bypass auf 0-3 µg/kg/min
erniedrigt wird. Wer mit einer Infusion arbeitet, wird wirklich eine gute
kardiovaskuläre Stabilität bekommen, mit dem Bolus gelang es nicht.
- Zwischenfrage -
Mit Betablocker oder ohne?
- Vanden Bussche -
Alle mit Betablocker intraoperativ.
- Schüttler -
Darauf kurz eine Erwiderung. Das 2. habe ich an sich nicht angesprochen,
das sind die Infusionsnarkosen, die wir in der gleichen Art und Weise machen. Ich hatte jetzt primär die Narkoseeinleitung mittels Bolusinjektion
im Sinn, und das war auch der Tenor von Nauta, Alfentanil zum Induktions-
Anaesthetikum zu machen.
- van Ackern -
Herr Vanden Bussche ich habe eine etwas provokatorische Frage. Sie zeigten
in einem der letzten Dias, daß das Alfentanil geeignet sei für Infusions-
anaesthesien. Nun mache ich das in der Klinik relativ selten, ich komme
eigentlich ohne diese Infusion oder einen Perfusor aus. Gestern haben wir
auch von Herrn Kettler gehört, noch beeinflußt wohl von seinem Vorgänger,
daß er von Schaukelanaesthesie sprach, wenn man keinen Perfusor nimmt,
wenn ich ihn richtig verstanden habe. Ich glaube, man darf die Werte, die
man im Serum mißt, nicht unbedingt gleichsetzen mit Narkosetiefe. Alfentanil und Fentanyl wirken am Rezeptor und Sie haben mit der Messung im Serum
nicht unbedingt die Rezeptorbesetzung erfaßt. Ich frage mich jetzt - und
das ist meine provokatorische Frage, wenn ich Herrn Dworzak hier sitzen
sehe, von einem Kreiskrankenhaus mit einer hohen Operationsrate, wie er
mit einem Perfusor Narkose machen soll.
- Vanden Bussche -
Ich glaube, daß ist überhaupt keine provokatorische Frage, zumindest nicht
für mich. Das ist nur eine provokatorische Frage, so möchte ich sagen, für
die reinen Geschäftsleute. Ich weiß, daß dies noch ein sehr großes Problem
für die nächsten 3, 4 und 5 Jahre sein wird. Es wird immer noch in den
Kreisspitälern die Schwierigkeit bestehen, genügend gute Pumpen oder spezielle Tropfsysteme zu haben, um eine Infusion als Technik zu akzeptieren.
Folgende Einwände sind oft zu hören: Wir haben nur eine Pumpe, aber vier
verschiedene Säle; oder: Ich liebe die Methode nicht, oder: Ich habe schon
3 Tropfer laufen, warum noch einen vierten.
- Dworzak -
Es liegt nicht an dem Anschaffungspreis von Perfusoren! Nach unserer Meinung ist aber die Gefahr der ungewollten, weil schlechter steuerbaren
Überdosierung bei der Dauerinfusion größer als bei der repetitiven Dosierung. Wir können in unseren Abteilungen regelmäßig verlängerte Auslei-
tungszeiten nicht tolerieren.

320

- Stoeckel -
Ich wollte nur noch einen kurzen Kommentar zu der Bemerkung von Herrn van
Ackern geben. Ich glaube, da geht in Ihrer Argumentation doch einiges
durcheinander. Ein Perfusor ist 1. nicht teurer als ein neuer Verdampfer,
2. ist die Technik der Infusion relativ einfach,man muß nur wissen,wie man
zu dosieren hat. Man kann natürlich repetitiv dosieren auch ohne daß eine
Schaukelnarkose damit entsteht, man muß nur die richtigen Dosen zum richtigen Zeitpunkt geben. Das ist eine Frage des Dosierungsschemas und das
kann man sehr gut auf pharmakokinetischer Grundlage aufbauen. Das Problem
der Schaukelnarkose ist ja, daß nicht nach Wirkung dosiert wird, sondern
nach "Nicht mehr Wirkung", wobei in der Regel zu spät nachinjiziert wird.
Bei der Infusion können Sie, wenn Sie ein vernünftiges Schema haben,diesen
Nachteil verhindern.Außerdem,je kürzer die Wirkdauer der Medikamente umso
kürzer müssen die Injektionsintervalle einer repetitiven Dosierung gewählt
werden, will man unnötig starke Blutspiegelschwankungen vermeiden. Für
Alfentanil, das man mindestens alle 15-20 min nachinjizieren muß, bringt
eine Infusionsdosierung in dieser Hinsicht einen erheblichen Vorteil.
- van Ackern -
Herr Stoeckel darf ich zu meiner Ehrenrettung sagen, daß bei mir eigentlich nichts durcheinander gegangen ist, sondern ich habe mich nur dagegen
gewehrt, daß eine Narkose, wenn sie nicht mit einem Perfusor läuft, immer
ein Schaukelnarkose sei.
- Doenicke -
Eine Frage, Herr Vanden Bussche. Sie haben zu den Prämedikationen, die wir
bisher gehört haben,noch eine neue hinzu gefügt,das Lorazepam, aber nicht
dabei gesagt, wieviel gegeben wurde und in welcher Zeit vor Narkosebeginn.
- Vanden Bussche -
Ich glaube es war 0,08 mg/kg oral, wenn ich mich recht erinnere, 1 h 45
min vor dem Eingriff.

Schlußwort

A. Doenicke

Nach einer so ereignisreichen und vielseitigen Tagung ist ein Schlußwort
immer schwierig zu halten. Die Zusammenfassung international durchgeführ-
ter Alfentanil-Untersuchungen,von Herrn Vanden Bussche vorgetragen, führte
letztendlich zu einer sehr schönen abschließenden Beurteilung. Dennoch:
Nicht nur bei dieser Vorstellung von Ergebnissen, sondern auch bei den
Diskussionen ist uns aufgefallen, daß große Diskrepanzen in der Untersu-
chungstechnik und Methodik vorlagen. Ich denke nur an die Prämedikation
mit den hohen Dosen von Thalamonal, Benzodiazepinen, Diazepam, Flunitrazepam, Midazolam, Tranxilium, Lorazepam) letzteres sogar mit einer sehr hohen Dosis von 5 mg. Auch wurde die Einleitung der Anaesthesie sehr diffe-
rent gestaltet, z.B. mit Midazolam, Thiopental oder mit Etomidat. Substanzen wurden hier gegeben, die die Alfentanil-Wirkung in der postoperativen
Phase beeinflussen können. Dies wurde ausgiebig diskutiert. Selbstverständlich können bei der Prüfung von neuen Substanzen Fehler gemacht, bzw.
die Nebenwirkungen falsch eingeschätzt werden. Ich denke nur an Etomidat,
das nach einem Jahr klinischer Prüfung 1973 von führenden Anaesthesisten,
die heute Etomidat als hervorragendes Hypnotikum zur Einleitung charakterisieren, damals als eine schreckliche Droge bezeichneten. 12 Jahre später
werden Cortisolbefunde angeführt, die wieder die Substanz in Mißkredit
bringen, obwohl wir alle in den vergangenen Jahren gute Erfahrungen hier-
mit gemacht haben.

Wir lernen aus einer offen geführten Diskussion,so ist auch der Hinweis
von Herrn Vanden Bussche zu verstehen, daß nach der Phase des Abtastens
und Kennenlernens dieser Substanz jetzt Studien zu beginnen haben, die all
diese Diskussionspunkte berücksichtigen. Mit diesen Studien können die
Vorteile, wie sie schon von Herrn Lehmann erwähnt wurden, vor allen Dingen
in der Ansprechbarkeit des Atemzentrums noch besser genützt werden.

Bei der Programmgestaltung hatten wir die Befürchtung, daß der klinische Teil zu kurz kommen könnte. Es hat sich wieder einmal gezeigt, daß in
dieser Atmosphäre hart und ausgiebig diskutiert wird. Für uns - doch in
erster Linie für das Thema, für die Substanz - wird dies von Vorteil sein.
Ich darf jetzt nochmals recht, recht herzlich allen Teilnehmern an diesem
Workshop danken, daß Sie unserer Einladung nach Einbeck gefolgt sind.

Der Gedankenaustausch war, so sind wir alle überzeugt, wichtig. Mit den
Erkenntnissen, die hier in Einbeck erarbeitet wurden, sind wir einen großen Schritt zum besseren Verständnis und zur sicheren Anwendung dieses
neuen Analgetikums vorangekommen.